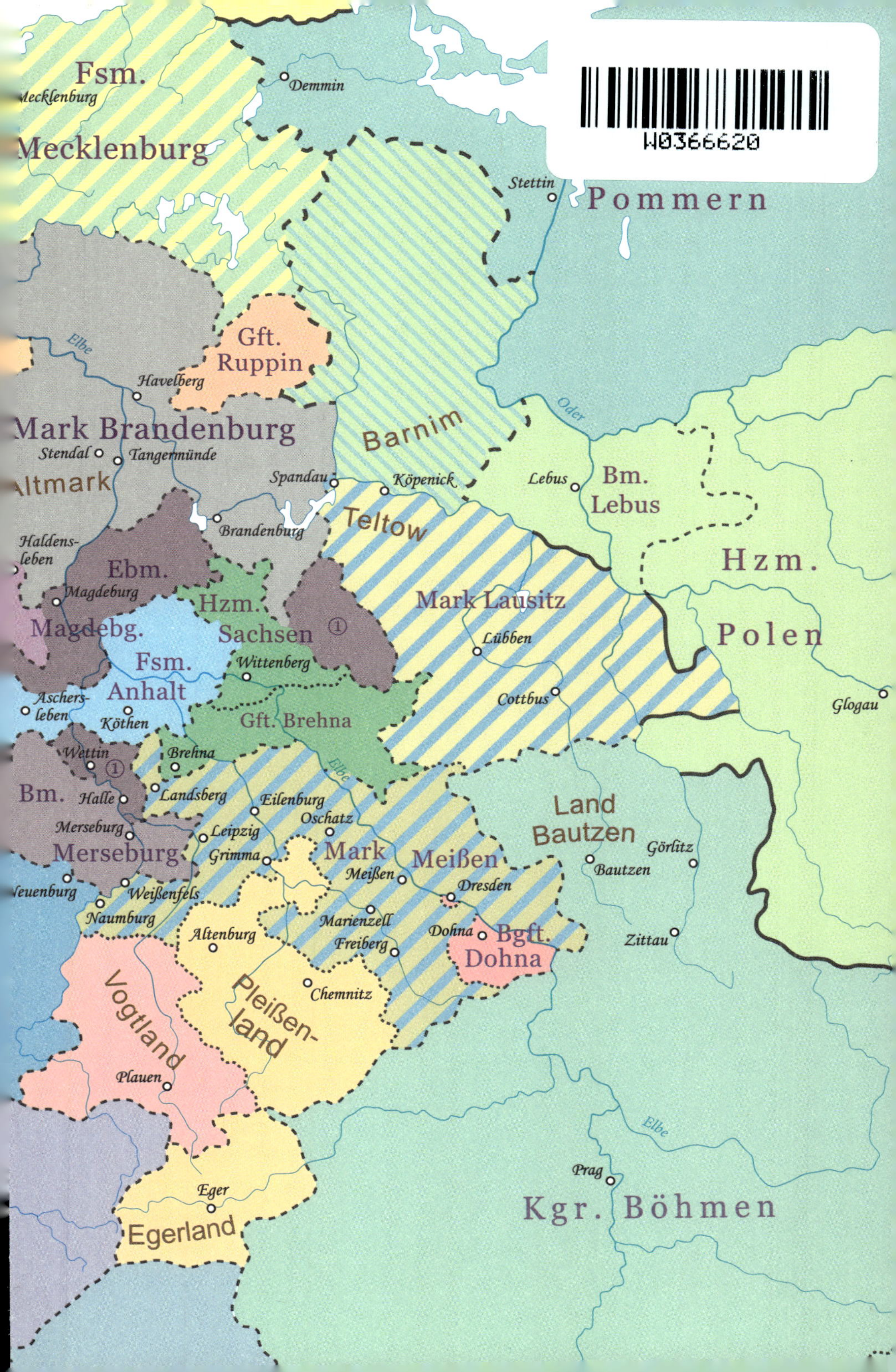
Fsm.
Mecklenburg
Mecklenburg
Demmin
Stettin
Pommern
Gft.
Ruppin
Elbe
Havelberg
Mark Brandenburg
Stendal
Tangermünde
Altmark
Barnim
Oder
Spandau
Köpenick
Lebus
Bm.
Lebus
Teltow
Brandenburg
Haldens-
leben
Ebm.
Magdeburg
Magdebg.
Hzm.
Sachsen
Mark Lausitz
Hzm.
Polen
Lübben
Fsm.
Anhalt
Wittenberg
Aschers-
leben
Köthen
Gft. Brehna
Cottbus
Glogau
Wettin
Brehna
Elbe
Bm.
Halle
Landsberg
Eilenburg
Land
Bautzen
Merseburg
Leipzig
Oschatz
Görlitz
Merseburg
Grimma
Mark
Meißen
Meißen
Bautzen
Neuenburg
Weißenfels
Dresden
Naumburg
Marienzell
Altenburg
Dohna
Bgft.
Dohna
Freiberg
Zittau
Vogtland
Pleißen-
land
Chemnitz
Plauen
Elbe
Eger
Prag
Egerland
Kgr. Böhmen

KNAUR

DRAMATIS PERSONAE

*Historisch belegte Personen sind mit * gekennzeichnet.*

Meißen

Dietrich*, Markgraf von Meißen und der Lausitz

Jutta* von Thüringen, seine Gemahlin

Heinrich*, beider einziger legitimer Sohn

Lukas, ehemals Burgkommandant von Freiberg, dann Erzieher und Ratgeber des jungen Heinrich

Thomas, Sohn des Begründers von Freiberg, Christian* und dessen Frau Marthe, Stiefsohn von Lukas, Kreuzfahrer und ehemals Ritter in Akkon, dann Erzieher und Ratgeber des jungen Heinrich

Christian, Knappe, sein Sohn

Meinher* von Werben, Burggraf

Heinrich* von Buchheim, Truchsess

Ida, seine Frau

Heinrich* von Schladebach, Marschall (später von Gnandstein)

Alwina, seine Frau

Konrad* von Schladebach, Kämmerer (später von Gnandstein, Bruder des Marschalls)

von Gestewitz*, Schenk

Hildebrand*, Kaplan

Milena, Mädchen slawischer Herkunft am Meißner Hof

Margarethe von Munichendorf, Hofdame

Arnold*, Heinrich* und Richard* von Mildenstein, Fehde führende meißnische Ritter

Bruno* von Porstendorf, Bischof

Heinrich*, Geistlicher, unehelicher Sohn Markgraf Dietrichs, später Dompropst von Meißen

Tammo* von Schönfeld, meißnischer Ritter

Sophia, seine Frau

Matej von Zbor, Hartmann von Eichenbrück, Jakob von Grünquell, Jurij von Kwetritzsch; meißnische Ritter und wie Tammo Vertraute des Lukas von Freiberg

Freiberg

Boris* von Zbor, slawischer Ritter, Schwiegersohn von Lukas von Freiberg

Marek, Knappe von Lukas von Freiberg

Änne, junge Witwe und Stieftochter von Boris

Mattheus, Pfarrer von St. Marien

Thüringen

Landgraf Ludwig IV.* von Thüringen

Elisabeth* von Ungarn, seine Gemahlin, später Heilige Elisabeth

Heinrich* Raspe, Bruder Ludwigs

Berthold*, Kaplan

Hermann* von Schlotheim, Truchsess

Rudolf* von Vargula, Schenk

Guda*, Hofdame und Freundin von Elisabeth

Isentrud* von Hörselgau, Hofdame und Freundin von Elisabeth

Graf Poppo* von Henneberg, Freund und Vertrauter des Landgrafen

Konrad* von Marburg, Beichtvater Elisabeths, Kreuzzugsprediger und Inquisitor

Hildegund*, junges Mädchen, das im Marburger Hospital arbeitet

Irmengard* und Hedwig* von Seebach, Hospitalschwestern, die Elisabeth in Marburg von Konrad an Stelle ihrer Freundinnen als Dienerinnen aufgezwungen wurden

Hochadel und Geistlichkeit

Kaiser Friedrich II. von Staufen*

König Heinrich VII.*, sein Sohn (später abgesetzt und eingekerkert)

Honorius III.*, Papst (bis 1227)

Kardinalbischof Hugolinus* de Segni, als Papst ab 1227 Gregor IX.*

Hermann* von Salza, Hochmeister des Deutschen Ordens

Herzog Albrecht* von Sachsen

Bischof Ekbert* von Bamberg

König Andreas II.* von Ungarn, Elisabeths Vater

König Wenzel* von Böhmen

Konstanze* von Babenberg, Tochter des Herzogs Leopold V.* von Österreich, Herzog der Steiermark, und Braut Heinrichs von Meißen

Friedrich* der Streitbare, Herzog von Österreich und Herzog der Steiermark, Bruder Konstanzes

Graf Heinrich III.* von Sayn

Heinrich*, Burggraf von Dohna

Otto*, sein Sohn

Ludeger*, Abt des Klosters Marienzell (heute: Altzella)

Mechthild* von Andechs, Äbtissin des Klosters Kitzingen, Tante von Elisabeth

Heiliges Land (Akkon und Jerusalem)

Ruzanna, Jolanda, Sofya; Thomas' Töchter

Mariam, Bäckerstochter

Notker, Mönch

Gerold* von Lausanne, Patriarch von Jerusalem

Al-Malik al-Kamil*, Sultan von Ägypten

Hermann* von Salza, Hochmeister des Deutschen Ordens

Pedro* de Montaigne, Großmeister der Templer

Bertrand* de Thessy, Großmeister der Johanniter

Als glanzvollen Herrscher über große Ländereien sollte man diesen Fürsten dereinst preisen. Statt Krieg zu führen, schrieb er lieber Minnelieder, förderte die Städte und die Künste, beschützte die Juden. Mehr als fünfzig Jahre währte seine Herrschaft in einer Zeit voller Umbrüche. Und noch Jahrhunderte später erzählen Menschen staunend von dem prächtigen Turnier, bei dem er jedem Sieger ein silbernes oder gar goldenes Blatt von einem eigens dafür erschaffenen Baum schenkte. Doch als diese Geschichte beginnt, ist er ein Kind von kaum drei Jahren, dessen Vater starb und dessen ratlose Mutter darüber verzweifelte, wie sie ihrem Sohn Leben und Titel bewahren und das Land vor einem blutigen Krieg retten sollte.

ERSTER TEIL

UNGEWISSE ZEITEN

Wolfsjagd

Burgberg Meißen, 17. Februar 1221

Der Lärm einer ankommenden Reitergruppe schreckte Markgräfin Jutta aus ihren Gedanken. Die Hundemeute kläffte, Pferde stampften, der Stallmeister rief lautstark nach seinen Gehilfen. Doch so zeitig wurde die Jagdgesellschaft nicht zurückerwartet. Jäh wurde die Fürstin – eine oft schwermütige Frau Mitte dreißig – von bösen Vorahnungen überfallen. Hatte sich etwa ein Unglück ereignet? Mit kälteklammen Fingern legte sie ihre Stickarbeit beiseite und lief zum Fenster, während die Hofdamen in der Kemenate ihr unverhohlen neugierig nachstarrten. Eisiger Wind blies Jutta ins Gesicht und ließ den Schleier flattern, während sie Ausschau hielt.

Ihr Gemahl, der Markgraf von Meißen und der Lausitz, war an diesem klirrend kalten Morgen mit einem Dutzend Männer fortgeritten, um ein Wolfsrudel aufzuspüren, das in den Dörfern um Meißen Schafe riss und die Bewohner in Angst und Schrecken versetzte. Die Bauern hatten deshalb ihren Fürsten um Hilfe angefleht.

Doch der Blick aus dem Fenster offenbarte weder Verletzte noch Jagdbeute.

Erleichtert, wenngleich immer noch verwundert, orderte Jutta einen Begrüßungstrunk für ihren Gemahl.

»Bringt mir meinen Umhang!«, befahl sie einer ihrer Hofdamen, ließ sich das mit Eichhörnchenfellen gefütterte Stück über die Schultern legen und hastete hinunter auf den Burghof. Die Damen folgten ihr schnatternd wie ein Schwarm Gänse.

Fürst Dietrich, ein hochgewachsener, muskulöser Mann von etwa sechzig Jahren, entdeckte seine Gemahlin sofort und las die Sorge auf ihrem Gesicht.

»Wir haben genug Lärm veranstaltet, um das Rudel für eine Weile aus der Gegend zu vertreiben«, erklärte er mit einem schiefen Lächeln, um sie zu beruhigen.

Dass er die vorzeitige Rückkehr befohlen hatte, weil er sich unwohl fühlte, verschwieg er. Ebenso die Stiche in der Brust. Es sollte weder Aufhebens noch Gerüchte geben. Doch als er sich aus dem Sattel schwingen wollte, durchfuhr ihn ein jäher, gewaltiger Schmerz. Totenbleich griff er sich an den linken Arm und sackte auf dem Pferderücken zusammen.

Jemand kreischte entsetzt, und Jutta zuckte so heftig zusammen, dass der Inhalt des Willkommenspokals dampfend auf den gefrorenen Burghof schwappte. Ein paar Männer rannten herbei, um den Fürsten vorsichtig aus dem Sattel zu ziehen.

»Bringt ihn nach oben und ruft den Medicus, sofort!«, schrie die Markgräfin. Dann hastete sie voraus. Dünne Schichten von Eis auf den Pfützen barsten krachend unter ihren Schritten.

Der Kellermeister blieb mit dem Pokal, den sie ihm hastig übergeben hatte, wie versteinert stehen und sah ihnen nach, wobei kleine Atemwolken aus seinem vor Schreck geöffneten Mund schwebten.

Vorsichtig wurde Dietrich auf das Bett gehievt.

Jutta blieb neben seinem Lager stehen und blickte ihn an. Nach seiner Hand zu greifen, wagte sie nicht.

Es hatte nie solch eine innige Liebe zwischen ihnen gegeben, wie die Spielleute sie schwärmerisch besangen. Vor fast dreißig Jahren war sie ihm im Kindesalter anverlobt worden; eine dynastische Verbindung, durch die Jutta als Tochter des Landgrafen von Thüringen dem damals in einer verzweifelten Lage steckenden Dietrich den militärischen Beistand Thüringens einbrachte. Das rettete ihm Titel, Land und Leben. Nur dafür war sie gut genug gewesen, nur deshalb hatte er nach langem Zögern dem Ehebund zugestimmt, den ihr Vater vorgeschlagen hatte. Gewollt hatte ihr Gemahl sie nie, geschweige denn begehrt.

Zitternd von der Anstrengung beim Treppensteigen trat der Medicus ein, ein spindeldürrer Greis, der seinen Kopf vorstreckte wie eine Schildkröte, weil er nur noch schlecht sah. Er beugte sich ganz dicht über den Patienten, und sobald er zu einem Untersuchungsergebnis gelangt war, herrschte er seinen Gehilfen an, sofort sämtliche Gerätschaften für einen Aderlass aus der Medizintruhe zu holen.

Hastig kramte der Helfer nach allem Benötigten, schob zögernd den reich bestickten Ärmel von Dietrichs Gewand hoch und klemmte ihm eine Schüssel zum Auffangen des Bluts unter den Arm.

Der Medicus krümmte sich vornüber, bis sein Gesicht eine Handbreit über der Stelle schwebte, an der er schließlich nach einigem Tasten die Fliete ansetzte. Dann starrte er auf das strömende Rot, als könne er daraus eine Antwort lesen, und murmelte ein Gebet. Das hätte eigentlich vor dem Eingriff geschehen müssen. Die Angst um seinen fürstlichen Patienten hatte es ihn vergessen lassen.

Bang starrte Jutta auf ihren Gemahl, der röchelnd atmete und vergeblich zu sprechen versuchte. Seine linke Gesichtshälfte wirkte grotesk verzogen.

»Ihr solltet einen Geistlichen rufen lassen, Durchlaucht«, krächzte der Medicus nach einem Hüsteln in die entsetzte Stille.

Seine Worte bestätigten, was sich Jutta bis eben nicht hatte eingestehen wollen: Ihr Gemahl würde sterben, vielleicht sogar schon in dieser Stunde.

Furcht überkam sie wie ein Schwall eiskalten Wassers. Am liebsten hätte sie Dietrich angeschrien: Ihr könnt uns noch nicht verlassen! Euer einziger legitimer Erbe ist kaum drei Jahre alt! Wie soll ich allein ihm bis zu seiner Volljährigkeit zwei Markgrafschaften bewahren? Zwei Fahnenlehen des Kaisers? Aus allen Himmelsrichtungen werden sich die Aasgeier auf uns stürzen …

Die Mark Meißen war reich mit Silbervorkommen gesegnet, die als Beute lockte, und die Lausitz war zwar längst nicht so dicht besiedelt wie die Gebiete am Rhein, aber hier gab es Land zu erschließen. Es lagen da draußen noch ganz andere Wölfe auf der Lauer, zweibeinige. Die Nachricht vom Tod des Fürsten ohne handlungsfähigen Nachfolger könnte in kürzester Zeit einen Krieg auslösen.

Schreckensvisionen von mordenden und plündernden Horden ließen Jutta erzittern. Sie fürchtete nicht nur stark gerüstete Heere gieriger Fürsten. Dietrich hatte sich in den letzten Jahren viele zusätzliche Feinde gemacht – im bewaffneten Streit mit den Leipziger Bürgern und auch in einem Teil seiner Ritterschaft, der sich gegen ihn erhoben hatte.

Während Jutta mit aller Kraft ihre Angst zu verbergen suchte, ließ sie ihre Blicke zwischen den Männern in der Kammer wandern. Keinem konnte sie trauen. Der eitle Truchsess war noch jung und in dem von seinem Vater ererbten Amt überfordert. Er würde sich im Handumdrehen dem Erstbesten anschließen, der die drohende Machtleere auszufüllen gedachte.

Der kampferprobte, aber starrköpfige Marschall würde keine Befehle von einer Frau entgegennehmen. Und der eilig herbeigerufene Kaplan namens Hildebrand war alt und inzwischen recht vergesslich.

Sorgenvoll wechselte der Kaplan ein paar leise Worte mit dem Medicus, dann verkündete er mit zittriger Stimme: »Durchlaucht, ich muss Euch und alle anderen Anwesenden hinausbitten.«

Voraussetzung für die Sterbesakramente war eine letzte Beichte. Würde ihr Gemahl sie noch ablegen können, um seines Seelenheils willen?

Jutta wich das letzte bisschen Farbe aus dem Gesicht. Sie ging mit den anderen vor die Tür und befahl, dass ihr Sohn geweckt und herbeigeholt wurde.

»Lasst uns für unseren Fürsten beten!«, forderte sie die anderen auf und faltete selbst die Hände.

Vielleicht genas ihr Gemahl ja wieder? Vielleicht geschah noch ein Wunder? Er darf uns nicht schutzlos zurücklassen, dachte sie erneut. Am Morgen hatte doch nichts auf eine Katastrophe gedeutet.

Nach einiger Zeit wurde die Tür vorsichtig geöffnet. Der Kaplan schlurfte zwei Schritte heraus, unterdrückte wenig erfolgreich einen Hustenanfall und sagte bekümmert: »Ihr könnt jetzt wieder hinein und Abschied nehmen.«

Wortlos folgte Jutta ihm. Hinter ihr führte die Kinderfrau den kleinen Markgrafensohn ans Sterbelager seines Vaters. Wie es ihm beigebracht worden war, verneigte er sich, wenn auch ein wenig wacklig, und schwieg dann, weil ihn sein Vater nicht zum Sprechen aufforderte. Er war zu jung, um zu verstehen, was vor sich ging. Und seiner Mutter fehlten die Worte, es ihm jetzt und hier zu erklären.

Dietrichs Augen flackerten hin und her, bis es ihm endlich gelang, den Blick auf seinen Erben zu richten. Seine Lippen versuchten ein Lächeln, doch es war nur ein hilfloses Zucken des Mundwinkels.

Verzweifelt hoffte Jutta darauf, auch ein letztes Lächeln von ihrem Mann zu erhaschen. Aber sie hoffte vergebens. Der Blick des Sterbenden ging an ihr vorbei und verweilte dann an einem Punkt in der Ferne, und selbst auf seinen vom Todeskampf verzerrten Gesichtszügen erkannte sie, an wen er dachte.

Sie. Jene Frau, die ihm zwei Bastarde geboren hatte, die er freudestrahlend als seine Söhne anerkannte und als Geistliche ausbilden ließ. An der er immer noch hing, obwohl sie längst begraben und zu Staub geworden war.

Nicht ein einziges Mal in ihrer langen Ehe hatte Dietrich seine Gemahlin so innig angesehen, auch wenn er es ihr gegenüber nie an Höflichkeit hatte fehlen lassen.

Dietrich hatte die Liebschaft mit jener Clara aus Christiansdorf am Tag seiner Vermählung mit Jutta beendet. Dennoch hatte er nie aufgehört, Clara zu lieben.

Dabei wollte ihm Jutta doch stets eine gute Gemahlin sein! Hatte ihm Söhne und Töchter geboren. Die beiden Mädchen waren schon verheiratet, die Söhne in der Wiege gestorben – bis auf den kleinen Heinrich, der nun verschlafen und verwirrt am Bett seines Vaters stand.

Ein gequälter Seufzer des Sterbenden riss Jutta aus ihren bitteren Gedanken.

Die Tür wurde geöffnet, und gebieterisch trat der mächtige Bischof von Meißen ein, begleitet von Dietrichs Bastard mit jener Frau, deren Namen sie tief in sich begraben wollte, ohne es jemals zu schaffen.

Bischof Bruno trat ans Sterbebett und schlug ein Kreuz. Nur Augenblicke später tat der Markgraf von Meißen und der Lausitz seinen letzten Atemzug. Augen und Wangen des Sterbenden sanken ein, die Haut um Mund und Nase verlor alle Farbe.

Jedermann im Raum bekreuzigte sich und sprach ein leises Gebet.

Doch kaum hatte Jutta die Seele ihres Mannes dem Allmächtigen anempfohlen, richtete sie sich auf und zeigte mit ausgestrecktem Arm auf den jungen Mann neben dem Bischof.

»Er soll gehen! Er hat hier nichts zu suchen!«, schrillte sie. Die überwältigende Angst in ihr war plötzlich in Zorn umgeschlagen. Zorn darüber, dass ihr Mann all die Jahre eine andere mehr geliebt hatte als sie, seine rechtmäßige Gemahlin.

Nun waren sie beide tot. Dietrich und seine Hure. Der Anblick ihres Bastards sollte diese Wunde nicht immer wieder in ihr aufreißen dürfen.

Der jüngere der beiden Geistlichen zuckte zusammen und trat einen halben Schritt zurück, ohne den Blick von seinem toten Vater zu lösen. Sein Gesicht versteinerte.

»Durchlaucht … Die Trauer überwältigt Euch«, redete der

Bischof der Witwe ins Gewissen. »Ihr habt Euren geliebten Gemahl verloren – und er seinen Vater.«

»Ich dulde keine *Bastarde* am Totenbett des Fürsten von Meißen!«, fuhr sie ihn an.

»Er will am Sterbelager seines Vaters beten. Gewährt ihm diesen Moment des Abschieds!«, mahnte Bischof Bruno von Porstendorf, nun deutlich strenger. Er war ein äußerst ehrgeiziger Mann und nicht gewohnt, dass seine Worte missachtet wurden. Dietrich hatte sich fürsorglich um seine Bastarde gekümmert. Der ältere, der sogar den Namen seines Vaters trug, durfte hoffen, mit päpstlichem Dispens einmal Bischof von Naumburg zu werden. Dort wurde gerade über der alten Basilika ein überaus prachtvoller neuer Dom gebaut. Und den jüngeren Heinrich neben sich sah Bruno schon als künftigen Dompropst von Meißen.

»Er soll gehen!«, wiederholte Jutta schroff. Ihr Herz war zu Eis erstarrt. »Beten kann er im Dom. Oder irgendwo sonst, wie es seinesgleichen zusteht.«

»Der Glaube …«, widersprach Bruno, doch sein gemaßregelter Begleiter fiel ihm bedrückt ins Wort. »Verzeiht mir, Hochwürden. Dies ist keine Glaubensfrage, sondern eine Familienangelegenheit. Ich möchte nicht der Anlass für einen Streit am Totenbett sein.«

Der Bischof wollte erneut eingreifen, aber der Jüngere schüttelte den Kopf und ging wortlos hinaus. Es war nicht das erste Mal, dass er als Bastard auf seinen Platz verwiesen wurde. Auch wenn er der Sohn eines Markgrafen war.

Sobald sich die Tür hinter dem jungen Geistlichen geschlossen hatte, herrschte Grabesstille in der Kammer.

Schließlich raffte sich der greise Kaplan auf, das beklemmende Schweigen zu brechen. Erneut kämpfte er mit einem Hustenanfall, ehe er nach vorsichtigem Blick auf den Bischof krächzte: »Fürst Dietrich hatte einen guten Tod, im Kreise seiner Familie und Getreuen.«

»Der Verblichene benötigt eine Totenwäsche, dann muss er angemessen aufgebahrt werden, bis wir seine fleischliche Hülle ins Kloster Marienzell überführen und dort beisetzen«, beeilte sich der junge Truchsess zu erklären, der wie ein Pfau herausgeputzt war. Mehr Schmuck als er trug nur der dickleibige Bischof.

Jutta nickte. Das waren die naheliegenden Dinge. Was noch?

Mühsam sammelte sie sich.

»Die Domglocken sollen läuten. Messen sollen gelesen werden. Ein Bote muss ausgesandt werden … zu meinem Stiefbruder, Landgraf Ludwig von Thüringen.« Der Mund wurde ihr ganz trocken. »Ihn hat mein Gemahl zum Vormund unseres Sohnes bestimmt für den Fall, dass er vor Heinrichs Volljährigkeit stirbt.«

Landgraf Ludwig zählte erst zwanzig Jahre, doch er galt als Vorbild an Ritterlichkeit. Würde er seinem Neffen das Land bewahren – oder es an sich reißen? So gut konnte sie ihn nicht einschätzen. Er war erst geboren worden, als sie schon jungvermählt an Dietrichs Seite in Meißen lebte.

»Schickt einen Boten … zum Kaiser?«

Fragend sah sie zum Bischof, der zustimmend nickte. Der noch junge Kaiser – Friedrich von Staufen, der zweite dieses Namens, Enkel des legendären Friedrich Barbarossa – weilte wie fast immer in Italien. Sollte die meißnische Gesandtschaft zusehen, wie und wo sie ihn aufspürte, um ihm mitzuteilen, dass einer der bedeutendsten Fürsten seines Reichs dahingeschieden, aber die Nachfolge gesichert sei.

Doch das war sie mitnichten. Einem Kind von nicht einmal drei Jahren konnte nur zu leicht etwas zustoßen. Und das Erbe ihres Gemahls stellte eine große Verlockung dar: zwei Markgrafschaften und gewaltige Vorkommen von Silbererz.

Alle in der Kammer starrten sie an, warteten auf weitere Befehle.

»Wir sollten Boten ins ganze Land aussenden, damit sie die traurige Botschaft verkünden und überall die Glocken läuten, damit Messen für das Seelenheil unseres dahingegangenen Fürsten gelesen werden«, erinnerte der Truchsess diensteifrig.

»Nein, wartet noch!«, befahl Jutta schroff zum allseitigen Erstaunen.

Selbst falls ihr Stiefbruder nicht auf der Wartburg weilen sollte, sondern der Bote ihn schon in seinen weiter östlich gelegenen Besitzungen antraf, im besten Fall auf der Neuenburg, konnte er wegen der verschneiten Wege frühestens in sechs bis acht Tagen in Meißen sein. Und je länger sie am Totenbett ihres Gemahls stand, um so mehr fürchtete sie, dass bis dahin schon jemand Leben und Erbe ihres Sohnes angriff. Vielleicht bereits morgen. Oder sogar heute?

Sie zog ihren Sohn noch enger zu sich und legte die Hände auf seine schmalen Schultern.

Der kleine Heinrich brauchte einen Erzieher, wenn er älter wurde, doch jetzt zuallererst einen Beschützer. Und sie brauchte einen weisen Ratgeber. Bevor der nicht auf dem Burgberg eingetroffen war, sollte jenseits von Meißen niemand außer Ludwig und dem Kaiser vom Tod des Fürsten erfahren. Am liebsten hätte sie die Hiobsbotschaft bis zu Ludwigs Ankunft ganz und gar verheimlicht. Aber das war unmöglich.

Dieser Beschützer und Erzieher musste jemand sein, auf den sie bedingungslos zählen konnte, selbst wenn alle anderen die Seiten wechseln sollten.

Im Grunde ihres Herzens wusste sie, was sie als Nächstes sagen würde, sagen *musste*. Es riss eine nie verheilte Wunde noch tiefer auf, für diese Aufgabe ausgerechnet den Vater jener Frau zu bestimmen, die ihr Gemahl mehr geliebt hatte als jeden sonst, viel mehr als sie. Doch in dieser Notlage musste sie die Kränkung zurückstellen. Niemand war klüger und Dietrich gegenüber loyaler als er.

So nahm sie all ihre Kraft zusammen und befahl schroff: »Schickt nach Lukas von Freiberg!«

Der Unglücksbote

Ohne etwas von der Tragödie in Meißen zu ahnen, saß Lukas in seinem steinernen Haus in Freiberg beim Bier mit seinem Schwiegersohn Boris von Zbor, einem Ritter slawischer Herkunft.

Es war bereits dunkel. Unmengen von Schnee erdrückten die Stadt, Windböen fauchten um die Mauern, und Graupelschauer prasselten gegen die Fensterladen.

»Sieh uns an, zwei alte Männer, die sich am Feuer die Knochen wärmen und von längst vergangenen Zeiten träumen«, sagte er wehmütig und auch selbstironisch. »Ich zähle nun bald siebzig Jahre, mein Haar ist fast weiß ... Du warst einmal ein Hüne ...«

»Bin ich immer noch!«, protestierte der Slawe und hob den Becher. »Ich könnte dich mühelos über den Haufen rennen.«

Lukas zog die Augenbrauen hoch und grinste spöttisch. Es stimmte, Boris von Zbor war fast einen Kopf größer als die meisten Ritter. Doch er, Lukas, beherrschte trotz seiner Jahre das Schwert wie kaum jemand sonst in der Mark, auch wenn er vielleicht nicht mehr ganz so schnell war wie als junger Mann. Der poltrige Einspruch seines Schwiegersohns konnte ihn nicht aus seiner wehmütigen Stimmung reißen.

»Kein Mensch sollte so alt werden, dass er die meisten seiner Waffengefährten und sogar seine Kinder zu Grabe tragen muss. Selbst mein jüngster Enkel träumt schon von seiner Schwertleite ...«

Den Namen seiner geliebten Frau Marthe nannte er nicht. Wenn er an sie dachte, überkam ihn jedes Mal eine Woge von Zärtlichkeit – die jäh in Schmerz über ihren Tod umschlug und ein schwarzes Loch in sein Herz riss.

Jeder wusste, dass er immer noch um sie trauerte.

So wie Boris seine Liebe betrauerte, Marthes Tochter Clara.

»Er ist jetzt vierzehn, der Kleine, oder?«, fragte der Slawe und kratzte sich am Kinn.

»Stimmt, aber als ich ihn zum ersten und einzigen Mal gesehen habe, reichte er mir kaum bis an den Gürtel«, erinnerte sich Lukas mit einem Lächeln.

Marthes Erstgeborener, sein Stiefsohn Thomas, lebte seit langem im Heiligen Land, in Akkon. Dort stand er in Diensten des Regenten von Jerusalem. Ein Jahr vor Marthes Tod hatte Lukas mit ihr eine Pilgerreise dorthin unternommen, um ihren Sohn wiederzusehen, die Schwiegertochter und die Enkel kennenzulernen.

»Ich bin froh, dass wir diese Wallfahrt noch gemeinsam erleben durften«, sagte er sehnsüchtig. »Marthe war so glücklich, sie alle in die Arme schließen zu können: Thomas, seine Frau Eschiva, beider Kinder … Sie hat die Reise trotz aller Beschwernisse so genossen.«

Seine Enkelin Änne, eine zierliche junge Frau mit Witwenschleier, legte die Spindel beiseite, die sie bis eben mit geschickten Fingern hatte tanzen lassen, griff wortlos nach dem Krug und ging in die Vorratskammer, um ihn neu zu füllen – aber nur zur Hälfte.

»Es ist schon spät«, mahnte sie.

Lukas griff sacht nach ihrem Arm. »Du bist nicht meine Magd, Liebes«, sagte er sanft.

»Irgendwer muss sich ja um dieses Haus kümmern, da du dich strikt weigerst, noch einmal zu heiraten«, hielt sie ihm schroff entgegen.

Natürlich hatte Lukas Gesinde, das ihm den Haushalt besorgte. Der Stallbursche schlief bei den Pferden, und in seinen Diensten standen eine alte Witwe und ihre zehnjährige Enkelin, die er mit dieser Anstellung vor dem Verhungern bewahrte. Doch heute halfen die beiden in der Burg aus, wo die Hälfte der Dienerschaft fiebernd und hustend darniederlag. Jetzt räumten sie gewiss zusammen mit dem Burggesinde die Küche nach dem abendlichen Mahl auf. Deshalb war Lukas mit Boris und Änne allein – abgesehen von den Knappen, die oben hoffentlich schliefen.

»Du willst doch auch nicht wieder heiraten, seit dein Mann von uns gegangen ist«, hielt er seiner Enkelin vor.

»Ich werde dich gewiss nicht zwingen«, hieb auch Boris in diese Kerbe. »Aber die Leute reden. Mit fünfundzwanzig ist dein Leben nicht vorbei. Außerdem brauchst du Schutz, wenn wir zwei Grauschöpfe eines Tages nicht mehr da sind.«

»Lass die Leute reden!«, schnaubte Änne. »Das Letzte, was ich brauche, ist ein Kerl, der am Bierkrug hängt und mir im Rausch das Geschirr kurz und klein schlägt.«

Die erste Zeit ihrer Ehe mit Konrad von Lichtenborn war glücklich gewesen, sonst hätten weder Lukas noch Boris von Zbor ihr Einverständnis dazu gegeben. Doch nachdem ihrem Mann bei einem Reitunfall ein Bein zerschmettert worden war, hatte er sich in seinen letzten Lebensmonaten aus Verbitterung dem Trunk ergeben.

Und dass Änne kein Kind lebend zur Welt bringen konnte, sondern jede Schwangerschaft vor der Zeit mit einem traurigen Verlust endete, schien alle etwaigen Bewerber abzuschrecken. Normalerweise würden sich die Männer von Stand darum reißen, in Lukas' Familie einzuheiraten. Er war nicht nur ein in der Ritterschaft und beim Markgrafen geachteter Mann, er gehörte auch zu den Begründern dieses Ortes, der im Dunklen Wald aus wilder Wurzel entstanden war. Als sechzehnjähriger, tatendurstiger Knappe hatte er zusammen mit seinem Vorbild und Freund Christian die ersten Siedler aus Franken hierhergeführt. Dass bald darauf in dem entlegenen Weiler überaus reiche Silbervorkommen entdeckt worden waren und aus Christiansdorf rasch eine Stadt mit einer wehrhaften Burg wuchs, konnte damals niemand ahnen. Dafür vermochte wohl fast jeder Freiberger ein Dutzend Situationen aufzuzählen, in denen Lukas mit seinen Getreuen die Stadt aus einer Gefahr gerettet hatte.

Änne kam aus der Vorratskammer zurück und stellte den aufgefüllten Krug ab.

»Um Vater muss ich mich auch noch kümmern seit Mutters

Tod! Wer tut es sonst, da auch er sich strikt weigert, sich eine neue Frau zu suchen? Das muss wohl in der Familie liegen«, sagte sie mit vorwurfsvollem Blick zu Boris von Zbor.

Der war zwar genau genommen nur ihr Stiefvater, aber er hatte nie einen Unterschied gemacht zwischen den Kindern, die die junge Witwe Clara in die Ehe mitbrachte, und ihren später geborenen gemeinsamen Sprösslingen. Nie hatte er Clara auch nur mit einer Silbe vorgeworfen, dass zwei ihrer vor der Heirat mit ihm geborenen Söhne Bastarde waren – Frucht ihrer Liebe zu Markgraf Dietrich, den Boris als aufrechten Mann schätzte.

»Marthe und deine Mutter waren ganz besondere Frauen. Diese Lücke kann niemand ausfüllen«, sagte der hünenhafte Slawe wehmütig.

»Also sitzt ihr hier beim Bier und trauert ihnen bis ans Ende eures Lebens nach?«, hielt Änne ihm und Lukas vor.

Zum Glück blieb den Männern eine Antwort erspart, denn Geräusche kündeten von der Ankunft eines Reiters. Sofort stellten sie die Becher ab und strafften sich, den Blick auf die Waffen gerichtet, die griffbereit neben der Tür standen.

Ein Reiter zu dieser Stunde bedeutete Gefahr – oder schlimme Nachrichten. Die Stadttore waren längst verschlossen, und bei solchem Wetter verließ kein vernünftiger Mensch ohne triftigen Grund sein Haus.

Jemand pochte energisch an die Tür.

»Lukas von Freiberg! Lasst mich ein, die Markgräfin schickt mich!«

Lukas und Boris tauschten einen verwunderten Blick.

Markgräfin Jutta hatte sie beide .... nun ja, nicht *direkt* vom Hof verbannt, das würde Dietrich nicht dulden. Doch um des ehelichen Friedens willen hatte der Markgraf dem Wunsch seiner Gemahlin entsprochen, die Anwesenheit dieser beiden Ritter in Meißen auf das Nötigste zu beschränken. Jutta wollte nicht ständig durch sie an Clara erinnert werden. Und schließlich brauchte Dietrich auch in seiner Silberstadt Freiberg zuverlässige und kampftüchtige Gefolgsleute. Die Gruben, die Schmelzhütten und die Burg samt Münzstätte und Silberkammer mussten geschützt werden.

Nicht länger als einen Wimpernschlag benötigte Lukas für all diese Überlegungen, während er zur Tür ging, sein Schwert in Reichweite. Auf schlechte Nachrichten gefasst, öffnete er. Ein Schwall eisiger Luft fuhr ins Haus, und winzige Hagelkörner prasselten ihm ins Gesicht. Als er den Boten erkannte, atmete er erleichtert – wenn auch nicht zur Gänze erleichtert – auf und ließ ihn ein.

»Hubert, was führt Euch so spät in der Nacht und im tiefsten Schnee nach Freiberg? Wie habt Ihr es überhaupt geschafft, Euch von Meißen hierher durchzuschlagen?«

Der Bote, ein junger rothaariger Ritter, trat ein, zog die mit Hagelkörnern übersäte Gugel vom Kopf und stampfte mehrfach mit den Füßen auf, um den Schnee von den Schuhen zu lösen.

Mit kälteklammen Fingern zerrte er sich die Handschuhe von den Fingern, stopfte sie in seinen Gürtel und sah die beiden Männer bedrückt an.

»Die Markgräfin erwartet Euch morgen dringend in Meißen, Lukas.«

Der Empfänger dieser Botschaft war erstaunt und alarmiert zugleich. Jutta wollte *ihn* sehen? Entweder hatte sie einen unliebsamen Auftrag für ihn, aber einen Racheakt, gleich welcher Art, würde ihr Dietrich nicht durchgehen lassen. Oder es war etwas wirklich Dramatisches geschehen. Doch wieso rief *Jutta* ihn und nicht der Markgraf?

»Aus welchem Grund wünscht Ihre Durchlaucht ausgerechnet mich am Hof?«

»Das ist allein für Eure Ohren bestimmt«, erklärte der junge Bote verlegen.

Änne ging zum Herd, füllte dem unerwarteten Besucher eine Schale mit Suppe und stellte sie ihm hin. »Das wird Euch bei der Kälte guttun.«

Dann stieg sie die steile Treppe hinauf, um dem Gast eine Schlafstatt herzurichten.

Auch Boris wollte sich erheben, doch Lukas hinderte ihn am Gehen.

»Wenn ich morgen früh nach Meißen reiten soll, muss sich mein Schwiegersohn um die Sicherheit von Burg, Münzstätte und Silberkammer kümmern. Also sollte er erfahren, was vor sich geht. Ich bürge für seine Verschwiegenheit.«

Verunsichert sah der Bote erneut von einem zum anderen. Dann holte er tief Luft und sagte leise und bedrückt: »Der Markgraf ist tot.«

Lukas und Boris erschraken und bekreuzigten sich.

Dann nötigte Lukas den jungen Ritter, sich zu setzen, schenkte ihm Bier ein und forderte Einzelheiten. Von einer Erkrankung des Fürsten war ihm nichts bekannt. Da kam schnell der Verdacht auf, dass Gift im Spiel war. Es wäre nicht der erste Giftmord in der markgräflichen Familie. Bei einem war er sogar Augenzeuge geworden.

»Alles ging so rasch«, begann Hubert sichtlich erschüttert. Die Finger hatte er zum Wärmen um die irdene Schale mit der Suppe gelegt, doch er aß nicht, ehe er seinen spärlichen Bericht beendet hatte.

»Wir reiten morgen in aller Frühe los und nehmen schnelle Pferde«, entschied Lukas. Nun hatte er es eilig. Durch die enormen Vorkommen von Silbererz in und um Freiberg war die Mark Meißen zu einem der einträglichsten Gebiete des Kaiserreichs geworden. Ohne kampferprobten und durchsetzungsstarken Herrscher auf dem Meißner Burgberg drohte blutiger Krieg.

Doch eine Frage lag ihm noch auf der Seele. »Wer außerhalb Meißens weiß vom Tod des Markgrafen?«

»In Meißen wird es sich schnell herumgesprochen haben«, gab der Bote Auskunft. »Aber jenseits des Burgbergs? Soweit ich weiß, sandte die Markgräfin gestern außer mir nur zwei Boten aus: einen zum Landgrafen von Thüringen und einen zum Kaiser.«

Diese Auskunft brachte Lukas sofort zu Schlussfolgerungen, die ihm nicht gefielen. Ein schneller Blickwechsel mit Boris sagte ihm, dass diese Nachricht auch den Slawen beunruhigte. Doch davon ließ er sich nichts anmerken.

»Seid mein Gast«, lud er Hubert ein. »Legt den nassen Umhang ab, stärkt Euch endlich und löscht Euren Durst.«

Lukas ging nach draußen, um sich zu vergewissern, dass der Stallbursche für das Pferd des Unglücksboten sorgte.

Dann lief er durch den Schnee zurück ins Haus und stieg die Treppe hoch zu der Kammer, in der sein und Boris' Knappe steckten: Wilfried, Sohn eines Ritters im Burglehen, und der rothaarige Marek, jüngster Sohn einer mit Lukas befreundeten Familie slawischer Herkunft. Die beiden waren tüchtige angehende Männer, aber auch für jeden Schabernack zu haben, den junge Burschen nun mal trieben.

Er hörte sie reden, doch als er sich auf knarrenden Stufen näherte, verstummten sie jäh.

Schwungvoll riss Lukas die Tür auf. Der siebzehnjährige Wilfried und der erst vierzehnjährige Marek schraken zusammen und starrten ihn mit unverkennbar schlechtem Gewissen an. Mareks auffällig abstehende Ohren leuchteten feuerrot durch den Schein der Kerze auf dem Fenstersims, passend zu seiner Haarfarbe.

»Schlaft jetzt endlich, ihr müsst morgen sehr früh aufstehen. Wir reiten nach Meißen, und wir haben es dabei sehr eilig.«

Verblüfft starrten sie ihn an und warteten darauf, dass er den Grund für diese unerwartete Reise nannte.

Doch weitere Erklärungen gab Lukas nicht ab, denn er hatte noch keine Antworten. Die würde er wohl erst in Meißen bekommen.

Im Gehen hörte er die Burschen wispern.

»Das wird eine Plackerei morgen bei dem vielen Schnee«, murrte der Ältere.

»Ein Abenteuer! Es ist bestimmt etwas ganz Großes geschehen, wenn sie uns rufen«, widersprach der Rotschopf begeistert. »Ich sterbe fast vor Neugier.«

Kopfschüttelnd stieg Lukas die Treppe wieder hinab.

Nachdem Änne dem Gast einen Schlafplatz hergerichtet hatte, schickte er sie zu Bett und harrte nur noch auf den Moment, bis sich der vom langen Ritt erschöpfte Bote, aus dem nicht mehr an Auskünften herauszuholen war, zum Schlafen zurückzog.

Dann beugte er sich über den Tisch zu Boris.

»Wir könnten jetzt die halbe Nacht lang sitzen und in Erinnerungen an einen großen Mann schwelgen, mein Freund, an gemeinsam geschlagene Schlachten. Und irgendwann werden wir das auch«, sagte er mit gedämpfter Stimme. »Doch jetzt müssen wir alles tun, um die Erbfolge für den kleinen Heinrich zu sichern. Sonst droht Krieg. Ein Krieg, der viele Leben kosten wird und Jahre dauern kann.«

Aus Boris' Zügen war schon längst jeder Hang zum Scherzen gewichen. Er nickte nur und murmelte: »Gott steh uns allen bei.«

Er stemmte sich hoch und klopfte dem Freund auf die Schulter.

»Es bringt nichts, zu grübeln. Reite morgen in aller Frühe los und sieh, was du bewirken kannst.«

»Du bist einverstanden, dass ich auch deinen Knappen mitnehme? Dann kann ich ihn zu dir schicken, falls eine vertrauliche Nachricht zu überbringen ist.«

Boris nickte, und Lukas trank im Stehen seinen Becher leer.

»Wenn Jutta ausgerechnet *mich* nach Meißen ruft, dann muss sie wahrlich verzweifelt sein.«

Unterwegs nach Meißen

Gleich im ersten Morgengrauen, nach einer Nacht mit wenig Schlaf und vielen schweren Gedanken, scheuchte Lukas alle im Haus an ihre Aufgaben.

Die Knappen ließ er die Pferde satteln und beladen, während er selbst den kurzen Weg zur Burg ging, um dort Boris für die Zeit seiner Abwesenheit offiziell das Kommando zu übergeben.

Änne hatte schon am Abend ein Bündel zusammengepackt, da niemand wusste, wie lange Lukas in Meißen bleiben würde.

Als er von der Burg zurückkehrte und sie ihm den Reiseproviant reichte, schlug er vor: »Vielleicht ziehst du besser mit der alten Bertha und ihrer Enkelin zu deinem Vater ins Burglehen, bis ich zurück bin. Und sollte die Stadt belagert oder angegriffen werden, geht sofort auf die Burg! Dort seid ihr sicher.«

Die sonst so schlagfertige Änne verkniff sich jegliche Antwort über die Unsicherheiten des Lebens. Doch als Lukas ihr zum Abschied die Stirn küsste, wurden ihre Gesichtszüge ganz sanft.

Von dem Weidenzaun um das Gehöft aus sah sie fröstelnd im eisigen Wind den Reitern nach: Lukas vorweg, der seine besten Waffen mit sich führte, Schwert und Dolch aus Damaszenerstahl, dann die beiden Knappen und zum Schluss Hubert, der junge Bote aus Meißen.

Eine Unmenge Schnee lag in und um Freiberg. Verharscht vom strengen Nachtfrost, knirschte er unter den vorsichtigen Schritten der Pferde. Die einst strahlend weiße Decke war von dem Qualm, der aus den Schmelzhütten aufstieg, längst grau und unansehnlich geworden.

Lukas und seine Begleiter ritten am Mühlbach entlang und konnten dabei die Gruben östlich der Stadt sehen: große und tiefe Löcher im Boden. In der Zeit der ersten Silberfunde in Christiansdorf hatten die eilig aus dem Harz herbeigeholten

Bergleute das Erz nur vom Boden auflesen müssen. Doch das war mehr als ein halbes Jahrhundert her, und seitdem hatten sie sich mehrere Lachter tief ins Erdreich gegraben.

Lukas sah eine Gruppe Bergleute aus der hölzernen Kirche kommen, in der sie jeden Morgen um Gottes Segen und glückliche Heimkehr von ihrer gefährlichen Arbeit beteten, bevor sie in die Tiefe stiegen, um das Silbererz aus dem Felsgestein zu hauen. Die meisten Gruben lagen außerhalb der Mauern. Besorgt dachte er: Falls die Stadt angegriffen wird, können die Männer wie auch die Frauen und Kinder an den Scheidebänken nur hoffen, noch rechtzeitig Zuflucht zu finden.

Als die Reitergruppe das Meißnische Tor im Nordosten der Stadt passiert hatte, waren die Pferde hinreichend warmgelaufen, damit sie schneller vorankommen konnten – so gut es eben ging bei diesen Schneemengen.

Die Wege waren menschenleer. Wen nicht eine unaufschiebbare Angelegenheit trieb, der reiste nicht im Winter, wenn Wege und Dörfer im Schnee versanken. Mehrmals mussten die Reiter absteigen und mit vereinter Kraft Baumstämme beiseiteräumen, die unter der weißen Last abgeknickt waren. Am besten kamen sie in den Wäldern voran, auf schmalen Pfaden, wo nicht viel Schnee lag. Aber in den Ebenen türmte der Wind die Flocken zu Wehen, in denen die Pferde tief einsanken.

Auf halber Strecke, an einem Waldrand im Tal der Triebisch, legte die kleine Gruppe eine Rast ein. Die Pferde brauchten Futter.

Mit der behandschuhten Rechten fegte Lukas den Schnee von der Rinde einer umgestürzten Kiefer. Während die Knappen und Hubert die Tiere nacheinander zu dem Nebenarm der Elbe führten und die Futtersäcke mit Hafer füllten, setzte sich der Ritter auf den Baumstamm und zog ein Resümee dessen, worüber er die halbe Nacht lang und während des Ritts nachgegrübelt hatte.

Einen Boten zum Kaiser zu schicken war zwingend nötig. Doch es konnte Wochen dauern, bis sich ein meißnischer Reiter durch den Schnee über die Alpen gekämpft und den Herrscher in Sizilien ausfindig gemacht hatte.

Dass auf Juttas Befehl Landgraf Ludwig als Erster informiert wurde, ließ einige Schlüsse zu. Der engste Verwandte und damit naheliegende Vormund für den dreijährigen Heinrich wäre sein Oheim gewesen, Graf Friedrich von Brehna und Wettin. Doch der war nach dem kürzlichen Tod seiner Gemahlin ins Heilige Land gezogen, um sich dort den Tempelrittern anzuschließen. Außerdem war er nicht einflussreich und militärisch stark genug, um mögliche Angriffe auf die beiden nun führerlosen Markgrafschaften abzuwehren.

Also wollte Dietrich den Landgrafen – trotz seiner Jugend einer der mächtigsten und angesehensten Fürsten des Reiches und ein Verwandter des Kaisers – als Vormund für seinen einzigen legitimen Erben einsetzen. Den Stiefbruder seiner Gemahlin. Lukas glaubte nicht, dass Jutta Ludwig besonders nahestand. Doch wenn der junge Fürst das Land nicht durch seine Position schützen konnte, wer dann? Immerhin war Ludwig schon kurz nach seiner Machtübernahme mit nur siebzehn Jahren siegreich aus einer militärischen Konfrontation mit dem Erzbischof von Mainz hervorgegangen, der glaubte, mit einem so jungen Herrscher leichtes Spiel zu haben.

Lukas selbst hatte den vierten Ludwig von Thüringen noch nicht persönlich erlebt, obwohl er vor langer Zeit mit Marthe einige Jahre am Thüringer Hof in Eisenach verbracht hatte. Damals regierte noch Juttas Vater Hermann über die Landgrafschaft.

Über dessen gerade erst zwanzigjährigen Nachfolger kursierten wahre Lobgesänge: Er sei von edler Gestalt und schönem Antlitz, ein Bild von einem Ritter und nobel im Denken. Und gerade erst hatte er eine ungarische Königstochter geheiratet: Elisabeth, eine höchst fromme und tugendhafte Braut, die am thüringischen Hof aufgewachsen war, beinahe eine Heilige.

Nun, Lob*gesänge* war wörtlich zu nehmen, denn zu Landgraf

Hermanns Zeiten galt der Eisenacher Hof als der Ort, wo sich die besten Spielleute und Minnesänger des Reiches diesseits der Alpen versammelten. Und die würden natürlich ihren Gönner ins beste Licht rücken.

Man konnte es den Thüringern nicht verdenken, dass sie alle Hoffnungen auf den jungen Ludwig richteten. Sein Vater hatte das Land mit Kriegen und allzu vielen Seitenwechseln zwischen staufischen und welfischen Thronanwärtern in den Ruin getrieben.

Doch Lukas ließ sich nicht von Ruhmgesängen beeindrucken. In seinem langen Leben war er etlichen Herrschern begegnet, während er den Meißner Markgrafen Otto auf Hoftage begleitete. Keiner von ihnen wurde dem Ritterideal gerecht. Sie waren hochfahrend und rücksichtslos, gierig nach Land und Silber, berauscht von der Macht und weit empfänglicher für Schmeicheleien als für die Wahrheit. Selbst der als strahlend verehrte Kaiser Friedrich Rotbart konnte zwar ausnehmend liebenswürdig sein. Doch wenn er herausgefordert wurde, war sein Zorn maßlos und schrecklich gewesen.

Andererseits: Ein milder, schwacher Herrscher würde sich nicht auf dem Thron halten und das Land in blutige Machtkämpfe stürzen.

Dass Dietrich, zumindest in jungen Jahren, dem Idealbild eines Ritters nahekam, lag an seiner Erziehung durch Christian und daran, dass ihm der Markgrafentitel nicht in die Wiege gelegt worden war. Er hatte ihn erkämpfen und sich dabei gegen seinen gewalttätigen Bruder Albrecht behaupten müssen.

Die Knappen kehrten mit rotgefrorenen Wangen vom Füttern der Pferde zurück. Also beendete Lukas seine Grübelei für den Moment. Falls sich Landgraf Ludwig auf der Wartburg in Eisenach aufhielt und nicht bei einem seiner Gefolgsleute weiter östlich, konnte es zehn Tage dauern, bis der Bote zurückkam, hoffentlich gleich mit dem jungen Fürsten.

Dann ist die Zeit, sich den thüringischen Wunderknaben einmal anzusehen, dachte Lukas sarkastisch.

Der Freiberger Burghauptmann zog sich die Handschuhe aus und öffnete den Proviantsack. Änne hatte einen Krug Bier eingepackt, dazu einen erst gestern gebackenen Laib Brot, den er in vier Teile brach.

Schließlich holte er aus den Tiefen des Behältnisses zu seiner Überraschung und Freude ein Töpfchen mit Honig hervor, um das Brot zu beträufeln. Er musste lächeln und dankte Änne im Stillen. Es war Fastenzeit, somit waren Fleisch, Käse, Butter und Eier verboten. Doch je länger das Fasten andauerte, umso größer wurde sein Widerwille gegen gedörrten oder in Salz eingelegten Fisch. Änne hatte ihm deshalb etwas von den knapp gewordenen Honigvorräten zugesteckt. In der Kälte war der goldene Sirup kristallisiert. Mit seinem Essmesser kratzte er ein wenig davon heraus und reichte das Töpfchen herum.

Wortlos stärkten sie sich, und Lukas tat so, als bemerkte er die fragenden Blicke der Knappen nicht.

Ein Schneebatzen fiel von einem der schwer beladenen Äste herunter und landete klatschend auf Wilfrieds Kopf und Schultern. Prompt begann Marek zu prusten.

Ein strenger Blick von Lukas brachte ihn zum Verstummen.

Als jeder sein Brot fast aufgegessen hatte, sah der Ritter die beiden Burschen an.

»Ich sage euch das jetzt nicht, weil mich eure Neugier auch nur im mindesten schert. Sondern damit ihr in Meißen angemessen auftretet, statt Possen zu reißen.«

In wenigen Worten informierte er sie über den Tod des Fürsten. Zeit zum Nachfragen ließ er ihnen nicht, sondern befahl, sofort wieder aufzusitzen.

Denn eine schon am Abend zuvor gezogene dritte Schlussfolgerung aus dem Verhalten der Markgräfinwitwe trieb ihn zur Eile: Wenn vorerst niemand außerhalb Meißens vom Tod des Fürsten erfahren sollte, dann wollte Jutta Zeit gewinnen, ehe sich die Neuigkeit unweigerlich herumsprach – Zeit, in der er, Lukas, etwas bewerkstelligen sollte. Zweifellos hoffte sie, dass er seinen Einfluss geltend machte, damit sich die meißnische Ritterschaft geschlossen zugunsten des jungen Erben erklärte. Fürchtete Jutta eine gewaltsame Machtübernahme? War diese vielleicht sogar schon über Nacht erfolgt?

Obwohl Lukas die letzten Jahre hauptsächlich in Freiberg verbracht hatte, kannte er die meisten Männer von Stand in der Mark Meißen. Er hätte sofort zwei Dutzend Namen von Edelleuten nennen können, die im Streitfall, ohne mit der Wimper zu zucken und ohne die geringsten Skrupel, auf die Seite potentieller Gegner wechseln würden.

Die Reiter waren noch keine Meile von ihrem Rastplatz entfernt, als ihnen eine Gruppe abgehärmter Bauern entgegenkam: mehrere Familien, darunter zwei hochschwangere Frauen und ein halbes Dutzend magerer Kinder. Beladen mit Körben, in denen sie offensichtlich ihre gesamte Habe mit sich führten. Sie traten zur Seite und knieten mit gesenkten Köpfen nieder, um nicht den Unmut der bewaffneten Edelleute hervorzurufen.

»Was treibt euch mitten im Winter auf die Straße?«, fragte Lukas den Anführer der Reisenden und bekam zu hören, was er schon befürchtet hatte, als er sah, dass der Mann eine eiserne Pflugschar trug, neben dem Ochsengespann der wertvollste Besitz eines jeden Dorfes.

»Die Not, edler Herr«, berichtete der Grauhaarige bedrückt und knetete seine Kopfbedeckung zwischen den Händen. »Zwei Missernten hintereinander …«

Im verregneten Vorjahr war ein beträchtlicher Teil der Ernte auf dem Halm verfault. Deshalb waren das Korn knapp und das Brot erheblich teurer geworden.

»Nur mit bitterem Eichelmehl kommen wir nicht mehr über den Winter«, klagte der Bauer. »Deshalb haben wir schweren Herzens unsere Heimstätten aufgegeben und wollen uns in Freiberg verdingen. Es heißt, dort könne man reichlich Arbeit finden und sich sein Brot verdienen.«

Die leidgeprüften Menschen sahen ihn in der Erwartung an, dass er sie in ihrer Hoffnung bestärkte. Immerhin war er ein Edelmann und kam aus der Richtung, in die sie zogen.

»Es ist noch ein gutes Stück Wegs bis Freiberg, aber wenn ihr zügig geht, erreicht ihr die Stadt vor der Dunkelheit«, versicherte Lukas. »Meldet euch auf der Burg und sagt, der Burgkommandant schickt euch. Das bin ich. Die ersten Nächte könnt ihr in der Halle schlafen. Gleich morgen früh geh zum Bergmeister. Er wird euch Arbeit zuweisen.«

Die Bergleute brauchten kräftige Männer in den Gruben, und die Frauen und Kinder konnten an den Scheidebänken arbeiten, wo das Erz zerkleinert und von taubem Gestein getrennt wurde.

»Gott segne und schütze Euch, Herr!«, stammelte der Älteste mit Tränen in den Augen.

Hungersnot und ein Land ohne Herrscher, dachte Lukas beklommen. Wir können wirklich den Beistand des Allmächtigen brauchen.

Kurz vor Meißen wurde der Schnee endlich weniger. Hier war das Klima deutlich milder als in Freiberg, das am Fuß eines Gebirges lag.

Gerade noch vor Einbruch der Dämmerung konnten sie endlich den Meißner Burgberg sehen. Der weiße Bergfried des Burggrafen und die Türme des Doms auf dem Felssporn ragten weithin ins Land.

Zu Lukas' Erleichterung schien in der Stadt alles ruhig zu sein. Am zugefrorenen Elbhafen waren kaum noch Menschen zu sehen, im Marktviertel klappten die Händler gerade ihre Stände zusammen oder zogen die Verlaufsladen an ihren Häuserfronten hoch.

Auf dem Marktplatz predigte einer der Minderbrüder, so hießen die Bettelmönche, die seit kurzem allerorten durch die Lande zogen: barfuß trotz der Kälte, nur mit einer grob gewebten Kutte und einem Hanfseil als Gürtel. Sie nannten sich Franziskaner nach ihrem Ordensgründer, predigten Besitzlosigkeit und Fürsorge für die Notleidenden.

»Wer nach Christi Gebot leben will, der prasse nicht und horte nicht Silber und Edelsteine, sondern gebe alles den Armen, was er hat – so wie Jesus es tat und wie wir es tun!«, rief er.

»Ja, schaut euch nur an, mit wie viel Gold und Edelsteinen der Bischof sich behängt!«, grollte einer der zwei Dutzend Zuhörer, und die anderen nickten oder murmelten zustimmend. »Der fromme Bruder hat recht. Jesus ist nicht am Kreuz gestorben, damit fette Pfaffen sich mit feinsten Speisen den Wanst vollstopfen, Schätze raffen und sich Huren halten, während das Volk hungert!«

Jemand wollte dem Bettelmönch einen halben Pfennig schenken, doch der lehnte ab. Nur einen Kanten Brot und einen Schluck Wasser dürfe er annehmen.

Diese Franziskaner stoßen direkt in ein Wespennest, dachte Lukas. Ihr neuer Orden wird noch für viel Unruhe sorgen, weil er dem verschwenderischen Klerus, den die Not seiner Schäfchen nicht schert, den Spiegel vorhält.

An der Spitze seiner kleinen Gruppe trieb er sein Pferd den schmalen Pfad hinauf, der sich den Berg emporwand, vorbei an der Vorburg mit der Burgmannenkirche.

Sie passierten das mittlere und das innere Burgtor. Über beide wachten die Männer des Burggrafen Meinher von Werben. Er war für die Sicherheit des Burgbergs zuständig. Doch außerdem sollte er im Auftrag des Kaisers ein Auge auf den Markgrafen haben, damit dieser nicht über die Stränge schlug und gegen die Interessen des Kaisers handelte. Das sorgte traditionell für tiefes Misstrauen zwischen Markgraf und Burggraf. Der überaus ehrgeizige Bischof Bruno von Porstendorf war der Dritte im Kreis der Rivalen auf dem Felsensporn.

In der Mitte des Plateaus ragte der Dom zum Himmel. Erst

dahinter befand sich der markgräfliche Bereich mit steinernem Palas, Stallungen, Schmiede, Backhaus und anderem mehr. Aus einem Fenster drangen die gequälten Schreie einer Frau in den Wehen.

Vor dem Gotteshaus brachte Lukas die kleine Gruppe zum Stehen und stieg aus dem Sattel.

»Kümmert euch darum, dass die Pferde versorgt werden. Ich will zuerst in den Dom«, befahl er den Knappen.

»Aber die Markgräfin ...«, stammelte der junge Bote, der fürchtete, gescholten zu werden, wenn er den gesuchten Freiberger nicht sofort zu seiner Fürstin brachte.

»Es dauert nicht lange. Kündigt meine Ankunft schon an, Hubert. Ihr werdet mir wohl zubilligen, vor dem Altar ein Gebet für das Seelenheil unseres Herrschers zu sprechen. Vor Gott muss selbst eine Fürstin zurücktreten.«

Bei dem letzten Satz zeigte er ein schiefes Lächeln, um die Worte nicht zu brüsk klingen zu lassen. So dringend er auch vor Jutta erscheinen sollte und wollte – zuvor hatte er noch etwas zu erledigen. Nicht nur Gebete.

Lukas zog die schwere Tür des Doms hinter sich zu und schritt zum Altar. Wie er schon vermutet hatte, kniete dort eine vertraute Gestalt. Er erkannte sie nicht nur an den Konturen, sondern auch an dem rötlichen Schimmer im dunklen Haar um die Tonsur, den das Licht der Altarkerzen hervorrief.

In kleinen Wolken entwich der Atem aus dem Mund des Geistlichen, der lateinische Worte murmelte; ein monotoner Singsang, der vermuten ließ, dass er dies schon seit Stunden tat.

Lukas kniete neben dem jungen Mann nieder, faltete ebenfalls die Hände und hielt Zwiesprache mit Gott – im Gedenken an den Verstorbenen. Über Jahrzehnte hinweg hatte er zu Dietrich gestanden, in vielen Schlachten an seiner Seite gekämpft.

Ein leichtes Scharren und eine Bewegung rissen Lukas aus seinen Erinnerungen.

Der junge Geistliche neben ihm bekreuzigte sich, warf einen Blick auf den Nebenmann und erhob sich mit kälteklammen Gliedern, um hinauszugehen.

Auch Lukas bekreuzigte sich, stemmte sich hoch und folgte ihm hinaus aus dem Dom.

»Ich trauere mit dir um deinen Vater«, sagte er zu dem zweiten Sohn von Clara und Dietrich. Der trug unverkennbar die Züge seines Vaters, doch den rötlichen Schimmer im Haar und die graugrünen Augen hatte er von seiner Mutter und seiner Großmutter Marthe geerbt.

Heinrich, mit Mitte zwanzig als Domherr noch jung, sah seinen Freiberger Verwandten bedrückt an und murmelte eine Dankesformel.

»Er hat Vorsorge getroffen, damit deine Zukunft über seinen Tod hinaus gesichert ist«, beschwor Lukas den Enkel. Dietrich hatte seine beiden illegitimen Söhne mit Clara anerkannt und für ihre gute Ausbildung als Geistliche gesorgt. Eine andere Laufbahn blieb unehelich Geborenen dieses Standes verwehrt.

Heinrich nickte. Gern hätte er Lukas gesagt, wie sehr ihn die Verzweiflung darüber zerriss, dass er vom Sterbebett seines Vater verjagt worden war wie ein räudiger Hund. Zutiefst gekränkt hatte er Stunden im Gebet vor dem Altar zugebracht, um Groll und Hass niederzuringen, weil sie schwere Sünden waren. Deshalb schwieg er.

Doch Lukas las das alles aus den Gesichtszügen des blassen jungen Mannes.

»Die Markgräfin?«, fragte er leise.

Sein Enkel atmete tief durch, hob die Schultern und ließ sie wieder fallen.

Jäh verließ ihn die erstrebte Gelassenheit, und gegen seinen Willen platzte er heraus: »Er war mein Vater! Sie hat mich vom Totenbett meines Vaters vertrieben!«

Heinrich holte tief Atem und sagte dann voller Bitterkeit: »Niemand hat mich jemals gefragt, ob ich Geistlicher werden will. Ob ich nicht viel lieber als Ritter das Schwert schwingen, mir eine Frau nehmen und Kinder zeugen will. Ich bin sehr versucht, das zu tun, aber ich füge mich … Und trotzdem bin und bleibe ich der *Bastard*, den man davonjagen kann.«

Lukas wusste, dass Kleriker körperliche Berührungen meiden sollten. Dennoch legte er dem Verzweifelten kurz eine Hand auf die Schulter.

»Es ist auch für sie schwierig«, verteidigte er Jutta, obwohl ihn Heinrichs Aussage entsetzte. Aber wenn er das jetzt zugab, würde er für seinen Enkel alles nur noch schwerer machen.

»In ihrer Trauer tun Menschen manchmal Dinge, die sie nicht so meinen. Du hast inständig für das Seelenheil deines Vaters gebetet und wirst es weiter tun, das weiß ich. Wenn sein Leichnam ins Kloster nach Marienzell überführt wird, bist du im Gefolge des Bischofs dabei. Das kann dir keiner nehmen.«

Er sah ihm so lange ins Gesicht, bis Claras Sohn endlich den Blick hob.

»Denk an deine Mutter! Sie war furchtbar traurig, als sie deinen Vater aufgeben musste, aber nicht verbittert. Sie ist jetzt bei dir, in deinem Herzen. Wie dein Vater. Spürst du sie denn nicht? So, wie ich ihre Mutter spüre, meine innig geliebte Marthe?«

Er nickte dem jungen Mann aufmunternd zu, dann eilte er mit großen Schritten Richtung Palas. Er wurde erwartet.

Unter vier Augen

Die Ankunft des legendären Lukas von Freiberg hatte sich offenbar wie ein Leuchtfeuer auf dem Meißner Burgberg herumgesprochen.

Im Hof des markgräflichen Bezirks standen mehr Menschen, als bei dieser Kälte zu erwarten gewesen wäre, und verfolgten mit großen Augen die Schritte des Burgkommandanten. Der Gehilfe des Schmieds starrte ihn mit heruntergeklapptem Unterkiefer an, statt sich um den rotglühenden Rohling auf seinem Amboss zu kümmern, zwei Mägde lehnten gaffend mit mehlbestäubten Kleidern in der Tür des Backhauses und stießen sich in die Rippen, um einander auf den seltenen Besucher aufmerksam zu machen. Selbst aus den Fenstern des Palas schauten einige Damen mit unverhohlener Neugier auf ihn herab.

Die dürfen ja nicht fehlen!, dachte Lukas zynisch, als ihm hämisch grinsend drei nur zu gut bekannte Männer entgegenkamen, für die er tiefste Verachtung hegte – was auf Gegenseitigkeit beruhte. Die Reichsministerialen von Mildenstein hatten wegen strittiger Zehntforderungen eine blutige Fehde gegen das Meißner Bistum geführt. Das Familienoberhaupt, der Vater dieser drei Brüder, musste sich zähneknirschend dem Schiedsspruch gegen ihn unterwerfen. Wenn seine Söhne Arnold, Heinrich und Richard ausgerechnet jetzt in Meißen aufkreuzten, führten sie sicher nichts Gutes im Schilde.

Es wäre vernünftig, sie einfach zu ignorieren und weiterzugehen, erwog er einen Wimpernschlag lang. Doch wann war ich je vernünftig? Außerdem kann ich nicht zulassen, dass sie mir hier vor aller Augen frech kommen.

»Lukas von Freiberg, der Alte Fuchs – welch ungewohnter Anblick!«, höhnte der Mittlere, während die jüngeren Brüder zu seinen Seiten grinsten. »Dein Haar ist seit unserer letzten Begegnung fast weiß geworden.«

»Wenigstens habe ich noch Haare auf dem Kopf. Dir, Arnold, rutscht gleich die Kappe vom kahlen Schädel, wenn du die Nase weiter so in die Höhe reckst«, konterte Lukas. »Und wie konntest du nur in so jungen Jahren dermaßen fett werden? Gibt es irgendetwas, das du mir mitteilen willst? Nein? Also mach den Weg frei, ich bin in Eile.«

Die drei wichen keinen Schritt zur Seite.

»Wir kamen her, um etwas mit dem Bischof zu bereden, doch der blieb stur. Dann hörten wir Gerüchte, du seist wieder hier.

Da wollten wir natürlich wissen, ob das stimmt und was dich aus deinem Fuchsbau treibt«, erklärte der Mildensteiner bedeutungsschwer grinsend.

»Und so nimmt der Tag doch noch ein vergnügliches Ende«, fuhr der Kahle fort. »Kannst es wohl nicht erwarten, in dein Verderben zu rennen? Dir stehen eisige Zeiten bevor.«

Verächtlich hakte Lukas die Daumen in den Gürtel. »Bist du neuerdings unter die Propheten gegangen, dass du das Wetter vorhersagen kannst?«

»Man muss kein Prophet sein, um zu wissen, dass deine Tage in der Mark Meißen endgültig gezählt sind – jetzt, da dein fürstlicher Gönner uns verlassen hat!«, triumphierte der nach seinem Vater benannte Arnold von Mildenstein.

So viel zur Absicht der Markgräfin, Dietrichs Tod geheim zu halten, dachte Lukas. Die Aasgeier sammeln sich schon.

»Wir wollten es nicht versäumen, dich ein letztes Mal zu sehen. Als alte … *Freunde* …«

Seine Brüder brachen in wieherndes Gelächter aus, während ihr Wortführer genüsslich fragte: »Wohin gehst du in die Verbannung? Wieder nach Thüringen? Dort wird nun auch kein Platz mehr für dich sein nach allem, was ich weiß.«

Lukas hob etwas die Stimme, weil ihr Streit inzwischen Neugierige herangelockt hatte, die sich Gesprächsstoff und eine Abwechslung vom grauen Alltag versprachen.

»Nach allem, was *du weißt?*«, wiederholte er laut und spöttisch. »Dann muss ich mir wirklich keine Gedanken machen. Denn das, was *du weißt*, ist bekanntermaßen weder viel noch irgendwie von Bedeutung.«

Hinter sich hörte er mehrere Zuschauer kichern und prusten.

Lukas fand, es war Zeit, der Posse ein Ende zu bereiten. Er hatte Wichtigeres vor.

»Ich weiß, wie sehr du dir wünschst, mich ganz aus dem Weg zu haben, Arnold. Aber den Tod unseres geliebten Fürsten zum Anlass für Freude zu nehmen … Das sollte sogar unter deiner armseligen Würde sein. Also scher dich samt deinen missratenen Brüdern beiseite und lass mich durch. Die Markgräfin wartet.«

Arnold, Heinrich und Richard von Mildenstein tauschten kurz Blicke miteinander.

»Den Moment, an dem du endgültig aus dem Land vertrieben wirst, will ich wirklich nicht hinauszögern«, höhnte der kahle Arnold und trat einen Schritt beiseite. Doch sein jüngster Bruder Richard konnte sich eine boshafte Bemerkung nicht verkneifen.

»Glaubst du etwa, die Markgräfin würde dir je vergessen, dass deine Stieftochter ihres Mannes Hu…«

Weiter kam er nicht, denn Lukas brachte ihn blitzschnell zu Fall, indem er seinen Fuß unter die Wade des Provokateurs hakte. Doch bevor dieser rücklings auf dem Boden aufschlug, hatte Lukas ihn schon am Surkot gepackt und hielt seinen Oberkörper kurz über dem Erdreich in der Schwebe.

»Du bist zu grün, um dich mit mir anzulegen, Kleiner. Also erweise meiner Familie gefälligst Respekt!«, tadelte er und ließ den anderen hart fallen. Nach einem Schmerzensschrei quälte sich der Gedemütigte unter dem Gelächter der Zuschauer hoch.

Ungerührt schritt Lukas auf den Eingang des Palas zu, obwohl er dutzende Augenpaare auf seinen Rücken gerichtet wusste.

Zwar könnte es durchaus geschehen, dass Jutta ihn aus der Mark Meißen verbannte. Doch mit welcher Begründung, ohne den Urteilsspruch eines Landdings? Außerdem war sie trotz ihrer Abneigung gegen ihn sicher klug genug, um zu wissen, dass sie jetzt Verbündete brauchte und nicht noch mehr Gegner.

Auf halbem Weg kam ihm der Truchsess entgegen, der für sein Amt noch junge Herr von Buchheim. Er hatte die Stellung als oberster Aufseher für die Hofhaltung erst vor wenigen Monaten von seinem verstorbenen Vater übernommen und trug übermäßig mit Zierrat und silbernen Beschlägen herausgeputzte Kleider. An seiner Kappe prangten sogar Pfauenfedern. Doch der erstrebte prachtvolle Auftritt litt beträchtlich durch das dicke Gerstenkorn unter seinem tränenden rechten Auge.

Lukas kannte ihn zu wenig, um einzuschätzen: War er einfach nur eitel? Versuchte er, unter diesem Aufputz seine Unsicherheit zu verbergen? Oder sollte das auffällige Äußere von geheimen Ambitionen ablenken? Er würde es bald herausfinden.

»Wo bleibt Ihr denn, Burgkommandant?«, beschwerte sich der junge Buchheim geziert und übereifrig und verdrehte die Augen. »Was denkt Ihr Euch dabei, Ihre Durchlaucht warten zu lassen? Beeilt Euch! Ich will keinen Ärger Euretwegen!«

Ungeduldig wies der Truchsess zum Eingang des Palas.

Vermutlich hat er einfach Angst um sein einträgliches Amt, dachte Lukas. Sein Vater war ein bewährter Mann gewesen, doch der Sohn fürchtete nun, da Jutta in ihrer Notlage zuverlässige Ratgeber brauchte, durch einen Erfahreneren ersetzt zu werden.

Buchheim winkte ihn in die Halle und schritt voran, um den Besucher anzukündigen.

Hinter und neben der Markgräfin warteten einige Edeldamen und Ritter, an den Seiten stand das Gesinde bereit, um alsbald die an die Wände gelehnten Böcke und Bretter zu Tischen aufzubauen, damit das abendliche Mahl aufgetragen werden konnte.

Als der Truchsess zusammen mit dem Burgkommandanten von Freiberg durch die Halle schritt, richteten sich alle Blicke auf den Neuankömmling. Doch rasch kam Bewegung in die Gruppe um die Markgräfin. Der Marschall, ein vierschrötiger, kampferfahrener Mann, stapfte los und schritt energisch auf Lukas zu. Als sie sich auf halber Höhe begegneten, streckte er dem Besucher Einhalt gebietend die erhobene Hand entgegen.

»Übergebt mir Eure Waffen!«, forderte Heinrich von Schladebach den Freiberger schroff auf, die buschigen Augenbrauen streng zusammengezogen. Seine Haltung und sein Tonfall ließen keinen Zweifel daran, dass er ihn sonst keinen Schritt weitergehen lassen würde.

»Ich bin froh und erleichtert, dass Ihr so entschlossen für den

Schutz Ihrer Durchlaucht sorgt«, versicherte Lukas und übergab dem Schladebacher ohne Zögern sein Schwert. Er hatte es zutiefst beunruhigend gefunden, dass ihn die jungen Wachen am Eingang zur Halle mit Waffen eintreten ließen, obwohl sie ihn und seine Absichten nicht kennen konnten, auch wenn er in Begleitung des Truchsessen kam.

Der Marschall schien seine Gedanken zu erraten. »Nichts gegen Euch, Burgkommandant. Diese Tölpel an der Pforte werden ihre Nachlässigkeit bitter bereuen!«, grollte er, winkte einen Ritter herbei und reichte ihm die Waffen zur Verwahrung.

Lukas folgte dem Truchsess und kniete in fünfzehn Schritten Abstand vor der Fürstin nieder – etwas weiter weg, als es bei Vertrauten oder angesehenen Gästen üblich war. Er wollte nicht aufdringlich wirken, denn ihr bisheriges Verhältnis war bekanntermaßen eher frostig gewesen.

Jutta nickte ihm zu und machte mit dem Arm eine einladende Geste.

»Tretet näher, Lukas von Freiberg!«

Ihr Surkot war zerknittert, das Gebende saß schief und zu lose, ihre Augen waren tief umschattet – wohl nicht nur aus Trauer. Lukas, der kluge Menschenkenner, las quälende Sorge darin. Vermutlich genau die Sorgen, die auch ihn beschäftigten, seit er vom Tod des Markgrafen erfahren hatte.

»Alle anderen – entfernt euch!«, befahl Jutta mit Nachdruck und schickte Ritter, Damen, Dienerschaft und sogar den Truchsess und den Marschall mit einem Wedeln der Hand hinaus.

Verwundert und eingeschnappt schritten sie durch die Halle und nahmen allesamt Aufstellung neben der Tür: bereit, falls ein Befehl erteilt wurde, aber zu weit entfernt, um das Gespräch zwischen der Markgräfin und dem Freiberger belauschen zu können.

Jutta winkte Lukas noch näher zu sich heran. Nun kniete er in zwei Schritten Abstand erneut nieder und wurde abermals aufgefordert, sich zu erheben.

»Mein Beileid zum Verlust Eures Gemahls. Fürst Dietrich war ein großer Mann und geachteter Herrscher.«

»Ich danke Euch. Ich weiß, Ihr seid kein Schmeichler – im Gegensatz zu vielen anderen hier«, sagte die Markgräfinwitwe und kniff die Lippen zusammen.

»Ich kannte Euren Gemahl seit seiner Jugend. Ihr wisst sicher, dass er seine Ausbildung zum Knappen bei demselben Mann absolvierte wie ich: bei Christian von Christiansdorf. Gott sei ihrer beider Seelen gnädig.«

Lukas zwang sich, jetzt nicht in Erinnerungen zu versinken. Jetzt ging es darum, was Jutta von ihm erwartete und was er für Dietrichs legitimen Erben tun konnte.

»Wir sind keine Freunde«, stellte die frisch Verwitwete unverblümt klar. »Doch Ihr seid ein Mann von Ehre und wart ein enger Vertrauter meines Gemahls. Stets hieltet Ihr zu ihm. Und nicht nur das. Ihr wart einer der wenigen, die es wagten, ihm zu widersprechen, als er vor fünf Jahren trotz des vereinbarten Friedens gegen Leipzig zog, um die Stadt zu unterwerfen. Ihr hattet ihn damals gewarnt, dies sei ein großer Fehler.«

So war es, aber Dietrich hörte nicht auf mich, ließ die Mauern schleifen und legte den Leipzigern drei markgräfliche Burgen samt Besatzung ins Nest, dachte Lukas grimmig. Das fällt uns jetzt auf die Füße. Jeder von Juttas Feinden wird in Leipzig reichlich Verbündete finden.

»Der Zorn meines Gemahls war berechtigt«, empörte sich Jutta, als hätte sie seine Gedanken gelesen. »Das Stadtvolk hatte sich gegen seinen rechtmäßigen Herrscher gewandt. Dabei war es Dietrichs Vater gewesen, Markgraf Otto, der Leipzig erst zur Stadt erhob! Und Dietrich tat viel, um der aufstrebenden Kaufmannssiedlung zur Blüte und der Bürgerschaft zu mehr Rechten zu verhelfen. Doch dann verschwor sich das undankbare Krämerpack gegen ihn, wollte seine Herrschaft abwerfen und sich direkt dem Kaiser unterstellen.«

Sie klang erregt, aber es war nur ein mattes Echo von Dietrichs gewaltiger Entrüstung damals. »Leipzigs Lage an der Kreuzung zweier bedeutender Fernhandelsstraßen ist nicht nur für den Handel wichtig, sondern auch von strategischer Bedeutung. So viel weiß sogar ich als Frau, die sich in militärischen Dingen nicht auskennt.«

»Wer nach der Mark Meißen und der Lausitz greifen will, wird sich Eure Feinde auf seine Seite holen«, warnte Lukas. »Und davon findet er in Leipzig genug.«

»Ja. Es *war* ein Fehler, nach dem Friedensschluss Leipzig mit einer List niederzuzwingen«, räumte Jutta zu Lukas' Erstaunen ein. »Und Ihr hattet den Mut, diese Warnung laut auszusprechen.«

Die Markgräfinwitwe neigte sich ihm etwas entgegen, senkte die Stimme und gestand: »Ich brauche Euren Rat und Eure Hilfe. Ihr standet stets loyal zu meinem Gemahl, Ihr wart zusammen mit Christian von Christiansdorf sein Erzieher in jungen Jahren. Unterstützt jetzt seine Witwe und seinen kleinen Sohn, damit Heinrich die Mündigkeit erlebt und sein legitimes Erbe antreten kann! Seid sein Erzieher und Beschützer.«

»Selbstverständlich, Durchlaucht«, antwortete Lukas sofort. Doch er dachte: Es wird dem Truchsess und dem Marschall nicht gefallen, wenn sie übergangen werden.

»Wem vertraut Ihr hier?«, fragte er leise.

»Niemandem«, lautete ohne Zögern Juttas knappes und bitteres Eingeständnis. Als hätte sie die Gedanken des Freiberger Ritters erraten, fügte sie an: »Der Marschall nimmt keine Befehle von einer Frau entgegen, genauso wenig wie sein Bruder, der Kämmerer. Der Truchsess kümmert sich mehr um seine Gewänder als um sein Amt, der Schenk wäre der Erste, den ein Feind bestechen würde, um meinem Sohn Gift zu reichen. Und die Ritter … Ihr wisst besser als ich, wem ich nach dem Aufstand der Ministerialen im vorigen Jahr noch vertrauen kann und wem nicht.«

»Verdoppelt die Wachen vor der Kammer des jungen Heinrich, und wenn Ihr erlaubt, wähle ich dafür einige Männer aus, denen ich bedenkenlos mein Leben anvertrauen würde«, riet Lukas. »Lasst vorkosten, sofern Ihr dies nicht schon tut!«

Jutta nickte. »Seit gestern schläft mein Sohn in meiner Kammer, zusammen mit seiner Kinderfrau. Und ich *lasse* vorkosten.«

»Auch für Euch!«, mahnte Lukas.

Nun wich das letzte bisschen Farbe aus Juttas Gesicht.

Wenn sie *und* das Kind starben, war das Herrscherhaus Wettin ausgelöscht, und der Kaiser konnte zwei bedeutende Reichslehen neu vergeben. Eine lockende Beute. Hatte sie das noch nicht in letzter Konsequenz begriffen? Oder vor lauter Sorge um den Jungen nicht an sich selbst und ihre eigene Rolle in diesem gefährlichen Spiel gedacht?

»Wer wacht gerade über Dietrichs Sohn?«, fragte Lukas, um die Witwe aus ihrer Schockstarre zu lösen.

Sie zählte die Namen auf. Beruhigt versicherte er: »Das sind zuverlässige Männer.«

»Ich bete darum, dass mein Bruder bald eintrifft, der Landgraf von Thüringen. Bis dahin müssen wir … einfach überleben«, flüsterte Jutta mit brüchiger Stimme. Aus ihren Augen sprach die blanke Furcht. »Und sobald er da ist, müssen wir uns mit möglichen Angreifern befassen. Wohin ich auch blicke … nach Osten und Westen, Süden und Norden … überall Feinde, die nach dem Land meines Gemahls gieren.«

Lukas teilte diese Einschätzung. Aber er hielt es für besser, Ross und Reiter zu benennen, statt sich von unklaren Ängsten beherrschen zu lassen.

Jutta, die sich wieder etwas gefasst hatte, winkte ihn an den Tisch heran, auf dem eine Karte ausgerollt lag.

»Was sagt Ihr dazu?«

Ihr erster Fingerzeig galt Böhmen im Südosten.

»Ich glaube nicht, dass der König von Böhmen ein Heer gegen Meißen schicken wird, auch wenn es seit Jahren erbitterten Streit zwischen den Häusern Wettin und Přemysl gibt«, meinte Lukas.

Schließlich war das Verhältnis der beiden Herrscherhäuser denkbar schlecht. Ottokar von Böhmen war mit Dietrichs Schwester Adela vermählt gewesen. Doch als er vom Herzog zum König erhoben wurde, fand er, ihm stünde etwas Besseres als eine Markgrafentochter zu. Nach zwanzigjähriger Ehe und vier gemeinsamen Kindern schob er »plötzlich entdeckte« zu nahe Verwandtschaft mit seiner Gemahlin als Scheidungsgrund vor, um eine ungarische Königstochter zu heiraten. Adela hatte zehn Jahre lang vor Gerichten gekämpft und sich sogar an den Papst gewandt, um nicht verstoßen zu werden. Denn das hätte auch ihre Kinder zu Bastarden gemacht. Doch Adela war schon lange tot, Ottokar hatte mit Konstanze von Ungarn etliche Nachkommen gezeugt und war derzeit wegen Streitigkeiten mit der Kirche überaus beschäftigt.

»Schaut nicht so weit, wenn Ihr Feinde sucht«, mahnte Lukas. »Wenn ich Euch raten darf: Behaltet den Burggrafen von Dohna im Auge! Ein äußerst ehrgeiziger Mann, und er hat nicht vergessen, dass Euer Gemahl gegen ihn entschied, als Heinrich von Dohna mit dem Bischof von Meißen um ergiebige Silberbergwerke stritt. Heinrichs Burg Thorun wurde gemäß Dietrichs Schiedsspruch geschliffen. Und der Burggraf ist ziemlich nachtragend.«

Er tippte auf andere Punkte der Karte. »Thüringen im Westen ist Euer Verbündeter. Doch hier sitzt Euer vielleicht mächtigster Feind: in Magdeburg. Erzbischof Albrecht, der die Leipziger mit Freuden unterstützte, als sie sich gegen Fürst Dietrich erhoben. Und treu an seiner Seite die ihm unterstellten Bischöfe von Naumburg, Merseburg und Meißen, die allesamt mit Eurem Gemahl in Machtkämpfen zerstritten waren. Ganz zu schweigen vom jahrelangen Zank mit Bischof Bruno um gewisse Silberbergwerke …«

Jutta wollte die Hände vors Gesicht schlagen, hielt aber gerade noch inne. Die Beobachter am Eingang zur Halle hätten die Geste der Verzweiflung gesehen, und Schwäche durfte sie nicht zeigen.

»Ihr werdet doch sicher dem Bistum Meißen eine größere Summe oder Quellen von Einkünften zukommen lassen, damit Messen für das Seelenheil Eures Gemahls gelesen werden?«

»Natürlich.«

»Dann verliert keine Zeit und teilt dies dem Bischof umgehend in feierlicher Form mit. Das wird ihn fürs Erste zufriedenstellen.«

Jutta atmete tief durch.

»Was ist mit den abtrünnigen Ministerialen und Rittern?«, fragte sie.

»Im Hof traf ich eben auf die Söhne Arnolds von Mildenstein. Ihr Vater ist gestorben, wie ich höre, und ich fürchte, nach seinem Dahinscheiden werden seine Söhne die Fehde wieder aufnehmen. Euer erlauchter Bruder muss dem einen Riegel vorschieben, in aller Härte«, drängte Lukas. »Die Übrigen zieht mit Geschenken auf Eure Seite: Titel, Wegerechte, Nutzungsrechte für einen Wald oder einen See, ein vorteilhaftes Ehebündnis … Und schließt Frieden mit Leipzig!«

Jutta schüttelte leicht den Kopf und seufzte. »Wie soll das gelingen?«

»Als Freiberger Burgkommandant war ich nicht an der Unterwerfung Leipzigs beteiligt. Ich könnte verhandeln. Doch das muss Landgraf Ludwig entscheiden.«

Lukas sah kurz zu den am Eingang der Halle ungeduldig Wartenden, die sich ganz sicher fragten, worüber die Markgräfinwitwe so lange mit dem Freiberger sprach. Sein Blick ließ eifriges Getuschel schlagartig verstummen.

»Wenn ich Euch noch einen Rat geben darf, Durchlaucht …«

»Dafür ließ ich Euch rufen.«

»Über all diese Dinge sollten wir gemeinsam mit dem Marschall, dem Truchsess, dem Kämmerer, dem Schenken, dem Kaplan und anderen Männern sprechen, die Euch beratend zur Seite stehen. Beruft diesen Rat gleich für morgen ein. Sie dürfen sich nicht übergangen fühlen. Wenn sie glauben, all dies seien ihre

Ideen, werden sie mitwirken. Außerdem will ich wissen, was in ihren Köpfen vorgeht.«

»Man nennt Euch nicht umsonst den Alten Fuchs«, meinte die Fürstin mit einem kaum sichtbaren Lächeln. »Für einen Mann, der sich nur selten am Meißner Hof aufhält, seid Ihr auffallend gut informiert.«

»Ich habe Freunde«, sagte er nur. »Wenn Ihr es wünscht und der Marschall keine Einwände erhebt, wache ich heute Nacht vor Eurer Kammer.«

Jutta warf einen misstrauischen Blick zu der Menschenansammlung am Eingang der Halle und sagte leise: »Das würde mich sehr … beruhigen. Noch mehr sogar, wenn Ihr sofort Posten vor der Kammer bezieht, in der sich mein Sohn befindet.«

Das Ausmaß ihrer Angst schockierte Lukas, zumal es durchaus berechtigt sein mochte. Deshalb lächelte er der von Sorgen gequälten Frau aufmunternd zu. »Natürlich, Durchlaucht. Ihr und Euer Sohn werdet heute sicher schlafen.«

Mit einem knappen Nicken war er entlassen.

Slawenblut

»Seid still und setzt euch!«, befahl die Frau des Marschalls schroff den ihr zur Erziehung anvertrauten jungen Mädchen. Sie waren gerade von der Morgenandacht gekommen, und ehe all die Gugeln und Umhänge abgenommen, Kleider und Gürtel zurechtgezupft und sich lösende Schuhbänder neu geknotet waren, nutzten die Mädchen gern jede Gelegenheit zum Tuscheln und Wispern.

Alwina von Schladebach, eine füllige Frau mit Augen, denen nichts entging, ließ sich erleichtert auf einen Stuhl plumpsen. Das lange Stehen in der Kirche fiel ihr immer schwerer, aber das durfte sie sich natürlich nicht anmerken lassen.

Zumal neben ihr die junge und übermäßig herausgeputzte Frau des Truchsessen stand, die großen Wert darauf legte, sie an Jugend, Schönheit und vor allem Rang zu überbieten.

Nun, mit der Schönheit der jungen Ida von Buchheim konnte Alwina nicht mithalten, jedenfalls nicht mehr in ihrem Alter und nach acht Schwangerschaften. Aber *bedeutender* war sie durchaus, daran bestand kein Zweifel. Schließlich diente die Familie ihres Gemahls schon in der vierten Generation den Markgrafen von Meißen als Kämmerer und Marschälle! Und die Hoheit über das Heer, die Pferde und die Silbertruhen war fraglos wichtiger als das, was dieser windige Truchsess mit dem entzündeten Auge so trieb: Besucher und Speisefolgen bei Festmahlen anzukündigen.

Misstrauisch hakte sich der Blick der gefürchteten Alwina an dem Kleid ihrer Konkurrentin fest. Gestern noch, das hätte sie beschwören können, hatten deren Ärmel eine Schmuckkante in verblichenem Blau gehabt. Doch heute waren sie mit Seide in so leuchtendem Gelb verziert, dass es nur mit Safran gefärbt sein konnte. Auch ihr neuer Almosenbeutel prangte in dieser Farbe. Der letzte Fernhändler mit Seidenstoffen auf seinem Karren war im Herbst in Meißen gewesen, aber bei ihm hatte sie nichts Gelbes gesehen. Und den Schlüssel für das Kästchen mit so kostbaren Gewürzen wie Safran trug die Markgräfin höchstpersönlich am Gürtel. Vielleicht konnte sie diese lästige Ida endlich bloßstellen!

»Welch schöne Farbe«, lobte Alwina arglistig die Rivalin. »Wie seid Ihr nur an diesen wunderbaren Stoff gekommen? Der letzte fahrende Händler hatte kein Gelb, wenn ich mich recht erinnere.«

Die Gemahlin des Truchsessen ignorierte lustvoll die Unterstellung hinter diesen Worten und zeigte ein breites Lächeln – in der Gewissheit, gleich einen Pfeil abschießen zu können.

»Oh, das *hatte* er durchaus, liebste Alwina«, flötete sie. »Allerdings nur diese zwei Ellen. Und ehe Ihr mit Euren schmerzenden Gelenken endlich die Treppe hinabgestiegen wart, hatte mein gütiger Gemahl mir schon erlaubt, sie zu kaufen.« Sie hob die Hände und zupfte an einem Ärmel, damit die leuchtende Kante bestens zur Geltung kam. »Sieht es nicht wunderschön aus?«

»Unser Fürst ist tot, Gott sei seiner Seele gnädig, und Ihr habt nichts anderes im Sinn, als Euch herauszuputzen?«, rügte die Schladebacherin scharf.

Die Mädchen – zwei Dutzend Töchter von meißnischen Adligen, zwischen sieben und fünfzehn Jahre jung – hatten sich derweil hingesetzt, das Stickzeug betont brav in den Schoß gelegt und lauschten mit kaum verhohlener Schadenfreude dem Streit der beiden Damen, die sie streng bewachten und ständig drangsalierten.

Heimlich, wenn sie unter sich waren, nannten sie die beiden Aufpasserinnen nur den alten und den jungen Drachen.

»Wie ich von meinem Gemahl erfuhr, dem *Truchsess*«, konterte Ida, wobei sie das Amt ihres Gemahls überdeutlich betonte, »steht uns ein Besuch des edlen Landgrafen von Thüringen ins Haus. Und angesichts der Pracht, die bekanntermaßen am Thüringer Hof herrscht, müssen wir uns alle Mühe geben, dagegen nicht armselig zu wirken. Wir dürfen schließlich Meißen und unserer geliebten Fürstin keine Schande bereiten.«

Damit gab sie der Älteren unbeabsichtigt das Stichwort für eine gepfefferte Zurechtweisung. Alwina triumphierte innerlich, ihre Stimme bebte vor Selbstgerechtigkeit.

»Das ist mir durchaus bewusst, Ida!«, entgegnete sie der Kontrahentin schnippisch. »Doch anders als bei Euch war es nicht *mein* erster Gedanke, mich selbst herauszuputzen. Sondern wie wir dies in die Unterweisung der Mädchen einbinden, für deren Erziehung wir die schwere Last der Verantwortung tragen.«

Sie zeigte der Rivalin die kalte Schulter und wandte sich den Mädchen zu, deren Eltern es als Ehre erachteten, dass die künftigen Bräute am Fürstenhof auf ihr Eheleben und die Haushaltung einer Burg vorbereitet wurden, während die Söhne als Pagen und später Knappen dienten, bis sie in den Kreis der Ritter aufgenommen werden konnten.

»Wie ihr Gänse von der übereifrigen Herrin von Buchheim gerade schon gehört habt: In Kürze wird Seine Durchlaucht Landgraf Ludwig von Thüringen mit seinem Gefolge in Meißen eintreffen«, verkündete Alwina feierlich. »Der Glanz des Hofes in Eisenach ist diesseits der Alpen unerreicht, seit die Welfen vor vierzig Jahren weitgehend entmachtet wurden. Also dürfen wir angesichts der hohen Gäste nicht den Eindruck erwecken, dass es am Meißner Hof weniger prachtvoll zuginge.«

Es hieß zwar, dass der Hof der Babenberger in Wien auch außerordentlich prachtvoll sei, aber den hatte Alwina noch nicht erlebt und glaubte deshalb, die Herzöge von Österreich ruhigen Gewissens übergehen zu können.

»Bekommen wir alle neue Kleider?«, platzte Gunhild heraus, eines der älteren Mädchen. Weil sie im Sommer heiraten sollte, fand sie, sich das erlauben zu dürfen.

Alwina rümpfte die Nase. »Du bekommst eines zu deiner Vermählung und keinen Tag eher!«, rüffelte sie streng. »Da die Zeit nicht reicht, damit ihr eure Kleider schöner bestickt, habe ich eine andere Aufgabe für euch ausgewählt.«

Sie sah zwei Dutzend neugierige Augenpaare auf sich gerichtet.

Von der hintersten Fensterbank kam ein Hicksen; offenbar hatte Milena, die Kleinste in der Runde, vor lauter Aufregung schon wieder einen Schluckauf.

»Das Slawenblut kann sich einfach nicht benehmen«, stichelte Gunhild.

Milena sah sie empört an, während sie versuchte, den nächsten Hickser zu unterdrücken – vergeblich. Ihr Vater war ein Slawe, aber die gesamte Familie schon seit Generationen fromme Christen. Warum wurde Gunhild für das hässliche Wort nicht gerügt? Wieder einmal wünschte sich das Mädchen, die Eltern hätten ihr einen so gebräuchlichen Namen wie Adelheid oder Kunigunde gegeben. Dabei hatten Mutter und Vater diesen Namen mit Sorgfalt gewählt: »Milena« bedeutete »lieb« oder »geliebtes Mädchen«, »geliebte Frau«.

Doch die ansonsten so gebieterische Herrin von Schladebach wies Gunhild nicht zurecht. Sie war viel zu beschäftigt, ihren Plan vorzutragen.

»Jede von euch wird einen neuen Almosenbeutel nähen und besticken. Als Erstes schneiden wir zu. Derweil überlegt ihr euch Muster und Farben für die Stickerei. Vergesst nicht, dass ihr auch Schnüre flechten müsst. Wer die beste Arbeit liefert, darf zur Belohnung hinter mir stehen, wenn der thüringische Hofstaat begrüßt wird.«

Sie sah streng in die Runde. »Und damit ihr das auch ernst nehmt, werde ich die schlechteste Arbeit ins Feuer werfen.«

Einige Mädchen ächzten verblüfft. Ihnen war eingeprügelt worden – mit der Gerte auf die empfindlichen Fingerkuppen! –, dass Stoff nicht verschwendet werden durfte, denn es erforderte großen Aufwand, ihn herzustellen. Zu kurz gewordene Kleider bekamen eine farbige Kante angesetzt, beim Zuschneiden mussten sie genau darauf achten, dass es wenig Verschnitt gab, und selbst der kleinste Rest konnte noch in Zierrat umgearbeitet oder als Flicken verwendet werden.

»Meine Liebe, wäret Ihr so gütig, in der Truhe nach geeigneten Stoffteilen zu suchen?«, fragte Alwina übertrieben höflich die Frau des Truchsessen.

Die hatte wenig Lust, sich zu solcher Art Dienst herabzulassen, und noch weniger, den schweren Truhendeckel hochzustemmen, nur damit sich die alte Schladebacherin aufspielen konnte.

»Ach, meine Teure, gerade fällt mir ein, die Markgräfin wollte mich und meinen Gemahl dringend sehen … Ich muss mich beeilen …«

Mit hocherhobener Nase rauschte die Buchheimerin davon.

Die Almosenbeutel waren schnell zugeschnitten, und reihum fragte die Frau des Marschalls die Mädchen ab, welches Stickmotiv sie gewählt hatten: Ranken, Blumen, geometrische Muster, Früchte aus dem Paradiesgarten, wie sie im Dom auf einem Wandbild zu sehen waren. Die angehende Braut Gunhild prahlte damit, den Heiligen Georg mit Lanze und Drachen sticken zu wollen.

»Wichtigtuerin!«, flüsterte die kleine Milena auf der hinteren Fensterbank, was der stimmgewaltigen Gemahlin des Marschalls glücklicherweise entging.

»Wie schade, dass nun vorerst keine Hochzeiten stattfinden können, weil der Hof um unseren Fürsten trauert«, beklagte Gunhilds jüngere Schwester scheinheilig mit hämischem Blick auf die Ältere.

»Ihr dummen Gänse! Es ist Fastenzeit, da wird ohnehin nicht geheiratet, weil die Ehe wegen der Fastengebote nicht vollzogen werden darf«, rügte Alwina scharf.

»Ob der Landgraf wohl Spielleute mitbringt?«, fragte die blonde Agnes sehnsüchtig, die Musik und Geschichten über alles liebte. »Seit dem Herbst hatten wir keine mehr hier in Meißen.«

Aber ein strenger Blick der Schladebacherin veranlasste sie, sich rasch zu korrigieren. »Ich meine ja nichts Fröhliches. Wegen des Trauerfalls. Und keine Minnelieder. Aber ein Heldenepos oder eine Heiligengeschichte sollten doch erlaubt sein – oder etwa nicht, Herrin? Sicher wird nun so bald kein Spielmann mehr nach Meißen ziehen. Vielleicht bekommen wir das ganze Jahr lang keine Reime und Lieder zu hören …«

»Wir haben doch die Verse, die der Spielmann im Herbst vorgetragen hat«, platzte die achtjährige Milena dazwischen.

Gunhild lachte sie aus. »Hat er sie etwa unsichtbar in die Luft geschrieben, Dummchen? Und nur du kannst sie lesen?«

Unbeeindruckt begann Milena vorzutragen: *»Es trafen sich zwischen den Heeren …«*

Sie war so schwer beeindruckt von diesem ergreifenden Lied über Hildebrand und seinen Sohn Hadubrand gewesen, dass sich ihr die ersten Abschnitte ins Gedächtnis eingebrannt hatten. Wenn sie an einer Stelle nicht weiterwusste, behielt sie das

Versmaß bei und erzählte die Geschichte mit eigenen Worten fort. Niemand bemerkte den Unterschied.

Ganz in ihre Phantasiewelt versunken, bemerkte sie gar nicht, dass alle in der Kemenate sie mit offenem Mund anstarrten und keine einzige Nadel mehr auf und ab tanzte.

Ein kräftiges Klopfen brachte den Zauber jäh zum Erlöschen. Ein Ritter trat ein, den Milena gleich erkannte. Er war ein Freund ihrer Eltern und ihr Pate.

»Verzeiht die Störung, edle Herrin von Schladebach. Ich weiß, dass Ihr große Mühe darauf verwendet, die Mädchen zu unterrichten. Aber dürfte ich wohl mit Eurer Erlaubnis meine Patentochter sprechen? Ich habe sie nicht mehr gesehen, seit sie am Meißner Hof aufgenommen wurde.«

»Lukas von Freiberg – *Ihr hier?*«, gab sich die dicke Frau des Marschalls erstaunt. »Man hat Euch seit Ewigkeiten nicht mehr bei Hofe gesehen. Ich wähnte Euch in Freiberg.«

Lukas glaubte keinen Augenblick lang, dass der Klatsch und Tratsch nicht längst zu dieser Frau vorgedrungen war. Aber er durfte sie nicht verärgern.

Seine nächtliche Wacht war ohne Zwischenfälle verlaufen. Dann hatte er sich eine Kammer zuweisen lassen, seine Knappen zu den Übungen des Waffenmeisters geschickt, etwas gegessen und dabei vergeblich Ausschau nach Männern gehalten, die von Christian und ihm ausgebildet worden waren und denen er blind vertraute. Bei der Zusammenkunft der Ratgeber wollte er die Erlaubnis einholen, einige von ihnen nach Meißen zu rufen. Bis dahin blieb ihm noch eine halbe Stunde, und die wollte er nutzen, um nachzusehen, ob sich die kleine Milena gut eingewöhnt hatte. Es war ein hartes Los für ein Kind, in so jungen Jahren das elterliche Haus zu verlassen und weit entfernt auf dem Burgberg zu leben.

»Ihr Mädchen, steht auf und begrüßt den Burgkommandanten von Freiberg!«, befahl Alwina.

Die Mädchen erhoben sich und sanken in einen tiefen Knicks.

Erst nach einer Weile durften sie sich auf ein Zeichen der Schladebacherin wieder aufrichten.

»Nun wendet euch erneut eurer Arbeit zu! Und dich, Milena, gebe ich vorübergehend in die Obhut deines Paten. Ihr bringt sie doch wieder zurück, Burgkommandant?«

»Natürlich«, versicherte der und ermunterte das zierliche Mädchen mit Blicken, ihm zu folgen.

Er führte sie in den Gang vor der Kemenate. Sie ist kaum gewachsen, seit ich sie das letzte Mal gesehen habe, und so mager, dachte er besorgt. Fragend stand sie vor ihm, die Schultern hochgezogen und die Arme etwas abgespreizt – wie ein Vögelchen, das sich gleich in die Luft aufschwingen wollte.

»Geht es dir gut, Liebes?«, fragte er. »Bekommst du auch genug zu essen?«

Milena ließ die Arme sinken und zuckte mit den Schultern.

»Die Herrin von Schladebach meint, eine Dame soll nur wenig essen. Weil es weder sittsam noch elegant ist, beim Essen gierig zu sein, und Völlerei eine Sünde ist. Oft werden uns die Schüsseln schon weggeräumt, noch ehe wir sie leer gegessen haben.«

Lukas zwang sich ein Lächeln ab. »Ich glaube nicht, dass die Herrin von Schladebach mit halben Essensportionen so dick geworden ist.«

Milena prustete los und schlug sich dann erschrocken die Hand vor den Mund.

»Einmal sah ich, wie sie nacheinander drei Neunaugen verputzte«, fuhr Lukas fort und zwinkerte seinem Patenkind zu. »Ich schwöre, das ist mehr, als ich selbst schaffe!«

Zufrieden sah er, dass das Mädchen seine Angst vergaß und verstohlen lächelte. Er würde jemanden losschicken, der ihr ein paar Honigküchlein besorgte und heimlich zusteckte.

»Wie gefällt es dir bei Hofe?«

Milena blinzelte und überlegte, was er wohl hören wollte.

»Es ist alles sehr prachtvoll hier … Die edlen Ritter, die feinen Damen … Ich bin sehr dankbar …«, stammelte sie, während sie nervös einen ihrer dünnen Zöpfe um den Finger wand. »Wir Mädchen werden streng behandelt. Aber geschlagen werden wir nur, wenn wir es verdient haben.«

Das waren die Antworten, die von ihr erwartet wurden. Sie ahnte nicht, dass ihr Patenonkel lieber etwas anderes gehört hätte.

Mit traurigem Blick griff er nach ihrer rechten Hand. Quer über die Fingerkuppen verliefen Striemen, die ihm nicht entgangen waren.

»Wofür hast du das *verdient?*«, fragte er und hätte das Mädchen am liebsten mit nach Freiberg genommen, damit es den offenkundig harten Sitten auf dem Burgberg entkam. Nur waren Milenas Aussichten hier besser, einen standesgemäßen und freundlichen Gemahl zu finden. Er würde mit ihren Eltern sprechen. Zusammen mit all dem, was er sonst noch zu regeln hatte.

»Ich habe meine feinste Nadel verloren, die aus Metall. Sie ist mir aus der Hand gefallen und zwischen die Holzbalken gerollt, weil meine Finger klamm vor Kälte waren«, beichtete sie mit gesenkten Lidern. »Hier ist alles so groß und furchtbar kalt … Zu Hause war es in den Kammern immer gemütlich warm. Aber hier … Die Wärme des Feuers in der Kemenate reicht nur ein paar Schritte weit, und dort sitzen die älteren Mädchen.«

Sie seufzte tieftraurig. »Nun muss ich mit einer Knochennadel sticken, und weil die Arbeiten damit nie so fein werden, bekomme ich sicher noch mehr Schelte.«

Lukas griff nach seinem Almosenbeutel und kramte etwas heraus, das er zwischen Münzschalen und Feuereisen aufbewahrte und das eigentlich in der Ausstattung eines Mannes nicht zu erwarten war: ein hohler, mit Wachs verschlossener Knochen, in dem eine silberne Nadel steckte. Eine Erinnerung an Marthe. Doch wenn er damit diesem traurigen Kind Schläge ersparen konnte, trennte er sich gern davon.

»Sieh hinein!«, forderte er Milena mit einem Lächeln auf. »Ich konnte dir noch kein Geschenk zum Namenstag geben.«

Zögernd löste sie den Wachsverschluss und ließ den Inhalt des Röhrchens in ihre Handfläche fallen.

»Eine Nadel! Aus Silber!«, staunte sie. »Für mich?« Sie strahlte und konnte ihr Glück kaum fassen.

Als er nickte, bedankte sie sich überschwänglich und hüpfte fast vor Freude. Dann steckte sie die Nadel wieder in den Knochen, verschloss ihn sorgfältig und hielt das Geschenk fest in der Hand umklammert. Nun würde ihr Almosenbeutel sicher nicht ins Feuer geworfen.

»Hast du Freundinnen unter den Mädchen hier gefunden?«, erkundigte sich Lukas.

»Sie rufen mich Slawenblut«, beschwerte sie sich. Und dann verschwand die Maske der eingeprügelten Bravheit vollends von Milenas Gesicht. Sie verzog den Mund und stöhnte mit verdrehten Augen: »Die meisten sind ja soo dumm! Sie haben jetzt keine andere Sorge als die, dass durch den Tod unseres Fürsten vorerst keine Hochzeiten stattfinden können.«

Lukas grinste ihr verschwörerisch zu, um zu verbergen, was er dachte.

Das Gegenteil war der Fall. Nun, wo Bündnisse geschlossen und gestärkt werden mussten, um den Krieg von der Mark Meißen fernzuhalten, waren die Mädchen ein willkommenes Faustpfand und ein wichtiger Gegenstand von Unterhandlungen. Es würden schon in Kürze viele Ehebündnisse abgesprochen werden – ohne Rücksicht auf das kindliche Alter der Bräute. Und hier wurden sie dazu abgerichtet, sich gehorsam in ihr Schicksal zu fügen, wie es denn auch lauten sollte.

»Das ist zum Glück nicht deine Sorge«, versicherte er seinem Patenkind. »Ich bringe dich jetzt wieder zurück, denn gleich erwartet mich die Markgräfin. Aber wie es aussieht, bleibe ich eine Weile in Meißen und kann ein Auge auf dich haben«, versprach er.

Dankbar strahlte Milena ihn an. Ein wenig Beistand konnte sie dringend brauchen.

Gezänk im Rat

Mit argwöhnischen bis entrüsteten Blicken wurde Lukas von den Männern gemustert, die gemeinsam mit ihm vor der Kammer der Markgräfin darauf warteten, hineingerufen zu werden.

Seine eigene tiefe Skepsis angesichts dieser Runde verbarg er hinter einer stoischen Miene.

Da waren der greise Kaplan mit seinen Hustenanfällen, dessen Kleider einen beißenden Geruch verströmten, der fast blinde Medicus, der sich um ein so kleines Kind wie Heinrich nicht kümmern konnte, der nur auf seine Gewänder bedachte Truchsess, heute in einer schrillen Robe aus Giftgrün und leuchtendem Rosa, und der Schenk, dessen weinseliges Dauergrinsen und geplatzte Äderchen auf der Nase von allzu großer Begeisterung für sein Amt kündeten.

Lukas hätte keinen von ihnen ausgewählt, um das Land durch eine schwierige und gefährliche Zeit zu steuern. Einzig die nun heranstapfenden Brüder Heinrich und Konrad von Schladebach – der Marschall und der Kämmerer – waren fähige Männer. Sonst hätte Dietrich sie nicht auf den zwei wichtigsten Posten belassen, auch wenn die ehrenvollen Hofämter üblicherweise innerhalb einer Familie von Generation zu Generation vererbt wurden. Doch Lukas bezweifelte ebenso wie Jutta, dass der bullige Marschall willens sein würde, von ihr Weisungen entgegenzunehmen. Sein Wohlwollen musste er also zuallererst gewinnen – für Dietrichs Witwe und den kleinen Heinrich. Den Kämmerer, der seinem älteren Bruder wie aus dem Gesicht geschnitten schien, aber einen halben Kopf kleiner und noch korpulenter war, kannte Lukas von den regelmäßigen Silberlieferungen von Freiberg nach Meißen, die er jedes Mal persönlich überwachte und begleitete.

Gerade wurde der Kaplan von einem erneuten schlimmen Hustenanfall geschüttelt. Der Truchsess hüpfte erschrocken zur Seite und presste die mit Wachs überzogene Holztafel an sich, in die er mit einem Griffel die Anweisungen ritzen würde, die Jutta geben mochte.

Einmal mehr dachte Lukas bei diesem Anblick, wie sehr sich die Zeiten geändert hatten. In seiner Jugend hatte es kaum ein Ritter für nötig gehalten, Lesen und Schreiben zu erlernen. Dem Vernehmen nach vermochte dies nicht einmal der Kaiser Friedrich Rotbart – im Gegensatz zu seiner Kaiserin Beatrix von Burgund. Damals blieb der Schriftverkehr fast durchweg den Geistlichen überlassen. Und wehmütig dachte Lukas an die schönen, die Figur betonenden Kleider der Damen mit seitlichen Schnürungen und weiten, manchmal sogar bodenlangen Ärmeln zurück. Die Kirche hatte das als eitel und schamlos angeprangert. Deshalb trugen die Frauen nun über einem farbigen Unterkleid mit engen Ärmeln einen ärmellosen Surkot mit üppigem Faltenwurf, der jegliche Körperkontur verhüllte. Für verheiratete Frauen war neben dem Schleier auch noch das Gebende Pflicht geworden, ein Streifen Leinen, straff um Kinn und Kopf gewickelt, der dafür sorgen sollte, dass sie als Zeichen ihrer Tugend nicht zu viel aßen und redeten.

Die Gewänder der Männer sahen ebenso aus wie die der Frauen. Doch bei Turnieren putzten sich die Ritter neuerdings mit närrischem Zierrat auf ihren Helmen heraus: wippende Federbüschel, Geweihe, Schwanenflügel … Er hatte sogar schon einen Turnierhelm mit Karpfen an beiden Seiten gesehen, bei einem Herrn von Künzingen. Wie lächerlich!

Lukas' abschweifende Gedanken – vermutlich der Müdigkeit nach einer durchwachten Nacht geschuldet – wurden jäh unterbrochen, als die Markgräfin schwungvoll hereinrauschte. Ganz anders als am Vortag, als sie auf Lukas übernächtigt, verzweifelt und ratlos gewirkt hatte, war diesmal ihre Aufmachung tadellos: das Haar streng geflochten, Schleier und Gebende saßen korrekt, ihre Miene drückte Entschlossenheit aus.

Sie weiß, dass sie in ein Gefecht geht, ein Gefecht nur mit Worten, dachte er erleichtert und anerkennend.

Jutta lud die Männer mit einer Geste ein, sich an einen Tisch zu setzen, und nahm selbst an der Stirnseite Platz. Das war ungewöhnlich. Dietrich hatte in den letzten Jahren seiner Regentschaft keine großen Beratungen mehr abgehalten, sondern Befehle an stehende Untergebende erteilt. Seine Frau war in die Regierungsgeschäfte nicht einbezogen gewesen – ganz anders als einst ihre Schwiegermutter Hedwig, die Gemahlin von Dietrichs Vater Markgraf Otto. Würde Jutta es schaffen, sich vor diesen Männern zu behaupten?

»Ich rief Euch zusammen, edle Herren, um Eure weisen Worte zu hören, wie wir am besten den Willen Fürst Dietrichs erfüllen und seinem legitimen Erbe Land und Titel sichern«, eröffnete sie. »Wir wissen noch nicht, wann mein erlauchter Bruder, der Landgraf von Thüringen und Pfalzgraf von Sachsen, hier eintrifft, um die Vormundschaft für Heinrich zu übernehmen. Bis dahin sind allerdings schon einige dringliche Maßnahmen zu ergreifen.«

Insgeheim war Lukas beeindruckt von Juttas sorgfältig formulierter Ansprache: um Beistand zu ersuchen, ohne es wie die Bitte einer hilflosen oder gar ängstlichen Frau aussehen zu lassen, und die Männer andererseits nicht vor den Kopf zu stoßen.

Doch ehe jemand antworten konnte, platzte der Truchsess höchst entrüstet heraus: »Wieso ist der Burgkommandant von Freiberg hier?«

»Weil *ich* ihn hinzugerufen habe«, erklärte Jutta schroff.

Lukas hielt es nicht für ratsam, schon am Anfang Verstimmung aufkommen zu lassen, und griff ein.

»Ihr beantwortet Eure Frage gleich selbst, Herr von Buchheim. Ihr habt das Problem erkannt«, schmeichelte er, als sei ihm der beleidigende Tonfall des Mannes entgangen, dessen rechtes Auge inzwischen vom Gerstenkorn fast zugeschwollen war. Dass der eitle Truchsess nicht im Geringsten ahnte, inwiefern er die Frage selbst beantwortet und ein Problem erkannt haben sollte, bewies seine verwirrte Miene.

»Wenn ein Feind ein Heer gegen uns aufbietet, wird er es nicht hierherschicken, denn der Burgberg ist faktisch uneinnehmbar«, erklärte Lukas ruhig. »Meißen ist das Herz, aber Freiberg mit seinen Silbergruben und der markgräflichen Münze ist die Schatzkammer des Landes. Die Silberstadt konnte schon viele Angriffe abwehren. Doch um einem *Heer* zu widerstehen, müssen dort weitere Vorkehrungen getroffen werden.«

»Ich stimme Euch zu, Lukas«, erklärte der Marschall sonor und nickte bedächtig.

Der Truchsess zupfte an seinen grellbunten Kleidern herum und zeigte ein schadenfrohes Grinsen.

»Dann ist es also an Euch, Lukas, den Freiberger Bürgern klarzumachen, dass sie ihre Stadtmauern und Tore verstärken müssen«, belehrte er in hämischem Tonfall. »Das stellt doch gewiss kein Problem dar? Denn wie man sich erzählt, speisen in Freiberg sogar die einfachsten Bürger aus silbernen Schalen.«

»Ich versichere Euch: Selbst ich habe irdene Schüsseln«, erwiderte Lukas mit einem demonstrativen Lächeln. Seine Abneigung gegen den Eitlen durfte er hier nicht zeigen, noch nicht. »Aber ich will nicht ausschließen, dass mancher Ratsherr diesen oder jenen silbernen Becher besitzt.«

»Dann sind die Freiberger Krämer sicher gern bereit, Opfer zum Wohle des Landes zu bringen«, brachte der Truchsess triumphierend seinen verbalen Angriff zu Ende.

Die Ratsherren und Stadtbürger werden nicht erfreut sein, dies zu hören, dachte Lukas. Doch sie leiden nicht so unter der Hungersnot wie die Menschen anderswo. Statt auf ihren Silberpfennigen zu hocken, sollten sie lieber einen Teil davon für stärkere Mauern und Türme ausgeben, damit Freiberg nicht überfallen und geplündert oder gar niedergebrannt wird. Ein einziger brennender Pfeil, abgeschossen von Belagerern auf ein trockenes Stroh- oder Schindeldach, konnte eine ganze Stadt in einer Feuersbrunst untergehen lassen.

»Wenn Freiberg dermaßen in Gefahr ist, wie Ihr sagt, Lukas,

weshalb seid Ihr dann *hier* und nicht dort?«, provozierte der Kämmerer nun seinerseits, der schließlich für das Silber verantwortlich war.

»So schnell hat niemand ein Heer zu den Fahnen gerufen, erst recht nicht im Winter«, konterte Lukas gelassen. »Die Freiberger Burg ist in guten Händen, während ich hier die Ankunft des Landgrafen erwarte – um seine Befehle zu hören und den Treueeid abzulegen, den er von uns verlangen wird.«

Damit das Gerangel ein Ende nahm, forderte die Markgräfin den Schenken auf: »Bevor wir ausführlich über militärische Angelegenheiten sprechen ... Herr von Gestewitz, waltet Eures Amtes!«

Der Mundschenk füllte beflissen die bereitstehenden Becher – mit kräftigem dunklen Bier statt Wein wegen der Fastenzeit.

»Ich wünsche, dass Ihr vorkostet«, verlangte Jutta.

Der Mann erbleichte und starrte sie an, sammelte sich dann aber, hob seinen Becher mit zittrigen Händen, trank stehend und drehte das Trinkgefäß mit der Öffnung nach unten zum Beweis, dass es geleert war.

Nach einem fragenden Blick auf die Fürstin setzte er sich wieder, und nun schoss ihm die Farbe zurück ins Gesicht.

»Ihr werdet künftig alles vorkosten, was mein Sohn und ich essen und trinken«, befahl die Markgräfinwitwe.

»Fürchtet Ihr denn etwa ...?«, stammelte der Schenk.

»Ich bin entschlossen, alle Maßnahmen zum Schutz meines Sohnes zu ergreifen. Und der rasche und unerwartete Tod meines Gemahls ist noch nicht aufgeklärt.«

»Durchlaucht, wie ich bereits sagte: Ich konnte keine Hinweise auf Gift sehen«, krächzte der Medicus beleidigt.

Der Kämmerer schnaubte verächtlich. »Ihr würdet solche Hinweise nicht einmal *sehen,* wenn sie auf einem feuerspeienden Drachen an Euch vorbeiflögen«, meinte er boshaft.

»Es war der Schlagfluss, der unseren Fürsten getötet hat!«, entrüstete sich der fast blinde Magister. »Erinnert Euch an den

Gifttod von Fürst Dietrichs Bruder Albrecht, der genau hier in Meißen gemeuchelt wurde! Er hatte äußerst schmerzvolle Krämpfe, dazu ging bestialischer Gestank von ihm aus …«

»Es gibt Gifte, die leise töten. Die Sizilianer und Venezianer sind bekannt dafür, über solche Mittel zu verfügen«, erinnerte der Kämmerer und schob seinen vollen Becher demonstrativ ein Stück von sich.

Jutta erstickte erneut den aufkommenden Streit mit einer energischen Handbewegung.

»Magister Gregorius, wir schätzen die Dienste sehr, die Ihr viele Jahre an diesem Hof geleistet habt, und danken Euch dafür. Ihr werdet hier stets einen warmen Platz und ein gutes Mahl finden und mit Ehrfurcht behandelt werden. Doch Ihr habt Euer Augenlicht fast vollständig verloren, und einem nicht einmal dreijährigen Kind kann man keine Aderlässe zumuten. Zwei Söhne in Heinrichs Alter musste ich schon zu Grabe tragen. Dietrichs einziger verbliebener, legitimer Erbe ist unser aller Hoffnung. Deshalb möchte ich, dass Ihr auf schnellstem Weg einen fähigen Medicus herbeiruft, der wie Ihr an der vielgerühmten Schule von Salerno studiert hat. Und da das einige Zeit beanspruchen wird, soll inzwischen die …«

Der Medicus fuhr mit zittrigen Händen auf und hätte dabei beinahe seinen Becher umgestoßen. »Ihr werdet mir doch nicht zumuten, von einem Kräuterweib aus dem ärmsten Viertel Meißens ersetzt zu werden?«

»Nein, das werde ich nicht, Magister, beruhigt Euch!«, erklärte die Fürstin entschieden. »Diese weise Frau ist mittlerweile so alt und gebrechlich, dass sie es nicht mehr den Burgberg herauf schafft. Lukas!«

Die Witwe wandte sich an den Freiberger, und der ahnte nichts Gutes.

»In Eurer Familie gibt es eine lange Reihe von heilkundigen Frauen, die auch hier in Meißen ihr Können eindrucksvoll bewiesen haben.«

»Euer Durchlaucht, da ist bloß noch meine Enkeltochter Änne, und sie kümmert sich lediglich im Familienkreis um Kranke.«

Änne hatte diese Arbeit aufgegeben, weil sie zu viele Frauen ihrer Familie in Gefahr gebracht hatte. Ihre Großmutter Marthe wäre sogar fast getötet worden, weil ein neidischer Medicus sie heidnischen Aberglaubens angeklagt hatte.

»Ruft Eure Enkelin nach Meißen, so schnell es geht!«, befahl Jutta. Um ihres Sohnes willen musste sie es ertragen, nun auch noch die Tochter ihrer Rivalin an den Hof zu holen.

Änne wird sich mit Händen und Füßen dagegen sträuben, dachte Lukas besorgt. Wie einst Marthe nennt sie den Meißner Hof eine Schlangengrube, und das trifft es genau.

Der Kaplan Hildebrand wurde von einem erneuten quälenden Hustenanfall heimgesucht. Lukas fragte sich, ob der beißende Geruch, den der Geistliche verströmte, von Medikamenten, seiner Krankheit oder vom Kochen der Tinte kam. Vielleicht aber sollte er auch einfach nur die Dienste einer Waschfrau in Anspruch nehmen.

»Magister, seid so gütig, dem armen Mann eine Arznei zu bereiten!«, forderte Jutta.

Der Geistliche machte eine abwehrende Handbewegung, und als er endlich wieder halbwegs atmen und sprechen konnte, ächzte er: »Als Mann Gottes hoffe ich auf Heilung durch Gebete.«

»Bislang nicht sehr erfolgreich«, höhnte der Truchsess. »Wollt Ihr uns allen noch eine Seuche auf den Hals hetzen?«

»Ihr Herren! Ich rief Euch hierher, weil wichtige Dinge zu bereden sind, doch stattdessen höre ich mehr Gezänk als nützliche Vorschläge«, schalt Jutta ungehalten und mit deutlich erhobener Stimme. »Es geht um Leben und Gesundheit meines Sohnes, des künftigen Herrschers der Mark Meißen und der Lausitz! Auch deshalb ist der Freiberger Burgkommandant hier. In meinem Auftrag und in Absprache mit dem Marschall stellt er eine Wachmannschaft für den jungen Fürsten aus vertrauenswürdigen Männern zusammen«, fuhr sie fort.

»Wer sind diese Männer?«, begehrte der Truchsess zu wissen, der fand, ihm dürfe nichts entgehen, was im markgräflichen Bereich des Burgbergs geschah.

»Matej von Zbor. Tammo von Schönfeld. Hartmann von Eichenbrück. Jakob von Grünquell. Jurij von Kwetritzsch«, zählte er ungerührt auf.

»Das sind alles Eure Freunde, Verwandte oder Männer, die Ihr zum Ritter ausgebildet habt«, beanstandete der Buchheimer naserümpfend.

»Genau deshalb vertraue ich ihnen ja auch«, erklärte Lukas ungerührt.

»Die Auswahl findet meine Zustimmung, es sind zuverlässige und Dietrich treu ergebene Männer«, erklärte der Marschall. »Ich werde ihnen sechs Ritter meiner eigenen Wahl zur Seite stellen.«

Wer bewacht dann wen?, fragte sich Lukas zynisch.

Jutta wandte sich nun dem Schladebacher zu und befahl einem Diener, die Karte zu bringen, auf die sie gestern schon mit Lukas gestarrt hatte.

»Woher droht uns Gefahr, Marschall? Was müssen wir zuerst und am dringlichsten tun, um Angriffen zuvorzukommen oder sie abzuwehren?«

Wie sich erwies, teilte Heinrich von Schladebach Lukas' Ansicht, dass so schnell kein feindliches Heer aufgestellt und in Bewegung gesetzt werden könne, noch dazu im Winter.

»Der König von Böhmen wird vorerst nichts unternehmen«, sagte auch er. »Doch Sorge bereitet mir die nördliche Grenze. In der Mark Brandenburg haben wir zwei unmündige Söhne mit einer ehrgeizigen Markgräfinwitwe als Regentin, dazu den durchtriebenen Erzbischof von Magdeburg als Vormund. Ich schicke sofort Reiter aus, damit Köpenick und Mittenwalde in Verteidigungsbereitschaft versetzt werden. Die Askanier würden sich diese Gebiete sicher gern aneignen.«

Dann tippte er auf einen Punkt an der Elbe, einen knappen Tagesritt südöstlich von Meißen.

»Hier in Dresden lauert der Burggraf von Dohna wie eine fette Spinne zwischen Meißen und Böhmen. Er wird immer reicher und reicher durch die Silbergruben bei Dippoldiswalde, die Zolleinnahmen an der Dresdner Elbbrücke und seine Einkünfte als Hochrichter«, grollte er. »Der Tod Fürst Dietrichs macht ihn zum mächtigsten weltlichen Mann in der Mark, und er wird fraglos Nutzen daraus ziehen wollen.«

»Da Fürst Dietrich ihn dazu verurteilte, seine Burg Thorun niederzureißen, wird ihn der Tod des Markgrafen gewiss mit Genugtuung erfüllen«, ergänzte sein Bruder, der Kämmerer.

»Wie es auch sei – wir müssen den Burggrafen zur feierlichen Beisetzung meines Gemahls einladen«, erklärte Jutta. »Auch wenn er vielleicht ablehnt zu kommen.«

»Ich glaube nicht, dass er sich diese Blöße gibt«, wandte Lukas ein. »Es wäre eine ungeheuerliche Brüskierung. Stattdessen wird sich Burggraf Heinrich die Gelegenheit wohl nicht entgehen lassen, seine erhabene Stellung zu demonstrieren. Dennoch sollten wir in Dresden jemanden am rechten Elbufer haben, der seine linkselbische Burg samt Vorstadt im Auge behält. Vorausgesetzt, Ihr seid einverstanden, Marschall.«

»Und ob ich das bin!«, brummte der Schladebacher. »Ich habe sogar schon jemanden dort.«

Jutta wirkte zufrieden. »Schickt Boten aus, damit die Nachricht vom Tod unseres Fürsten verkündet wird und allerorten Messen für sein Seelenheil gelesen werden.«

Der Marschall nickte, dann wandte sich Jutta dem Truchsess zu.

»Euer Durchlaucht.« Der Herr von Buchheim deutete im Sitzen eine Verneigung an und klappte sein Wachstäfelchen auf, um seinen Eifer und seine Wichtigkeit zu demonstrieren.

»Ihr werdet unverzüglich zu den Zisterzienserbrüdern nach Marienzell reiten, um mit Abt Ludeger die Einzelheiten der Beisetzung meines Gemahls durchzusprechen«, befahl Jutta.

Nach Lukas' Ansicht war dieser Abt einer der klügsten Menschen weit und breit.

»Aber Durchlaucht, ich kann hier nicht weg!«, plusterte sich der Truchsess auf.

»Wieso? Weil Ihr wegen Eures enormen Gerstenkorns noch weniger seht als unser geschätzter Magister Gregorius?«, spottete der Schenk.

»Weil hier unzählige Dinge vorzubereiten sind, Boten müssen ausgesandt werden und vieles mehr, von dem Ihr, Gestewitz, keine Ahnung habt!«, keifte der Verhöhnte zurück.

»Hört endlich auf – ihr alle! Euer Benehmen ist unwürdig und dem Ernst der Lage völlig unangemessen!«, rief Jutta zornig.

So hatte noch keiner die Markgräfin erlebt. Sie war eher als zurückhaltend und melancholisch bekannt.

Betretenes Schweigen kam auf, in dem man die Scheite im Kamin knistern hören konnte. Jutta wartete, bis die Gerügten wenigstens ansatzweise Beschämung zeigten. Dann wandte sie sich erneut an den Truchsess.

»Ihr reitet *heute noch* los. Abt Ludeger wird wissen, was zu tun ist.«

»Aber … ich muss doch alles für den Empfang Eures Bruders und den Umzug zu Eurem Witwensitz vorbereiten …«, stammelte der Eitle.

»Was soll ich auf meinem Witwensitz in Döbeln?«, fragte die Markgräfin scharf. »Solange mein Sohn noch nicht mündig ist, bleibt mein Platz hier an seiner Seite, in Meißen. Im markgräflichen Palas. Truchsess, Ihr reitet nach Marienzell! Ich erwarte Euch in drei Tagen zurück. Und *dann* werdet Ihr Euch darum kümmern, dass alles bestens für die Ankunft meines erlauchten Bruders vorbereitet wird.«

Sie richtete sich auf und klatschte in die Hände.

»Es wird nicht leicht während der Fastenzeit, aber ich will, dass Ihr gemeinsam mit dem Küchenmeister plant, wie wir die thüringische Gesandtschaft aufs Prächtigste bewirten. Fischt den Karpfenteich ab, fangt Biber, lasst für die Tafel Schaustücke aus feinstem Mehl mit den Wappen unserer Häuser backen und verzieren. Ich will, dass alles nach frischem Brot und kostbaren Gewürzen duftet, wenn mein Bruder eintrifft.«

Sie erhob sich, und sofort taten es ihr alle gleich. »Geht an Eure Pflichten, meine Herren, und gebt Euer Bestes! Für die Mark Meißen und für meinen Sohn, der Anspruch auf Land und Titel hat.«

Damit war die Besprechung zu Ende.

Totenwache

Kaum hatten die Männer die Kemenate verlassen, hielt der Marschall Lukas zurück.

»Der Ritter von Schönfeld, nach dem Ihr sucht, ist zufällig gerade hier. Er traf vorhin mit seinem Sohn ein, der nun am Hof als Page ausgebildet werden soll.«

Endlich einmal gute Nachrichten! Tammo von Schönfeld war jemand, dem Lukas uneingeschränkt vertraute: Er war ehrenhaft, loyal, von unerschütterlichem Optimismus und scharfem Verstand. Außerdem ein guter Schwertkämpfer.

Er bedankte sich für die Auskunft und trat an eine der Fensteröffnungen, um nach dem Freund Ausschau zu halten. Stattdessen sah er den Kaplan über den Hof schlurfen, der sich immer wieder argwöhnisch umdrehte, als wollte er nicht dabei beobachtet werden, wie er auf das Domherrenhaus zuhielt.

Wusste ich's doch, dass er dem Bischof alles haarklein berichten wird!, dachte Lukas. Hildebrand hat die Seiten zugunsten des Herrn gewechselt, der mehr Aussicht auf Erfolg in den unausweichlich bevorstehenden Streitigkeiten verspricht.

»Übrigens, Marschall: Gestern sah ich die Söhne Arnolds von Mildenstein auf dem Burghof und frage mich, was sie hier wollten. Denen traue ich nicht über den Weg.«

»Ebenso wenig wie ich«, gestand der Schladebacher grimmig. »Ihr Vater musste sich unterwerfen und seine Fehde gegen das Bistum Meißen mit hohen Strafen beenden. Doch ich hege Zweifel, ob sich die aufsässigen Söhne nach seinem Tod an das Gerichtsurteil halten. Ich werde ein Auge auf sie haben«, meinte der Marschall entschlossen. »Schlagen sie über die Stränge, wird sich Ludwig von Thüringen auf dem Landding mit ihnen befassen.«

Lukas vergewisserte sich noch, dass zuverlässige Wachen vor der Kammer des jungen Heinrich standen, dann ging er in die Schreibstube und ließ sich Pergament, Feder und Tinte geben.

Änne, pack deine Kräuter und Tinkturen ein und
komm so schnell es geht nach Meißen, schrieb er.
Fürstin Jutta braucht dich für ihren kleinen Sohn.
Ich weiß, du willst nicht hierher, aber es ist keine Bitte,
sondern ein Befehl. Du sollst Heinrichs Heilerin sein –
nur vorübergehend, bis ein neuer Medicus hier eintrifft.
Jeder weiß, wie schnell ein Kind lebensgefährlich
erkranken kann. Dieses Kind ist nicht nur unser
aller Hoffnung, sondern auch der Sohn des Mannes,
den deine Mutter über alles liebte. Dein Stiefvater
soll dir zwei Ritter als Geleit und ein Packpferd
mitschicken. Gott schütze euch auf eurem Weg. Lukas

Er suchte nach den beiden Knappen, die er mitgebracht hatte, und beauftragte Wilfried, umgehend nach Freiberg zu reiten, Boris von Zbor etliches auszurichten und Änne sein Schreiben zu übergeben. Wilfried – sichtlich stolz auf diese Aufgabe – ging sofort sein Pferd satteln.

Endlich konnte Lukas tun, was er schon längst vorhatte: sich in der Kapelle, wo Dietrichs Leichnam aufgebahrt lag, der Totenwache anschließen.

Dutzende Kerzen flackerten in dem mit Weihrauch geschwängerten Raum. Lukas erkannte sechs Männer, die still und mit gesenkten Köpfen zu beiden Seiten des Toten wachten. Wortlos und mit leisen Schritten gesellte er sich zu ihnen.

Dietrich wirkte auch im Tod noch stark. Ihm zu Häupten brannte eine Kerze, seine Hände lagen gefaltet auf dem Leib und hielten ein mit Edelsteinen besetztes Kreuz.

Lukas richtete den Blick auf Dietrichs von den Jahren zerfurchtes Gesicht und versank in Raum und Zeit.

Einst hatte Marthe den damals erst sechsjährigen Sohn von Markgraf Otto und Markgräfin Hedwig von einer schweren Krankheit geheilt. Später schickte Otto seinen Zweitgeborenen nach Christiansdorf, damit Christian ihn zum Ritter ausbildete. Unter dem strengen Kommando seines Freundes sah Lukas Dietrich zum Mann heranreifen. Die Erinnerungen standen ihm so lebhaft vor Augen, als wäre es erst gestern gewesen.

Kurz hintereinander erloschen knisternd zwei Kerzen. Ein Diener huschte heran und tauschte sie gegen neue aus. Doch Lukas bemerkte ihn kaum, ebenso wenig das Hüsteln eines der Männer neben ihm und das leise Seufzen eines anderen.

Er war ganz in seinen Erinnerungen gefangen.

Lukas wusste nicht, wie lange er schon neben dem toten Fürsten gestanden hatte, als die schwere Tür knarrend aufging und jemand hereintrat. Lukas drehte sich nicht um. Von der Seite sah er seinen Freund Tammo von Schönfeld auf sich zukommen. Im Kerzenlicht schimmerte Tammos helles, schulterlanges Haar, die Narbe in der linken Augenbraue leuchtete weiß.

Der Freund gab ihm ein stilles Zeichen, und Lukas folgte ihm hinaus. Er würde später hierher zurückkehren. Jetzt riefen ihn seine Pflichten.

»Wie ich hörte, bist du gestern angekommen und hast deine Kammer seither nur einmal kurz betreten, um die Kleider zu wechseln«, sagte der Ritter von Schönfeld, während sie über den Hof gingen. Eisiger Wind fauchte, doch die Kälte vertrieb Lukas' Müdigkeit.

»Ich habe noch nicht alle Gebete gesprochen«, sagte er bedrückt.

»Dietrich war auf zwei Kreuzzügen, da sollte ihm das Seelenheil sicher sein«, erinnerte Tammo.

»Nur hat keiner dieser Kreuzzüge sein Ziel erreicht – Jerusalem«, erwiderte Lukas bitter.

Der Ritter von Schönfeld atmete tief durch und strich sich durchs Haar. Die Erschütterung stand ihm deutlich ins Gesicht geschrieben.

»Ich traf heute hier ein, ohne etwas von dem Unglück zu ahnen. Ich dachte nur an meinen Sohn, daran, wie er sich als Page machen wird, wie meine Sophia die Trennung von dem Kleinen verwindet, ob meine Falken dieses Jahr brüten … Und jetzt … Von einem Tag zum anderen ist alles in Frage gestellt. Ob der Junge überlebt. Ob die Mark Meißen fortbestehen oder von anderen einverleibt wird … Es ist ein großes Übel, dass unser Fürst so jäh starb. Gott sei uns allen gnädig.«

»Ja, es geht um Leben und Tod, um Krieg oder Frieden«, bekräftigte Lukas mit düsterer Miene. Er führte Tammo in seine Kammer und ließ einen Krug dunkles Bier kommen.

»Jutta will, dass ich Heinrichs Beschützer und Erzieher werde«, erzählte er. »Aber ich fürchte, Gott schenkt mir nicht mehr genug Zeit, damit ich den Jungen erziehen kann. Er ist keine drei Jahre alt und braucht vorerst eine Kinderfrau, keinen Lehrer.« Ein wehmütiges Lächeln zog über sein Gesicht. »Wenn ich auch alt und grau bin – die Möglichkeit, einen gerechten und weisen Herrscher heranzubilden, ist ein großer Anreiz für mich, noch ein paar Jahre auf Erden zu wandeln. Selbst wenn die Gelenke schmerzen und Wunden kaum mehr heilen.«

Er bat den Freund, ihn zu den Wachen vor Heinrichs Kammer zu begleiten.

Aber auf dem Weg hielt er inne. »Vielleicht solltest du auch deine Frau hierherholen, wenigstens für einige Zeit«, bat er.

»Damit mein Johann als Muttersöhnchen verspottet wird?«

»Nein, wegen der jungen Mädchen bei Hofe.«

Er erzählte von dem Gespräch mit Milena, seinem Patenkind. »Sie brauchen ein wenig Nestwärme, und ich kenne nur wenige Menschen, die ein so großes Herz haben wie deine Sophia.«

Und vielleicht, so dachte er, konnte Tammos Frau auch Änne aus ihrer Verbitterung heraushelfen.

»Ich werde sie bitten zu kommen. Aber Sophia kann nicht lange bleiben«, bedauerte der Schönfelder. »Zu Hause brauchen unsere beiden Kleinsten sie. Ich schlage vor, du sorgst dafür, dass meine Großtante Grete an den Hof gerufen wird.«

»Die ehrwürdige alte Dame? Ist sie nicht fast taub?« Lukas war Margarethe von Munichendorf mehrmals in Tammos Burg begegnet.

Auf dem Gesicht des Freundes erschien ein durchtriebenes Grinsen. »Von wegen! Sie stellt es nur so zur Schau, damit sie offiziell nicht hören muss, was sie nicht hören will. Aber was sie *nicht* hören soll, das hört sie besser, als alle anderen ahnen.«

Lukas lachte auf und erwiderte das Grinsen. »Mir scheint, das und ihre Lebenserfahrung befähigen sie ganz außerordentlich, hier auf dem Burgberg den Kampf mit den Drachen aufzunehmen.«

Kein Ort der Liebe

Zwei Tage später war »Lukas' halbes Dutzend« komplett, wie die von ihm zusammengestellte Wachmannschaft umgehend auf dem Meißner Burgberg getauft wurde. Eine sehr eigenwillige Truppe, die bei den Jüngeren insgeheim für Spott sorgte. Doch die Erfahrenen in der Ritterschaft würden nie so töricht sein, dieses halbe Dutzend zu unterschätzen, denn jeder Einzelne war kreuzgefährlich, sollte man ihn zum Gegner haben.

Da war zunächst Lukas selbst, schon siebzig; älter als fast jeder hier. Sein Ruf war legendär, aber manch einer fragte sich, ob er wohl immer noch so schnell und scharfsinnig war wie in seinen besten Mannesjahren.

Der Zweite: Matej von Zbor, ein Neffe von Boris, ebenso hünenhaft und ebenso großmäulig wie dieser, wenngleich jünger.

Hinzu kam Hartmann von Eichenbrück, ein etwa vierzigjähriger Ritter mit gebrochener Nase und sehr tiefer Stimme, der schweigsam und mürrisch wirkte.

Tammo von Schönfeld war der Nächste im Bunde: ein angesehener Ritter Ende dreißig, den Markgraf Dietrich mehrfach als Urkundszeugen erwählt hatte, unter anderem bei seinem Schiedsspruch gegen die Reichsministerialen von Mildenstein. Tammo war es als Einzigem in der Mark Meißen gelungen, die bei Adligen begehrten Jagdfalken zu züchten, doch dazu verbrachte er die meiste Zeit auf seinen Ländereien. Wie Lukas ihn wohl von dort weggelockt hatte?

Und dann noch die beiden Jüngsten: Jakob von Grünquell, spindeldürr, obwohl er mindestens für zwei aß, aber ein harter Hund in Auseinandersetzungen. Dazu Jurij von Kwetritzsch, erst vor einem Jahr in den Ritterstand erhoben und auf den ersten Blick beinahe harmlos wirkend. Doch im Kampf war er schnell wie eine Wildkatze.

So verschieden die Männer auch sein mochten und so erstaunlich die Auswahl auf andere wirken musste – Lukas würde jedem von ihnen sein Leben anvertrauen und ebenso das von Dietrichs Sohn.

Sobald die Leibwache für den jungen Markgrafen komplett war, teilten Lukas und der Marschall Doppelwachen ein, damit stets jeweils einer aus beiden Mannschaften den jungen Erben und die Fürstin gemeinsam behüteten.

Am dritten Tag traf Änne in Meißen ein. Lukas ging ihr sofort entgegen, als er von ihrer Ankunft erfuhr.

Steif vom langen Ritt und mit von der Kälte rot gefrorenen

Wangen war sie vom Pferd gestiegen und rieb nun mit den Händen, die in Handschuhen steckten, über ihre Oberarme, um sich aufzuwärmen.

»Ich hatte dich schon gestern erwartet. Gab es unterwegs einen Zwischenfall?«, fragte er besorgt und winkte einen Diener herbei, der Änne einen Korb mit Salben und Tinkturen abnahm.

»Sollte ich etwa mit Büscheln getrockneter Heilpflanzen durch den Schnee reiten, damit mir unterwegs alles verdirbt?«, entgegnete sie unwirsch. »Ich habe gestern den ganzen Tag lang im Mörser zerstoßen und zubereitet, was noch an Vorräten da war.«

Unvermittelt blieb sie stehen, sah Lukas direkt ins Gesicht und fauchte: »Wie konntest du mir das nur antun?«

Sie holte tief Atem und fuhr dann leiser fort, damit niemand sie belauschen konnte: »Ich besitze nicht die Gabe meiner Mutter und meiner Großmutter, mit den Händen zu heilen. Ich kann bloß Kräuter mischen. Noch dazu sind meine Vorräte jetzt im Februar fast erschöpft. Und hast du vergessen, dass sie deine Marthe hier wie eine räudige Katze ersäufen wollten, wegen angeblicher heidnischer Schadenszauber?«

Über Lukas' Gesicht zog ein schmerzlicher Ausdruck. Als könnte er das je vergessen! Die Verzweiflung, mit der Christian und er nach Marthe gesucht hatten, die Wochen der Ungewissheit, ob sie noch lebte – bis sie überraschend wieder auftauchte, zutiefst verstört und wund in der Seele …

»Ich war hier noch gar nicht vom Pferd gestiegen, da warfen mir schon Leute böse Blicke zu und fingen an zu tuscheln«, fuhr Änne mit ihren Vorhaltungen fort. Schließlich hatte sie während der ganzen langen Reise Zeit gehabt, im Geiste Vorwürfe gegen ihren Stiefgroßvater anzuhäufen.

Lukas seufzte. »Es war nicht meine Idee, und es ist auch nur für ein paar Wochen. Da die Markgräfin selbst dich hierher befohlen hat, solltest du in Sicherheit sein.«

»Solange der Junge gesund ist und nicht von irgendeinem

Quacksalber erst krank gemacht wird! Oder ein Leiden bekommt, das ich nicht kurieren kann!«, murrte sie.

Es stimmte, bei Änne war die Gabe zu heilen nicht so ausgeprägt wie bei ihrer Mutter und ihrer Großmutter. Dafür war sie auf eine besondere Weise klarsichtig: Sie hatte ein ungewöhnliches Gespür für die Absichten anderer Menschen und konnte intuitiv völlig unerwartete Verknüpfungen herstellen; Einsichten, auf die niemand sonst gekommen wäre. Andererseits war sie vollkommen blind dafür, wenn ein Mann ein Auge auf sie geworfen hatte. Sie scherte sich nicht um solche Dinge.

»Schau dir den Kleinen doch erst einmal an«, meinte Lukas, während sie nebeneinander auf den Palas zuschritten. »Könntest du ihn nicht liebgewinnen?«

»Es ist wenig Raum für Liebe auf dem Burgberg.«

Ja, dachte Lukas. Ein Hort der Macht, der Intrigen. Arglosigkeit und mangelnde Wachsamkeit können hier tödlich sein.

»Ich bin ja auch noch da. Und Matej und Sophia von Schönfeld«, versuchte er, seine Enkelin aufzumuntern.

»Wie kommt es, dass sie hier ist?«, fragte Änne erstaunt. Doch sie freute sich auf das Wiedersehen mit der warmherzigen Sophia.

»Tammo hat seinen Sohn als Pagen an den Hof gebracht, ohne etwas von Dietrichs Tod zu ahnen. Und da wir nun den Landgrafen von Thüringen erwarten, der die Vormundschaft für den kleinen Heinrich übernehmen soll, will die Markgräfin einen Jagdfalken als Geschenk für ihren Bruder. Also schickte sie einen Boten nach Schönfeld, und Sophia kam gleich selbst samt dem Vogel.«

Weshalb Sophia eigentlich hier war, verschwieg er tunlichst.

Kalte Böen brachten ihre Umhänge zum Flattern, doch sie hatten den Palas schon beinahe erreicht.

Ein älterer Page kam ihnen entgegen, verneigte sich und erklärte, die Markgräfin wünsche die junge Witwe von Lichtenborn gleich zu sehen.

»Ich begleite dich«, entschied Lukas ohne Zögern, legte Änne eine Hand auf den Rücken und schob sie vor sich her.

Auf dem Gang vor der Kemenate ritt der kleine Heinrich jauchzend auf einem Steckenpferd hin und her – bewacht von zwei Rittern sowie einer rundlichen Kinderfrau, die händeringend jammerte: »Mein Prinz, haltet ein, Ihr werdet noch hinfallen und Euch die Knie aufschlagen!«

Prompt geschah es, dass der Junge strauchelte und mit dem Kopf gegen einen Türbalken schlug. Schreiend und weinend ließ er sich fallen. Die Kinderfrau hastete herbei und zerrte ihn derb wieder hoch. »Hab ich es Euch nicht gesagt?«, schimpfte sie. »Ihr werdet einmal ein Ritter, mein Prinz. Da gehört es sich für Euch nicht, zu weinen!«

Bekümmert und derart gescholten stand der Kleine nun da, während ihm die Tränen aus den Augen rannen.

Dies ist wirklich kein Ort, an dem es Liebe gibt, dachte Änne. Nicht einmal für ein Kind. Armes Kerlchen!

Sie ging auf den Kleinen zu und hockte sich so vor ihn, dass sich beider Augenpaare fast auf gleicher Höhe befanden. Auf der Stirn des Jungen begann schon eine Beule zu wachsen.

Normalerweise hätte Änne sofort die breite kühlende Klinge eines Messers daraufgepresst. Aber wenn sie das hier täte, wäre sie wohl schon tot, noch ehe sie ihr Essmesser ganz aus der Scheide gezogen hatte.

Suchend sah sie sich um und winkte einen Pagen heran, der gerade einen leeren Zinnbecher wegtrug. Sie drückte das kalte Gefäß auf die Beule, lächelte das getadelte Kind an und wischte ihm sanft die Tränen von den Wangen.

»Gleich tut es gar nicht mehr so weh. Es war nur der Schreck, junger Herr.«

Der Kleine fasste sich, griff nach ihrer Hand und zog sie Richtung Kemenate.

Die Wachen öffneten die Tür und folgten ihnen.

Vor der Markgräfin ließ Änne rasch die Hand des Jungen los und sank in einen tiefen Knicks.

»Wie ich sehe, habt Ihr meinen Sohn schon kennengelernt,

Änne von Lichtenborn«, eröffnete Jutta das Gespräch und dachte dabei erschrocken: Sie sieht ihrer Mutter so ähnlich! Wie konnte ich sie nur rufen? Das ertrage ich nicht, sie den ganzen Tag um mich herum zu haben.

Also änderte sie ihre Pläne.

»Vergewissert Euch, dass mein Sohn bei guter Gesundheit ist«, wies sie an.

»Auf den ersten Eindruck kann ich Euch beruhigen«, antwortete Änne, sobald ihr erlaubt wurde, sich wieder zu erheben. »Er ist gut genährt, bewegt sich flink, seine Haut hat eine gesunde Farbe. Später werde ich ihn genauer untersuchen, wenn Ihr es wünscht.«

»Solange Ihr hier seid, schlaft Ihr nachts zusammen mit der Kinderfrau bei ihm, denn das Fieber kommt bei kleinen Kindern zumeist abends oder in der Nacht«, erklärte die Fürstin. Seit die Leibwache für den jungen Fürsten berufen war, hatte dieser sein Bett nun wieder in der Kinderkammer neben der Kemenate.

»Tagsüber unterrichtet Ihr die Mädchen, die am Hof erzogen werden, in der Pflege von Kranken und Verwundeten. Es wird erwartet, dass sie etwas darüber wissen, wenn sie in einen ritterlichen Haushalt einheiraten. Nicht jede wird es sich einmal leisten können, einen Medicus auf der Burg zu haben, und Bader sind derzeit rar; oft muss man Wochen warten, bis in kleineren Orten einmal einer vorbeikommt.«

»Wie Ihr wünscht, Durchlaucht.«

Endlich zwang sich Jutta, über den eigenen Schatten zu springen, nachdem sie die Heilkundige so schroff empfangen hatte. Sie wies einen der Pagen an, Änne einen Becher zu füllen.

Diese Aufgabe ging an Tammos Sohn Johann. Der Sechsjährige war so aufgeregt, ja keinen Tropfen zu vergießen, dass ihm die Knie weich wurden und die Hände zitterten. Doch Lukas zwinkerte ihm aufmunternd zu, und Änne lächelte ihn so herzlich an, dass er auch zu strahlen begann, wenngleich nur ein, zwei Lidschläge lang. Dann setzte er – nach einem besorgten Blick auf die Markgräfin – eiligst wieder eine ernste Miene auf.

»Willkommen in Meißen, Änne von Lichtenborn. Man wird Euer Gepäck in die Kinderkammer bringen, und Ihr könnt Euch sofort zu den Jungfrauen begeben. Ich nehme an, sie sticken gerade unter Anleitung der Gemahlinnen des Marschalls und des Truchsessen.«

Änne verneigte sich höflich. »Wenn Ihr gestattet, sortiere ich meine Arzneien lieber gleich selbst, damit ich im Notfall alles rasch zur Hand habe. Und wenn Ihr es erlaubt, möchte ich mit dem Küchenmeister besprechen, was er um diese Jahreszeit noch an jenen Kräutern vorrätig hat, die heilen können.«

Mit einer Handbewegung stimmte Jutta zu, und begleitet von Lukas ging Änne hinaus. Zwei Dienerinnen schlurften ihnen mit dem Gepäck – Arzneikorb und Kleider – hinterher.

Sobald sich Änne in der Kammer des jungen Fürsten eingerichtet hatte, ließ sie sich weisungsgemäß zu den jungen Mädchen führen, die unter strenger Aufsicht auf ihr künftiges Leben als Ehefrauen und Burgherrinnen vorbereitet wurden.

Alwina von Schladebach und Ida von Buchheim waren bereits über ihr Kommen im Bilde.

»Wie schön, meine Liebe, dass Ihr den Mädchen etwas Nützliches beibringen wollt«, meinte die Frau des Marschalls kühl. »Doch ich fürchte, vorerst werden wir kaum Zeit für solche Lektionen haben, denn bis zur Ankunft des Landgrafen von Thüringen sind wir hier alle sehr mit Stickarbeiten beschäftigt.«

»Aber vielleicht können wir eine Viertelstunde entbehren, meine liebe Alwina. Unsere Zöglinge haben ja schon ganz zerstochene Fingerspitzen«, gab sich ihre Kontrahentin großzügig – aus reiner Freude am Widerspruch.

Heilfroh legten die Mädchen ihre Handarbeiten beiseite und warteten, was nun käme. Milena starrte Änne mit leicht geneigtem Kopf und offenem Mund an.

»Was wisst ihr bereits über Krankenpflege?«, versuchte Änne, die jungen Mädchen zu ermutigen.

»Gebete sprechen, am besten zur Heiligen Mutter Gottes!«, rief eine.

»Das sollt ihr unbedingt tun, bevor ihr eine Behandlung beginnt«, bekräftigte Änne – auch zu ihrer eigenen Sicherheit. »Wir nutzen Kräuter und andere Pflanzen, die Gott auf unserer Erde wachsen lässt, und viele von ihnen tragen Heiligennamen wie Mariendistel, Johanniskraut oder Engelswurz. Schon bald bringe ich euch bei, welchen Schutzpatron ihr bei welchem Leiden um Beistand bitten könnt. Wie ich hörte, wird eine von euch demnächst heiraten. Dann solltet ihr wissen, wie man Fieber oder schlimme Schmerzen bekämpft.«

»Oh, das weiß ich schon«, rief Gunhild und reckte sich stolz. »Die Haare abzuscheren vertreibt Fieber in schlimmsten Fällen. Und wenn das auch nichts hilft, muss man mit einem scharfen Messer ein Kreuz in die Kopfhaut ritzen, damit die bösen Geister ausfahren.«

Das galt wirklich als probates Mittel – sehr zu Ännes Entsetzen.

»Hast du das schon einmal gesehen?«, fragte sie sanft, während sie sorgsam darauf achtete, dass ihre Miene nichts verriet.

»Noch nicht«, gestand die angehende Braut.

»Du wirst bald heiraten und mit Gottes Segen Kinder bekommen. Kannst du dir vorstellen, in das Köpfchen deines Kindes mit dem Messer zu schneiden?«

Das Mädchen erblasste.

»Genug von solchen Gräuelgeschichten!«, ging die Schladebacherin dazwischen. »Stickt nun weiter, ihr Gänse, sonst setzt es was auf die Finger. Meine … äh … liebe Witwe von Lichtenborn, wollt Ihr Euch uns bei den Handarbeiten anschließen?«

»Ich habe mein Stickzeug nicht mitgebracht. Nur die Spindel, damit ich Wolle spinnen kann, wenn ich nachts am Bett des jungen Fürsten wache. Das geht auch bei Kerzenlicht.«

Die Frau des Truchsessen rümpfte die Nase.

»Spinnen und Weben ist Arbeit fürs Gesinde. Damen von

Stand sticken. Gern könnt Ihr Euch etwas aus der Truhe dort suchen.«

Angesichts der Not nach den Missernten und der kalten Jahreszeit fand Änne durchaus, auch die Damen sollten Mildtätigkeit mit Spinnen und Weben beweisen, damit die Frierenden wärmende Kleidung bekamen. Doch das sagte sie hier lieber nicht.

»Danke, werte Herrin von Buchheim. Ich sollte mich nun wohl wieder zu meinem Schützling begeben.«

»Geht nur, geht, meine Liebe«, säuselte die Frau des Truchsessen.

Erleichtert verließ Änne die Kammer und hörte dabei gerade noch, wie Alwina fragte: »Milena, Kleines, kannst du uns nicht eine von deinen hübschen Geschichten erzählen, damit wir die grausigen Bilder von blutigen Köpfen loswerden?«

Draußen suchte Änne nach Sophia. Wie erwartet fand sie Tammos Frau in der Falknerei vor, wo sie den Beizvogel streichelte, den sie mitgebracht hatte.

Sophia von Schönfeld war eine zarte Frau mit wunderschönem lockigen Haar in Kupfergold, das aber pflichtgemäß von Schleier und Gebende bedeckt war. Nur die Spitze ihres Zopfes lugte unter dem hellen Leinen hervor.

Lächelnd berichtete Änne, wie gut sich Johann als Page bewährt hatte, als sie bei der Fürstin war.

Dann stockte ihr die Stimme.

»Ich fühle mich schrecklich verloren hier«, gestand sie. »Ich habe Angst, große Angst. Es gibt an diesem Ort nur Neid, Missgunst und Intrigen.« Dieser Gedanke hatte sich geradezu in ihr festgebissen und wollte nicht weichen.

Sophia ging auf die Jüngere zu.

»Lass dich in die Arme nehmen! Manchmal braucht der Mensch einfach eine liebevolle Umarmung. Noch dazu jemand wie du, der so beladen ist mit schlimmen Erinnerungen und Trauer.«

Bereitwillig gab sich Änne der tröstenden Berührung hin. Die Bitternis über die Wandlung ihres Mannes und der Kummer wegen ihrer toten Kinder hatten sich tief in ihre Seele gefressen. Sie blinzelte, um die aufsteigenden Tränen zu unterdrücken. Das konnte sie sich hier nicht erlauben.

»Du hast hier auch Familie und Freunde«, flüsterte Sophia. »Lukas ist hier, Tammo und ich sind hier, dein Vetter Matej. Und vielleicht kannst du dem kleinen Heinrich ein wenig Nestwärme schenken. Das wird auch dir guttun.«

In der Nacht lauschte Änne den Atemzügen ihres Schützlings, während sie die vielen Eindrücke des Tages zu ordnen versuchte. Die Kinderfrau lag in einem schmalen Bett und schnarchte leise.

Änne hörte, wie der Junge im Schlaf ein Schluchzen von sich gab. Er hatte wohl etwas Schlechtes geträumt. Vorsichtig leuchtete sie mit der Kerze in seine Richtung. Dann hörte sie kleine Füße trippeln, und ein verstrubbelter Kinderkopf tauchte vor ihr auf. Verstohlen sah er zu der Kinderfrau, ob die wohl verbieten würde, was er vorhatte, doch sie schnarchte weiter.

So kletterte Heinrich, der künftige Markgraf von Meißen und der Lausitz, zu Änne ins Bett und kuschelte sich an sie. »Darf ich bei dir bleiben?«, flüsterte er. »Du bist so schön warm.«

»Ja«, hauchte Änne ihm ins Ohr und legte die Arme schützend um ihn. Aneinandergeschmiegt schliefen sie ein, der Kleine zuerst, dann Änne, nachdem sie sich vergewissert hatte, dass zumindest im Moment alles gut war.

Bohrende Zweifel

Als Landgraf Ludwig mit seinem Gefolge in Meißen eintraf – er hatte einen schnellen Reiter vorausgeschickt, der ihn tags zuvor ankündigte –, da roch es tatsächlich überall auf dem Burghof nach frisch gebackenem Brot und kostbaren Gewürzen, so, wie es Jutta befohlen hatte.

Eine große Zahl meißnischer Adliger kam trotz der Februarkälte auf den Hof, um die hohen Gäste respektvoll zu begrüßen.

Die Damen bauten sich hinter Jutta auf, Änne wartete neben ihr mit dem kleinen Heinrich an der Hand, die blonde Agnes durfte hinter der Frau des Marschalls stehen, weil ihre Stickarbeit als die beste ausgewählt worden war. Auf Zehenspitzen reckte sich das Mädchen mal in diese, mal in jene Richtung, um hinter Alwinas umfänglichem Leib etwas erspähen zu können.

Ludwig von Thüringen war eine wirklich beeindruckende Erscheinung: jung, schwungvoll, gutaussehend. Er kam mit großem Geleit. Lukas erkannte die Grafen von Henneberg und Schwarzburg, den Truchsess von Schlotheim und den Schenken von Vargula. An der Spitze seiner hundertköpfigen Schar ritt der Fürst auf den Burghof, stieg aus dem Sattel und ging auf die festlich gekleidete Jutta zu.

»Mein Beileid zu deinem Verlust, geliebte Schwester«, sagte er und griff nach ihren Händen. Sein nächster Blick galt dem kleinen Heinrich, für den er bis zu dessen Volljährigkeit die Vormundschaft übernehmen und zwei Markgrafschaften regieren sollte. Dann deutete er auf den Mann Ende dreißig neben sich.

»Ich weilte auf der Rückreise von Würzburg bei meinem guten Freund Poppo von Henneberg, als uns deine traurige Nachricht erreichte. Er zögerte keinen Atemzug lang, mich zu begleiten.«

Der Graf von Henneberg kondolierte ebenfalls, doch Jutta erwiderte: »Auch ich muss Euch mein Mitgefühl ausdrücken. Wie ich hörte, ist Eure Gemahlin vor kurzem gestorben.«

»Sie entschlief sanft und erhielt die Sterbesakramente, das ist mir ein großer Trost«, berichtete der engste Freund des Landgrafen.

»Gott sei ihrer Seele gnädig. Sagt, wie geht es meiner Tochter?«, wollte Jutta wissen. Ihre Sophia hatte in die Familie der Grafen von Henneberg eingeheiratet.

»Sie ist glücklich und erwartet ihr erstes Kind«, berichtete der Graf mit warmem Lächeln.

Erz- und Silbergruben und Salinen auf seinen umfangreichen Ländereien hatten den fast Vierzigjährigen reich und mächtig gemacht. Hinzu kam, dass er einem der ältesten thüringischen Adelsgeschlechter entstammte.

Jutta lud die Gäste in die Halle zu Speis und Trank.

Auf dem dicht gefüllten Burghof setzte nun hektisches Treiben ein. Pferde wurden in die Ställe geführt, Gepäckstücke in den Palas getragen, Mägde schleppten Bottiche mit warmem Wasser die Treppen hinauf, damit die vornehmen Besucher ein Bad nehmen konnten.

Lukas bahnte sich den Weg durch die thüringische Gesandtschaft, um den Truchsess Hermann von Schlotheim zu begrüßen, den er aus seinen Eisenacher Jahren kannte und schätzte.

Während sie ein paar Worte wechselten, schnappte er hinter sich ein Gespräch auf, das ihn noch wachsamer werden ließ, als er es bereits war.

»Wer ist die schöne Frau, die den jungen Erben an der Hand hält? Sie kommt mir bekannt vor. Doch ich vermag mich beim besten Willen nicht zu erinnern, wann und wo ich sie schon gesehen habe«, fragte ein ihm unbekannter Thüringer verwundert.

»Du hast nicht *sie* gesehen, sondern ihre Mutter: Clara von Reinhardsberg aus Meißen, die einige Zeit auf der Wartburg lebte«, gab sein Nebenmann Auskunft.

»Oh! Die … ähm …«

Lukas spannte sich an wie ein Raubtier vor dem Sprung. Sollte dieser Kerl hier auch nur ein abfälliges Wort über Clara und ihr Verhältnis zu Dietrich sagen, müsste er ihn zum Zweikampf fordern. Das würde vermutlich die bislang demonstrativ zur Schau getragene traute Harmonie zwischen Thüringen und Meißen deutlich trüben.

Er drehte sich um, weil er sich die Gesichter der beiden Männer merken wollte, von denen ihn offenbar keiner erkannte. Derjenige, der geglaubt hatte, Änne zu kennen, trug strohblondes

Haar und einen kurz gehaltenen Bart. Seine Gesichtszüge waren scharf geschnitten.

»Diese Clara hat mir einmal das Bein gerichtet, als ich in meinem ersten Knappenjahr dumm gestürzt war«, erinnerte er sich gerade.

Sein Freund lachte. »Bei den Schmerzen ist es kein Wunder, dass du dir das gemerkt hast. Aber an ihrer Tochter wirst du dir die Zähne ausbeißen, solltest du sie freien wollen. Sie ist eine junge Witwe, die dem Vernehmen nach schon ein Dutzend Bewerber abgewiesen hat.«

»Das zu hören, macht sie für mich nur noch interessanter.«

»Soll ich ihm eine verpassen?«, grollte der neben Lukas stehende Hartmann von Eichenbrück mit seiner tiefen Stimme.

»Nicht nötig, das mache ich schon selbst, falls er noch ein einziges Wort diesbezüglich von sich gibt«, versicherte Lukas. Doch die beiden unbekannten Thüringer liefen nun schweigend mit den anderen Richtung Palas, und die ostentative Eintracht zwischen Meißen und Thüringen blieb fürs Erste erhalten.

Lukas, der Marschall und die anderen Ratgeber der Markgräfinwitwe fanden sich weisungsgemäß eine Stunde später bei Jutta und Ludwig ein.

Der Landgraf war inzwischen frisch gekleidet, und seine Schwester schien über sein Eintreffen dermaßen erleichtert, dass sie um Jahre jünger wirkte. Auf dem Tisch standen weißes Brot, geräucherter Fisch, Äpfel und in Honig eingelegte Früchte. Bis zum Festmahl würde es noch ein oder zwei Stunden dauern, und es war immer noch Fastenzeit.

Ludwig befragte den Medicus nach Einzelheiten zum Tod des Markgrafen und sprach mit dem Marschall von Schladebach über mögliche militärische Bedrohungen. Derweil rutschte der Truchsess, dessen Gerstenkorn fast abgeheilt war, mit an die Brust gedrückter Wachstafel ungeduldig hin und her, um endlich auch beachtet zu werden. Der Schenk von Gestewitz ging um den Tisch und füllte eifrig die Becher nach.

Jäh wandte sich der Landgraf Lukas zu.

»Man erzählt sich auf der Wartburg viele Geschichten über Euch und Eure bemerkenswerte Frau aus der Zeit, als noch mein Vater regierte. Ich weiß nicht, was ich davon glauben soll«, sagte er und starrte Lukas prüfend ins Gesicht.

»Durchlaucht, es steht mir nicht zu, Euch zu sagen, was Ihr glauben sollt«, erwiderte dieser. »Doch ganz gleich, was man sich erzählt – nach so vielen Jahren wird es sicher maßlos übertrieben sein.«

Ludwig lachte. »Ihr seid ein Schelm. Auch das hat man mir erzählt, und offenbar stimmt es. Es heißt fernerhin, Ihr habt die meiste Zeit Eures Lebens den Gemahl meiner Schwester geschützt. Da sie Euch als Ratgeber und Leibwache hierhergerufen hat, will ich Euch ebenso vertrauen wie sie.«

Ziemlich mehrdeutig, dachte Lukas. Aber ich bin kein Spielverderber und nehme es als Anerkennung. Vorerst.

Beim Festmahl für die thüringischen Gäste war die Halle im Palas zum Platzen gefüllt. Der junge Landgraf hielt eine wohlformulierte Ansprache zu Ehren seines verblichenen Schwagers und hob den Becher, um auf Dietrichs Seelenheil zu trinken.

»Als Vormund für meinen Neffen werde ich zusammen mit meiner erlauchten Schwester an alle Orte reisen, an denen Landding gehalten wird, und dort Recht sprechen. Und ich werde den Treueschwur der Ritterschaft entgegennehmen«, kündigte er an und ließ keinen Zweifel daran, die Zügel fest in die Hand nehmen zu wollen. »Bis Anfang Mai bleibe ich, um die Dinge zu ordnen. Danach werde ich mich frohen Herzens wieder nach Thüringen begeben, denn dort wartet meine liebliche junge Frau auf mich, Elisabeth von Ungarn.«

Sofort wurde ein Trinkspruch auf die königliche Braut ausgebracht.

Mehrere Stunden lang wurde aufgetischt, gegessen, getrunken. Den Menschen in der übervollen Halle rann unter ihren Winterkleidern bald der Schweiß in Strömen, und in dem anschwellenden Lärm konnte man sich bloß noch schreiend verständigen.

Als die Tafel aufgehoben wurde, leerte sich der Saal nur allmählich. Manche der Thüringer, erschöpft vom harten Ritt und bierselig von unablässig kreisenden Krügen, suchten ihre Schlafstätten auf, andere tranken weiter. Tammo und Hartmann spielten an einem der Tische Wurfzabel – ein Brettspiel mit Würfeln, das Tammo sehr liebte.

»Es ist nicht voller Tücken und Fallen wie Schach, aber auch nicht gänzlich vom Zufall beherrscht wie das Würfeln«, pflegte er zu sagen. »Man braucht schon eine Strategie, um seine Steine schneller als der Gegner auf die andere Hälfte des Spielbretts zu befördern.« Tatsächlich konnte Lukas die Gelegenheiten an einer Hand abzählen, bei denen er Tammo mit Spielsteinen und Würfeln besiegt hatte. Ihm fehlte jeglicher Ehrgeiz für diese Art des Zeitvertreibs.

Offensichtlich gewann Tammo auch diesmal, denn von seinem Ehrenplatz an der Hohen Tafel konnte Lukas sehen, wie der Freund lachte und seinem grimmigen Kontrahenten tröstend auf die Schulter klopfte, ehe er Steine und Würfel in einen Beutel steckte und sich zusammen mit Jakob erhob, um die Wache vor Heinrichs Kammer anzutreten. Der stets hungrige und dennoch spindeldürre Jakob von Grünquell stopfte noch ein großes Stück Honigkuchen in sich hinein und verließ die Halle dann an Tammos Seite.

In dem Getöse hätte Lukas fast überhört, dass der Landgraf ihn ansprach.

»Stimmt es, dass man in Freiberg die besten Gold- und Silberschmiede des Landes findet?«, erkundigte sich Ludwig. »Ich suche ein Geschenk für meine Gemahlin. Etwas, das ich ihr bei meiner Rückkehr schenken kann, wie ich es jedes Mal tue, wenn ich auf Reisen war. Sie vermisst mich sehr, wenn ich fort bin.«

Lukas schlug vor, einen Boten nach Freiberg zu schicken. »Der Goldschmied und auch die beiden Silberschmiede werden geschmeichelt sein, Euch Kostproben ihrer Arbeit vorlegen zu dürfen«, versicherte er.

»Meine Elisabeth macht sich zwar nicht viel aus Prunk. Sie wird den Schmuck wohl verkaufen und das Geld den Armen geben«, berichtete Ludwig. »Aber sie wartet jedes Mal so sehnsüchtig auf mich, und ihr Gesicht leuchtet vor Freude, wenn sie mich sieht«, gestand Ludwig von Thüringen. Vielleicht wusste er es nicht, doch auch sein Gesicht leuchtete, wenn er von Elisabeth sprach.

Mein Gemahl hat mich nie so angesehen, dachte Jutta verbittert, die als einzige Frau an der Hohen Tafel saß.

Das Begräbnis von Markgraf Dietrich im Kloster Marienzell, der Grablege der Wettiner, wo auch seine Eltern Otto von Meißen und Hedwig von Ballenstedt sowie sein Bruder Albrecht der Stolze bestattet lagen, wurde zu einer überaus feierlichen Angelegenheit. Über hundert angesehene Gäste waren angereist: Adlige von Rang und Vertreter der Städte, die kaiserlichen Burggrafen von Meißen, Dohna, Döben und Altenburg. Wie Lukas vermutet hatte, war der Burggraf von Dohna sogar zusammen mit seinem ältesten Sohn namens Otto erschienen und gab sich größte Mühe, als bedeutender und dem Haus Meißen wohlgesinnter Mann aufzutreten. Als hätte ihn der Verstorbene nie gezwungen, eine seiner Burgen niederzureißen, kaum dass er sie errichtet hatte.

Zufrieden und erleichtert sah Lukas, dass mit der Gesandtschaft des Meißner Bischofs auch Heinrich erschienen war, der Sohn von Dietrich und Clara. Nun durfte er Abschied von seinem Vater nehmen. Sogar sein älterer Bruder Dietrich hatte es geschafft, rechtzeitig aus Naumburg zu kommen. So trafen sich die Brüder am Grab ihres Vaters wieder und konnten gemeinsam für sein Seelenheil beten.

In schönster Einmütigkeit erteilten Jutta und Ludwig in Heinrichs Namen dem Kloster Zollfreiheit in den Markgrafschaften

Meißen und Lausitz, Freiheit von der Gerichtsbarkeit des Vogtes und von der Landessteuer.

Abt Ludeger sollte es nicht bereuen, Dietrichs Begräbnis so würdevoll ausgestaltet zu haben, und es würden ständig Messen für das Seelenheil des Verstorbenen gelesen werden.

Sobald die Trauergesellschaft von den mehrtägigen Beisetzungsfeierlichkeiten nach Meißen zurückgekehrt war, beorderte Landgraf Ludwig die gesamte anwesende meißnische Ritterschaft für eine Stunde vor der Dämmerung in die Halle.

»Ich habe das Gefühl, hier dreht gerade der Wind«, meinte Änne, die – mit Heinrich an der Hand, der ihr gar nicht mehr von der Seite weichen wollte – neben Lukas Richtung Palas ging.

Der Frühling schickte nun schon seine Vorboten: erstes Grün, Frühblüher, Singvögel und sonnige Stunden. Doch Lukas wusste, dass Änne nicht vom Wetter sprach, und fühlte sich alarmiert. Auch ihm kam etwas verändert vor, wenngleich er es nicht benennen konnte.

Er besprach die Wachwechsel mit den anderen Rittern seines »halben Dutzends« und ging zur befohlenen Zeit in die Halle.

Vielleicht macht mich das Alter misstrauisch, dachte er. Doch ohne wache Instinkte wäre er nie so alt geworden.

Die Halle war weitgehend leer geräumt, Tische und Bänke lehnten an den Seiten.

Stehend versammelten sich die Ritter und warteten, was nun geschehen würde. Niemand sagte etwas, alle starrten nach vorn, wo Ludwig und Jutta auf reich verzierten Stühlen thronten.

Nach einem Zeichen des Marschalls von Schladebach begann der Landgraf seine Ansprache.

»In wenigen Tagen werde ich losreiten, um auf dem Landding am Collmberg Recht zu sprechen, danach in Schkölen und Delitzsch. Doch ehe ich die Eide der dortigen Ritterschaft entgegennehme, wird mir jeder von Euch gleich hier und jetzt die Treue schwören: als vormundschaftlichem Regenten für meinen Neffen

Heinrich *und* als rechtmäßigem Markgrafen von Meißen und der Lausitz, sollte mein Neffe die Mündigkeit nicht erleben.«

Das gefällt mir nicht, dachte Lukas sofort. Als Vormund müssen wir ihn anerkennen, das war Fürst Dietrichs Wille. Und das Land braucht einen durchsetzungsfähigen Regenten. Aber dieses Kalkül, der Junge könnte sterben … Auch wenn es plausibel klingt – nein, das gefällt mir ganz und gar nicht.

Dennoch blieb ihm nichts anderes übrig, als wie die anderen ebenfalls vorzutreten, niederzuknien und den Treueschwur abzulegen.

Während der gesamten Zeremonie in der Halle beobachtete er Jutta aufmerksam, um mögliche Zeichen von Unbehagen oder Misstrauen wahrzunehmen. Sie ließ nichts dergleichen erkennen. Nur Erleichterung, dass ihr eine Last abgenommen war.

Lukas sprach mit niemandem über seinen Verdacht, der vielleicht ungerechtfertigt war. Doch sollte es eines Tages zum Streit zwischen Jutta und ihrem Bruder kommen, dann müsste sich jeder, der jetzt niederkniete, entscheiden, auf wessen Seite er sich stellte. Misstrauisch ließ er seine Blicke über die in der Halle versammelten Ritter schweifen und ging in Gedanken schon durch, wer in diesem Fall zu Jutta und Heinrich halten und wer Ludwig von Thüringen folgen würde.

Er grübelte die ganze Nacht, während er vor der Kammer des jungen Erben wachte.

Am nächsten Morgen ging er gleich nach der Frühmesse zum Bischofspalast und verlangte Heinrich von Meißen zu sprechen, Dietrichs unehelichen Sohn.

Fast zwei Stunden musste er warten, bis der Gesuchte erschien.

Dann hielt sich Lukas gar nicht erst lange mit Vorreden auf.

»Es stimmt doch: Sobald es das Wetter erlaubt, wirst du mit einigen Gesandten des Bischofs nach Akkon reisen, ins Heilige Land. Nicht wahr?«

Der junge Geistliche bejahte, auf seinem Gesicht leuchtete große Freude über diese Aussicht.

Lukas packte ihn am Ellenbogen. »Du musst dort für mich eine Nachricht überbringen. Suche in Akkon im Venezianerviertel nach Thomas von Christiansdorf, dem Bruder deiner Mutter. Ich brauche ihn hier. Er muss meinen Platz einnehmen und den jungen Markgrafen, deinen Bruder, schützen und erziehen, wenn ich es nicht mehr vermag. Thomas soll so schnell er kann nach Meißen kommen. Es geht um Leben und Tod, um Krieg oder Frieden!«

ZWEITER TEIL

HEIMKEHR

Zwischen zwei Welten

Mark Meißen, August 1221

Ein sommerlicher Dauerregen rauschte auf die beiden Reiter herab, deren Kleidung und Waffen verrieten, dass sie aus fremden Landen kamen. Alles an ihnen triefte vor Nässe, ihre ebenfalls ungewöhnlichen Pferde trotteten mit gesenkten Köpfen durch Morast und Pfützen.

Doch waren sie schon seit langem durch keine Ortschaft mehr gekommen, in der sie hätten Schutz suchen können. Und wenn sie ihr Ziel noch vor Einbruch der Dämmerung und bei geöffneten Stadttoren erreichen wollten, blieb keine Zeit für eine Rast. Zumal nichts darauf hindeutete, dass der Regen bald aufhören könnte.

Als der schlammige Weg nach rechts bog, rief der jüngere der Reiter, ein Bursche von vierzehn Jahren, dem gestandenen Ritter vor ihm ein Signal zu und bat um einen kurzen Halt.

»Mein Pferd lahmt. Vielleicht hat es sich etwas eingetreten.«

Beide brachten ihre Tiere zum Stehen und saßen ab.

Der Jüngere holte den Hufkratzer aus dem Gepäck. Geduldig ließ der Wallach die rechte Vorderhand hochziehen. Sein Reiter hebelte geschickt einen Stein heraus, der sich im Huf verfangen hatte.

Dann richtete er sich auf, strich sich die nassen Haare aus dem Gesicht und wrang den Saum seines Umhangs aus.

»Das nennt man hier *Sommer?*«, murrte er. »Es ist kälter als zu Hause im Winter! Und seit wir über die Alpen gekommen sind, regnet es fast ständig. Ich habe in meinem ganzen Leben noch nicht so viel Regen gesehen wie hier in zwei Wochen.«

Das konnte er sich nicht verkneifen, auch wenn ihn sein Vater sicher dafür rügen würde. Dabei kostete es ihn Mühe, nicht noch mehr Unangenehmes aufzuzählen, was ihn an dem Land abstieß, aus dem seine Vorfahren stammten und das nun seine Heimat werden sollte, obwohl er es nie zuvor gesehen hatte: Die Bauwerke waren klobig und zumeist schmucklos, die Menschen trugen Kleider aus grob gewebtem Stoff und behängten sich mit Fellen wie Barbaren. Die Sitten waren roh, die Mädchen und Frauen bewegten sich ohne Anmut.

Und hier sollte er sich einmal eine Braut suchen, wenn er das nötige Alter erreicht hatte? *Hier* sollte er heimisch werden? In dieser Einöde? Er sehnte sich zurück nach Akkon. Ständig musste er an das sonnendurchflutete Gewimmel in den Gassen denken, den Wohlgeruch der Gewürze, die leichten, farbenfrohen Kleider. An die Wärme und die vielen Schiffe im Hafen, die Pilger und Kostbarkeiten aus fernen Ländern brachten.

Sein Vater schien genau zu wissen, was dem Jungen durch den Kopf ging.

»Dies ist das Land deiner Vorväter. Du wirst dir wenig Freunde machen, wenn du an allem herummäkelst. Das Leben hier ist anders, als du es gewohnt bist, und das hat auch mit diesem Wetter zu tun.«

Er zeigte auf die grauen Wolken, aus denen es unvermindert schüttete. »Ein verregneter Sommer wie dieser bedeutet meistens eine Missernte. Die Menschen werden alle Hände voll zu tun haben, um nicht zu verhungern. Sie können sich deshalb nicht um Zierrat an ihren Häusern kümmern. Und im Winter, wenn alles im Schnee versinkt, wirst du froh sein über ein Fell, das du dir um die Schultern hängen kannst oder mit dem dein Umhang gefüttert ist.«

Verlegen senkte der Junge den Blick. Las ihm sein Vater denn wirklich alles am Gesicht ab?

Auf das Zeichen des Älteren saßen sie wieder auf.

»Wenn mich die Erinnerung nicht trügt, erreichen wir unser Ziel in einer Stunde.«

Die Dämmerung war schon angebrochen, als sich die Kontur einer Stadt vor den beiden Reisenden erhob: eine Burg mit einem runden Bergfried und starken Mauern, mehreren Türmen und einem großen Tor.

Doch nichts davon ließ sich auch nur annähernd mit den gewaltigen Mauern und Bauten in Akkon vergleichen, nicht einmal mit dem für hiesige Verhältnisse prächtigen Regensburg, das sie durchquert hatten.

Das soll die größte Stadt in der Mark Meißen sein?, dachte der Junge verächtlich. Hier leben doch kaum ein paar hundert Leute!

Wieder erriet der Vater seine Gedanken. Er winkte ihn neben sich – der Weg war nun breit genug dafür – und erklärte: »Du siehst nur einen Teil der Stadt. Die Siedlung der Bergleute und die meisten Gruben liegen östlich der Ummauerung. Und wie ich hörte, ist im Süden eine Judensiedlung entstanden.«

Seine Stimme klang brüchig, in seinem Gesicht arbeitete es, als er sagte: »Seit mehr als zwanzig Jahren bin ich nicht mehr hier gewesen. Und ich komme aus dem Staunen nicht heraus, wie rasend schnell alles gewachsen ist. Als dein Großvater, dessen Namen du trägst, die ersten Siedler hierherführte, war das noch dichter Wald.«

Er stieg ab und klopfte energisch an das Tor. Mehrfach und zunehmend laut, bis er endlich Schritte und ein Grummeln hinter der dicken Pforte hörte.

Ein mürrischer Torwächter mit einer Laterne aus Rohhaut in der Hand öffnete eine Luke und musterte die beiden Fremden, die Einlass begehrten.

»Die Stadttore sind bereits geschlossen. Reitet nach Süden! Auf der Straße nach Erlwynsdorf findet Ihr nicht weit von hier ein Gasthaus. Dort könnt Ihr unterkommen und morgen wie ehrliche Leute bei Tageslicht Einlass begehren.«

»Wir werden dringend erwartet; der Burghauptmann hat uns rufen lassen«, beharrte der ältere der beiden Reisenden.

»Der Burghauptmann ist in Meißen«, teilte ihm der Wächter

verärgert mit. Diese Kerle hatten ihn aus der trockenen Wachstube in den Regen gerufen und ließen sich nicht abwimmeln! »Falls er Euch wirklich hierher beordert hat, solltet Ihr das wissen.«

»Wir haben eine lange Reise hinter uns, und wenn Lukas nicht hier ist, hat gewiss Boris von Zbor das Kommando, der uns ebenfalls erwartet. Mein Schwager. Ich bin Thomas von Christiansdorf.«

Der mürrische Mann strich sich das triefnasse Haar aus der Stirn, riss die Augen auf und hielt die Laterne höher, um dem Neuankömmling ins Gesicht zu leuchten.

»Thomas von Christiansdorf? Seid Ihr … Seid Ihr etwa … *Christians Sohn*? Wir haben seit Ewigkeiten nichts mehr von Euch gehört!«

»Nach dem Kreuzzug Kaiser Heinrichs blieb ich in Akkon, um den Deutschen Orden als Familiar zu unterstützen und Pilger zu beschützen. Doch nun hat mich mein Stiefvater hierhergerufen. Lässt du uns also endlich hinein? Oder sollen wir noch lange im Regen stehen und Geschichten austauschen?«

Hastig deutete der Wächter eine Verbeugung an und zog ein klirrendes Schlüsselbund vom Gürtel. Das Metall drehte sich knirschend im Schloss, dann öffnete sich die schmale rechteckige Pforte, die in das große Portal mit Rundbogen eingelassen war.

Am Eingang zur Wachstube standen drei Männer mit einfachen Schwertern, der Kleidung nach städtische Wachen, um zu sehen, wer um diese Zeit noch Einlass begehrte.

»Das ist Thomas von Christiansdorf!«, japste der Wächter.

»Mit meinem Sohn Christian«, ergänzte der Weitgereiste. »Ist der Herr von Zbor noch auf der Burg oder in seinem Haus im Burglehen?«

»Im Burglehen«, wusste eine der Wachen eifrig zu vermelden, während die anderen den Ritter immer noch anstarrten.

Thomas bedankte sich für die Auskunft, dann führten er und sein Sohn die Pferde durch das Tor.

Der junge Christian war baff erstaunt. Sein Vater und noch

mehr sein Großvater schienen hier eine Legende zu sein. Die Erwähnung ihrer Namen reichte; sie mussten nicht einmal den Geleitbrief zeigen, der ihnen Schutz und Einlass in Freiberg sichern sollte. Natürlich hatte der Vater ihm einiges über seine Herkunft und die Familiengeschichte erklärt, doch nicht sehr viel. Die Erinnerungen waren wohl schmerzhaft für ihn. Ein wenig mehr hatten seine Großmutter Marthe und sein Stiefgroßvater Lukas bei ihrem Besuch in Akkon erzählt. Aber damals war er noch zu jung gewesen, um es zu verstehen.

Einer der Wächter bot an, mit der Laterne voranzugehen, da inzwischen schon die Nacht hereinbrach und sich niemand mehr ohne triftigen Grund und ohne Licht durch die Gassen bewegte.

Sie brauchten kaum mehr als hundert Schritte zum Burglehen, dem Viertel vor der Burg, in dem ein Teil der Freiberger Ritterschaft wohnte.

Die Häuser waren hier größer als in den Gassen, die sie bisher durchquert hatten. Vor dem ersten hielt der Wachmann an und rief laut: »Herr von Zbor, Herr von Zbor! Hier sind zwei Weitgereiste, die zu Euch wollen.«

Ein Diener kam aus dem Haus und musterte sie, gleich darauf trat ein hünenhafter Mann aus der Tür und eilte mit großen Schritten auf sie zu. Der Regen schien ihn nicht zu kümmern, er strahlte über das ganze Gesicht.

Leutselig packte er Thomas bei den Armen, dann umarmte er ihn und klopfte ihm auf den Rücken.

»Thomas! Wie gut, dass du gekommen bist! Und du …« Nun wandte er sich an den Sohn und legte ihm seine schwere Hand auf die Schulter. Der Vierzehnjährige hatte Mühe, nicht in die Knie zu gehen. »Du musst Christian sein. Dieser Name bedeutet hier in Freiberg eine große Verpflichtung. Kommt herein! Mein Stallbursche wird sich gleich um eure Pferde kümmern.«

Er ging voraus, erteilte Anweisungen an den Diener bezüglich der Pferde und schob seine lang ersehnten Gäste ins Haus.

»Seid willkommen!«, wiederholte er fröhlich und dirigierte sie auf eine Bank in der Nähe des Feuers, nachdem sie sich das Wasser aus den Haaren geschüttelt hatten. »Legt die nassen Sachen ab, wärmt euch auf. Gleich gibt es eine kräftige Fleischbrühe, gutes, frisches Brot und einen Krug Bier.«

»Danke, Schwager. Doch ich würde gern im Haus meines Vaters übernachten.«

»Natürlich, das verstehe ich. Aber erst einmal wärmt ihr euch hier etwas auf. Johanna!«, rief er der Magd zu, die bereits Bier eingoss und den Suppenkessel am Haken zum Erwärmen über das Feuer gezogen hatte. »Schick deinen Jungen ins Haus des Ortsgründers. Es soll dort alles für die Besucher hergerichtet werden.«

Die Frau nickte, und nachdem sie die Suppe im Kessel kräftig umgerührt hatte, ging sie ihren Sohn suchen.

Dann rief Boris laut hinauf zum Dachgeschoss: »Änne, schau nur, wer gekommen ist!«

Eine bemerkenswert schöne Frau Mitte zwanzig reckte den Kopf über das Geländer.

»Dein Oheim Thomas. Und sein Sohn, dein Vetter Christian.«

Änne stieß einen überraschten, aber auch erleichterten Ruf aus und lief die Treppe hinab, so schnell sie mit gerafften Röcken konnte. Wie gut, dass sie nach Freiberg zurückkehren durfte, nachdem der neue Medicus in Meißen eingetroffen war! Sie hatte das Gefühl gehabt, mancher dort konnte sie gar nicht schnell genug wieder loswerden. Nur der kleine Heinrich hatte geweint, als sie sich verabschiedete. Bei dem Gedanken an den nun wieder einsamen Jungen plagte sie das Gewissen.

Doch jetzt blickte sie bewegt und froh die Gäste an.

»Wir haben so viele Verwandte in den letzten Jahren verloren – durch die schreckliche Sommergrippe vor vier Jahren, durch das Kindbettfieber und Unfälle. Wie schön, euch kennenzulernen! Willkommen in Freiberg und der Mark Meißen! Ich hoffe, ihr bleibt.«

»Ich habe schon lange darauf gewartet, dich kennenzulernen, liebe Nichte«, versicherte Thomas und schloss Änne in die Arme.

Bald waren die Neuankömmlinge durchgewärmt vom Feuer, der heißen Suppe und der herzlichen Aufnahme durch ihre Verwandten.

Doch nach einer Stunde und dem ersten Austausch über die Geschehnisse in Meißen bestand Thomas darauf, ins Haus seines Vaters zu gehen.

Boris von Zbor nahm ihnen das Versprechen ab, am Morgen die Burg aufzusuchen, bevor sie nach Meißen ritten, und schickte einen Diener, um mit einem Licht durch die Nacht vorauszugehen.

Der Regen hatte inzwischen aufgehört. Doch im Dunkel erkannte Christian nur wenig von der Stadt, die im Leben seiner Familie eine so große Rolle spielte – und für deren Werden seine Familie eine so große Rolle gespielt hatte.

Das Haus des Ortsgründers war aus Stein und zwei Stockwerke hoch. Sie hatten kaum das von einem geflochtenen Weidenzaun umgebene Grundstück betreten, als auch schon eine alte Frau die Tür aufriss, sie anstarrte und die Hände zusammenschlug: Bertha, die seit Jahrzehnten in diesem Haus diente.

»Es ist also wahr, junger Herr, Ihr seid zurückgekommen! Und das muss Euer Sohn sein … So groß ist er schon! Ich habe für Eure glückliche Heimkehr gebetet in all den Jahren … Und nun steht Ihr vor mir, dem Himmel sei Dank!«

Sie wusste sich kaum zu fassen vor Freude. Mit Tränen in den Augen geleitete sie die Reisenden ins Haus, wo sie das gedeckte Feuer neu entfacht und Schlafplätze vorbereitet hatte.

»Ihr seid wirklich Eurem Vater wie aus dem Gesicht geschnitten«, seufzte die Alte gerührt.

Nur war meinem Vater nicht vergönnt, so alt wie ich zu werden, dachte Thomas voller Bitterkeit. Denn er hatte sich mächtige Feinde gemacht, um die Menschen in Christiansdorf zu beschützen.

Langsam sah er sich in dem Raum um und wurde von Erinnerungen überflutet. Von der Decke hingen wie damals Bündel getrockneter Kräuter, und auch das Muster auf dem irdenen Geschirr kam ihm noch bekannt vor. Hier war er aufgewachsen, von hier aus war er vor mehr als zwanzig Jahren zu einer äußerst gefährlichen Mission aufgebrochen, die ihn zu Fürst Dietrich, Kaiser Friedrich Rotbart und letztlich ins Heilige Land geführt hatte.

Er ging auf die größte Truhe im Raum zu und klappte den Deckel hoch.

Auf mehreren Schichten Leinen und Wollstoff lag sorgsam gefaltet ein Kleid seiner Mutter Marthe. Er erkannte es an Muster und Farbtönen der leichten Seide. Lukas hatte es ihr in Akkon gekauft, auf ihrer gemeinsamen Pilgerreise. Sacht strich Thomas über den Stoff und glaubte, noch ihren Duft wahrnehmen zu können. Stets roch sie nach irgendwelchen Kräutern, aus denen sie Medizin zubereitete.

»In dieser Truhe hatte Mutter das Schwert meines Vaters nach seinem gewaltsamen Tod aufbewahrt«, erklärte er seinem Sohn.

»Er schien kein reicher Mann gewesen zu sein. Wie konnte er sich ein Schwert aus Damaszenerstahl leisten?«, fragte der jüngere Christian neugierig, der sich den Familienstammsitz ganz anders vorgestellt hatte, nicht so spartanisch. Er wusste, dass sein Vater ein Erbstück am Schwertgurt trug.

»Es war ein Geschenk von Fürst Dietrich. Dem Mann, dessen Tod uns nun nach Meißen ruft.«

Der Sohn ließ sich auf eine Bank fallen und streckte mit gequälter Miene die vom langen Ritt verkrampften Beine aus. »Und du hast es zu deiner Schwertleite bekommen?«

Erinnerungen an eine schicksalsschwere, wendungsreiche Nacht vor vielen Jahren stürmten auf Thomas ein.

Er klappte den Deckel der Truhe wieder zu, dankte der alt und gebrechlich gewordenen Bertha für den Becher Bier und setzte sich zu seinem Sohn, mit dem Rücken zum Feuer, so dass der junge Christian die Gemütsregungen nicht sehen konnte, die über sein Gesicht zogen.

»Nein, ich war noch Knappe und auf der Flucht. Damals war ich einer der am meisten gesuchten Männer des Landes«, berichtete er mit schiefem Grinsen.

Christian riss die Augen auf. »Davon hast du mir nie erzählt!«

»Es ist keine Geschichte, mit der man prahlt. Fürst Dietrichs älterer Bruder Albrecht hatte ihren Vater, Markgraf Otto, im Handstreich gefangen gesetzt. So wollte er die Übergabe seines Erbes erzwingen. Mir und meinem Freund Roland gelang die Flucht aus dem Kerker, in den uns – als Getreue des alten Markgrafen – Albrechts Gefolgsleute geworfen hatten. Wir schlugen uns zu einem Versteck in der Nähe von Rolands Familienbesitz durch. Rolands Vater, Christians bester Freund Raimund, half uns, unentdeckt zu Lukas und deiner Großmutter Marthe nach Freiberg zu gelangen. Hier, in dieser Kammer, berieten wir über unser Vorgehen. Die Männer hatten schon einen Plan geschmiedet. Roland und ich sollten dem Kaiser nachreiten, der auf dem Kreuzzug ins Heilige Land war, und ihm von der Ungeheuerlichkeit berichten, dass einer der Fürsten seines Reiches vom Sohn gefangen genommen worden war.«

Christian lauschte mit weit aufgerissenen Augen. Was für eine unglaubliche Geschichte! Und sein Vater sprach davon ganz ruhig, als wäre es weiter nichts Besonderes.

»Dietrich, der ebenfalls das Kreuz genommen hatte, verschaffte uns in Pressburg eine Audienz, und der Kaiser befahl Albrecht, seinen Vater freizulassen«, fuhr Thomas fort. »Fürst Dietrich gürtete mir das Schwert, Roland und ich nahmen das Kreuz, und so zogen wir über Byzanz und Anatolien nach Akkon … Unterwegs, in Anatolien, starb der Kaiser, Gott hab ihn selig. Sein Sohn Herzog Friedrich von Schwaben übernahm das Kommando. Doch ihn raffte während der langen Belagerung Akkons eine Seuche hinweg – wie auch den größten Teil des Heeres.«

»Was ist aus deinem Freund Roland geworden? Kehrte er zurück nach Meißen?«, fragte Christian, der sich gar nicht genug wundern konnte, dass ihm sein Vater diese haarsträubende Geschichte von der Gefangennahme eines Fürsten und seiner abenteuerlichen Flucht aus dem Kerker bislang verschwiegen hatte.

Thomas zögerte und antwortete dann leise: »Auch er starb bei der Belagerung Akkons … Zwei Jahre lang hatte er Schlamm, Hunger und Typhus überlebt. Aber dann traf ihn ein Pfeil bei einem sinnlosen Scharmützel, einen Tag vor dem Abzug des deutschen Heerbanns.«

Sein Sohn schwieg betroffen. In die eingetretene Stille hinein fügte Thomas bedrückt an: »Er war das einzige Kind seiner Eltern, und ich musste ihnen die Unglücksbotschaft überbringen.«

Nach einem Moment des Schweigens zogen sich die beiden Ankömmlinge zur Nachtruhe zurück. Sie waren erschöpft von der langen Reise unter zumeist widrigen Umständen.

Doch schlafen konnte keiner von ihnen. Thomas war aufgewühlt von Erinnerungen. Und sein Sohn fragte sich, ob er den Rest seines Lebens tatsächlich in diesem unwirtlichen Land verbringen musste.

In memoriam

Bei Tagesanbruch verzichtete Thomas auf ein frühes Mahl und trank nur einen halben Becher Bier.

»Bevor wir auf die Burg gehen, will ich am Grab meiner Eltern beten«, verkündete er seinem Sohn.

Er und Christian liefen zu Fuß. Ihre Pferde hatten sie am Abend bei Boris von Zbor gelassen, wo sie gut versorgt wurden, und es waren nur wenige Schritte bis zum Gottesacker. Es hatte aufgehört zu regnen, und durch die Wolken brachen da und dort rötliche Lichtbalken.

Vor einem Doppelgrab mit einem schlichten Holzkreuz blieb Thomas stehen und bekreuzigte sich stumm. Sein Sohn tat es ihm nach.

Der junge Christian sah staunend, dass ein aus Feldblumen und Gräsern gewundener Kranz am Kreuz hing. Jemand musste ihn erst vor kurzem dorthin gebracht haben. Und die Gräber waren mit kleinen Gebinden aus Heilpflanzen bedeckt, manche schon welk, andere noch frisch. Vielleicht weil seine Großmutter Marthe eine begnadete Heilerin gewesen war?

Sein Vater verlor kein Wort darüber, doch ein vorsichtiger Blick auf sein Gesicht verriet Christian tiefste Rührung.

»Ich war dabei. Ich musste mit ansehen, wie mein Vater ermordet wurde«, sagte Thomas leise. »Damals war ich kaum so alt wie du.«

Christian hatte tausend Fragen, doch er wagte es nicht, sie gerade jetzt zu stellen. Vom Grab aus gingen sie in die Nikolaikirche, um Kerzen anzuzünden und Gebete für das Seelenheil der Verstorbenen zu sprechen.

Thomas entschied sich, auf dem Weg zur Burg einen Umweg von wenigen Schritten einzulegen, um seinem Sohn den Oberen Markt zu zeigen, neben der Burg das Herz der Stadt.

»Ohne Regen sieht doch alles viel freundlicher aus«, munterte er den Jungen auf und verharrte, als sie das Geviert erreichten.

Christian stellte fest, dass die Gassen überraschend rein waren. Der Regen hatte allen Abfall fortgespült, und die Straßenzüge um den rechteckigen Markt waren mit Holzbohlen belegt, damit niemand bis zu den Knöcheln im Schlamm versank.

Nun drehten sie sich um und wollten zur Burg. Doch obwohl sie kaum mehr als hundert Schritte zurückzulegen hatten, trafen sie unterwegs immer wieder auf Menschen, die verblüfft stehen blieben und sie anstarrten, manche bekreuzigten sich sogar.

»Ist es möglich?«, japste ein Mütterchen und fiel auf die Knie, während sie Thomas' Gewand berührte. »Hat Euch der Allmächtige aus dem Himmel zurückgeschickt, damit Ihr uns in der Not beisteht, jetzt, wo das Brot so teuer und das Land ohne Herrscher ist? Ein Wunder!«

Thomas lächelte matt und zog sie wieder hoch.

»Ich bin nicht Christian, sondern sein Sohn Thomas.«

»Der Herr hat Euch gesandt, ich wusste es!«, brachte die Alte gerührt hervor und schlug mit zittrigen Händen ein Kreuz. »Seid gesegnet!«

Dann trippelte sie mit wehenden Röcken davon, um die gute Nachricht weiterzuverbreiten.

Über eine Zugbrücke gelangten sie auf die von starken Mauern umgebene Burg. Der Graben zwischen Mauer und Burg war steil und tief.

»Meldet mich Boris von Zbor«, sagte Thomas zu einem der Bewaffneten. »Er erwartet uns.«

Der unausgeschlafen wirkende Mann musterte ihn misstrauisch, dann wurde er kreidebleich und fuhr zurück.

»Seid Ihr … ein Geist?«, keuchte er entsetzt. »Jeder hier konnte sehen, wie Ihr gestorben seid, getroffen von drei Pfeilen … Aber ich hatte keine Schuld daran! Warum sucht Ihr mich heim?«

»Ihr verwechselt mich mit meinem Vater«, erklärte Thomas, und langsam kam wieder Farbe ins Gesicht des Mannes.

»Dann seid Ihr also … Thomas von Akkon?« Weil er in dem Moment nicht entscheiden konnte, ob er erleichtert oder enttäuscht darüber sein sollte, dass nicht Christian vor ihm stand, drehte er sich um und lief los, um Boris von Zbor die Ankunft des Weitgereisten zu verkünden.

Das Innere der Burg war größer, als der Enkel des Stadtgründers erwartet hatte.

Neben den zu erwartenden Gebäuden – Bergfried, Stallungen, Backhaus, Schmiede – sah er hier einiges, das er sich nicht erklären konnte.

Sein Vater wartete nicht ab, bis er fragte, sondern wies auf ein großes Gebäude, aus dessen einer Hälfte Rauch quoll und aus der anderen ein helles Hämmern auf Metall erklang.

»Das ist die markgräfliche Münze«, erklärte er. »Hier wird das in den Schmelzhütten gewonnene Silber in Streifen gegossen und flach geschlagen. Dann werden daraus Pfennige geschnitten und mit dem Abbild des Fürsten geprägt.«

Doch damit hielt er sich nicht auf, sondern deutete auf die Mitte des Burghofs.

»An der Stelle ist mein Vater gestorben – vor aller Augen, getroffen von drei Pfeilen. Ich war damals etwa so alt wie du und musste tatenlos zusehen. Ein mächtiger Feind hatte den Mord befohlen.«

Er stockte jäh, von Erinnerungen überrannt. Doch sein Sohn konnte eine Frage nicht zurückhalten.

»Was wurde aus dem Feind?«

»Er ist tot«, sagte Thomas nur, ohne auf Einzelheiten einzugehen. Es war der ältere Bruder von Markgraf Dietrich gewesen, Albrecht, der eine Schreckensherrschaft über die Mark Meißen gebracht hatte, bis ihn ein schmähliches Ende ereilte. Thomas wollte jedoch die Loyalität seines Sohnes zum Haus Meißen nicht erschüttern.

»Den Mann, der den tödlichen Pfeil absandte, hat Lukas an Ort und Stelle gerichtet«, fügte er hinzu, und die Szene stand ihm wieder so lebhaft vor Augen, als wäre es nicht Jahrzehnte her. »Derjenige, der den Befehl gegeben hatte, starb später an Gift, unter Qualen und äußerst erniedrigenden Umständen. Einen anderen mächtigen Feind habe ich selbst bezwungen, sobald ich alt genug war.«

Ehe sein Sohn etwas erwidern konnte, kam ihnen Boris von Zbor entgegen, mit raumgreifenden Schritten und breitem Grinsen.

»Hat sich ganz schön verändert, seit du das letzte Mal hier warst, nicht wahr? Sieh nur die starken Mauern, Schwager! Bald wird die ganze Stadt davon umgeben sein. Die Ratsherren sind nicht gerade begeistert, mehr Geld und Arbeit für den Schutz der Stadt aufzubringen. Doch Lukas hat recht, wir müssen das tun. Sonst wird irgendwann ein Heer das reiche Freiberg überrennen und zur Beute machen.«

Die kleine Gruppe hatte längst Aufmerksamkeit auf sich gezogen.

Zwei ältere Männer kamen auf sie zu.

»Thomas? Bist du es wirklich? Bei allen Heiligen, du bist deinem Vater wie aus dem Gesicht geschnitten!«

»Und deiner Schwester Clara«, ergänzte Boris wehmütig. »Sie fehlt mir an jedem einzelnen Tag.«

Mehrere ältere Ritter traten hinzu und begrüßten den nach langer Zeit Zurückgekehrten. Er erkannte sie, nannte sie beim Namen, dann gab es viel Schulterklopfen und Wiedersehensfreude.

Der junge Christian kam sich ziemlich verloren vor und war erleichtert, als sein Vater endlich sagte: »Es wird Zeit, dass wir nach Meißen aufbrechen. Mein Stiefvater erwartet uns.«

»Ja, Lukas setzt große Hoffnungen in dich. Wir können jeden zuverlässigen Mann brauchen«, sagte einer mit einer Narbe quer über der linken Wange.

»Und du, Junge, hast einem großen Namen gerecht zu werden. Aber wenn du aus demselben Holz geschnitzt bist wie dein Vater und dein Großvater, dann mache ich mir keine Sorgen«, tönte Boris von Zbor. »Ich lasse euch nicht reiten, ehe ihr kräftig gefrühstückt habt.« Er erteilte ein paar Befehle und dirigierte seine Gäste in die Kammer des Burgkommandanten.

Dort war bereits üppig aufgetischt: dicke Scheiben von gebratenem Fleisch, Schinken, Käse, Räucherfisch, gekochte Eier …

Die weitgereisten Besucher nahmen das Angebot dankbar an und langten zu.

»Es wird viel von einem neuen Kreuzzug geredet«, warf Boris ein, mit vollen Backen kauend. »Der Kaiser nahm schon vor Jahren das Kreuz, aber vorerst ist er zu sehr mit seinen Feinden in Sizilien beschäftigt, um aufbrechen zu können. Ihr kommt aus dem Heiligen Land, kennt besser als jeder hier die Verhältnisse dort. Wie schätzt du die Erfolgsaussichten ein, dass wir Jerusalem zurückerobern?«, erkundigte er sich und starrte Thomas gespannt an.

»Macht euch keine Hoffnung, die Ayyubiden militärisch besiegen zu können«, erklärte der ernst und entschieden. »Sie sind Hunderttausende, unter ihrem Herrscher geeint, bestens gerüstet … Jedes Kreuzfahrerheer ist bislang auf dem langen Weg durch Hitze, Wassermangel, Seuchen und Angriffe mehr oder weniger aufgerieben worden; die meisten bewaffneten Wallfahrer erreichten das Heilige Land nicht einmal. Und die es schafften, ignorierten jeden Rat der dort lebenden Christen. Doch dieser Kaiser, Rotbarts Enkel, kennt die Sprache und Sitten und Gebräuche der Sarazenen. Er könnte mit Verhandlungen mehr erreichen als mit Waffen.«

»Das wird dem Papst nicht gefallen. Der will Blut fließen sehen«, konterte Boris.

»Nur: *Wessen* Blut wird fließen?«, erwiderte Thomas bitter. »Ich war bei zwei Kreuzzügen dabei. Ich sah so viele meiner Gefährten elendig verrecken. Und was haben wir erreicht? Bis auf den schmalen Streifen um Akkon verloren wir das Heilige Land.«

Thomas ließ die Hand sinken, reinigte sein Essmesser und steckte es in die Scheide. Ihm war anzusehen, dass er dieses Thema leid war.

»Wir müssen jetzt aufbrechen, Boris. Ich will nicht so spät am Tage in Meißen eintreffen. Wer weiß, was uns dort erwartet.«

Schlechte Nachricht in Meißen

»Du ahnst gar nicht, wie froh ich bin, dass ihr so schnell gekommen seid!«

Kraftvoll und vor Freude strahlend umarmte Lukas seinen Stiefsohn und musterte dann den Enkel mit spöttischem Funkeln in den Augen. »Wie ich sehe, wird ein Mann aus dir. Ich sorge dafür, dass du zusammen mit den anderen Knappen am Hof ausgebildet wirst. Mach mir keine Schande!«

Christian verzog den Mundwinkel ein wenig, sagte aber: »Ich gebe mein Bestes.«

Nicht einmal die imposanten Bauten auf dem Meißner Burgberg konnten ihn beeindrucken. Was sollte er anderes tun, als die Dinge auf sich zukommen zu lassen? Hier hing er nun fest – hoffentlich nicht für lange Zeit. Doch sein Vater nahm ihm diese Hoffnung mit den nächsten Worten.

»Wir haben schneller als gedacht eine Überfahrt bekommen«, berichtete Thomas, während sie quer über den Burghof liefen. »Alle meine Angelegenheiten in Akkon sind geregelt. Meine drei Töchter sind gut verheiratet und haben ein Auskommen. Und der Regent von Jerusalem hat mich bereitwillig aus seinen Diensten entlassen, nachdem ich ihm von der prekären Lage in Meißen berichtete.«

»Ich hätte dich nicht hierhergebeten, wenn die Situation nicht so beunruhigend wäre«, versicherte sein Stiefvater. »Dietrichs Witwe ist von schlechten Beratern umgeben. Früher oder später werden sie ihr etwas ins Ohr flüstern, das ihr und ihrem Sohn zum Verhängnis werden kann. Kaum die Hälfte der meißnischen Ritterschaft ist zuverlässig loyal. Und sosehr sich der junge Landgraf von Thüringen auch bemüht zeigt, im Interesse seines Neffen zu handeln – es sollte mich wundern, wenn er das bis zu Heinrichs Mündigkeit beibehielte. Das konnte ich dir so deutlich nicht ausrichten lassen.«

»Keine Sorge! Ich habe es mir schon zusammengereimt nach dem, was mein Neffe berichtete«, versicherte Thomas.

»Hattet ihr gute Winde?«, erkundigte sich Lukas beim Gehen. »Ich erinnere mich noch mit Grausen an die beiden Überfahrten, als wir euch in Akkon besuchten: fauliges Wasser, Gestank von Ziegen und ungewaschenen Menschen, Ratten überall, der von Maden zerfressene Schiffszwieback … Auf der Rückreise gerieten wir dann auch noch zweimal in einen Sturm. Frag lieber nicht …«

Christian warf seinem Vater einen erschrockenen Blick zu. Doch der tat ihm den Gefallen und erwähnte nicht, dass sein Sohn während der halben Schiffsreise über der Reling hing und mit grünlichem Gesicht jeden Bissen Essen wieder hochgewürgt hatte.

»Kommt in meine Kammer, dort könnt ihr euch den Staub abspülen und saubere Kleider anziehen. Seid ihr hungrig? Durstig? Ich besorge euch Schlafplätze und versuche, so schnell wie möglich eine Audienz bei der Markgräfin zu bekommen, damit ich euch vorstellen kann.«

Lukas hielt kurz inne und sah Thomas an. »Das Haus deines Vaters in Freiberg gehört dir, es ist dein rechtmäßiges Erbe. Sollte ich wieder einmal dort sein, suche ich mir eine Unterkunft in der Burg.«

Thomas erwiderte nichts; sein Hals war wie zugeschnürt von all den aufwallenden Gefühlen. Zu viele Erinnerungen an seine Eltern verbanden ihn mit diesem Haus. In der Nacht, die er dort zugebracht hatte, waren sie wieder so lebhaft geworden, als wäre er nie fort gewesen.

Eine Stunde später betraten Thomas und sein jüngster Sohn unter Lukas' Führung die große Halle, wo Markgräfin Jutta gerade Hof hielt. Die Halle war nur mäßig gefüllt. Als die Witwe Lukas und seine Verwandten entdeckte, brachte sie rasch ihren Satz zu Ende, mit dem sie die Angelegenheit eines Bittstellers entschied, und winkte die drei zu sich heran.

»Tretet näher!«

Thomas und Lukas gingen ein paar Schritte auf sie zu und sanken dann jeder auf ein Knie. Christian, der nur ein Knappe war, noch dazu ein ganz junger, zog sich nach hinten zurück und mischte sich unter die Wartenden.

Die Markgräfin gestattete beiden Rittern, sich zu erheben, und erteilte Lukas das Wort.

Der stellte ihr seinen Stiefsohn vor. »So Ihr wollt, kann er einmal der Erzieher des jungen Markgrafen werden, wenn Gott mich zu sich beruft«, schloss er.

Die Markgräfin beugte sich ein wenig vor und blickte Thomas ins Gesicht. »Ihr wart mit meinem Gemahl auf zwei Kreuzzügen, nicht wahr?«

»Ja, Durchlaucht. Ich kämpfte an seiner Seite, und er höchstpersönlich gürtete mir während der Wallfahrt in Waffen das Schwert, als ich zum Ritter erhoben wurde.«

An der Tür kam plötzlich Unruhe auf. Jedermann starrte dorthin, auch Lukas wandte sich besorgt um. Zu Recht, denn es konnte kein gutes Zeichen sein, dass der Marschall in Begleitung eines der Domherren eintrat, gefolgt von drei Bauern in zerrissener und angesengter Kleidung.

Der Marschall trat an die Markgräfin heran und flüsterte ihr mit finsterer Miene etwas ins Ohr.

»Ich höre, der Bischof erbittet unsere Hilfe. Was ist geschehen?«, fragte sie den Domherrn, dessen vorsichtiges Humpeln mit gequälter Miene auf einen schweren Fall von Gicht hindeutete.

»Durchlaucht, Hochwürden bittet Euch um bewaffneten Beistand. Unbekannte haben zwei bischöfliche Dörfer überfallen und niedergebrannt, alles Vieh abgestochen und die Felder angezündet. Es gab Tote und Verletzte. Unser hochwürdigster Herr ist davon überzeugt, dass die jungen Ritter von Mildenstein die Übeltäter waren.«

Entrüstetes Raunen klang durch die Halle.

»Was führt Euch zu dieser Annahme? Trugen die Männer Banner, wurden sie erkannt?«, erkundigte sich die Markgräfin.

»Es sind zwei der Dörfer, auf die der kürzlich verblichene alte Herr von Mildenstein zu Unrecht Anspruch erhoben hatte, wofür er exkommuniziert wurde«, erklärte der greise Domherr entrüstet. »Jetzt ist Arnold von Mildenstein tot, und seine Söhne erklärten, sie seien nicht an das Versprechen ihres Vaters gebunden, den Zehnten für diese Dörfer an das Bistum abzutreten. Außerdem fordern sie vom Bischof eine Beisetzung ihres Vaters in geweihter Erde. Das hat Hochwürden vor drei Tagen abgelehnt, da sie weder den Schiedsspruch anerkennen wollen noch bezeugen können, dass ihr Vater seine Missetaten bereut hat, bevor er starb. Wenn Ihr wollt, befragt diese Augenzeugen.«

Er winkte die Bauern etwas näher heran, die, eingeschüchtert von der Größe der Halle und den farbenprächtig gekleideten Adligen, mit gesenkten Mienen ihre Filzkappen kneteten.

Sie tauschten kurze Blicke und schoben dann den Ältesten von ihnen noch einen halben Schritt vor.

Der verhärmte Mann mit blutverkrusteter und grotesk angeschwollener Wange warf sich auf die Knie; ihm standen Tränen in den Augen.

»Was ist geschehen? Sprich ohne Furcht«, sagte die Fürstin freundlich, aber mit Nachdruck.

»Sie kamen im Morgengrauen, ein halbes Dutzend Berittene mit Fackeln und Schwertern«, wehklagte der Alte. »Erst gingen sie von Haus zu Haus und stachen sämtliches Vieh ab, dann zündeten sie unsere Katen an. Kurz nachdem sie johlend fortgeritten waren, sahen wir auch noch unsere Felder in Flammen aufgehen. Getötet wurden Männer, Frauen und Kinder. Niedergestochen, geschändet oder von Pferden umgeritten, als sie ihre wenige Habe schützen wollten.«

»Konntet ihr die Angreifer erkennen?«

»Nein, edle Frau. Sie kamen ohne Wappen, die Gesichter in der Dunkelheit verborgen. Aber ehe sie fortritten, brüllte einer:

Erzählt das euerm Herrn, dem gnädigen Bischof! Wenn er unserer Forderung nicht nachkommt, wird jeden Tag ein weiteres Dorf brennen.«

Der Mann schluchzte so sehr, dass er nicht weitersprechen konnte. Nun sanken auch seine beiden Begleiter auf die Knie.

»Wir haben uns nichts zuschulden kommen lassen, edle Frau«, beteuerte einer im von Brandflecken durchlöcherten Kittel. »Wir sind gottesfürchtige Leute und zahlen getreulich unseren Zehnten …«

Der von der Gicht geplagte Domherr räusperte sich und ergriff wieder das Wort. »Hochwürden hat bereits Reisige ausgeschickt, um in den anderen Dörfern nach dem Rechten zu sehen. Doch bittet er Euch, Durchlaucht, um Beistand, damit die Übeltäter gefasst, überführt und ihrer Strafe zugeführt werden.«

Die Markgräfin blickte zum Marschall, der sich zu ihr hinabbeugte, und besprach sich leise mit ihm.

Schließlich richtete sie sich auf und verkündete: »Jeder Ritter legt bei seiner Schwertleite den Eid ab, die Heilige Mutter Kirche zu schützen. Außerdem können wir solch eine ungeheuerliche Verletzung des Landfriedens nicht straflos hinnehmen. Wir eilen Euch zu Hilfe.« Zufriedenes Raunen war in der Halle zu hören.

»Doch es hat keinen Sinn, noch heute Abend aufzubrechen und durch die Dunkelheit zu reiten«, fuhr die Markgräfinwitwe fort. »Gleich morgen früh entsende ich einen Trupp Bewaffneter, der die Missetäter ergreifen soll. Mein erlauchter Bruder als Vormund des jungen Markgrafen wird beim nächsten Landding über sie richten.«

»Ich danke Euch, Durchlaucht, auch in Hochwürdens Namen«, versicherte der Gesandte des Bischofs und verneigte sich knapp.

»Der Marschall soll eine geeignete Mannschaft zusammenstellen«, sprach Jutta weiter. Dann überraschte sie Lukas und seinen Stiefsohn mit den Worten: »Thomas von Christiansdorf, seid Ihr willens, bei dieser Gelegenheit Eure Bereitschaft und Eure Fähigkeiten zu beweisen?«

Der Ritter trat einen Schritt vor und verneigte sich. »Selbstverständlich, Durchlaucht. Ihr könnt auf meine Dienste zählen.«

»Dann werdet Ihr diesen Trupp anführen. Besprecht mit dem Marschall, wer mit Euch reiten soll.«

Sobald feststand, wer alles zu Thomas' Mannschaft gehören würde, nahm Lukas seinen Stiefsohn beiseite und weihte ihn leise in die Hintergründe des Streits ein.

»Du sollst wissen, warum die Markgräfin sofort Unterstützung zugesagt hat, obwohl der Bischof über eigene Bewaffnete verfügt und Jutta schon mehr als genug andere Sorgen plagen.«

Gespannt zog Thomas die Augenbrauen hoch.

»Natürlich ist es Aufgabe der Ritterschaft, die Bauern und die Geistlichen zu schützen«, räumte Lukas ein. »Aber für Jutta ist dies eine Gelegenheit, sich den Bischof zu verpflichten, damit er endlich einlenkt und einen Streit beilegt, den er gleich nach Dietrichs Tod vom Zaun gebrochen hat. Bischof Bruno mag schöne Gewänder, Gold und Edelsteine und edle Rösser und unterhält mehrere Geliebte. Das alles kostet viel Silber. Also nutzte er die Machtleere nach Dietrichs Tod und erhob Anspruch auf mehrere Dörfer, in denen Silbererz gefördert wird, die aber dem Markgrafen gehören. Hochwürden behauptete sogar, Jutta und Ludwig hätten diese Dörfer gewaltsam an sich gebracht, und beschwerte sich beim Kaiser. Doch schon der Umstand, dass er nie auch nur versuchte, sein angebliches Recht per Exkommunikation durchzusetzen, zeigt klar, dass er selbst nicht an die Gültigkeit seiner Ansprüche glaubt.«

»Frömmigkeit scheint auch in diesem Fall nicht vor Gier zu schützen«, meinte Thomas sarkastisch.

»Jeder versucht, an das Silber zu kommen – wie auch der alte Mildensteiner. Nach dem Urteilsspruch gegen ihn konnte er seine missratenen Söhne noch halbwegs bändigen. Doch nun ist er tot. Die Jungen sind wütend und unbedacht und werden kaum Verbündete finden. Mit der Kirche legt sich niemand so ohne weiteres an, und durch die Bußzahlungen ihres Vaters an den Bischof sind sie faktisch verarmt.«

»Dann ist es schwer zu glauben, dass sich ihnen viele Männer anschließen werden«, schlussfolgerte Thomas sofort. »Aber wenn sie dermaßen außer Rand und Band sind, lässt sich kaum voraussehen, was sie tun. Das verheißt nichts Gutes.«

Jugendlicher Übermut

Wie angekündigt war im Morgengrauen ein Trupp schwerbewaffneter Männer unter Thomas' Kommando losgeritten, aber nur in leichter Rüstung, damit sie schnell vorankamen. Unter ihnen befanden sich auch zwei von Lukas' engsten Freunden: der dürre Hecht namens Jakob von Grünquell und der mürrische Hartmann von Eichenbrück.

Lukas hatte Thomas und Christian sein »halbes Dutzend« noch am Abend vorgestellt, und der Junge schaffte es kaum, sich all die Gesichter und Namen zu merken.

Wie sein Vater es befohlen hatte, meldete er sich also am nächsten Morgen nach der Frühmesse beim Waffenmeister, einem grauhaarigen, kräftigen Ritter namens Bodo. Der hatte die Knappen auf dem Burghof um sich versammelt und blickte skeptisch zum Himmel. »Es sieht nicht so aus, als ob der Regen vorerst aufhörte. Ich will euch heute ausnahmsweise ersparen, dass eure Ausrüstung schon wieder Rost ansetzt und die Gambesons aufquellen. Also gehen wir hinunter zur Elbe und üben das Schwimmen. Doch zuerst will ich sehen, was unser Neuling kann. Der Bursche ist soeben mit seinem Vater aus dem Heiligen Land eingetroffen und wird wohl eine Weile bleiben. Er ist Lukas' Enkel«, setzte er mit bedeutungsschwer gehobenen Brauen hinzu. »Ich hoffe, Bursche, du bereitest deiner Familie keine Schande.«

Wieso glaubt jeder hier, mich dazu ermahnen zu müssen?, grollte Christian innerlich.

Der Waffenmeister befahl Christian vorzutreten und rief nach Freiwilligen, die sich mit ihm messen wollten. Ein älterer Knappe meldete sich grinsend, wurde aber zurückgewiesen.

Bodo winkte einen jüngeren Knappen mit rotem Haar herbei. »Der Neue hier ist gerade erst vierzehn, und es soll gerecht zugehen.«

Derweil drängten sich die jungen Mädchen an den Fenstern der Kemenate, um den Knappen zuzusehen. Der alte Drachen litt schon seit einer ganzen Woche unter Verstopfung und war ächzend auf die Heimlichkeit geschlurft. So bald würde Alwina nicht zurückkommen. Und seit sie und die junge Buchheimerin sich vor dem ganzen Hof in den Haaren gelegen hatten, war Ida als Kammerfrau der Fürstin abkommandiert. An ihrer statt wachte nun die alte und fast taube Margarethe von Munichendorf zusammen mit der Frau des Marschalls über die Mädchen. Gerade eben lehnte sie mit geschlossenen Augen an der Wand und schien ein Nickerchen zu halten.

Im Nu verständigten sich die Mädchen mit Blicken und Gesten, leise zu sein, und schlichen sich ans Fenster, um ein Auge auf die Burschen zu werfen, die dort den Umgang mit dem Schwert übten.

»Der neue Knappe ist wirklich hübsch«, wisperte Agnes, während ihr die Röte ins Gesicht schoss. »Und ein ziemlich guter Kämpfer. Da, seht, jetzt hat er den anderen entwaffnet. So schnell kann man gar nicht schauen. Ist der Neue nicht ein Verwandter von dir, Milena?«

»Der Enkel meines Taufpaten«, flüsterte die Kleinste.

»Noch mehr heidnisches Slawenblut!«, höhnte Gunhild leise.

Bei diesem Schimpfwort öffnete Margarethe unbemerkt von allen ein Auge und musterte Gunhild streng. Sie würde das Mädchen bei passender Gelegenheit vor allen zurechtweisen.

»Er ist ein Christ wie du und ich, er kommt sogar direkt aus dem Heiligen Land«, protestierte derweil Milena.

»Aber ein Heiliger ist er nicht, oder?«, spottete die Ältere.

Sie hatte es kaum ausgesprochen, da stieß eines der Mädchen einen gellenden Schrei aus.

Sofort »erwachte« Margarethe, und Augenblicke später stürmte die Frau des Marschalls in die Kemenate. Hastig waren die Mädchen auseinandergerückt und vom Fenster weggetreten.

»Was ist hier los?«, fragte streng und grollend Alwina.

Das Mädchen, das geschrien hatte, zeigte zitternd auf eine Sommersprossige neben sich. »Läuse! In ihrem Haar krabbeln Läuse!«

Wie auf Kommando fing jede im Raum sofort an, sich am Kopf zu kratzen.

»Ich will in einer Woche heiraten«, kreischte Gunhild und stieß die Sommersprossige von sich fort. »Soll ich deinetwegen verlaust ins Ehebett steigen?«

»Ruhe! Und tretet sofort auseinander!«, brüllte Alwina. »Habe ich euch Gänsen nicht immer gesagt, ihr sollt das Haar flechten und eine Bundhaube tragen – eben zum Schutz vor Ungeziefer? Wo habt ihr euch nur wieder herumgetrieben?«

Sie ließ die Mädchen in einer Reihe mit Abstand voneinander antreten, um aus sicherer Distanz zu kontrollieren, wie viele betroffen waren. Fast alle, stellte sich heraus. Manche hatten Nester von Eiern und Dutzende von Läusen, die über die Haare krabbelten, andere nur vereinzelten Befall.

»Ihr setzt euch jetzt paarweise zusammen, nehmt eure feinsten Kämme und entfernt euch gegenseitig diese schrecklichen Biester aus den Haaren!«, befahl sie. »Und zwar so lange, bis keine Laus und keine Nisse mehr zu sehen ist. Sonst muss ich euch die Haare abschneiden!«

»Wie einem Dieb oder einer … unzüchtigen Frau?«, stöhnte die sommersprossige Bertha entsetzt.

»Ja«, versicherte die Frau des Marschalls, um die Mädchen anzutreiben. Natürlich würde sie diese ungeheuerliche Drohung nicht wahr machen. Die Väter würden ihren Gemahl umgehend zum Zweikampf herausfordern, sollte sie den Ruf der Mädchen damit auf ewig ruinieren.

Eine Weile herrschte Stille in der Kemenate. Doch dann fragte Agnes mit verschämtem Kichern: »Stimmt es, was die thüringischen Gäste erzählen? Dass sich der junge Landgraf und seine Gemahlin ständig küssen, sogar vor dem gesamten Hof?«

Alwina schnappte entrüstet nach Luft und wedelte mit der Hand. »Scht! Es wird nicht passieren, dass derartig lose Sitten auch hier einreißen.«

»Das ist unschicklich und abstoßend!«, rief Gunhild angewidert. Sie hatte ihren Bräutigam vor einer Woche zum ersten Mal gesehen, und er war weder so jung noch so gutaussehend, wie sie es sich erträumt hatte. Kaum eines Blickes hatte er sie gewürdigt, sie nur kurz taxiert wie eine Zuchtstute. Sie konnte sich nicht einmal vorstellen, diesen Mann im Brautgemach zu küssen, geschweige denn vor dem ganzen Hof.

Alwina stöhnte und rieb sich theatralisch die Stirn. »Was für ein Morgen! Erst die Läuse *auf* euren Köpfen und dann Flöhe *in* euren Köpfen! Wie soll ich nur aus euch vorzeigbare Bräute machen?«

Margarethe von Munichendorf, die alle vergessen zu haben schienen, beugte sich auf ihrem Platz ein wenig vor und regte an: »Vielleicht mit ein paar erbaulichen Geschichten, während sich die Mädchen die Haare auskämmen? Stimmt es, Milena, dass du die Legende vom Bischof Benno kennst? Das war ein sehr heiligmäßiger Mann, der vor langer, langer Zeit hier in Meißen lebte und wirkte.«

Milena staunte, doch sie bejahte laut, damit die alte Frau von Munichendorf es auch hörte. Mit einem gnädigen Nicken erlaubte ihr Alwina, diese Geschichte zum Besten zu geben. Innerlich triumphierte das Mädchen. Denn als sie sich eines Tages schließlich doch bei ihrem Taufpaten beklagt hatte, dass sie wegen ihrer slawischen Herkunft verspottet und beschimpft wurde, hatte Lukas ihr mit einem schelmischen Funkeln in den Augen geraten, einmal diese Legende zu erzählen. Dass auch die gewitzte Margarethe von Munichendorf in diese Verschwörung einbezogen war, ahnte die Kleine nicht.

»Vor fast zweihundert Jahren wirkte in Meißen ein Bischof namens Benno, der für sein frommes Leben und seine Milde sehr geachtet und verehrt wurde«, begann Milena, während die anderen Mädchen sie neugierig anstarrten, statt die Kämme zu schwingen. »Damals lebten hier noch überwiegend Slawen nach ihren eigenen Sitten und Bräuchen. Erst allmählich besiedelten Christen das Land. Also erlernte der sanftmütige Benno die Sprache der Sorben, um ihnen das Wort Gottes in Liebe und nicht mit dem Schwert beizubringen. Bald hatte er fast alle Slawen in der Mark Meißen zum wahren Glauben bekehrt, während die Stämme weiter nördlich zwischen Saale und Elbe und am großen Meer immer noch heidnischen Bräuchen anhingen. Doch dann geriet Benno in Streit mit dem Kaiser, weil er dessen Krieg ablehnte. Der Kaiser ließ ihn gefangen nehmen und setzte einen anderen Bischof ein. Es heißt, als Benno Meißen verlassen musste, warf er den Schlüssel zum Dom in die Elbe. Doch als er Jahre später zurückkehrte, ereignete sich ein Wunder: Ein braver Fischersmann fand den funkelnden Schlüssel im Bauch eines gerade gefangenen Fisches! Alle, die es sahen oder erfuhren, waren sich einig: Dies bewies, dass Benno der rechtmäßige Bischof war. Seither zieren Fisch und Schlüssel das Wappen des Bistums. Benno ließ viele Kirchen errichten und bekehrte weiter Slawen auf friedliche Weise. Und Gott dankte ihm dafür, indem er Benno fast einhundert Jahre alt werden ließ, damit er sein segensreiches Werk vollenden konnte.«

Alle hatten aufmerksam gelauscht, keine kannte diese Geschichte so gut wie Milena. Manche der Mädchen wussten nicht, worüber sie mehr staunen sollten: über den im Fisch wiedergefundenen Schlüssel oder darüber, dass ein Mensch fast einhundert Jahre alt werden konnte.

In die andächtige Stille hinein blaffte die Frau des Marschalls scharf: »Woher hast du das? Willst du etwa andeuten, dass es nicht richtig ist, mit dem *Schwert* zu bekehren, wenn der Papst zum Kreuzzug aufruft?« Sie runzelte die Stirn. Das Ganze kam ihr höchst verdächtig vor.

Milena lächelte so harmlos sie konnte. »Mein Taufpate hat mir diese Geschichte erzählt.«

»Hm. Da werde ich wohl mit Lukas von Freiberg ein paar Worte wechseln müssen«, schnappte der alte Drachen.

Beinahe hätte Milena losgekichert. Rasch senkte sie den Kopf und blickte scheinbar demütig zu Boden, um ihr fröhliches Grinsen zu verbergen. Sie würde zu gern Mäuschen spielen, wenn ihr Pate Alwina in Grund und Boden redete.

Unterdessen hatten die Knappen ihre hölzernen Übungsschwerter weggeräumt und gingen hinab zum Elbufer.

Christian fragte sich, ob ihn sein Gegner absichtlich gewinnen ließ, damit er sich zum Einstand nicht blamierte. Denn einmal hatte der andere viel zu langsam auf einen Hieb reagiert. Aber er fand, sich im Wesentlichen gut geschlagen zu haben. Vor allem zum Schluss, als er ein Manöver einsetzte, das er in Akkon erlernt hatte, das den Knappen hier aber offensichtlich nicht bekannt war. Auf Befehl des Waffenmeisters musste er es noch drei Mal langsam vorführen.

Einer der älteren Burschen drängte sich an seine Seite, während sie Richtung Elbufer gingen.

»Wenn du denkst, dass du hier mit deinen fremdländischen Winkelzügen Eindruck schinden kannst …« Er schnaubte verächtlich. »Das kann deine zweifelhafte Herkunft nicht wettmachen.«

»Was meinst du mit *zweifelhaft?*«, empörte sich Christian.

Der andere blickte kalt auf ihn herab. »Ich hörte, dein Vater hat sich einst unerlaubt vom Hof entfernt, um sich nicht für seine Missetaten verantworten zu müssen. Oder sollte ich besser sagen: Er ist feige geflohen? *Deshalb* ist er so weit fortgegangen. Aber die Älteren hier haben das nicht vergessen.«

Christian blieb stehen und fuhr herum. »*Mein Vater* wurde von Markgraf Dietrich persönlich zum Ritter erhoben! Er hat an Fürst Dietrichs Seite in zwei Kreuzzügen gekämpft! Und wo war deiner? In seiner schäbigen Hütte, unterm Tisch verkrochen? Hinterm Rock seiner Großmutter versteckt?«

Der Kerl prustete und ließ ihn stehen.

Am Ufer, ein Stück vom Hafen entfernt, legten die Knappen Übergewänder und Schuhe ab.

»Na, Kleiner, hast du schon mal so einen breiten Fluss gesehen?«, fragte ein anderer der größeren Burschen und wies auf die Elbe, die kräftig strudelte.

»Ich komme aus Akkon, das liegt am Meer! Es ist sogar die wichtigste Hafenstadt in Outremer!«, fuhr Christian ihn an, weil er sich verhöhnt fühlte. »Wir haben zweiundzwanzig Tage lang die See durchquert, bis wir in Italien landeten. Mit einem Schiff, auf dem hundert Menschen und dreißig Pferde Platz finden. Nicht solche Nussschalen wie die da.« Er wies auf die Fischerboote im Elbhafen.

»Na und?«, provozierte der Ältere. »Ich bin auf einem Berg aufgewachsen und kann trotzdem nicht fliegen.«

Er blieb stehen und stemmte die Arme in die Seiten. »Wetten, du schaffst es nicht bis ans andere Ufer und zurück, Großmaul.«

Der sommersprossige Rotschopf, gegen den Christian vorhin hatte kämpfen müssen, trat heran. Da er die Kopfbedeckung abgelegt hatte, wurden seine abstehenden Ohren sichtbar. »Lass dich nicht provozieren!«, warnte er leise. »Das Wasser ist eiskalt und die Strömung heute stark!«

Der Waffenmeister baute sich vor den Burschen auf und ermahnte sie: »Wenn ihr im Wasser seid, ist es unmöglich, die Entfernung bis zum Ufer richtig einzuschätzen. Also teilt eure Kräfte besonnen ein! Ihr müsst es immer noch zurück schaffen können.«

Christian stieg zusammen mit den anderen in die Elbe. Der Fluss war wirklich kalt. Aber er würde es allen zeigen und den Spott und Hohn über ihn und seine Familie zum Verstummen bringen.

Die Strömung drückte ihn zur Seite, doch mit kräftigen Zügen kam er gut voran. Bald konnte er sehen, dass das Ufer näherrückte. Christian wollte eigentlich bis dorthin schwimmen, sich kurz aufrichten und sofort zurückschwimmen. Als er aber nur noch ein paar Züge von der anderen Flussseite entfernt war, erwischte ihn ein Wadenkrampf im linken Bein. Er geriet in Panik. Sein bewegungsunfähiges und furchtbar schmerzendes Bein sank. Doch zu seiner übergroßen Erleichterung spürte er Sand unter den Zehen. Zitternd vor Kälte und Schwäche humpelte Christian zum Ufer und stieg aus dem Wasser, um den Schenkel zu massieren, damit sich der Krampf löste.

Nun sah er, dass keiner der anderen Jungen bis zu dieser Flussseite geschwommen war. Einige hatten bereits das jenseitige Ufer wieder erreicht und zogen ihre Schuhe an.

Eine Weile rieb er sich noch die Wade, betete stumm und stieg zurück ins Wasser. Was sollte er auch sonst tun? Diesmal schwamm er langsam, bedachter, um sich die Kräfte einzuteilen, den Blick immer auf das rettende Ufer gerichtet. Die anderen Knappen waren inzwischen alle aus dem Wasser heraus, standen im Halbkreis und starrten ihn an.

Endlich war er so nah, dass er nach Grund tasten und die letzten Ellen laufen konnte.

Der Waffenmeister kam mit grimmigem Gesicht auf ihn zu und verpasste ihm eine so kräftige Ohrfeige, dass Christian Sterne sah.

»Was habe ich vorhin über das Einteilen der Kräfte gesagt?«, brüllte der alte Ritter. »Du Narr! Wie hätte ich deinem Vater erklären sollen, dass du unter meiner Aufsicht schon am ersten Tag abgesoffen bist?«

Beleidigt suchte Christian seine Sachen zusammen und zog

Übergewand, Beinlinge und Schuhe wieder an. Als letzter der Knappen trottete er zurück zur Burg.

Der Rotschopf, gegen den er am Morgen gefochten hatte, ließ sich ein paar Schritte zurückfallen, um neben ihm zu gehen.

»Kleiner, so machst du dir hier keine Freunde«, sagte er und schlug ihm kameradschaftlich auf die Schulter.

»Ich brauche keine Freunde«, murrte Christian stur.

»O doch, die brauchst du. Jeder braucht Freunde. Und in ein paar Jahren wirst du einmal mit diesen Kerlen in den Kampf ziehen. Dann brauchst du erst recht Freunde, die dich auch zuverlässig aus einer brenzligen Lage heraushauen. Außerdem gehöre ich fast zu deiner Familie. Ich diene deinem Großvater als Knappe. Aber zu diesem Rachefeldzug heute durften keine Knappen mit. Denn da wird Blut fließen.«

Er sah Christian an, bis dieser den Blick erwiderte, und sagte: »Ich heiße Marek.«

Einer der älteren Burschen drehte sich nach ihnen um und höhnte: »Da haben sich die Richtigen gefunden, ein Wende und ein Sarazene!«

Blutspur

Bischof Bruno hatte dem Trupp unter Thomas' Kommando drei seiner Ritter als Mitstreiter und Wegführer zugewiesen. Außerdem einen Kanzleischreiber, der die Schäden in den Dörfern auflisten sollte und gewisse Vollmachten für Hilfszusagen hatte, sowie einen Priester, damit die Toten ein christliches Begräbnis bekamen.

»Ich denke, es ist eilig? Die Betbrüder halten uns nur auf«, beschwerte sich Hartmann von Eichenbrück gewohnt mürrisch, während sie auf dem Burghof die zugesagte Verstärkung erwarteten.

»Weil Geistliche demutsvoll auf einem Maultier reiten sollen, wenn sie schon nicht zu Fuß gehen?«, mutmaßte der dürre Jakob von Grünquell mit sarkastischem Grinsen. »Du kennst doch Hochwürdens *sehr weltlichen* Lebensstil. Warten wir erst einmal ab, welche Reittiere ihnen gebracht werden.«

Die beiden hätten verschiedener nicht sein können, zumal zwanzig Jahre Altersunterschied zwischen ihnen lagen: der eine ein Griesgram, stämmig und wortkarg, der andere schlaksig, redselig und ständig in Bewegung – ob nun auf den Zehen wippend oder mit den Armen schlenkernd.

Doch da sich Lukas für die beiden ausdrücklich verbürgt hatte, setzte Thomas in sie das größte Vertrauen.

Wie sich rasch zeigte, hatte der vor Energie strotzende Jakob die richtige Vorahnung gehabt, was die Rösser der bischöflichen Abordnung betraf. Nicht nur Hochwürdens Rittern wurden gute, sehr ausdauernd wirkende Pferde gebracht, sondern ebenso dem Kanzleischreiber und dem Priester. Selbst diese letzten beiden saßen sicher im Sattel. Gewiss waren sie oft mit dem Bischof unterwegs. Und der ehrgeizige und prunkliebende Bruno von Porstendorf würde nicht auf einem Maultier durch seine Diözese reiten.

Die drei Bauern aus den überfallenen Dörfern bekamen eine Mahlzeit und reichlich Proviant und mussten dann den Heimweg zu Fuß antreten, um die Bewaffneten nicht aufzuhalten.

Es wurde ein harter Ritt Richtung Westen. Die Männer legten nur dann kurze Pausen ein, wenn die Pferde getränkt werden mussten.

Knapp zwei Stunden von Meißen entfernt deutete nichts mehr darauf hin, dass es in den letzten Tagen geregnet haben könnte. Im Gegenteil: Die Flur war wie ausgedörrt, und alle hinter Thomas und dem Anführer der Bischöflichen an der Spitze der Reiterkolonne verschwanden in einer Wolke aus Sand, den die Hufe der Pferde aufwirbelten.

Sie erreichten das überfallene Dorf am frühen Nachmittag. Schon als sie sich näherten, sahen die Reiter verbrannte Felder. Der heiße Wind wehte ihnen Ascheflocken entgegen – wie grauer Schnee mitten im Sommer.

Von den Lehmkaten der Bauern waren nur verkohlte Überreste des Ständerwerks geblieben, die aus dem Schutt ragten. Einzig die kleine hölzerne Kirche schien unbeschädigt.

Als die Berittenen den Ort der Zerstörung erreichten, war kein Dorfbewohner zu sehen.

Ich hoffe inständig, dass sie sich verstecken konnten, dachte Thomas. Immerhin hatten es die Angreifer nicht gewagt, die Kirche niederzubrennen.

Doch dann sah er sie: die sorgsam nebeneinander aufgereihten Opfer. Er stieg ab und befahl den anderen mit einer Geste, Gleiches zu tun. Sieben Tote lagen neben der Dorfstraße, allesamt mit schrecklichen Wunden. Der Anblick war ebenso unerträglich wie der Gestank, denn in der Sommerhitze war die Verwesung weit fortgeschritten.

Türkis schillernde Schmeißfliegen umschwirrten die Leichname, Krähen hatten ihnen die Augen ausgehackt, aus dem aufgerissenen Fleisch wanden sich Maden. Ratten fraßen an Gesichtern und Gliedmaßen, ohne sich von der Ankunft der Reiter stören zu lassen.

Einem Mann – sein Alter ließ sich nicht mehr ausmachen – war der Kopf gespalten, ein Halbwüchsiger verblutet, nachdem sein Bein abgehauen worden war, einer Frau mit zerrissener Kleidung das Gesicht zerschmettert, einer anderen die Kehle durchgeschnitten. Ein Säugling lag neben ihr, durch dessen kleinen Leib eine tiefe Stichwunde ging … Jemand musste ihn bei lebendigem Leib aufgespießt haben. Ein Leichnam war so stark verkohlt, dass sich nicht mehr erkennen ließ, ob es ein Mann oder eine Frau war. Daneben lag eine Hochschwangere, der man den Bauch brutal zerteilt und das Ungeborene herausgeschnitten hatte.

Thomas schluckte. Er hatte in seinem Leben schon viele Tote gesehen, auch grausam verstümmelte und verweste. Doch an solche Bilder wollte und konnte er sich nicht gewöhnen. Diese Menschen hatten für niemanden eine Bedrohung dargestellt und waren völlig wehrlos gewesen.

»Es muss noch Überlebende geben«, sagte er und deutete auf die Toten. Irgendjemand hatte sie ordentlich nebeneinandergelegt und der Frau im zerrissenen Kleid die Beine mit den Resten aus grobem Leinen bedeckt.

Der sonst so redselige Jakob trat neben ihn, ohne ein Wort zu sagen, den Blick finster auf die verstümmelten Leichname gerichtet. Hartmann von Eichenbrück blickte noch grimmiger als sonst. Gottwald, der Anführer der Bischöflichen, bekreuzigte sich. Der Kanzleischreiber wandte den Blick rasch ab, stürzte zur Seite und erbrach sich ins Gebüsch.

Thomas blickte um sich, suchte nach Gesichtern und Füßen hinter Sträuchern.

»Wir tun euch nichts! Der Bischof schickt uns, um euch zu helfen!«, rief er und bedeutete Gottwald, neben ihn zu treten, weil dieser das bischöfliche Wappen auf seinem Obergewand trug.

Keine Reaktion. Kein Rascheln im Gestrüpp war zu hören, kein Mensch zu erspähen.

»Vielleicht haben sie sich in der Kirche versteckt«, mutmaßte Jakob und schritt schon in diese Richtung aus.

»Lauf nicht so schnell!«, ermahnte ihn Thomas. »Wenn sie dort sind, ängstigen sie sich gerade zu Tode, weil sie denken, die Angreifer seien zurück.«

Mit ruhigen Schritten gingen sie auf die kleine Kirche zu, aus der kein einziger Laut drang. Thomas rief kurz vor der Pforte noch einmal weithin hörbar, weshalb sie gekommen waren.

Dann stieß er die Tür auf.

Angstschreie und Wimmern schallten ihm aus der Dunkelheit entgegen, schemenhafte Gestalten huschten hinter den Altar.

Ein drittes Mal rief Thomas: »Habt keine Furcht! Der Bischof schickt uns, um euch zu helfen.«

Er winkte Gottwald mit seinem Wappenrock neben sich. Durch die weit geöffnete Tür ergoss sich Sonnenlicht. Der Priester trat neben die Ritter und hob ein Kreuz weit über den Kopf.

Einer nach dem anderen wagten sich die Dorfbewohner aus ihrem Versteck hinter dem Altar hervor: gramgebeugt und verängstigt. Sie sanken auf die Knie und falteten flehend die Hände.

»Schickt Euch wirklich Hochwürden?«, fragte eine alte Frau mit zittriger Stimme. »Sie haben uns alles genommen … alles zerstört und verbrannt. Wir besitzen nicht einmal mehr Leichentücher, in die wir unsere Toten einnähen können. Und ihre armen Seelen sind nicht erlöst, weil sie noch kein christliches Begräbnis hatten. Es besucht uns ja nur alle paar Wochen ein Pater hier.« Sie schluchzte und verbarg die Tränen hinter ihren abgearbeiteten Händen.

Der Geistliche räusperte sich.

»Sie werden ein christliches Begräbnis bekommen«, versicherte er. »Das müssen wir sofort in Angriff nehmen. Die Toten können nicht länger bei dieser Hitze unbestattet bleiben.«

»Die Jungfrau segne Euch alle und den gnädigen Herrn Bischof!«, ächzte die alte Frau.

Zögernd, sich gegenseitig stützend und immer noch voller Misstrauen traten die Dorfbewohner aus der Kirche und schirmten die Augen gegen das gleißende Tageslicht ab. Einige waren notdürftig verbunden.

»Lebt hier eine weise Frau, die sich um die Verletzten kümmert?«, erkundigte sich Thomas.

»Sie hat getan, was sie konnte, edler Herr, und ist dann hinüber ins Nachbardorf gelaufen, um zu helfen«, erzählte der älteste Überlebende. »Das wurde einen Tag nach unserem überfallen. Wer weiß, was diese Bestien dort alles angerichtet haben.«

Thomas teilte die Arbeit ein. Wer noch bei Kräften war, sollte Gräber auf dem Gottesacker hinter der kleinen Kirche ausheben.

Den älteren Frauen übergab er aus seinem Gepäck ein Säckchen mit Hirse, damit sie für alle einen Kessel Brei kochten. Die drei Bauern, die nach Meißen gekommen waren, hatten berichtet, dass sämtliche Vorräte den Flammen zum Opfer gefallen waren.

Der Schreiber des Bischofs ging umher, erfragte die Zahl der Toten, der niedergebrannten Katen und abgestochenen Tiere und notierte die Verluste sorgfältig auf einer mit Wachs überzogenen Holztafel. Als seine Liste fertig war, überschlug er stirnrunzelnd den Schaden und kam wenig überraschend zu dem Schluss, dass der Bischof wohl für längere Zeit keine Zehntzahlungen aus diesem Dorf erwarten konnte.

»Hochwürden erlaubt euch, Holz aus dem Wäldchen dort zu schlagen, um neue Häuser zu bauen«, rief er. »Ihr dürft fischen und Niederwild fangen, bis die nächste Ernte eingebracht ist. Der Wald schenkt euch Beeren und Pilze. Hochwürden wird außerdem prüfen, was er an Saatgut schicken kann.«

Wieder wurde er mit Dankesworten und Segensrufen überhäuft.

Inzwischen hatte Thomas drei seiner Ritter ausgesandt, damit sie in der Umgebung des Dorfes nach Spuren suchten. Irgendetwas, das eindeutig bewies, wer diese Schandtaten begangen hatte.

Schneller als erwartet kamen sie zurück. Statt Spuren hatten sie etwas anderes gefunden: Hartmann trug auf den Armen ein bewusstloses Mädchen mit zerfetztem Kleid, noch ein Kind.

»Gehört sie zu euch?«

Eine der verhärmten Frauen stürzte auf die Kleine zu. »Meine Enkelin! Sie haben sie mitgeschleppt.« Dann betrachtete sie das Mädchen genauer und sank in sich zusammen. Sie rüttelte ihre Enkelin an der Schulter. »Wach auf! Wach doch endlich auf, Liebes!«

Mit hoffnungslosem Blick sah sie zu Thomas, der am Hals des Mädchens nach einem Puls suchte. »Ich spüre noch einen schwachen Lebensfunken. Am besten, ihr lasst sie ruhen, bis sie zu sich kommt. Dann gebt ihr etwas zu trinken.«

Die Alte murmelte etwas von »Schande« und »besser tot«, widersprach aber nicht.

Inzwischen wurden die Toten zum Kirchhof getragen.

Thomas ging zum Dorfbach, um einen Moment für sich zu haben und sich Asche und Staub aus dem Gesicht zu waschen. Durstig schöpfte er Wasser mit der hohlen Hand und trank.

Dann ging er zurück zu den Alten und Verletzten, die nicht beim Ausheben der Gräber helfen konnten.

»In welcher Richtung liegen die Dörfer, die ebenfalls überfallen wurden?«

Ein älterer Mann mit blutverschmiertem Verband um den linken Arm deutete nach Süden.

»Einen Tag bevor sie hier auftauchten, suchten sie das Niederdorf heim. Damals dachten wir noch, dort sei aus Versehen ein Feuer ausgebrochen. Das passiert so leicht in dieser Hitze, ein Funke genügt. Wir waren völlig ahnungslos, bis uns dann am nächsten Tag das Verhängnis ereilte.«

Er rieb sich die Tränen aus dem Gesicht und verschmierte dabei eine Schicht aus Ruß und Schmutz. »Gestern sahen wir dann von hier aus in Kleinbach Flammen aufsteigen und wussten Bescheid. Unsere weise Frau und zwei kräftige Burschen sind losgegangen, um zu helfen.«

»Diese Hurensöhne tun es wirklich – sie überfallen jeden Tag ein Dorf des Bischofs«, regte sich Jakob auf. »Also: Wo treiben sie heute ihr schändliches Werk? Wir müssen sie aufspüren, ehe sie erneut zuschlagen!«

Hartmann legte ihm mit finsterer Miene seine schwere Hand auf die Schulter.

»Dafür müsstest du schon fliegen können, Kleiner. Sieh!«

Er deutete mit dem Arm nach Westen, wo sich erste Rauchwolken zum Himmel schraubten, und stieß einen deftigen Fluch aus.

Thomas rief seine Männer sofort zusammen.

Inzwischen sahen auch die anderen Flammen und Rauch am Horizont.

»Diese Hurensöhne!«, brüllte nun voller Zorn auch der Anführer von Brunos Rittern. »Wir müssen sofort los, dann erwischen wir sie auf frischer Tat! Wie weit ist dieses Dorf entfernt?«

»Eine Wegstunde zu Fuß«, gab einer der Bauern Auskunft.

»Der Schreiber und der Pater bleiben hier, ebenso zwei Ritter zu aller Schutz«, entschied Thomas rasch und teilte einen von Brunos und einen von seinen Männern zum Bleiben ein. »Geht morgen in die anderen überfallenen Dörfer und erkundet die Lage. Wir verfolgen die Übeltäter.«

Gottwald nahm er mit, damit dieser dem Bischof ausführlich berichten konnte.

»Auf die Pferde!«, rief er. Sein nun auf sechs Bewaffnete geschrumpfter Trupp griff nach den Schwertern und rannte zum Ufer des Bachs, wo die Pferde grasten und tranken.

Sie trieben die Tiere zum Galopp, Thomas voran. Beritten brauchten sie kaum eine Viertelstunde. Schon von weitem hörten sie Schreie gellen.

»Die Bastarde sind noch da!«, brüllte Hartmann.

Sie galoppierten in das brennende Dorf ein. Die meisten Katen brannten lichterloh. Hoch züngelnde Flammen ließen fauchend und prasselnd Funken in den Himmel stieben.

Die Bewohner – nur schwarze Schemen vor der Wand aus Feuer – schrien panisch angesichts weiterer Reiter. Sie glaubten, es kämen noch mehr Angreifer.

»Uns schickt der Bischof!«, brüllte Thomas in dem Getöse aus fauchenden Flammen, berstenden Lehmwänden und wilden Schreien einem Mann zu, der ihn schreckensstarr auf sich zupreschen sah. »Wohin sind sie geritten?«

Der Bauer brachte wegen eines Hustenanfalls vom Rauch kein Wort heraus, zeigte aber Richtung Westen.

Thomas unterdrückte den Impuls, sich um die Menschen zu kümmern – das musste warten. Wenn sie die Mildensteiner Brüder jetzt auf frischer Tat ertappten, konnten sie weitere Bluttaten verhindern.

Er zügelte sein Pferd und fragte: »Wie viele waren es?«

»Ein Dutzend mindestens«, antwortete der Mann ohne Zögern.

Thomas rief seinen Männern zu, ihm zu folgen, und ritt in die gewiesene Richtung.

Die Dunkelheit brach schon herein. Nach einer kurzen Wegstrecke mussten sie anhalten und absteigen. Umgestürzte Bäume und Geäst versperrten den schmalen Pfad, und die Wälder links und rechts waren zu dicht, um mit Pferden durchquert zu werden. Zumal der Mond nur als schmale Sichel am Himmel stand und kaum Licht spendete. Hastig gingen die Männer daran, das Hindernis zu beseitigen.

»Jemand sagte, es seien mindestens ein Dutzend Bewaffnete gewesen«, berichtete Thomas, während er keuchend einen umgehauenen Baum zur Seite zerrte.

»Die Bauern, die nach Meißen kamen, sprachen nur von sechs Angreifern«, erinnerte Gottwald.

»Angst macht große Augen. Manchmal lässt einen die Angst mehr sehen, als tatsächlich da ist«, meinte Thomas. »Aber falls es wirklich ein Dutzend waren … Wenn die Mildensteiner von irgendwoher Unterstützung bekamen, laufen wir Gefahr, in einen Hinterhalt zu reiten und zahlenmäßig unterlegen zu sein.« Er hielt inne und sah Gottwald ins Gesicht. »Wohin führt dieser Weg? Sind sie hier entlang geflohen, oder sollen wir das nur denken? Sie kennen in dieser Gegend sicher auch die schmalsten Pfade.«

Gottwald hielt kurz inne. »Ihr habt recht, im Dunkeln können wir sie nicht verfolgen. Das sieht zu sehr nach einer Falle aus. Zumal es durchaus stimmen kann, dass sie inzwischen doppelt so viele sind wie wir.«

»Wohin führt dieser Weg?«, fragte Thomas erneut.

»Er teilt sich ein Stück weiter vorn. Reitet man nach Norden, kommt man zur Burg Leisnig, in Richtung Südosten gelangt man nach Minkwitz zur alten Wallburg der Mildensteiner.«

»Der Burggraf von Leisnig ist vom Kaiser für den Schutz seiner Burg eingesetzt. Den interessiert es nicht, wenn Dörfer brennen, solange sie nur ein Stück weg sind«, brachte Jakob zornig heraus.

»Wie groß und stark befestigt ist diese Wallburg?«, wollte Thomas wissen.

»Uralt, heruntergekommen und schlecht befestigt. Der ganze Schutz besteht aus einem Erdwall, der von morschen Pfählen umgeben ist«, berichtete Gottwald abfällig.

»Dann sollten wir dort einen Besuch abstatten – ganz gleich, wie viele es sind«, entschied Thomas.

Die Wallburg

»Heruntergekommen« war noch eine schmeichelhafte Beschreibung für die alte Wallburg der Mildensteiner; das ließ sich sogar im Dunkel der Nacht erkennen. Als Gottwald gegen das Tor hieb, erbebte es bedenklich unter seinen wuchtigen Schlägen.

»Lasst uns ein – im Namen der Markgräfin und des Bischofs!«, brüllte er und schwenkte seine Fackel. Ihn als Ritter des Bischofs mussten die Männer auf der Burg kennen.

Hinter den Palisaden keine Bewegung. Nach wie vor glomm nur in einem einzigen Fenster blakendes Kerzenlicht.

Waren die Brüder hier? Dass sie so kurz nach dem Überfall bereits schliefen, hielt Thomas für unwahrscheinlich. Eher würden sie irgendwo sitzen, sich betrinken und lauthals mit ihren Missetaten prahlen.

Oder erweckten die Burgbewohner mit Absicht den Eindruck, dass schon alle in den Betten lagen bis auf den Torwächter? Erwartete sie hinter den Palisaden eine Falle?

Da jedoch weder irgendwelche Hunde noch Pferde auf den Lärm des ankommenden Trupps reagierten, kam Thomas zu einer anderen Folgerung.

»Sie sind nicht hier«, sagte er mit gedämpfter Stimme zu seinen Männern. »Aber wir sollten herausfinden, wo sie sich verkrochen haben und welche Schandtat sie als Nächstes planen.«

Gottwald wiederholte seinen Ruf, und der drohende Tonfall bewirkte endlich eine Reaktion hinter den morschen Palisaden. Jemand näherte sich ächzend und stöhnend mit einer Laterne, eine Katze fauchte erbost, weil sie weggescheucht wurde, ein Riegel knirschte, und in der Luke des Tors erschien ein gedunsener Kopf mit schludrig übergestülpter Bundhaube.

»Meine Herren sind nicht da, und ich weiß nicht, wann sie zurückkehren«, murrte der Mann. »Also zieht Eurer Wege, wenn's genehm ist …«

Blitzschnell stieß Jakob seinen Arm durch die Öffnung, griff in den Nacken des Kerls und drückte den Kopf so kräftig gegen den unteren Balken der Luke, dass es krachte. Dabei flog die Bundhaube von dem Schädel, auf dem – wie sich nun zeigte – dicker Grind zwischen spärlichen Strähnen wucherte.

»Es ist *nicht* genehm«, wütete der junge Ritter. »Wir haben eine äußerst unerquickliche Reise hinter uns und sind schlecht gelaunt und ungeduldig. Also lass uns ein, sonst mache ich das gleich noch einmal mit deinem hässlichen Schädel!«

Jakob hatte etwas locker gelassen, so dass der Torwächter den Kopf ein wenig heben konnte und einen Zahn und Blut zur Seite spuckte.

»Wird's bald?«, drängte Jakob, und Thomas ließ ihn mit einer gewissen Genugtuung gewähren. »Denk nicht, du kannst dich hinter diesen morschen Hölzern verstecken!«

»Du solltest lieber auf ihn hören«, mischte sich Hartmann von Eichenbrück grimmig ein. »Hunger macht meinen Freund übellaunig, und er hat seit dem Morgen nichts gegessen.«

Er trat gegen den verrottenden unteren Teil eines Palisadenpfahls, der bedenklich knirschte und wankte. »Für diesen Witz von einer Burg brauchen wir nicht einmal einen Rammbock.«

»Die Herren von Mildenstein sind wirklich nicht da!«, winselte der Torwächter. »Und ich darf niemanden einlassen. Ich kenne Euch nicht, und schließlich kann jeder behaupten, er käme vom Bischof. Meine Herren würden mich davonjagen, wenn ich ihrem ausdrücklichen Befehl zuwiderhandle.«

»Ich breche gleich in Tränen aus!«, spottete Hartmann.

Thomas winkte Gottwald heran, der das Wappen des Bistums – Fisch und Schlüssel – auf dem Umhang trug.

»Sieh her! Die Markgräfinwitwe und der Bischof schicken uns. Ich bin Thomas von Christiansdorf. Also leiste dem Befehl Folge, sonst bekommst nicht nur du Ärger, sondern ebenso deine Dienstherren.«

Der stämmige Hartmann schwenkte bedrohlich seine Fackel und schnauzte: »Wir können euch dieses schäbige Rattenloch auch abbrennen!«

»Ich mach ja schon …«, jammerte der Grindkopf.

»Lass ihn los!«, wies Thomas Jakob an. Der ließ den Schädel des Wächters noch einmal gegen das Holz prallen, wenngleich weniger heftig, und trat beiseite.

Der Mann mit dem verquollenen Gesicht wich ein Stück zurück. »Ich mach ja schon!«, wiederholte er mürrisch und schob ächzend den Balken hoch, der das Tor von innen versperrte.

Gleich würde sich herausstellen, ob auf dem Hof Bewaffnete im Hinterhalt lauerten.

Thomas und Gottwald gingen mit gezogenen Schwertern voran. Das Licht der Fackel offenbarte, dass die Wallburg nicht nur von außen heruntergekommen war. Die hölzernen Nebengebäude wirkten marode, mitten auf dem Hof »prangte« ein riesiger Misthaufen, und als Thomas Jakob zu den Stallungen schickte, um nachzusehen, wie viele Pferde dort standen, scheuchte der eine große Schar Ratten auf, die quiekend auseinanderstoben.

»Wem gehört der Fuchs mit der breiten Blesse?«, fragte Thomas den Wächter, nachdem ihm Jakob berichtet hatte. »Das ist ein gutes Pferd und ganz sicher nicht deins. Also sag: Wem haben deine Herren die Befehlsgewalt über dieses Drecksloch erteilt?«

Aus den Augenwinkeln hatte er gesehen, dass in dem einzigen erleuchteten Fenster jemand vorsichtig von der Seite auf den Hof spähte.

»Die edlen Herren sind alle fortgeritten, heute Morgen schon. Nur den jungen Herrn von Kyffhausen haben sie hiergelassen, aber der ist gerade erst Knappe geworden«, jammerte der Grindkopf.

»Hol ihn her!«, befahl Thomas.

Der Torwächter wimmerte. »Ihr werdet ihm doch nichts antun?«

»Im Gegensatz zu euch schlachten wir keine Kinder!«, fauchte Hartmann voller Hass.

»Wie viele Begleiter hat sein Vater mitgebracht?«, fragte Thomas scharf.

»Fünf Reisige und seinen Sohn. Sie kamen vor drei Tagen.«

»Heinrich von Kyffhausen ist ein Neffe der Mildensteiner und wie diese ein Mann ohne bedeutende Besitzungen, aber er verwaltet eine Reichsburg«, raunte ihm Jakob leise zu.

»Sind alle außer dem Jungen mit ihm geritten?«

»Ja. Aber sie haben mir nicht gesagt, wohin.«

Der Torwächter log offensichtlich, doch die Antwort würden sie gleich erfahren. Und sie wussten nun, dass der Gegner über doppelt so viele Schwerter verfügte wie sie.

»Hol diesen Knappen!«, befahl Thomas und schritt Richtung Bergfried.

Der Wächter, der seine schmierige Bundhaube wieder aufgestülpt hatte, war noch keine drei Schritte weit gegangen, als ein Knabe in Christians Alter aus dem hölzernen Wohnturm trat, den Kopf störrisch nach vorn gereckt, in der Hand ein Schwert.

»Ich bin Wilhelm von Kyffhausen, und ich töte jeden, der sich dem Eingang nähert!«, schrie er mit kieksender Stimme. Als Thomas einen Schritt auf ihn zuging, kreischte er: »Ich töte Euch!«, und reckte ihm die Waffe entgegen, deren Spitze verräterisch zitterte.

Marthes Sohn verkniff sich ein Lächeln über den vergeblichen Heldenmut des Jungen und ging ruhig weiter auf ihn zu, die rechte Hand locker auf dem Knauf seines Schwertes.

»Ich schätze deine Tapferkeit, Wilhelm«, sagte er. »Doch mit einer einzigen Bewegung könnte ich dich entwaffnen. Das ist nicht *dein* Kampf. Der Bischof und die Markgräfin von Meißen schicken uns, weil die Mildensteiner einen schweren Bruch des Landfriedens begangen haben. Also sag uns, wohin sie geritten sind!«

»Ihr lügt!«, schrillte der Knappe, und sein dunkles Haar fiel ihm widerspenstig in die Stirn.

»Nein, ich spreche die Wahrheit. Hast du vorhin nicht die Flammen am Horizont gesehen? Deine Großonkel haben mehrere bischöfliche Dörfer zerstört. Sie ermordeten wehrlose Menschen, sogar Kinder, sie schändeten Frauen, brannten Felder nieder. Wir müssen ihnen Einhalt gebieten, und sie werden hart bestraft werden. Wenn du uns dabei hilfst, tust du ein gutes Werk und schützt dich selbst.«

»Ich verrate nichts!«, schrie Wilhelm hysterisch.

Thomas nahm die Hand vom Schwertknauf, verschränkte beide Arme vor der Brust, trat vor den Burschen und sah ihm direkt ins Gesicht.

»Ja, das ist schon beschämend, wenn einen keine angesehene Familie als Knappe aufnehmen will«, sagte er geringschätzig. Die Reaktion des Jungen zeigte ihm, dass er mit seiner Vermutung recht hatte, weshalb Wilhelm noch bei seinem Vater lebte. »Arnold, Heinrich und Richard von Mildenstein werden wie ihr Vater exkommuniziert für die Gräuel, die sie in den letzten Tagen angerichtet haben. Sechs Wochen später folgt die Reichsacht, sofern sie nicht Buße leisten. Das heißt, jeder kann sie erschlagen, ohne dafür bestraft zu werden, sie werden nicht begraben, und jeder darf nach ihrem Besitz greifen. Wenn ich mich hier umschaue, haben sie bestimmt nicht das Silber für die Bußzahlungen. Und schon gar nicht für die Lösung der Acht. Willst du als Mitschuldiger ebenfalls vogelfrei sein? Wie der alte Mildensteiner in ewiger Verdammnis schmoren, weil seine Söhne in ihrer Unvernunft sein Haus in den Untergang reißen? Glaubst du, du wirst jemals in den Ritterstand erhoben und ein geachteter Mann werden, wenn du dich nicht auf der Stelle von ihnen lossagst?«

Wilhelm brach in Tränen aus und ließ das Schwert sinken. Rotz tropfte von seiner Nase.

»Ich weiß doch sowieso nicht wohin!«, schniefte er. »Ich gehöre doch jetzt schon zu einer Familie von Friedensbrechern und Geächteten! Soll ich auch noch zum Verräter werden?«

»Verräter sind deine Verwandten, die den Eid mit Füßen treten, den sie bei ihrer Schwertleite geleistet haben«, argumentierte Thomas immer noch ruhig. »Du kannst zum Retter derjenigen werden, die als nächste Opfer vorgesehen sind. Also wähle klug, welchen Weg du einschlägst.«

Der verstörte Junge wischte sich den Rotz mit dem Ärmel aus dem Gesicht und blickte auf seine Füße.

»Die prügeln mich grün und blau«, sagte er leise mit gesenktem Kopf.

»Nicht, wenn wir sie zuerst erwischen«, versprach Thomas. »Sie kommen vor Gericht und werden exkommuniziert. Wenn dein Vater klug ist, wendet er sich schon vorher von ihnen ab. Er wird dir dankbar sein, wenn ihn dein Handeln vor härtester Strafe bewahrt. Und falls nicht, sorge ich dafür, dass du in Meißen als Knappe aufgenommen wirst. Du hast mein Wort.«

Wilhelms Kiefer mahlten.

Schließlich sah er auf und flüsterte: »Gestern kam ein heimlicher Bote aus Meißen und warnte, dass Ihr ihnen auf den Fersen seid. Deshalb kommen sie heute Nacht nicht hierher. Ich weiß nicht, wo sie jetzt sind, wirklich! Aber sie prahlten, dass sie sich morgen den Bischof persönlich holen.«

»Wo?«, fragte Thomas alarmiert.

Wilhelm zuckte mit den Schultern. »Das haben sie nicht gesagt, solange ich dabei war.«

»Warte hier!«, wies der Ritter aus Akkon den Jungen an und ging zu seinen Männern und denen des Bischofs.

»Wisst Ihr, ob Hochwürden morgen eine Reise plant? Den Burgberg kann eine so kleine Gruppe unmöglich angreifen, das müssen sogar die Mildensteiner in ihrer blinden Wut einsehen …«

Gottwald war bei diesen Worten zusammengezuckt und stöhnte auf.

»Hochwürden will morgen zusammen mit seinem Kaplan in eins seiner Dörfer reisen, um dort den neuen Priester ins Amt einzuführen.«

»Wie viele Bewaffnete begleiten ihn?«

Gottwald erstarrte, sein Gesichtsausdruck ging von Erschrecken zu Beklommenheit über.

»Diesmal nur wenige, weil er zuvor seine Gespielin zwei Ortschaften weiter besuchen will«, brachte er zögernd heraus.

Nach einem tiefen Atemzug ließ Thomas ihn die Lage der Siedlungen in den Boden ritzen.

»In dieser Dunkelheit kommen wir nicht weiter, die Wege sind zu schlecht. Lasst uns und die Pferde bis zum Sonnenaufgang hier ruhen und dann aufbrechen«, riet Gottwald.

Thomas stimmte zu und teilte Wachen ein.

Wer konnte, legte sich in den Stallungen ins Stroh. Das war immer noch verlockender als der marode Wohnturm, und von hier konnten sie gleich losstürmen, sollten sie angegriffen werden.

Den Sohn des Ritters von Kyffhausen eskortierte Thomas in dessen Kammer und nahm ihm das Versprechen ab, nicht fortzurennen und seine Verwandten zu warnen. Doch so kreidebleich und verzagt, wie der Junge war, hatte er längst jeglichen Mut zu handeln verloren.

Sakrileg

Gleich beim ersten Morgenrot ritten Thomas und seine Männer zu dem Ort, wo Bischof Bruno nach Gottwalds Ansicht übernachtet haben würde. Bald verrieten Spuren im Erdreich, dass sie auf dem richtigen Weg *und* zahlenmäßig deutlich unterlegen waren. Deshalb banden sie ihre Pferde nahe der ersten Häuser hinter einem üppig wuchernden Haselstrauch an und bewegten sich leise zu dem Gehöft, in dem sich Hochwürden vermutlich befand.

Sie waren nicht die Ersten. Aus dem Haus drangen trunkenes Gelächter und lästerliche Rufe. Seitlich grasten mehr als ein Dutzend Pferde.

»Sieht aus, als ob der Kleine die Wahrheit gesagt hat und sein Vater mit fünf Mann Verstärkung dabei ist«, flüsterte Jakob, während sie sich heranpirschten. Wegen dieser Übermacht hatte Thomas befohlen, sich noch nicht zu zeigen, sondern erst die Lage zu erkunden und ihr Vorgehen zu planen. Stimmten die Berichte der Bauern, hatten die Brüder noch drei ihrer Reitknechte bei sich; ältere, grobschlächtige Kerle. Gut möglich also, dass da drinnen zwölf Gegner auf sie warteten.

Jäh wurde die Tür aufgerissen; Gottwald zuckte zusammen. Doch es kam nur ein einziger Mann heraus, dunkelhaarig und in mittleren Jahren. Auf der Türschwelle drehte er sich noch einmal um, damit man ihn im Inneren des Hauses auch hören konnte, und brüllte: »Nicht mit mir! Es ist eine Sache, auf ein paar zerlumpte Bauern einzuprügeln und ihr Vieh abzustechen. Aber die Hand gegen einen Geistlichen erheben? Das ist ein Sakrileg! Wisst ihr drei Narren denn nicht, welche Strafe darauf steht? Ich will nicht exkommuniziert werden!«

Also war dies Wilhelms Vater Heinrich. Auch um des Jungen willen war Thomas froh, dass er ging.

Nun kehrte der Mann dem Haus den Rücken zu, das Schwert gegürtet, den Helm unter dem Arm, und trat auf den Hof.

Er war keine zehn Schritte weit gekommen, als Arnold von Mildenstein in der Tür erschien und ihm nachschrie: »Dann hau doch ab, du Feigling! Und nimm deine Männer gleich mit, diese Memmen!« Er spie in den Sand. »Ihr seid ja noch erbärmlicher als unser Vater. *Wir* haben den Urteilsspruch nie anerkannt, *wir* haben nicht vor dem fetten Bischof gekuscht! Er hat uns unser Land und unser Silber gestohlen!«

Der Herr von Kyffhausen ignorierte seinen tobenden Verwandten und stapfte zu den Pferden, gefolgt von fünf weiteren Männern.

»Gut für uns! Aber erst müssen sie außer Sichtweite sein«, flüsterte Thomas und packte Jakob am Ärmel, als der schon losstürmen wollte.

Die sechs sattelten die Pferde und saßen auf. Ehe sie davonritten, riss Arnold noch einmal die Tür auf und brüllte: »Feige Bastarde!« Dann ging er wieder ins Haus und schlug die Tür so heftig zu, dass die Wände bebten.

Die sechs Männer ritten an.

Augenblicke später drang aus dem Haus Gepolter, es folgten mehrere entsetzte Schreie. Da konnten Thomas und seine Männer nicht länger warten. Mit gezogenen Schwertern rannten sie los. Gottwald riss die Tür auf, und Thomas stürmte als Erster hinein. »Ergebt euch!«, brüllte er. Doch bei dem, was er sah, verschlug es ihm die Sprache.

Allesamt im Raum waren wie versteinert.

Eine fast nackte Frau in mittleren Jahren hatte sich – von einem hochgezogenen Laken nur spärlich verhüllt – in eine Ecke verkrochen, eine zweite wurde neben dem Bett von einem der Reisigen festgehalten, dessen rechte Hand ihre entblößte Brust umfasste. Ihr Ohrläppchen blutete, jemand hatte ihr den Ohrring herausgerissen. Der Bischof reckte das juwelengeschmückte Kreuz hoch, das er um den Hals trug, und starrte entsetzt auf seinen Kaplan. Der bot den schlimmsten Anblick. Kreidebleich und auf Knien, wurde er von Heinrich und Richard gehalten. Wimmernd presste er beide Hände zwischen die Beine, um das dort strömende Blut aufzuhalten. Die Brüder ließen ihn los, um nach ihren Waffen zu greifen, und er stürzte zu Boden. Neben ihm stand Arnold mit einem blutverschmierten Dolch.

Thomas gelangte mit zwei großen Schritten zum Anführer der Mildensteiner, packte dessen dolchbewehrte Hand mit seiner Linken am Gelenk und bog sie zur Seite, bis Arnold den Dolch fallen ließ, während er mit der Rechten die Schwertspitze auf dessen Kehle setzte.

Sofort entspann sich ein kurzer Kampf zwischen Thomas' Männern und den überrumpelten Gegnern. Schnell hatte jeder der drei Brüder eine Klinge am Hals. Da leisteten auch ihre Reisigen keinen Widerstand mehr, die sich mit dem Schmuck der Frauen behängt hatten.

»Legt sie in Fesseln!«, befahl Thomas seinen Männern, als alle Feinde auf dem Boden knieten. Dann fuhr er die beiden verstörten Frauen an: »Holt Moos, um das Blut aufzusaugen! Los, worauf wartet ihr?«

Erschrocken ließ die üppige Gespielin des Bischofs ihr Laken fallen, griff nach einem Umhang und rannte hinaus.

Thomas zerriss das Laken, faltete es hastig zu einem Verband und reichte es dem vor Schmerz und Entsetzen schreienden Kaplan.

Mit einem Blick rundum vergewisserte er sich, dass kein Widerstand mehr zu erwarten war.

»Schafft sie raus!«, befahl er seinen Mitstreitern.

Hartmann griff sich den jüngsten Mildensteiner am Halsausschnitt des Gambesons, zerrte ihn hoch und verpasste ihm einen Tritt, dass er aus der Tür stürzte.

»Wir sind Ritter wie ihr, wir haben eine standesgemäße Behandlung verdient!«, protestierte Arnold. »Wer seid Ihr überhaupt? Ich kenne Euch nicht. Nennt mir Euren Namen, damit ich mich auf Ehrenwort in Euren Gewahrsam begeben kann.«

»Ihr seid Mörder, Schänder, Brandstifter. Gottlose, die nicht einmal davor zurückschrecken, Hand an einen Geistlichen zu legen!«, schleuderte ihm Thomas entgegen. »Keinesfalls *Ritter* wie wir. Ihr seid eine Schande für den Wehrstand, und Euer Ehrenwort ist nichts wert. Aber da Ihr es wissen wollt: Mein Name ist Thomas von Christiansdorf.«

Arnold schnappte nach Luft, als er begriff, wen er vor sich hatte. Aber er war klug genug, nichts darauf zu erwidern.

Thomas ließ den gefangenen Mildensteiner Brüdern die Hände binden und befestigte die Enden der Seile an den Sätteln seiner Männer.

»Zieht ihnen die Schuhe aus!«, befahl er, und seine Mitstreiter zeigten sich dabei wenig rücksichtsvoll.

»Was untersteht Ihr Euch!«, entrüstete sich Arnold. »Das ist gutes Leder!«

Jakob lachte und hielt einen ziemlich durchgelaufenen Schuh hoch. »Gutes Leder? Damit kommt ihr sowieso nicht zu Fuß bis Meißen. Den kann nicht mal mehr der Flickschuster retten.«

Doch der älteste der drei Brüder gab seinen Widerstand nicht auf – zumindest den Widerstand in Worten.

»Das könnt Ihr nicht machen«, protestierte er. »Uns zu Fuß gehen zu lassen, noch dazu ohne Schuhe!«

»Ich wüsste nicht, was dagegen spricht«, erwiderte Thomas kühl. »Ihr wolltet doch *standesgemäß* nach Meißen gebracht werden! Wisst ihr, wie man mit Abschaum wie euch im Heiligen Land verfährt? Vielleicht erzähle ich es unterwegs. Dann werdet ihr mir danken für die Gnade, noch auf eigenen Beinen gehen zu können. In Meißen mag sich dann Landgraf Ludwig mit euch befassen. Und jetzt rate ich: Bewegt die Füße, aber schnell!«

Einen Vorgeschmack auf den öffentlichen Bußgang fand Thomas angemessen. Außerdem konnten die drei so nicht fliehen.

Die Reisigen knieten in Fesseln nebeneinander und beobachteten, was mit ihren Dienstherren geschah – hin- und hergerissen zwischen Angst und der von Trunkenheit geschürten Hoffnung, irgendwie davonzukommen. Die Befehle hatten schließlich ihre Herren gegeben.

»Wer hat euch unsere Ankunft verraten?«, fragte Gottwald mit grollender Stimme.

»Ein wandernder Gaukler«, beeilte sich der älteste Reisige zu sagen. »Er wollte auf dem Burgberg auftreten, wurde aber weggeschickt. Und da dachte er, wir würden ihn entlohnen, wenn er uns steckt, was er da zufällig aufgeschnappt hat«, fügte er an. Seinem Grinsen nach war der Mann nicht entlohnt, sondern mit Schlägen vom Hof getrieben worden.

Der Ritter des Bischofs riss dem Kerl den gestohlenen Schmuck vom Hals und sah zu Thomas.

»Hängt sie auf!«, entschied Christians Sohn ohne Zögern. Von den Bauern in den überfallenen Dörfern wussten er und seine Mitstreiter, dass die Reitknechte besonders brutal gehaust hatten. Einer von ihnen hatte den Säugling aufgespießt, einer der Schwangeren das Kind aus dem Leib gehackt und einer den Dorfältesten in ein lichterloh brennendes Haus gestoßen.

Sofort brachen die drei in Schreie aus und winselten um Gnade.

»Ihr seid Gesetzlose, Mörder und Brandstifter. Dafür sollt ihr bis in alle Ewigkeit büßen«, hielt ihnen Thomas eiskalt vor. Gottwald nickte zufrieden und ging ins Haus, um passende Seile zu suchen.

Kurz nach der Vollstreckung ritt Thomas mit den Gefangenen und einigen seiner Männer los. Gottwald würde sich mit einem weiteren Ritter und den Frauen um den Bischof und den verletzten Kaplan kümmern, bis sie nach Meißen reisen konnten.

Schimpf und Schande

Humpelnd, torkelnd und mit blutigen Fußsohlen erreichten die von den Rittern mitgezerrten Mildensteiner Meißen. Sofort lief eine große Schar Schaulustiger zusammen.

Drei Gefangene, die barfuß und mit Stricken gebunden hinter

Pferden herstolperten, der Kleidung nach aber eindeutig keine Bauern waren, sondern von Stand – welch ein Ereignis!

Während die Meißner herbeiströmten, rief Thomas ihnen zu: »Dies hier sind die Missetäter, die in den Dörfern des Bischofs Menschen getötet, Frauen geschändet und das Vieh abgestochen haben!«

Wutschreie und Verwünschungen erschollen in den Gassen, eine wie aus dem Nichts aufgetauchte Bande von Straßenkindern lief kreischend um den Reiterzug herum und schleuderte Steine und Dreckklumpen auf die Delinquenten.

»Gedankt sei Euch, dass Ihr Gottes Gerechtigkeit durchsetzt!«, schrie eine hagere Frau mit mehlbestäubter Schürze Thomas zu. Etliche Menschen stimmten lauthals in ihre Rufe ein: »Gerechtigkeit! Hängt sie auf! Hängt sie auf! In der Hölle sollen sie brennen!«

Gottes Gerechtigkeit müssen nun der Landgraf und der Bischof durchsetzen, dachte Thomas. Er war gespannt darauf, wie sie es angehen würden. Die Mildensteiner waren kaiserliche Ministeriale, sie hatten einen Geistlichen auf entsetzliche Weise verstümmelt und Kirchenbesitz zerstört. Auf einem Landding, wo sonst Streitigkeiten unter Adligen geschlichtet wurden, konnten keine Strafsachen von solchem Ausmaß verhandelt werden. Doch Ludwig musste bei einer so gewaltigen Verletzung des Landfriedens ein Exempel statuieren. Der Tod durch das Schwert war viel zu gnädig.

Es hieß, auf einer Burg im Harz arbeite ein kluger Mann daran, ein Buch mit einheitlich gültigen Regeln für das Land- und Lehnsrecht niederzuschreiben, wie es aus jahrhundertealten Bräuchen hervorgegangen ist. Aber noch war dieses Buch nicht fertig. Der junge Landgraf Ludwig musste einen Präzedenzfall schaffen.

Auf dem Weg hinauf zum Burgberg wurde der Zug von lärmenden und jubelnden Menschen immer länger, die den meißnischen Rittern und ihren ramponierten Gefangenen folgten.

Als Thomas und seine Männer die Vorburg passierten und danach das erste Tor, das die Wachen des Burggrafen hüteten, grinsten ihnen die Bewaffneten zufrieden entgegen. Sie wussten genau, wer da in Stricken und mit bloßen Füßen den Weg hinaufgezerrt wurde.

Die tobende Menschenmenge wurde von den Wachen zurückgedrängt. Doch es schien, als hätten Vögel mit flinken Flügeln die Nachricht von der triumphalen Ankunft des Straftrupps den Berg hinaufgetragen. Nicht nur der Hof war voller Neugieriger, die für den Moment ihre Arbeit beiseitegelegt hatten. Auch aus sämtlichen Fenstern starrten Schaulustige dicht neben- und übereinander gedrängt.

Die Pforte des prächtigsten der Domherrenhäuser öffnete sich, und eine Gruppe Geistlicher mit dem Propst an der Spitze eilte auf Thomas zu.

»Wo ist Hochwürden?«, fragte der greise Dompropst sichtlich beunruhigt, während seine Augen suchend hin und her wanderten.

»Er und sein Kaplan kommen unter Gottwalds Schutz, sobald sie können«, berichtete Thomas.

»Sobald sie *können?*«, wunderte sich der Geistliche, und die Furchen auf seiner Stirn vertieften sich.

»Hochwürden ist wohlauf, aber sein Kaplan wurde von diesen Gottlosen hinter mir verwundet und bedarf der Pflege, bevor er reisen kann.«

»Bei allen Heiligen!«, stöhnte der alte Mann und schlug ein Kreuz. Seine Begleiter taten es ihm gleich und fingen an, wild durcheinander Fragen zu stellen: was dem Kaplan geschehen sei, ob er genesen werde …

»Betet für ihn. Und vielleicht könnt Ihr ehrwürdigen Herren einen Reisewagen schicken. Lasst uns die Einzelheiten nicht hier draußen vor aller Ohren bereden«, sagte er mit gedämpfter Stimme, um das Stimmengewirr zum Verstummen zu bringen. »Ich suche Euch auf, gleich nachdem ich der Markgräfin berichtet habe.«

So führten Thomas und seine Mitstreiter die Gefangenen in den hinteren Bereich des Plateaus, wo der Markgraf seinen Palas hatte.

Thomas war kaum aus dem Sattel gestiegen, da kam ihm schon der Marschall mit schweren Schritten entgegen. Er zog die buschigen Brauen hoch, als er den erbärmlichen Zustand der Mildensteiner sah. Hinter ihm rannte schwer atmend der Truchsess, der unbedingt als Erster da sein wollte.

»Thomas von Christiansdorf, ich weiß nicht, welche Sitten in Akkon herrschen, wo Ihr lange gelebt habt, wie wir alle wissen«, rüffelte der eitle Pfau mit japsender Stimme. »Aber *hierzulande* ist es üblich, dass Männer von Stand angemessen behandelt werden, sobald sie in Gefangenschaft geraten. Das heißt, sie händigen feierlich ihrem Bezwinger das Schwert aus und begeben sich auf Ehrenwort in Gewahrsam.«

Das wusste Thomas auch. Es war nichts Ungewöhnliches, wenn hochgeborene Gefangene in gut ausgestatteten Kammern einquartiert wurden, mit ihrem »Gastgeber« an einer Tafel speisten, sogar zur Jagd ausritten und nachts Frauen geschickt bekamen, bis ihre Familien das Lösegeld bezahlten. Doch der Truchsess in seinem rosaroten Surkot konnte sich noch so aufplustern; er beeindruckte Thomas kein bisschen.

»Wenn Ihr hört, was dieses ehrlose Gesindel verbrochen hat, werdet Ihr mein Vorgehen nicht mehr beanstanden«, versicherte er und fixierte mit seinem Blick den Marschall. »Sie haben nicht nur Kirchbesitz zerstört und Dorfbewohner getötet, sie haben auch den Kaplan des Bischofs verstümmelt.«

Diese Auskunft sorgte für entsetzte Schreie und fassungsloses Raunen auf dem Hof.

»Wie …? Verstümmelt?«, keuchte der Truchsess.

Thomas tat ihm nicht den Gefallen, dieses erniedrigende Detail hier vor allen Leuten zu enthüllen.

»Wird er überleben?«, fragte der Marschall von Schladebach.

»Er hat viel Blut verloren, und jede Wunde kann brandig werden«, war alles, was sich Thomas entlocken ließ.

Gemeinsam suchten sie die Markgräfin auf, die sich auf die Nachricht von der Rückkehr der ausgesandten Ritter bereits mit Lukas und Tammo von Schönfeld in die Halle begeben hatte. Hinter ihr stand Ida von Buchheim, die Frau des Truchsessen. Man sah ihr die Neugier an der Nasenspitze an.

Lukas warf seinem Stiefsohn einen anerkennenden Blick zu und verkniff sich ein Grinsen, während er zusah, wie Hartmann und Jakob die gefesselten Mildensteiner in die Knie zwangen.

Thomas trat vor und sank vor der Markgräfin auf ein Knie.

»Durchlaucht, wie von Euch befohlen, haben meine Mitstreiter und ich die Übeltäter Arnold, Richard und Heinrich von Mildenstein auf frischer Tat gestellt und als Gefangene hierhergeführt, damit Ihr und Euer erlauchter Bruder über sie urteilt.«

Jutta nickte zustimmend und erlaubte ihm mit einer Geste, aufzustehen. »Ich danke Euch. Einen ersten Boten an meinen Bruder habe ich gleich entsandt, als wir von dem Unheil erfuhren. Heute kann ich ihm einen weiteren mit Einzelheiten schicken, damit der Landgraf so schnell wie möglich kommt und Gericht hält.«

»Wenn Ihr erlaubt«, wandte Thomas ein, »würde ich Euch die schändlichen Details ihrer Verbrechen zunächst in kleiner Runde schildern: Ihr, Eure Berater Lukas von Freiberg und Tammo von Schönfeld, der Marschall sowie als Augenzeugen zwei meiner Begleiter, die Ritter von Eichenbrück und von Grünquell. Ich habe triftige Gründe für diese Bitte.«

»Wie könnt Ihr es wagen, mich zu übergehen?«, protestierte der Truchsess sofort und reckte sich in die Höhe.

»Es handelt sich um eine militärische Aktion«, wies ihn der Marschall in die Schranken. Die Abneigung zwischen den beiden war kaum mehr zu übersehen.

Die Markgräfin ignorierte den Truchsess und erhob sich. »Der Marschall sowie die genannten Ritter mögen mir folgen. Und sorgt dafür, dass diese Verbrecher in eine Zelle kommen, bei Brot und Wasser.« Mit angewidertem Blick maß sie die Gefangenen, dann ging sie voraus in die markgräfliche Kammer.

Freude, Häme, Zorn

Die Gräueltaten der Mildensteiner waren *das* Gesprächsthema in Meißen, schon seit Tagen und überall, wo mehr als zwei Menschen zusammenkamen. Voller Ungeduld erwarteten die Stadtbewohner die Ankunft des Landgrafen und seines Gefolges – nicht nur wegen der Aussicht auf gute Geschäfte, wenn viele zahlungskräftige Gäste anreisten. Vor allem wollten sie sehen und miterleben, dass endlich auch einmal Angehörige der Ritterschaft für ihre Missetaten bestraft wurden. Niemand scherte sich sonst um die Bauern, denen bei einer Fehde der Ritter die Felder verwüstet und das Vieh abgestochen wurden. Eine von einem Ritter geschändete Bäuerin hatte so wenig Aussicht, mit ihrer Klage durchzukommen, dass es keine wagte. Zumal in dem Fall alle Tiere getötet werden mussten, die bei der Untat im Haus gewesen waren, und das konnte sich kein Dorfbewohner leisten, der seine einzige Ziege oder Kuh in der gleichen Kate hielt, in der er schlief und aß.

Seit der Rückkehr von Thomas' Truppe schwirrten Gerüchte durch die Stadt, eines wilder als das andere. Dass Kaiser Friedrich höchstselbst kommen werde, um den Landfrieden wiederherzustellen. Dass es eine ergötzliche Hinrichtung auf dem Meißner Markt geben werde, bei der man die Delinquenten um Gnade winseln sehen konnte. Dass eine Streitmacht anrücken werde … Welche und weshalb, darüber herrschte allerdings Uneinigkeit.

Je mehr Zeit verstrich, ohne dass Landgraf Ludwig und sein Geleit eintrafen, umso mehr gärte es in der Stadt. Was, wenn das Urteil nicht zur Genugtuung der Menschen ausfiel, die die Mildensteiner exemplarisch bestraft sehen wollten? Würde es einen Aufruhr geben? In Einverständnis mit dem Marschall erkundete Lukas deshalb bei täglichen Gängen hinunter in die Stadt die Stimmung unter deren Bewohnern.

»Komm mit!«, forderte er eines Tages Thomas auf, ein schelmisches Grinsen auf dem Gesicht trotz der beunruhigenden Lage. »Ohne Waffen, zieh dir etwas Unscheinbares über und verbirg dein Haar.«

Nur adlige Männer trugen das Haar bis auf die Schulter.

Lukas selbst trug die Kleidung eines einfachen Reisenden, ziemlich durchgelaufene Schuhe und eine Gugel über dem weißen Haar, die ihm weit ins Gesicht reichte. Heute war der wöchentliche Markttag, und in dem Gewimmel würde sie kaum jemand beachten. Aber es war eine gute Gelegenheit für ihr Vorhaben, denn auch die Bauern der umliegenden Dörfer, die in der Stadt Eier, Käse, Hühner und Kohl feilbieten wollten, wussten von den schlimmen Geschehnissen in den Bischofsdörfern.

»Du erlöst mich vom Würfelspiel mit deinem Freund Tammo«, meinte Thomas erleichtert.

Er und Lukas stiegen vom Burgberg hinab in die Stadt, nicht den Weg für Berittene, sondern den schmalen Pfad mit krummen Stufen auf einigen Abschnitten.

Auf dem Markt herrschte unüberschaubares Gewimmel. Lukas hielt direkt auf einen Bader im blutverschmierten Kittel zu, der vor zahlreichem Publikum einem ängstlichen Patienten einen Backenzahn ziehen wollte. Der schmerzgeplagte Mann hielt sich krampfhaft mit beiden Händen an dem Schemel fest, auf den ihn der Bader dirigiert hatte.

»Ich bin schnell!«, lobte dieser sich selbst, hielt seine schaurig grobe Zange hoch und versicherte generös: »Falls ich ihm den Kiefer breche, muss er nur den halben Preis zahlen.«

Sofort schlossen die Zuschauer Wetten ab, wie diese martialische Behandlung wohl ausgehen würde. Der Patient sank immer mehr in sich zusammen, bis er mit der um den Zahn geklemmten Zange Stück für Stück hochgezogen wurde. *Krrks* … Es knackte, das Publikum johlte, doch der Bader hatte nur den halben Zahn herausgebrochen.

»Ich bin ein ehrlicher Mann, für einen halben Zahn nehme ich auch nur den halben Preis!«, verkündete er lauthals. »Soll ich dir den Rest noch rausholen?«

Sein Kunde winselte nur mit blutendem Mund, schüttelte den Kopf und rannte unter Gelächter davon, während er sich die geschwollene Backe hielt.

»Der Nächste!«, rief der Bader. Da aber keiner den Mut hatte, sich ihm anzuvertrauen, pries er lauthals das Tonikum an, das er gebraut hatte. »Stärkt die Manneskraft, schützt vor Zahnweh, Läusen, Gicht, schlechten Träumen …«

Er zählte noch zwei Dutzend Beschwerden auf, gegen die sein Wundermittel zuverlässig helfen würde, doch dabei verlor er die Aufmerksamkeit seines Publikums. Denn eine Gruppe Reiter bahnte sich den Weg durch die Menge, unverkennbar Männer des Bischofs.

Niemand sagte ein Wort, niemand wandte den Blick von der kleinen Kolonne, bis die Bewaffneten den Marktplatz hinter sich hatten.

Dann platzte eine dürre alte Frau mit einem Korb voller kleiner Fische heraus: »Habt ihr gehört? Gestern Abend, es war schon fast dunkel, da fuhr ein Karren zum Burgberg hinauf, der von Rittern des Bischofs bewacht wurde. Das war sicher der arme Kaplan, den man verstümmelt hat …«

»Ja, das haben wir auch gehört«, bestätigte ein Mann, der sich, seiner blutigen Schürze nach zu schließen, für eine Weile von den Fleischbänken verzogen hatte. Die alte Frau murmelte etwas und bekreuzigte sich.

»Aber *wo* wurde der Gottesmann verstümmelt? Das halten sie da oben« – der Fleischhauer deutete mit dem Kopf zum Burgberg hoch – »auffällig geheim.«

»Meine Tochter war gestern auf der Burg, neue Binsen in der Halle auslegen, damit alles für den Landgrafen ordentlich vorbereitet ist«, berichtete ein Mann mit Holzspänen auf den Kleidern; vielleicht ein Zimmerer oder Böttcher. »Sie sagt, der Verletzte auf dem Wagen hat noch Hände und Füße gehabt.«

»Und sicher auch Augen und Ohren, ihr Dummköpfe!«, prahlte ein schwankender Händler, der seinen Verkaufserlös anscheinend schon zu beträchtlichen Teilen in Bier umgesetzt hatte. »Wenn sie ihm ein *Auge* ausgestochen oder eine *Hand* abgeschlagen hätten, wüssten wir es. Doch da jedermann dort oben so auffällig über gerade diese Einzelheit schweigt … Denkt doch mal nach! Es kann nur eines sein«, schlussfolgerte er mit schmierigem Grienen, rülpste und kicherte. »Dafür hat ein Betbruder sowieso keine Verwendung.«

Eine Hälfte des Publikums grinste, die andere verzog schmerzlich das Gesicht, ganz der Phantasie über diese geheimnisumwitterte Verstümmelung hingegeben.

»Lass uns weiterlaufen«, sagte Lukas zu seinem Stiefsohn.

Als sie ein paar Schritte entfernt waren, meinte er: »Das geht so seit Tagen. Dieses Gespräch wird seit deiner Rückkehr ständig und allerorten geführt. Am Hafen singen sie schon zotige Lieder – aber nur, wenn kein Bischöflicher in der Nähe ist. Doch letztlich können sie alle nur mutmaßen. Gut, dass du dieses Detail nicht vor allen enthüllt hast.«

Er lenkte Thomas zu den Brotbänken. Eine füllige Frau mit mehlbestäubter Kleidung und einer Verbrennung an der rechten Hand winkte sie heran.

»Wie immer Honigküchlein, guter Mann?«, fragte sie Lukas mit breitem Lächeln.

»Heute nehme ich vier, schöne Frau.«

Sie lächelte geschmeichelt und enthüllte dabei mehrere Zahnlücken, vermutlich von ausgeschlagenen Zähnen.

Lukas nahm die köstlich duftenden Gebäckstücke entgegen, gab eines davon Thomas, biss von einem gleich selbst ab und wickelte zwei in ein dünnes Leinentuch, das er in seine Pilgertasche steckte.

»Die sind für Milena, mein Patenkind«, erklärte er lächelnd. »Du hast sie noch gar nicht kennengelernt, nicht wahr? Aber du warst ja kaum in Meißen angekommen, da hat dich die Markgräfin schon wieder fortgeschickt.«

Soweit Lukas wusste, hatte in all der Aufregung auch noch niemand Thomas von Christians Eskapade beim Schwimmen erzählt. Er selbst würde es nicht tun, denn der Junge schämte sich in Grund und Boden und hatte seine Lektion begriffen.

»Ich freue mich auf jeden aus unserer Familie, den ich hier wiedersehe oder kennenlerne«, versicherte Thomas aufrichtig. »Wenige genug sind es ja.«

Er wich geschickt einer Magd aus, die zwei Eimer mit Wasser aus dem Brunnen trug, das kräftig über den Rand schwappte, und packte einen Burschen am Kittel, der sich verdächtig seinem Almosenbeutel näherte. Ein harter Blick, und der Dieb verschwand, froh darüber, nicht bestraft zu werden.

»Gestern habe ich mich nach einigen der Mädchen erkundigt, die zu meiner Zeit auf dem Burgberg erzogen wurden«, erzählte er wehmütig.

»Auf der Suche nach einer alten Liebe?«, scherzte Lukas. Sein Stiefsohn ging auf den Tonfall nicht ein.

»Leider mit traurigem Ergebnis. Stell dir vor: Sie sind *alle* tot! Da komme ich mir richtig alt vor. Die meisten sind im Kindbett gestorben. Eine wurde von ihrem Mann zu Tode geprügelt, drei holte das Sommerfieber. Nur eine Einzige lebt noch – als Nonne im Kloster zum Heiligen Kreuz, das Dietrich gegründet hat.«

»Gebären ist ein gefährliches Unterfangen. Nicht einmal Marthe konnte allen helfen.«

Lukas steckte das letzte Stück Kuchen in den Mund und leckte sich genüsslich den Honig von den Fingern. »Die kleine Milena wird strahlen, wenn ich ihr nachher die Süßigkeiten zustecke. Sie hat es hier nicht leicht«, erklärte er. »Sie bekommt nicht genug zu essen und wird wegen ihrer slawischen Herkunft verhöhnt. Aber sie hat großes Talent, Geschichten zu erzählen. Du wirst staunen, wenn du es bald einmal erlebst.«

Durch eine krumme Gasse lotste Lukas seinen Stiefsohn zu einer Schankwirtschaft, wo der Geräuschpegel schon von außen verriet, dass sie brechend voll war.

»Hierher wollte ich mit dir, aber nicht wegen des Bieres«, sagte er geheimnisvoll.

Beim Öffnen der Tür schwappten ihnen die beißenden Ausdünstungen von Schweiß, abgestandenem Bier, durchgeschwitzten Kleidern und ungewaschenen Menschen entgegen. Der deftige Knoblauchgeruch aus dem Suppenkessel am Haken über dem Feuer kam dagegen kaum an.

Lukas zog seinen Begleiter zielsicher zu einer Eckbank ganz hinten und bestellte bei der schweißüberströmten Schankmagd zwei Krüge Bier.

Während sie warteten, schaute sich Thomas unauffällig um. Die meisten Gäste hatten trotz der frühen Tageszeit dem Bier schon reichlich zugesprochen. Einer rannte hinaus, weil ihm schlecht wurde, einer kam zur Erheiterung seiner Freunde mit durchnässten Beinlingen wieder, weil er es nicht schnell genug zum Abtritt geschafft hatte. An einem Tisch wurde gewürfelt; gerade sprang dort ein vierschrötiger Kerl auf und brüllte: »Betrug!«

Noch ehe Messer gezogen werden konnten, waren der Wirt und seine zwei kräftigen Söhne herbeigestürmt und zerrten die wütenden Gäste hinaus.

»Ich will ja nicht mäkelig sein. Aber erwartest du wirklich, in dieser Gesellschaft von Trunkenbolden etwas Nützliches zu erfahren?«, monierte Thomas. »Wenigstens ist das Bier gut.«

»Warte nur ab!«, versprach Lukas und gab der Schankmagd eine weitere Münze, damit sie einen Krug Bier zu einem der jungen Männer am Nachbartisch brachte. Dort saß eine Gruppe stellungsloser Schreiber und Vaganten – leicht zu erkennen an den tintenbekleckten Händen und den Kappen, an die jeder zum Zeichen seines Berufsstandes einen Federkiel geklemmt hatte.

»Soll ich dir einen Liebesbrief aufsetzen, mein Freund?«, fragte der hochgewachsene, klapperdürre wandernde Studiosus, nachdem er verwundert, aber glücklich das Bier zu sich gerissen hatte. »Ich verspreche dir, deine Schöne wird dahinschmelzen und in deine Arme sinken, wenn sie meine Verse liest.«

»Ein anderes Mal. Heute will ich lieber noch einmal deine Geschichte von gestern hören, die von der Ankunft der ritterlichen Helden. Mein Freund hier neben mir kennt sie noch nicht.«

»Für solchen Lohn gern.«

Der Vagant stand auf, setzte den Krug an die Lippen und leerte ihn – von den anderen Gästen angefeuert – in einem Zug. Dann rülpste er, wischte sich den Mund ab und begann leicht wankend zu rezitieren.

Es war ein offenkundig selbst gereimtes Gedicht über den geheimnisvollen Recken, der die schrecklichen Mildensteiner Mordgesellen bezwungen, nach Meißen gebracht und in den Kerker geworfen hatte.

In dem Lärm fiel es Thomas nicht leicht, den gelallten Worten zu folgen. Mein Stiefvater hätte ihm lieber eine Schüssel Suppe spendieren sollen, dachte er bei sich. Doch mit den letzten Versen verblüffte ihn der Studiosus. Niemand kenne den fremden Ritter, verkündete der dürre Sänger mit schwerer Zunge, aber leuchtenden Augen. Doch seine Kleidung, sein dunkles Haar und sein gebräuntes Gesicht bewiesen, dass er ein großer Held aus dem Morgenland und der Vorbote besserer Zeiten sein müsse.

Ein dicker Mann stützte sich mit schwieligen Händen auf dem Nachbartisch auf und stemmte sich hoch. »Ich weiß es besser! Es ist der wiedergeborene Christian von Christiansdorf! Er ist auferstanden, um für Gerechtigkeit zu sorgen!«

»Wir sollten schnellstens verschwinden«, raunte Thomas, peinlich berührt von diesen Lobgesängen. »Ehe uns noch jemand erkennt.«

Der Zufall kam ihnen zu Hilfe, denn just in dem Moment stürzte ein Halbwüchsiger in die Schankstube und brüllte mit sich überschlagender Stimme: »Der Fürst von Thüringen kommt! Es nähert sich eine große Reiterkolonne auf der Straße an der Elbe! Und vorangetragen wird das thüringische Löwenbanner!«

Einige Schankgäste sprangen sofort auf und rannten zur Tür,

um sich mit eigenen Augen zu überzeugen, andere waren schon so gut abgefüllt, dass selbst diese Sensation sie nicht von den Bänken reißen konnte. Lukas und Thomas nutzten die Gelegenheit, um zu verschwinden.

»Geh du hoch zur Burg und kleide dich angemessen für den Besuch des Landgrafen«, entschied Lukas. »Er wird dich vermutlich als Ersten anhören wollen. Ich bleibe noch hier und beobachte, wie die thüringische Gesandtschaft von den Stadtbürgern und den Bauern der Nachbardörfer begrüßt wird.«

Thomas nickte und entfernte sich rasch.

Lukas blieb. Die Marktstände waren inzwischen zusammengeklappt und abgebaut worden, zwischen den Abfällen auf dem Boden suchten dürre Hunde, Katzen und Ratten nach Essbarem. Mägde und Hausfrauen trugen ihre Einkäufe nach Hause, die Bauern beluden ihre kleinen Karren mit den unverkauften Waren.

Doch wer konnte, fand sich zu beiden Seiten des Weges ein, den die thüringische Reiterkolonne nehmen würde. Es wurde gedrängelt und geschubst; jeder wollte etwas sehen von der Pracht: den schönen jungen Fürsten, die farbenfrohen Gewänder, die edlen Pferde. Straßenkinder und Bettler hofften auf Pfennige, die als Almosen in die Menge geworfen wurden.

»Sie kommen! Sie kommen!«

Die Aufregung in der Menge wurde immer größer. Solch ein Ereignis gab es nicht alle Tage. Sie konnten noch tagelang vor ihren Nachbarn davon schwärmen und mit Einzelheiten aufwarten.

»Es lebe Fürst Ludwig! Ein Hoch auf Fürst Ludwig!«

»Gott schütze Euch und Euren kleinen Sohn!«

Die Meißner wussten, dass Landgräfin Elisabeth ihrem Gemahl im Frühjahr einen Erben geboren hatte, denn aus diesem Anlass waren auch im hiesigen Dom Dankesmessen gefeiert worden.

Der überaus gut informierte Lukas wusste aber auch von dem

Skandal bei der Kindstaufe in Eisenach: Die junge Landgräfin hatte ihre weitgereisten und in die kostbarsten Kleider gehüllten Gäste brüskiert, indem sie barfuß und im Büßergewand zur Kirche gegangen war. Im Thüringer Adel war man sich weitgehend einig: Diese sonderbare Elisabeth will nur zeigen, dass sie frömmer ist als wir alle. Nur Ludwig stellte sich schützend vor seine Gemahlin.

Allmählich musste Lukas aufpassen, sich in dem Geschiebe nicht zurückdrängen zu lassen. Doch sobald die Bannerträger, der Fürst und die ranghöchsten Begleiter vorbeigezogen waren, änderten sich die Rufe, wurden zu Sprechchören: »Gerechtigkeit!« – »Bestraft die Mörder!« – »Hängt sie auf, hängt sie auf, hängt die Mildensteiner auf!«

Lukas hatte genug gesehen und gehört. Höchste Zeit zu gehen. Über die Treppen würde er immer noch eher oben sein als der Reiterzug, der sich den Weg durch die vollen Gassen bahnte.

Das Urteil

Mit pulsierender Ungeduld wartete Meißen auf den Gerichtsprozess gegen die Mildensteiner. Doch Landgraf Ludwig ließ sich Zeit – nicht aus Unlust, sondern weil dies ein juristischer Sonderfall war und er größte Sorgfalt walten lassen wollte.

Wegen der Abscheulichkeit der Verbrechen – insbesondere gegen die Kirche, die noch dazu von Reichsministerialen verübt worden waren, also Dienstmannen des Kaisers – hatte der Landgraf einen Rat einberufen, der zur Enttäuschung vieler Neugieriger hinter geschlossenen Türen tagte. Zu ihm gehörten der kaiserliche Meißner Burggraf Meinher von Werben sowie die Reichsministerialen Ludolf von Allerstedt, Bernhard von Kamenz und Hermann von Schönburg. Statt des Meißner Bischofs als Betroffener würde Bischof Engelhard von Merseburg die Kirchenstrafen bekanntgeben, ein in der Politik überaus erfahrener Mann, der sogar schon vom Papst mehrfach als Richter eingesetzt worden war.

Da der Burghof niemals die Zahl der Interessenten fassen würde und sie hier keinen Massenandrang provozieren konnten, nahm der Landgraf Lukas' Rat an, unmittelbar nach der Urteilsverkündung Herolde auf den Meißner Markt und in die betroffenen Dörfer zu schicken, damit sie das Urteil ausriefen. Als diese Kunde verbreitet wurde, war der Jubel vom Marktplatz bis hoch auf den Burgberg zu hören.

Nieselregen fiel an diesem mit Spannung erwarteten Tag im August, doch das störte niemanden.

Der Burghof war so dicht gefüllt, dass man kaum treten konnte. Direkt vor dem Palas war ein Podest errichtet worden, um das zwei Reihen Wachen standen. Die zweite, innere Kette zum Schutz der fürstlichen Familie bildeten »Lukas' halbes Dutzend«, Thomas, Gottwald und seine Männer sowie einige thüringische Ritter. Den neben sich musterte Lukas skeptisch. War das nicht ebenjener, der sich bei Ludwigs erstem Besuch so anzüglich über Änne geäußert hatte?

Getrommel und die weit tragende Stimme des Herolds kündigten den Landgrafen, die Markgräfinwitwe und den jungen Markgrafen an. Feierlich und unter Hochrufen betraten sie den Hof und setzten sich auf ihre reich verzierten Stühle. Ludwig und ganz besonders Jutta legten großen Wert darauf, dass wichtige Beschlüsse stets gemeinschaftlich verkündet wurden: der Vormund, die Mutter des Erben und das junge Mündel.

Der inzwischen vierjährige Heinrich, der heute statt des Kinderkittels ein Gewand trug, das ihn wie einen winzigen Erwachsenen erscheinen ließ, kletterte an Ännes Hand auf das Podest. Die junge Witwe war abermals nach Meißen gerufen worden, nachdem der neue Medicus überraschend einem heftigen Fieber erlegen war, gegen das er selbst nichts ausrichten konnte. Sie stellte sich hinter den kleinen Thron Heinrichs, und er wandte den Kopf zu ihr, um bestätigt zu bekommen, dass er alles richtig gemacht hatte.

Lukas wurde warm ums Herz, als er sah, wie innig Änne mit dem Kleinen umging. Es ist traurig, dass sie kein Kind austragen konnte, dachte er. Ich wünsche ihr, dass sie noch einen guten Mann findet, mit dem sie eigene Kinder haben kann.

Der Graf von Henneberg, enger Vertrauter des Markgrafen und durch Erz- und Silberfunde sowie Salinen auf seinen umfangreichen Ländereien einer der reichsten und mächtigsten Männer in Thüringen, nahm rechts von Ludwig und Jutta Platz, der Bischof von Merseburg links.

Die Menschen auf dem Burghof reckten die Hälse und stellten sich auf Zehenspitzen, um sie zu sehen. Aber dann richtete sich alle Aufmerksamkeit nach rechts. Von dort wurden die drei Delinquenten herbeigeführt – in den staubigen Kleidern, in denen Thomas sie gefangen genommen hatte, aber bemerkenswerterweise *mit* Schuhen, sogar eindeutig *neuen* Schuhen. Landgraf Ludwig war offensichtlich der Meinung, so weit dürfe die Erniedrigung eines Adligen vor dem Gericht nicht gehen.

Arnold, Richard und Heinrich mussten nebeneinander niederknien, während der Herold ihre Schandtaten von einem Pergament ablas. Gegen die Schreie und Verwünschungen der Zuschauer kam selbst er mit seiner tragenden Stimme nicht an, bis der Landgraf Ruhe befahl.

Ludwig erhob sich würdevoll, um von allen gesehen und gehört zu werden.

»Die drei Angeklagten Arnold, Richard und Heinrich von Mildenstein haben geschworen, sich jeglicher Strafe zu unterwerfen, die heute und hier für ihre abscheulichen Taten verhängt wird«, rief er.

In den hinteren Reihen kam Gemurmel auf; wahrscheinlich wurden schon wieder ein paar Wetten abgeschlossen, wie die Strafen ausfallen würden.

»Erstens: Die Angeklagten und ihre Nachkommen verlieren auf alle Zeit die umstrittenen Dörfer«, verkündete Ludwig. »Zweitens: Von ihren verbliebenen Gütern haben sie jährlich einen Zehnten in Höhe von zehn Mark Silber an die Kirche zu entrichten. Drittens: Sie zahlen zwanzig Mark Silber Buße an den Geistlichen, den sie in so schändlicher Weise verstümmelt haben.«

Geraune und Gekicher im Hof deutete darauf hin, dass weitgehend Einigkeit über die wieder nicht im Detail genannte Art der Verstümmelung herrschte.

Thomas, der die schäbige Wallburg der Mildensteiner gesehen hatte, bezweifelte, dass die Brüder so viel Geld aufbringen konnten. Nach diesem Urteilsspruch würde ihr Adelsgeschlecht unwiederbringlich verarmt sein und in Bedeutungslosigkeit versinken.

»Die Strafen werden auf den Landdingen Collm, Delitzsch und Schkölen bekanntgemacht«, fuhr der Landgraf fort. »Doch der Kirche gegenüber haben die Angeklagten weitere Bußen abzuleisten. Diese verkündet nun Hochwürden Engelhard von Rabil, Bischof zu Merseburg.«

Ludwig setzte sich, und der Bischof, ein älterer Mann mit finsterer Miene, trat vor.

»Schmach um Schmach sollen die Brüder zur Strafe erdulden!«, rief er mit donnernder Stimme. »Als Erstes werden sie in genau zehn Tagen zur Mittagsstunde an dem Ort, wo sie so schändlich Hand an einen Mann Gottes gelegt haben, die Harnescharre erleiden!«

Diese seinem Auftreten nach schreckliche Ankündigung sagte den meisten Anwesenden nichts, er erntete ratlose Blicke.

»Das Hundetragen«, erklärte er. Lukas erinnerte sich: eine überaus demütigende Strafe nach fränkischem und schwäbischem Recht, die hier kaum bekannt war, aber den Zuschauern maximales Vergnügen bereiten würde.

»Die Delinquenten bekommen jeder ihren größten Jagdhund eng an den Hals gebunden und müssen ihn barfuß und im

Büßerhemd eine Meile weit tragen«, erläuterte Hochwürden den Unwissenden.

Gelächter und begeisterte Kommentare flammten im Publikum auf. Das würde ein unvergessliches Spektakel geben!

Doch der Bischof war noch nicht fertig. »Binnen eines Jahres müssen sie als Büßer mit Ruten in den Händen ihre schändlichen Taten in Merseburg und Naumburg bekennen und dann in Meißen Gnade erbitten, indem sie dem Bischof zu Fuße fallen.«

Die Zuschauer grinsten angesichts der Aussicht auf ein weiteres Schauspiel.

»Danach haben sie für zwei Jahre das Land zu verlassen. Nur wenn sie diese Bedingungen erfüllen, kann ihrem Vater ein christliches Begräbnis zuteilwerden, und sie selbst werden vom Bann gelöst. Ansonsten verfallen sie der Reichsacht.«

Der Regen war inzwischen stärker geworden, aber das störte niemanden – außer vielleicht die Angeklagten.

»Arnold, Richard und Heinrich von Mildenstein haben sich in zehn Tagen am Ort ihres Verbrechens einzufinden, um dort die Harnescharre zu verbüßen«, rief der Herold. »Bis dahin können sie sich zu ihren Besitzungen begeben, um das Bußgeld aufzutreiben.«

Jutta fuhr zusammen und neigte sich zu ihrem Bruder.

»Du lässt sie gehen?«, fragte sie fassungslos mit gedämpfter Stimme. »Dieses ehrlose Pack wird sich davonmachen, statt die Strafe abzuleisten. Das Volk wird sich um die Gerechtigkeit betrogen fühlen!«

»Sie haben geschworen, sich dem Urteil zu unterwerfen«, fauchte er zurück, ungehalten über ihren Widerspruch.

In eisigem Schweigen gingen sie in den Palas, geschützt von ihren Wachen, während sich der Burghof noch lange nicht leerte. Als der Herold aufbrach, um das Urteil auf dem Markt zu verkünden, schlossen sich ihm etliche Menschen an, um alles noch einmal anzuhören. Und in den Schankstuben würde heute das Bier reichlicher denn je fließen und ausgelassen gefeiert werden.

Streit und Feuer

Die Zeit für die Vollstreckung der Harnescharre war auf die Mittagsstunde des zehnten Tages festgelegt worden, damit auch die Bauern der anderen betroffenen Orte und aus weiter entfernten Dörfern zuschauen konnten.

Vor dem Mittag reisten der Landgraf, die Markgräfinwitwe, der junge Erbe, der Meißner Bischof, der Graf von Henneberg und weitere Personen von Rang an.

Von ihrem erhöhten Platz aus konnten sie sehen, wie immer mehr Dorfbewohner aus den umliegenden Orten herbeiströmten, etliche mit Proviant beladen. Es war ein heißer Spätsommertag, und sie waren zeitig aufgestanden und losmarschiert, um das Spektakel nicht zu verpassen.

Entlang der gesamten Wegstrecke, die die Delinquenten mit ihren Hunden am Hals zurücklegen mussten, standen sie und riefen ungeduldig, wann die ruchlosen Verbrecher denn nun endlich kämen, um für ihre Schandtaten zu büßen. Vor allem die Kinder und die jungen Burschen hatten Körbe voll Schafs- und Ziegenköttel mitgebracht und sammelten noch eifrig auf, was die Pferde der Ritter hinterließen, um die verhassten Mildensteiner damit zu bewerfen. Wann sonst hatte man dazu schon Gelegenheit?

Doch langsam überschritt die Sonne den Zenit, und von den Brüdern war weit und breit nichts zu sehen.

Die Unruhe wuchs sich zu Wutgeschrei aus.

Unwirsch schickte der Marschall Reiter aus, um die Delinquenten zu suchen, doch seine Berittenen kamen unverrichteter Dinge zurück. Weder auf der Wegstrecke noch in ihrer Wallburg waren die Verurteilten anzutreffen gewesen.

Jutta, die immer ungehaltener wurde, fauchte ihren Bruder an: »Es war dumm, sie laufenzulassen, statt sie bis zum Vollzug in den Kerker zu werfen! Es war dumm zu glauben, sie würden freiwillig kommen, um diese demütigende Strafe auf sich zu nehmen! Gleich haben wir hier einen Massenaufruhr.«

Wie vom Blitz getroffen drehte sich Ludwig zu ihr. So hatte sie ihn noch nie kritisiert.

»Alle zehn Schritte zurück!«, schrie er dem gesamten Hofstaat zu.

Die Männer gehorchten. Kaum waren sie außer Hörweite, schnauzte er seine Schwester fassungslos an: »Hast du mich eben vor aller Ohren zwei Mal hintereinander *dumm* genannt?«

Jutta ließ sämtliche Hemmungen fahren, lang zurückgehaltener Zorn kochte in ihr hoch. »Ja, es war *dumm* und *naiv!* Sieh dir doch die Leute an! Sie sind gekommen, weil diese blutrünstigen Schurken ihnen allen Besitz zerstört haben, ihre Nachbarn erschlugen, ihre Töchter und Frauen schändeten! Und nun müssen sie erleben, dass ihnen keine Gerechtigkeit widerfährt. Vom Bischof ganz zu schweigen. Das lässt uns schwach aussehen! Das lässt *mich* schwach aussehen! Wer weiß, ob der ganze Unrat, den die Leute gesammelt haben, um damit die Mildensteiner zu bewerfen, am Ende nicht in unsere Richtung fliegt, weil wir die Übeltäter entkommen ließen.«

Ludwig verschlug es die Sprache. Aber nur für einen Augenblick.

Dann sagte er leise, aber zornig: »Wenn du denkst, ich regiere nicht gut genug als Vormund für deinen kleinen Sohn – ich kann die Vormundschaft auch niederlegen! Was glaubst du, wer dann alles über das Erbe deines Mannes herfällt? Aus allen Himmelsrichtungen werden sie kommen. Und *du* kannst sie nicht aufhalten, *du* kannst sie nicht abwehren. Wäre dir das lieber?«

Jutta schwieg, und er atmete heftig.

»Ich habe es satt, wenn nicht geschätzt wird, was ich hier leiste. Wegen dieser drei erbärmlichen Wichte ohne Gefolgschaft bin ich eigens nach Meißen geritten, statt endlich den Grafen von Orlamünde und den Erzbischof von Mainz in die Grenzen zu weisen, die mich immer wieder angreifen! Ich opfere nicht meine kostbare Zeit und meine Männer, damit du mich zum Dank dafür herunterputzt. Das muss ich mir nicht bieten lassen! Ich bin der Landgraf von Thüringen – und du bist eine hilflose Witwe ohne Ahnung von Politik, mit denkbar schlechten Beratern, einer gefährlichen Opposition unter der Ritterschaft und einem schwachen Heer. Denkst du wirklich, du kämst ohne mich zurecht?«

»Der Papst hat mich und Heinrich ausdrücklich unter seinen Schutz gestellt!«, konterte Jutta, der plötzlich ganz flau bei dem Gedanken wurde, ihr Bruder könnte sie im Stich lassen.

»Der Papst ist weit weg«, gab Ludwig zurück, prustete verächtlich und verschränkte die Arme vor der Brust.

»Vielleicht sollte ich den Kaiser um eine Eventualbelehnung mit Meißen und der Lausitz bitten«, triumphierte er. »Er wird sie mir nicht verwehren.«

Jutta fuhr zusammen, denn eine Eventualbelehnung würde einen besonderen Anreiz bedeuten: Falls Heinrich vor der Mündigkeit starb, gingen beide Markgrafschaften auf Geheiß des Kaisers an ihren Bruder. Und diese Situation ließ sich leicht herbeiführen, wenn man keine Skrupel hatte, ein Kind zu töten.

Würde Ludwig so tief sinken?

Nach vergeblichem Warten ritten der meißnische und thüringische Adel in frostiger Stimmung zurück nach Meißen. Beim abendlichen Mahl fiel an der Hohen Tafel kaum ein Wort. Und auch an den Tischen, die in langen Reihen in der Halle aufgestellt waren, wurde nur gewispert, bis Wein und Bier die Zungen etwas lockerten.

Die Tafel wurde früh aufgehoben. Doch als die Ersten nach draußen gingen, kamen sie erschrocken zurück in die Halle gerannt.

»Feuer! Feuer! Meißen brennt!«, schrien sie.

»Lukas, sorgt mit ausreichend Männern für die Sicherheit meines Sohnes!«, befahl Jutta sofort.

Der Junge schlief schon, und Lukas schickte Änne los, um zu erkunden, was passierte, während er und seine Getreuen die Kammer des Erben bewachten.

Menschen drängten sich an die Fenster oder liefen hinaus, um sehen zu können, was geschah. Änne lief zur Mauer, in die Nähe von Ludwig und der Markgräfin. Das Bild zu ihren Füßen ließ deren Streit verblassen.

Ganze Straßenzüge standen in Flammen. Rauch und Funken wirbelten hoch und trugen auch auf den Burgberg den Odem der Zerstörung.

Die riesigen Flammen, die wie im Takt von einem Haus aufs andere übersprangen, erhellten die schaurige nächtliche Szenerie. Dieses Feuer war nicht zu löschen. Menschen rannten zum Hafen oder einfach nur zum Ufer der Elbe, um am Wasser ihres Lebens sicher zu sein, wenn sie schon ihren Besitz und ihre Häuser nicht retten konnten. Starker Wind fachte die züngelnden Flammen immer wieder an und ließ Funken durch die Nacht stieben.

»Meine Elisabeth würde jetzt da hinuntergehen und den Menschen helfen«, räsonierte Ludwig angesichts der eigenen Hilflosigkeit.

Niemand vermag durch dieses Flammenmeer zu gehen, dachte Änne aufgebracht, als Jutta die Worte auch schon aussprach.

»Wir können nichts tun, ehe die Feuer erloschen sind und Tageslicht herrscht«, riet der Marschall energisch, um den wieder aufflackernden Streit rasch zu beenden. »Dieser Stadtbrand kann durch einen unglücklichen Zufall entstanden sein. Aber vielleicht wartet da unten in der Dunkelheit auch ein Heer auf uns. Vielleicht haben die Mildensteiner aus Rache dieses Unheil gestiftet. Solange wir es nicht genau wissen, dürfen wir den Burgberg nicht verlassen.«

Er schickte einen seiner Männer zum Burggrafen, um ihn zu fragen, ob er mehr wusste, ließ seine eigenen Getreuen sammeln und zur Verteidigung der Tore aufstellen.

»Marschall, ich will sofort erfahren, wenn es Anzeichen für einen Angriff gibt oder dafür, dass das Feuer auch für uns hier oben gefährlich werden kann«, befahl Ludwig. »Ich gehe in die Kapelle und spreche Gebete.«

Jutta allerdings gab ihren Wachposten nicht auf.

Der nächste Morgen offenbarte: Es war kein feindlicher Angriff. Wahrscheinlich ein unglücklicher Funkenflug, ein nicht gedecktes Feuer, eine umgefallene Kerze ... Das kam oft vor und hatte schon so gut wie jede Stadt einmal in Schutt und Asche gelegt, nicht selten sogar mehrmals. Die Glut des Sommers, die Häuser aus trockenem Holz mit Dächern aus Reet boten dem Feuer reichlich Nahrung.

Jutta rief ihre Hofdamen und Mägde zusammen, damit sie den Menschen in den zerstörten Gassen wenigstens etwas zu essen brachten. Der Bischof schickte den Dombaumeister, damit er sich einen Eindruck von den Schäden, insbesondere an der Marienkapelle am Markt und im Hafen, verschaffte.

Änne bot an, mit lindernden Tinkturen, Verbänden und Kräutern hinunterzugehen. Es waren sicherlich viele Verbrennungen und Brüche zu behandeln.

»Lasst mich Euch zu Eurer Sicherheit begleiten«, schlug ihr ein thüringischer Ritter vor, dessen Blick sie schon mehrfach auf sich ruhen gespürt hatte. Das bescherte ihr ein ungutes Gefühl. Er hatte schmale Gesichtszüge, strohblondes, schulterlanges Haar und trug einen kurz gehaltenen Bart.

»Danke, aber von den Menschen dort unten wird mir sicher niemand etwas antun«, antwortete sie höflich.

»Das könnt Ihr nicht wissen«, widersprach er gelassen. »Sie sind in Panik, die meisten haben alles verloren. Da kommt es zu Plünderungen. Und wenn Verletzte unter verkohlten Balken hervorgezogen werden müssen? Nehmt meine Hilfe an, Änne von Lichtenborn. Ihr habt nichts von mir zu befürchten. Simon von Werratal ist mein Name, ich diene am Hof des Landgrafen.«

Er kannte also ihren Namen.

Aber woher?

Doch nun konnte sie sein Angebot schlecht ablehnen.

»Eure selige Mutter hat mir einmal ein verletztes Bein gerichtet, als ich noch ein dummer Knappe war«, erzählte er mit einem offenen, einnehmenden Lächeln, während sie in die Stadt hinunterstiegen. Oder besser: zu den traurigen Überresten der Stadt. Die Marienkapelle am Markt war verschont geblieben, aber ganze Straßenzüge lagen in Schutt und Asche, vor allem die Viertel, wo die Häuser dicht an dicht standen.

Heißer Wind blies ihnen Asche und Ruß entgegen, die sich auf den verschwitzten Gesichtern und in den Kleidern festsetzten und bei jedem Schritt zu einer Wolke aufwirbelten.

Hustend vor Atemnot folgte Änne den Frauen, die Brot verteilten; die Bedürftigen würden sich schnell einfinden. Simon trug ihr den Korb mit Salbentiegeln und Tinkturen. Beim Gehen – an manchen Stellen war es eher ein riskantes Klettern über verkohlte Reste – mussten sie auf Glutnester und brüchige Balken achten.

Wohin man sah, fraßen Ratten an den Toten und ließen sich auch von den Lebenden in ihrer Nähe nicht vertreiben.

Inmitten von verbranntem Gebälk, zerborstenen Töpferwaren und Leichen, um die sich die Schwestern aus dem Kloster zum Heiligen Kreuz kümmern würden, blieb Simon plötzlich stehen. Angespannt sah er zu Änne. »Hört Ihr das?« Er wies auf eines der zerstörten Häuser, das fast nur noch aus verkohlten Balken und Bergen von Schutt bestand. Nur die hintere Wand stand noch zu Teilen, aber gefährlich geneigt.

Änne trat einen Schritt näher, unter ihrem Fuß knackte es. Kein Ast, sondern ein geschwärzter menschlicher Knochen, wie sie entsetzt erkannte. Rasch sprang sie zur Seite. Sie lauschte in die Richtung, in die der Thüringer wies, und plötzlich hörte auch sie aus den Trümmern ein leises Weinen oder Wimmern.

Simon gab ihr den Korb zurück. »Haltet das!«

Er ging auf die Stelle zu, wuchtete die wild aufeinander liegenden Holzreste zur Seite und kämpfte sich zu der Stelle vor, von der aus er das Weinen gehört hatte. Ein verborgener Feuerherd flackerte wieder auf, Flammenzungen lechzten nach seinem Ärmel, doch er schlug die Funken geistesgegenwärtig aus. Dann war er im Inneren der Ruine verschwunden. Änne ergriff schreckliche Angst, sie schrie nach ihm. Nach schier endlosem Warten tauchte er wieder auf, rußverschmiert, mit einem mageren Kind auf dem Arm, das vielleicht drei Jahre alt sein mochte.

»Ihr habt Euer Leben eingesetzt, um ein Kind zu retten.« Änne war beeindruckt.

»Ist das nicht unsere Aufgabe: die Schwachen zu schützen?«, konterte Simon. Doch die Erleichterung auf seinem Gesicht sprach Bände.

Rasch nahm sie ihm den weinenden Jungen ab, drückte ihn an sich und sprach beruhigend auf ihn ein. Sie erkannte schon an seinem Gesicht und den Augen: Er war wahrscheinlich ein Simpel – und völlig verschreckt.

Simon sah sich um und wandte sich an eine alte Frau, die in der Asche des nächsten Hauses nach irgendetwas stocherte, was vielleicht noch zu gebrauchen war.

»Zu wem gehört das Kind? Wo sind seine Eltern?«, fragte er sie.

»Dort!« Sie zeigte auf ein paar verkohlte Leichen. »Aber wenn Ihr mich fragt, edler Herr: Das arme Würmchen ist ohne sie besser dran.«

Änne hatte schon gesehen, dass Arme und Beine des Kleinen unter dem hochgerutschten Kinderkittel von blauen und gelbgrünen Flecken übersät waren. Nun schob sie den fadenscheinigen Stoff noch ein wenig höher und sah den ganzen Rücken mit neueren und älteren Striemen übersät. Erschüttert drückte sie den Jungen noch heftiger an sich.

»Er war mit einem Strick angebunden, und niemand machte ihn los, als das Feuer ausbrach«, berichtete Simon fassungslos.

»Wer könnte ihn hier zu sich nehmen?«, fragte sie die zahnlose alte Frau.

»Seht Euch doch um!«, meinte die verbittert. »Am besten, Ihr gebt ihn den Nonnen in Heilig Kreuz. Vielleicht erbarmen die sich dieser armen Seele.«

»Weißt du seinen Namen?«

»Ich bin nicht einmal sicher, ob er überhaupt getauft ist. Sie haben ihn nur Kröte oder Bastard gerufen. Er spricht nicht«, krächzte die Alte und begann wieder, in der Asche zu stochern.

Das kann auch eine Folge des schrecklichen Umgangs sein, dachte Änne. So ein armes Würmchen braucht Liebe und Zuwendung, damit es das Geschehene vergisst.

Sie suchte Simons Blick. »Ich nehme ihn fürs Erste mit auf den Burgberg, wenn es die Fürstin erlaubt. Er muss getauft werden, und er hat wahrscheinlich noch mehr Verletzungen, die behandelt werden müssen. Selig sind die im Geiste Armen!, heißt es in der Heiligen Schrift. Sie bedürfen besonders unseres Schutzes.«

Simon nickte, holte aus dem Korb einen Kanten Brot und gab ihn dem geschundenen Kind. Der Junge strahlte, biss hungrig hinein und schmiegte sich noch enger an Ännes Hals.

Vorsichtig bewegten sie sich zu dritt durch das Trümmerfeld.

Doch in der nächsten Gasse stießen sie auf eine weitere grauenvolle Szenerie inmitten von verkohlten Überresten und Leichenteilen.

Einer dieser wandernden Bettelbrüder, die das Land überfluteten, krankhaft dürr, barfuß, in einer Kutte aus gröbstem Leinen und mit einem Strick als Gürtel, hatte hysterisch schreiend zwei Dutzend Menschen zusammengerufen.

»Seht das Unheil! Seht den Tod und ewiges Leiden, das euch heimsuchen wird. Gott straft euch für eure Sünden! Denn ihr huldigt dem Tand, dem Besitz. Ein wahrer, reiner Christ darf nichts besitzen, so wie Gottes Sohn. Seht mich und meinen Begleiter an!« Er deutete auf einen, der wie er gekleidet war, aber nur eine Hand und ein Bein hatte und sich auf Krücken stützte.

»Ketzer breiten sich aus wie eine schreckliche Seuche, unterwandern die Kirche und stürzen uns alle ins Unheil. Und solange der Kaiser nicht endlich sein Kreuzzugsversprechen einlöst, sind wir alle verdammt. Gott hat euch dieses Feuer zur Strafe für eure Sünden gesandt, das *reinigende* Feuer, das die Frevler am Glauben von der Erde tilgt. Sucht die Schuldigen: Luziferaner, Zauberinnen, Hexen ... Da!«

Er fuhr herum und zeigte auf eine schwarze Katze, die vorsichtig über den Boden schlich, um nicht auf verborgene Glutnester zu treten. Als sich der Prediger zu ihr umdrehte und auf sie zeigte, sträubte sich ihr Fell, und ihr Schwanz wuchs steil in die Höhe.

»Wem gehört sie? Tötet das Weib, das in dieser Hütte wohnt, denn sie ist eine Teufelsbuhlin! Das sage ich euch, ich: Magister Konrad von Marburg, Inquisitor des Papstes.«

Mit aufgerissenen Augen und erschrockenen Mienen hörten die Menschen zu.

Änne rann ein kalter Schauer über den Rücken, und ihre Nackenhärchen stellten sich auf. Diesen Mann umwaberte tiefste Schwärze. Sie achtete darauf, dass der Junge, den sie immer noch auf dem Arm trug, ihr Gesicht verdeckte.

Simon beugte sich zu ihr und raunte: »Ehe er auch noch die Kräuterfrauen verdammt und bezichtigt, gehen wir lieber einen großen Bogen und schauen im Hafen nach, ob dort jemand Hilfe braucht.«

Schnelle Entscheidungen

Sobald feststand, dass Meißen keinem feindlichen Angriff zum Opfer gefallen war, und die Frühmesse vorbei war, bereiteten die Thüringer ihren schnellen Aufbruch vor. Ludwig hatte kein einziges Wort mehr mit seiner Schwester gesprochen. Er und seine Begleiter ließen sich auch nicht zum Frühmahl blicken, sondern packten ihre Bündel und sattelten ihre Pferde.

Jutta ließ dem Küchenmeister ausrichten, er möge Proviant für die Gäste zusammenstellen, die so eilig abreisen wollten.

Nun saß sie in ihrer Kammer, die plappernde Ida von Buchheim und drei Mägde hinter ihr, und wünschte sich, sie könnte die Zeit zurückdrehen. Aus diesem Streit konnte nur Unheil erwachsen. Als sei die Zerstörung Meißens nicht schon Unheil genug!

Jemand näherte sich der Tür und bat die Wache um Einlass.

Dem Himmel sei gedankt, er kommt doch noch, um sich zu verabschieden, dachte sie erleichtert.

Aber herein trat nicht ihr Bruder, sondern der Graf von Henneberg, der engste Vertraute des Landgrafen.

»Liebste Jutta«, sagte der Thüringer sanft. Da ihre Tochter in seine Familie eingeheiratet hatte, sprachen sie sich beim Namen an, wenn sie unter sich waren. »Es bedrückt mich sehr, wenn Ihr mit Eurem Bruder im Streit liegt.«

»Mich ebenso«, gab sie unumwunden zu. »Und um ehrlich zu sein: Es macht mir Angst. Doch Ihr habt Ludwigs Versagen miterlebt. Niemand kann regieren, wenn ihm solcher Abschaum auf der Nase herumtanzt und sich der Strafe entzieht. Noch dazu bei einem dermaßen abscheulichen Verbrechen, wie es die Verstümmelung eines Geistlichen ist. So wirkt es, als könnten wir Recht und Ordnung nicht aufrechterhalten. Das wird Feinde anziehen, die denken, sie hätten hier leichtes Spiel. Umso mehr, wenn er sich von der Vormundschaft für meinen Sohn zurückzieht.«

»Ich habe es gehört«, bestätigte Poppo. »Aber ich glaube nicht, dass Ludwig das tun wird. Gebt ihm nur etwas Zeit, um seinen Ärger zu verwinden. Er bereut sicher längst selbst, diese Schurken laufengelassen zu haben. Nennt es einen Irrtum, kein Versagen«, versuchte der Mann mit dem alten friesischen Namen zu schlichten und strich sein dunkelbraunes Haar zurück.

»Habt Ihr auch gehört, was er noch gesagt hat?«, klagte sie. »Er setzte mir symbolisch das Messer an die Kehle, indem er drohte, den Kaiser um eine Eventualbelehnung mit der Mark

Meißen und der Mark Lausitz zu bitten! Er und der Kaiser sind Freunde, auch mit dem jungen König Heinrich versteht er sich bestens. Poppo, ich habe Euch immer für einen Freund gehalten. Könnt Ihr nicht helfen und vermitteln?«, bat Jutta und sah den Besucher flehentlich an.

»Ich bin Ludwigs Freund, und ich hege große Sympathie für Euch, Jutta. Seit langem schon«, versicherte er. Das Leuchten in seinen Augen, das sie sonst nur kannte, wenn Ludwig voller Inbrunst von seiner Elisabeth sprach, traf sie mitten ins Herz. Er trat einen Schritt näher und legte seine warme Hand auf ihre. »Ich kann mich nicht zwischen euch stellen. Aber ich werde versuchen zu vermitteln.«

Er beugte sich zu ihr und raunte in ihr Ohr: »Lass uns ein Bündnis eingehen, Jutta. Ein Ehebündnis. Ich wäre unendlich glücklich und werde alles dafür tun, dass du es auch wirst.«

Überrascht sah sie auf. Er trat einen Schritt zurück, bemerkte ihre Verwirrung, nickte ihr zu und ging.

Zurück blieb eine verblüffte Jutta, die nicht zum Nachdenken kam, denn schon säuselte Ida los: »Oh, wie er Euch angesehen hat, Durchlaucht! So voller Bewunderung und Liebe …«

»Ihr redet wirres Zeug!«, unterbrach die Markgräfin schroff das Geplapper.

Sie ging zum Fenster, damit niemand ihrem Gesicht eine Regung ansehen konnte, und schaute zu, wie der schon ungeduldig erwartete Henneberger auf seinen Rappen stieg und sich der gesamte thüringische Reiterzug in Bewegung setzte. Ludwig an der Spitze blickte kein einziges Mal zurück.

Jutta atmete tief durch, drehte sich um und klatschte in die Hände.

Anderes war in diesem Moment erst einmal wichtiger.

»Sucht sofort den Marschall, den Kämmerer, den Truchsess, den Kaplan und Lukas von Freiberg! Sie mögen umgehend zu mir kommen. Und bringt auch die Gemahlin des Marschalls und die Herrin von Munichendorf herbei. Ebenso Änne von Lichtenborn, die sicher unten in der Stadt ist. Jemand soll sie suchen. Beeilt euch!«

Die vier Frauen liefen los, und Jutta blieb allein mit ihren strudelnden Gedanken zurück. Langsam griff sie nach ihrem Spiegel aus poliertem Kupfer und prüfte, ob Gebende und Kräuselhaube noch richtig saßen.

Die Herbeigerufenen kamen schnell, und Jutta hielt sich nicht mit Vorreden auf.

»Lasst uns besprechen, wie wir die Not dort unten in der Stadt lindern. Es gibt Verletzte, Tote sind zu begraben, die Menschen haben kein Dach mehr über dem Kopf und nichts zu essen. Es ist unsere christliche Pflicht, ihnen zu helfen.«

Die Anwesenden nickten einmütig, und sie wandte sich direkt an den Herrn von Schladebach.

»Marschall, schickt Boten in die umliegenden Dörfer mit der Nachricht, dass der Wochenmarkt übermorgen trotz des Brandes stattfindet. Sie sollen so viel Essbares wie möglich mitbringen. Kämmerer!«, rief sie nun den jüngeren Bruder des Marschalls auf. »Überprüft anhand der Kassen, für wie viel Silber wir zusätzlich Getreide ankaufen können. Sucht ein Stück Wald aus, in dem die Meißner Bäume für den Wiederaufbau ihrer Häuser fällen dürfen.«

Als Nächstes war der Truchsess an der Reihe. »Besprecht gleich mit dem Küchenmeister, was wir an Gerste, Erbsen und Linsen in die Stadt liefern können.« Der Herr von Buchheim kritzelte alles mit gewichtiger Miene auf seine Wachstafel.

Dann wandte sich Jutta an die Kammerdamen. »Sorgt zusammen mit den älteren Mädchen in Eurer Obhut dafür, dass sämtliche Reste des gestrigen Mahls in die Stadtviertel getragen und verteilt werden. So können Eure Schutzbefohlenen gleich wahre Mildtätigkeit erlernen. Ein paar Reisige sollen sie zu ihrem Schutz begleiten«, sagte sie mit einem Blick zum Marschall, der zustimmend nickte.

Es galt an den Höfen als gottgefällig, die Reste der Mahlzeiten einzusammeln und am nächsten Tag unter den Bedürftigen zu verteilen – insbesondere die Brotscheiben, die auf der Burg als Unterlage für Fleisch und Fisch dienten und mit Bratensaft durchtränkt waren. Doch Jutta würde auch das übriggebliebene Fleisch und den Käse fortbringen lassen. In Meißen waren jetzt fast alle arm und hungrig.

»Lukas, wir warten noch auf Eure Enkelin Änne. Sie hilft sicher schon den Verwundeten. Sagt, was würde sie noch brauchen?«

Lukas überlegte nicht lange. Er war mit einer Heilerin verheiratet gewesen, und auch seine Stieftochter Clara, Ännes Mutter, hatte sich bestens mit Kräutern, Tinkturen und Entbindungen ausgekannt. So wusste er einiges darüber.

»Leinen für Verbände. Und Ziegenmilch für die Säuglinge, die nicht gestillt werden können«, fiel ihm zuerst ein. Für so viele Verbrennungen und gebrochene Gliedmaßen, die Änne dort unten erwarteten, würde es hier niemals genug Medikamente geben.

»Gut. Truchsess, sorgt auch dafür! Euch, Vater Hildebrand, bitte ich, einige Geistliche zu suchen, mit denen Ihr den Sterbenden beistehen und den Toten ein kirchliches Begräbnis gewähren könnt. Habe ich noch etwas vergessen?«

Sie sah sich prüfend um. Niemand antwortete.

Jutta atmete tief durch und rieb sich die Stirn. Hatte sie alles getan, was sie vermochte? Man hatte sie darin unterwiesen, die Verantwortung dafür zu tragen, dass alle Burgbewohner und Gäste angemessen verköstigt und untergebracht, die jungen Mädchen gut erzogen wurden und es stets ausreichend von allem gab, was gebraucht wurde. Doch nach so einer Katastrophe musste sie schnell und umfassend handeln, um die größte Not zu lindern. Was hatte Ludwig ihr in seiner Wut vorgehalten? »Du bist eine hilflose Witwe ohne Ahnung von Politik, mit denkbar schlechten Beratern, einer gefährlichen Opposition unter der Ritterschaft und einem schwachen Heer.«

Vernichtende Worte. Jetzt musste sie zeigen, aus welchem Holz sie geschnitzt war.

»Wenn Euch noch etwas einfallen oder begegnen sollte, womit wir diesen armen Menschen helfen können, tragt es mir gleich vor«, bat sie, und die Runde war entlassen.

»Lukas, bleibt noch einen Moment!«, rief sie den Freiberger Burghauptmann zögernd zurück, als der schon fast zur Tür hinaus war.

Soll ich es ihm gestehen?, fragte sie sich zweifelnd. Damit begebe ich mich in seine Hand. Aber dann würde sich zeigen, ob er ein vertrauenswürdiger und ehrlicher Ratgeber war.

»Schließt die Tür hinter den Letzten!«, forderte sie ihn auf. Mit einer Geste lud sie ihn ein, sich erneut zu setzen.

Sie spürte, dass ihr die Hitze in die Wangen stieg, und schämte sich dafür. Dem scharfäugigen Freiberger würde ihre Verlegenheit nicht entgehen. Doch sie musste mit jemandem darüber sprechen.

»Mein Bruder droht damit, die Vormundschaft abzutreten oder sich vom Kaiser die Eventualbelehnung für beide Marken geben zu lassen. Welche Gefahren drohen mir und meinem Sohn dadurch?«

Lukas dachte einen Moment nach.

»Ich glaube nicht, dass der Landgraf die Vormundschaft abgibt«, sagte er dann überzeugt. »Bei allem Edelmut, für den er gepriesen wird, ist Fürst Ludwig auch ein ehrgeiziger Mann. Er wird sich nicht nachsagen lassen, dass er seinem jungen Neffen die Hilfe verweigert.«

Der Freiberger sah die Erleichterung auf Juttas Gesicht und fuhr fort. »Und was die Eventualbelehnung betrifft … Wenn ich offen sein soll …«

»Nichts anderes erwarte ich von Euch.«

»… so ist es doch besser, wenn die Markgrafschaften wie angestammt in der Familie bleiben, statt an die Böhmen oder die Brandenburger zu gehen. Allerdings gibt es dabei auch ein oder zwei Haken.«

Jutta zog fragend die Augenbrauen hoch.

»Euer Bruder versteht sich gut mit dem Kaiser. Doch ob der vorausschauende Friedrich zulässt, dass einmal ein Fürstentum entsteht, das *drei* Fahnenlehen der Krone umfasst? Stellt Euch diese Größe vor! Das wäre noch mehr Land, als die Welfen vor der Entmachtung Heinrichs des Löwen hielten.«

»Und der zweite Haken?«

»Ludwig kann nicht mit einer Bitte an den Kaiser herantreten, ohne dass dieser eine Gegenleistung fordert. Und das wäre fraglos die Teilnahme Eures Bruders an dem immer wieder hinausgeschobenen Kreuzzug. Lange kann sich der Staufer nicht mehr herauswinden. Der Papst ist sehr ungehalten wegen der nun schon Jahre dauernden Verzögerungen. Wenn der Kaiser auf eine Pilgerfahrt in Waffen geht, will er Ludwig mit einem starken Heer an seiner Seite. Ist Euer Bruder bereit, dafür sein Leben zu wagen? Er liebt seine junge Frau sehr. Sein Sohn und Erbe ist erst ein Jahr alt, und sicher wird ihm Elisabeth bald ein weiteres Kind schenken.«

Jutta fand erneut bestätigt, dass Lukas seinem Ruf als kluger und umsichtiger Mann gerecht wurde. Bis jetzt bereute sie nicht, ihn ins Vertrauen gezogen zu haben.

»Mein Bruder ist sehr fromm, und er hat das Kreuz bereits genommen«, erinnerte sie. »Auch Elisabeth wird ihn drängen, seinen heiligen Eid zu erfüllen, wenngleich unter vielen Tränen.«

Sie atmete tief durch. Jetzt kam der besonders heikle Teil dieses Gesprächs unter vier Augen.

»Ich weiß nicht recht, wie ich es sagen soll …«

»Ihr könnt Euch meiner Verschwiegenheit gewiss sein«, versicherte Lukas, der ahnte, dass jetzt etwas kam, das die Markgräfin noch mehr aufwühlte als der Streit mit ihrem Bruder.

»Der Graf von Henneberg hat mir ein Bündnis vorgeschlagen. Ein … Ehebündnis«, sagte sie schnell, ehe sie es sich anders überlegen konnte.

So überrascht hatte sie den »Alten Fuchs« noch nie erlebt. Er beugte sich etwas vor und rieb sich das Kinn.

»Ich bin geneigt, darauf einzugehen«, sprach sie gleich weiter, damit er ihr diese Sache nicht ausredete. Sie *wollte* Poppo. Seit er das noch gestern Undenkbare ausgesprochen hatte, fühlte sie sich mit jeder Faser ihres Herzens zu ihm hingezogen. Sie wollte auch einmal so geliebt werden wie jene vielgerühmte Elisabeth, die nicht einmal besonders hübsch war. Sie wollte auch einmal glücklich sein. War das zu viel erhofft in ihrem Leben?

»Ich sehe nur Vorteile«, eröffnete sie. »Er ist verwitwet und wird sich ohnehin früher oder später neu vermählen. Er hat großen Einfluss auf meinen Bruder, und wir stehen uns seit Jahren nahe.«

Ihre innersten Gefühle würde sie keinem offenbaren – außer ihrem Bräutigam, falls es zu dieser Hochzeit kam.

»Ich wünsche Euch von Herzen Glück«, sagte Lukas und lächelte. Doch gleich wurde er wieder ernst, und ihr Herzschlag schien für einen Moment auszusetzen.

Lukas räusperte sich. »Nur bedenkt eines: Als Witwe habt Ihr größere Ansprüche auf Euren Sohn und auch auf Dietrichs Erbe. Wenn Ihr heiratet, schließt Ihr Euch der Familie Eures Gemahls an. Es wird erwartet, dass Ihr auf seine Burgen zieht. Die Vormundschaft für Euren Sohn bleibt bei Ludwig. Wer hält dann Meißen für das Haus Wettin?«

Noch mehr Zerwürfnisse

Sofort nachdem Poppo von Henneberg die Neuenburg erreicht hatte, ließ er sich beim Landgrafen melden. Die beeindruckende Feste hoch über Freyburg an der Unstrut war Ludwigs Lieblingsburg.

Vor der Tür strich sich der Graf die Graupelkörner vom Umhang, zog die Handschuhe von den kälteklammen Fingern und genoss nun nach dem Ritt im Winter die Wärme innerhalb der Mauern.

»Willkommen zurück!«, begrüßte ihn Ludwig, und Poppo fragte sich beklommen, ob es diese Herzlichkeit zwischen ihnen noch geben würde, wenn er gleich mit seinem Geständnis herausrückte.

Elisabeth trat ein, nickte Poppo zu, der sich tief vor ihr verbeugte, und lief zu ihrem Gemahl.

»Ich gehe zum Beten in die Kapelle, Liebster«, sagte sie und lächelte ihn an. Zärtlich legte er seine Hand an ihre Wange. Dann küssten sie sich vor allen Anwesenden.

»Es ist Januar und eiskalt dort. Leg dir deinen Umhang über, Liebste!«, riet Ludwig besorgt, winkte diejenige von Elisabeths Dienerinnen zu sich, die das wärmende Kleidungsstück bereithielt, und legte es seiner Frau liebevoll um die Schultern.

»Gott wird mich wärmen«, widersprach sie, schritt zur Tür und ließ dabei den mit kostbarem Pelz besetzten Umhang achtlos zu Boden sinken. Ihre Dienerin huschte hin und hob ihn auf.

Ludwig sah den Frauen noch einen Moment nach. Dann befahl er einem Bediensteten, dem Grafen von Henneberg einen Becher heißen Würzwein zu bringen, und wandte sich dem Besucher zu.

»Konntet Ihr Eure Familienangelegenheit klären, mein Freund?«, erkundigte er sich. Mit dieser etwas vagen Begründung hatte der Graf darum gebeten, sich für ein paar Tage von der Neuenburg entfernen zu dürfen.

Poppo verspürte eine seltsame Mischung von Verlegenheit und Freude.

Er räusperte sich. »Ja, mein Fürst. Ich habe mich verlobt.«

Verblüfft sah Ludwig ihn an. Sein Vertrauter war schon seit einiger Zeit Witwer, und es war üblich, sich dann bald wieder eine Frau zu nehmen. Doch Poppo hatte mit keiner Silbe die Absicht verlauten lassen, demnächst eine neue Ehe einzugehen.

»Wer ist die Braut?«, erkundigte sich der Landgraf immer noch überrascht.

Der Graf räusperte sich erneut. »Eure Schwester.«

Ludwig erstarrte und blinzelte verwirrt. Seine jüngere Schwester Agnes konnte es unmöglich sein, die war hier bei Hofe, zusammen mit ihrem gemeinsamen Bruder Heinrich Raspe.

Dann begriff er, und sein Unterkiefer klappte nach unten.

»Jutta?«, fragte er fassungslos.

Jäh wurde er laut. »Und Ihr hieltet es nicht für angebracht, mir das vorher zu sagen? Tatet es heimlich hinter meinem Rücken wie ein Dieb bei Nacht? *Weshalb?*«

Ludwig redete sich immer mehr in Rage.

»Alle hinaus, sofort!«, befahl er, und sobald er mit dem Grafen allein war, herrschte er ihn an: »Ausgerechnet *Ihr* verschwört Euch gegen mich! Weshalb? Wollt Ihr etwa Dietrichs Ländereien übernehmen? Die Vormundschaft für das Kind?«

»Nicht im Geringsten«, versicherte Poppo, der sich immer unwohler fühlte. »Darauf lege ich jeden Eid ab. Rechtlich wäre es auch gar nicht möglich.« Er holte tief Atem. »Doch Ihr seid nicht *Juttas* Vormund. Als Witwe muss sie nicht Eure Erlaubnis einholen.«

»Das sind lächerliche Ausreden!«, echauffierte sich der Landgraf mit Zornesröte im Gesicht. »All die Jahre habt Ihr vorgegeben, ich könnte jederzeit auf Euch zählen. Und nun missbraucht Ihr mein Vertrauen schändlich, um ... *was* zu tun? Was versprecht Ihr Euch von Jutta? Sie ist reizlos und alt, schon fast Ende dreißig! Ihr könntet jede hübsche Jungfrau aus gutem Hause freien, die Euch viele gesunde Kinder gebiert.«

»Ich habe genug Söhne und Töchter«, erwiderte der Henneberger ruhig. »Und ich hatte schon zwei junge Frauen, die beide im Kindbett qualvoll starben. Gott sei ihrer Seelen gnädig. Das möchte ich nicht noch einmal erleben.«

Jemand klopfte und rief durch die Tür, ob der Wein noch gewünscht würde, doch Ludwig schrie nur: »Verschwinde!«

Poppo blieb ruhig.

»Ich sehe Jutta mit anderen Augen als Ihr«, versuchte er, sich zu erklären. »Schaut Euch an – Ihr seid jung, stark, einer der bedeutendsten Fürsten des Reiches. Und über die innige Liebe zwischen Euch und Elisabeth werden Lieder gesungen. Doch Jutta? Ich kenne sie schon fast ihr ganzes Leben. Ihre Mutter starb, als sie noch klein war. Als sie acht wurde, verlobte Euer Vater sie aus politischem Kalkül mit einem Mann, der sie nicht wollte. Doch sie erfüllte all die Jahre gehorsam ihre Pflicht und gebar Dietrich Kinder, von denen sie zwei zu Grabe tragen musste. Und jedes Mal, wenn sie in Meißen über den Burghof oder in den Dom geht, muss sie damit rechnen, den Bastard ihres Gemahls zu sehen. *Einen* der Bastarde ihres Gemahls. So glücklich Ihr seid, so unglücklich war sie fast ihr ganzes Leben lang. Und nun muss sie um das Überleben und das Erbe ihres kleinen Sohnes kämpfen. Sie fühlt sich allein gelassen angesichts der Verantwortung, die sie nun zu tragen hat. Sie sucht einen Getreuen, eine Stütze. Und verdient sie nicht auch ein wenig Glück im Leben?«

»Dieses Glück wollt ausgerechnet *Ihr* Jutta schenken?« Ludwig konnte die Bitterkeit in der Stimme nicht verbergen.

»Ich hege seit längerem zärtliche Gefühle für sie«, gestand der Henneberger. »Doch ich gebe zu, wir hofften auch, unsere Verbindung könnte das Zerwürfnis zwischen euch beenden. Ihr habt Meißen ohne ein Wort verlassen – obwohl es Unruhen gegeben hatte und die Stadt in Flammen aufging …«

»Mein Zorn hat mich übermannt«, räumte Ludwig ein.

Poppo sank vor ihm auf ein Knie. »Wir haben Euch erzürnt, das lag nicht in unserer Absicht. Verzeiht mir!«

Ludwig musterte ihn ungnädig. »Wenn es zum Streit kommt – auf wessen Seite werdet Ihr mit Eurem Heerbann kämpfen? Für Eure künftige Gemahlin oder für mich, Euren Fürsten, dem Ihr einen Treueeid geschworen habt?«

Fordernd sah er auf den Grafen nieder, der mit gesenktem Kopf vor ihm kniete.

»Bei allem, was mir heilig ist: Ich werde mein Gelübde Euch gegenüber nicht brechen. Es werden keine Henneberger Truppen gegen die Euren kämpfen. Niemand will Streit.«

Der Landgraf bedeutete ihm mit einer knappen Geste, aufzustehen.

»Ihr dürft Euch entfernen.«

Poppo erhob sich und verharrte kurz.

»Es wäre uns eine große Ehre und Freude, wenn Ihr zur Hochzeit nach Leipzig kämt. Mit der Vermählung dort wollen wir auch Frieden zwischen Meißen und Leipzig schließen.«

Die Miene des Fürsten war durch und durch ausdruckslos, als er sagte: »Ich weiß nicht, ob ich die Zeit dafür finde. Offensichtlich ist es kein wichtiges Ereignis, wenn ich so beiläufig davon erfahre.«

Damit war der Bräutigam entlassen.

Leipzig, Januar 1223

Weil es für seidene Gewänder viel zu kalt war, trug Jutta ein Brautkleid aus feinstem Tuch mit üppigen Gold- und Perlenstickereien und darüber einen Umhang, der komplett mit Eichhörnchenfellen gefüttert war. Doch ihre Füße waren beinahe zu Eis erstarrt, und die Kälte kroch in ihrem Körper höher und höher.

Das Brautpaar, die Geistlichen, die adligen Gäste und die Zuschauer standen nun schon beinahe eine halbe Stunde vor dem Portal der Leipziger Thomaskirche und warteten darauf, dass die Zeremonie begann.

Fast jedermann wunderte sich, warum das nicht längst geschehen war. Es kam schon Raunen auf, und von hinten rief eine vorwitzige Frau: »Überlegt Ihr immer noch, ob Ihr es wagt? Edler Graf, bitte ermutigt Eure schüchterne Braut! Wir frieren.«

Vereinzeltes Gelächter und Gekicher drang bis zum Kirchenportal.

»Es hat keinen Sinn, länger zu warten, Liebste. Er kommt

nicht«, raunte der Graf von Henneberg Jutta zu und legte seine wärmenden Hände um ihre. Sonst würde sie vielleicht bald mit den Zähnen klappern.

Dabei war Jutta selbst an der Verzögerung schuld. Sie hegte immer noch die vergebliche Hoffnung, ihr Bruder Ludwig könne im letzten Moment erscheinen.

Doch sie hätten es längst erfahren, würde sich in der Ebene um Leipzig ein größerer Reiterzug nähern.

Blass und frierend nickte sie ihrem künftigen Gemahl zu, und die Zeremonie konnte beginnen.

Die Worte rauschten an Jutta vorbei, wurden überlagert von den Gedanken, Ängsten und Hoffnungen, die sie in den letzten Wochen ganz und gar erfüllt hatten. Dankbar für die Wärme, die ihr künftiger Gemahl mit seiner Berührung spendete, sah sie ihm in die Augen, als sie das »Ja« aussprach, und fühlte sich so glücklich und verliebt, wie sie es als junges Mädchen nie gewesen war.

Sein erster Kuss war wundervoll. Sie konnte es gar nicht erwarten, beim Festmahl dicht an seiner Seite zu sitzen, mit ihm aus einem Becher zu trinken und von einem Teller zu essen. Und wenn er sie dann im Brautgemach zärtlich berührte …

Ein Glockenschlag rief sie zurück in die Gegenwart. Jetzt musste sie erst einmal aufpassen, dass sie nicht über die langen Säume stolperte, wenn sie die Treppenstufen hinaufstieg. Doch Poppo hielt sie sicher.

Unter Jubel und Glockengeläut zogen Brautpaar und Begleiter in die Kirche ein. Adlige Gäste und angesehene Leipziger Bürger durften an der festlichen Messe teilnehmen. Hunderte Bewohner der Stadt und auch aus den benachbarten Dörfern harrten unter großem Geschiebe und Gedrängel vor der Kirche der Silberpfennige, die ihnen zugeworfen werden sollten, was das Gefolge des Brautpaars auch großzügig tat.

Wenn am Nachmittag das Festbankett auf der Pleißenburg stattfand, sollten vor der Burg außerdem große Mengen Brot,

Bier, Suppe und Brei an die Leipziger ausgeteilt werden. Auch Gaukler und Spielleute würden auftreten.

Das wurde bei einer so hochrangigen Hochzeit erwartet. Durch die großzügigen Gaben hoffte Jutta, die Leipziger endlich mit Meißen zu versöhnen. Sie hatte die bedeutende Handelsstadt aber auch als Hochzeitsort ausgewählt, weil die Anreise für Ludwig nicht allzu weit gewesen wäre. Ein neutraler Ort zwischen Meißen und Eisenach.

Nicht alle teilten die gutgläubige Hoffnung der Braut, das große Fest könnte die Feindseligkeit zwischen Meißen und Leipzig beenden.

Am allerwenigsten Lukas. Dietrich hatte in seinen letzten Jahren als Regent entgegen seinen Zusagen die Stadt belagert und eingenommen, die Mauern schleifen lassen, drei Zwingburgen errichten und bemannen lassen. Sogar die Stiftung des Thomasklosters für den Augustinerorden wurde ihm hier verübelt. Denn seit Dietrich vor etwa zehn Jahren die alte Leipziger Marktkirche zur Hauptkirche des Klosters umbauen ließ, mussten mehrere Nachbardörfer den Zehnten an die Klosterbrüder zahlen statt wie bisher an die städtische Nikolaikirche.

Doch diesmal konnte sich Lukas mit seinen Einwänden und Warnungen nicht durchsetzen. Jutta bestand darauf, die Hochzeit in Leipzig zu feiern, und die anderen Ratgeber hatten ihr wie üblich nach dem Mund geredet.

Immerhin hatte Lukas erreicht, dass der kleine Heinrich gut beschützt und umsorgt von Thomas, Änne und vielen Wachen in Meißen blieb. Bei einem Menschengedränge, wie es trotz der Kälte bei der Hochzeit einer verwitweten Fürstin mit einem reichen Grafen zu erwarten war, konnte viel Unvorhersehbares geschehen. Deshalb hatten er, Thomas und sein »halbes Dutzend« zusammen mit dem Marschall noch weitere Vorkehrungen getroffen. Dazu gehörten nicht nur jede Menge Wachen, die das Brautpaar und die edlen Gäste vor dem Ansturm der Stadtbewohner oder möglichen Angriffen schützen sollten. Unauffällig gekleidete Männer mischten sich unters Volk, um rechtzeitig warnen zu können, sollte die Stimmung kippen.

Von der Thomaskirche bis zur Pleißenburg waren es kaum mehr als dreihundert Schritte zu Fuß. Dennoch legte das Brautpaar die kurze Strecke zu Pferde zurück – nicht nur wegen des prächtigen Anblicks, sondern auch aus Sorge um ihre Sicherheit. Vom Sattel aus hatte man mehr Überblick und konnte auch nicht überrannt werden.

An der Spitze des Festzuges liefen Trommler, dann kamen Bannerträger zu Pferde. Es folgten ein Dutzend Ritter, das Brautpaar, dessen Pferde vom Marschall und vom Kämmerer eng am Zügel geführt wurden, damit sie angesichts der Menschenmenge nicht durchgingen oder ausschlugen und schnappten, und noch einmal sechs Ritter. Der Rest der Prozession schritt zu Fuß. Wachen zu beiden Seiten bildeten ein Spalier, um die Hochzeitsgesellschaft vor dem Ansturm der Zuschauer zu schützen.

Genau im richtigen Moment blitzten auch noch ein paar Sonnenstrahlen durch die Wolken, und die Menge frohlockte.

Hunderte Menschen drückten und schoben, um etwas sehen zu können. Manche jubelten, andere gafften, und die meisten versuchten, auch hier einen der zahlreich in die Menge geworfenen Pfennige zu erhaschen. Immer wieder kam es zu Raufereien um die zerbrechlichen Münzen. Straßenjungen zwängten sich schnell und geschickt zwischen den Beinen der Erwachsenen hindurch und wurden meistens die Sieger im Gerangel.

Die alte Pleißenburg, in der Dietrich nach der Einnahme der Stadt sehr zum Zorn der Leipziger einen hohen Turm hatte errichten und bemannen lassen, war das Ziel der Hochzeitsgesellschaft.

Die Burg war festlich mit Tannengrün und Bannern geschmückt. Am Eingang stand der neu ernannte Burgkommandant Dieter von Schladebach, ein Neffe des Meißner Marschalls. Er und seine Männer begrüßten das Brautpaar mit einem dreifachen donnernden »Vivat!«.

Wohlgerüche von kostbaren Gewürzen, gebratenem Fleisch und Fisch drangen in den Hof, warmes Kerzenlicht schimmerte in den Fenstern.

Wer nicht hineindurfte, der mischte sich unter die Menge, für die vor den Mauern Brot, Suppe und mit Honig gesüßter Brei aus großen Körben und Kesseln verteilt wurde.

Der Lärm der Menschen vermischte sich mit den ohrenbetäubenden Klängen eines Sackpfeifenspielers und zweier Trommler. Ein Stück weiter zeigte ein Feuerschlucker sein Können, Gaukler in bunten Flickenkleidern schlugen Räder und brachten die Kinder zum Lachen.

Lukas lehnte scheinbar entspannt an einem Baum und ließ seine Blicke prüfend umherwandern. Bis ein kleiner Stallbursche zu ihm gerannt kam und ihm etwas zuflüsterte. Der Freiberger gab dem Jungen einen Silberling und sah zu, wie der Knabe freudig forthüpfte. Dann nickte er zweien seiner Freunde kurz zu, die unauffällig in der Nähe standen und einen besonderen Auftrag hatten.

Der schlaksige Jakob von Grünquell und der mürrische Hartmann von Eichenbrück waren so gekleidet, dass man sie für erfolgreiche Händler oder Handwerker halten musste, nicht für Ritter. Sie hatten die schulterlangen Haare unter den Bundhauben zusammengeschnürt und trugen einfache Umhänge unter dezent verzierter Kleidung aus gutem Wollstoff.

Eine Weile schon beobachteten sie das Gedränge an den Bier- und Essensständen. Aber es gab genug Wachen, die für Ordnung sorgten, wenn es zu Prügeleien um das Essen kam.

Nach Lukas' Zeichen bahnten sie sich den Weg durch die Menge Richtung Markt.

»Dem Himmel sei Dank!«, murrte Hartmann. »Nicht mehr lange, dann wären mir die Ohren von dem Höllenlärm des Sackpfeifers zerplatzt, verfault und abgefallen.«

Jakob grinste. Diesem Lärm waren sie endlich entronnen, würden aber bald vom nächsten umgeben sein.

Gemeinsam gingen sie über den Marktplatz in eine Gastwirtschaft, in der sie schon am Nachmittag Quartier genommen und sich als reisende Handwerker vorgestellt hatten.

Der Schankraum war reichlich mit Gästen gefüllt, die lautstark prahlten, schimpften und zechten.

Kein Platz war unbesetzt. Aber durch einen von Lukas organisierten »Zufall« erhoben sich bei ihrem Eintreten zwei der vier Männer an einem Tisch weiter hinten in der Wirtschaft. Jakob und Hartmann steuerten zielstrebig zu den frei gewordenen Plätzen.

In aller Höflichkeit fragte Hartmann als Älterer die beiden dort sitzenden, vornehm gekleideten Bürger: »Ihr guten Leute erlaubt doch, dass sich ein paar weitgereiste ehrliche Handwerker zu euch gesellen?«

Ehe jemand ablehnen konnte, winkte er schon eine der Schankmägde herbei. »Bring vier Krüge Bier für meine Freunde hier und mich!«, rief er, legte seinen schlichten Umhang ab, so dass sein Surkot aus gut gewalktem grünen Tuch, die Webborten und die feine kupferne Fibel zu sehen waren, und ließ sich nieder. Jakob tat es ihm gleich, während sein Begleiter erklärte: »Ich bin Hartmann, und das ist mein Sohn Jakob. Wir sind Waffenschmiede auf Reisen.«

»Soso, auf Reisen«, knurrte der ältere der beiden Leipziger. Er wirkte nicht begeistert, dass sich Fremde an seinen Tisch setzten. Notgedrungen mussten er und sein Begleiter sich nun auch vorstellen.

Der Ältere, ein stämmiger Mann mit grauen Strähnen, unterdrückte einen Hustenanfall und krächzte: »Ich bin Gottfried, der Gewürzhändler mit der feinsten Auswahl in der Stadt.«

»Und ich Rupert, Pelzhändler mit erlesener Ware«, verkündete der Jüngere mit strohblondem Haar und Hakennase stolz.

Das wussten die falschen Waffenschmiede längst, ohne es erkennen zu lassen. Ihre beiden Tischpartner waren die Wortführer der wohlhabenden Leipziger Kaufleute. Hartmann und Jakob waren instruiert, nach wem sie Ausschau halten sollten. Auch die verzierten Gewänder und das stolze Gebaren der beiden verrieten, dass sie in der Stadt eine besondere Stellung innehatten.

»Wenn du dir und deinem Sohn einen guten Pelzbesatz gegen die Kälte zulegen willst, seid ihr bei mir richtig«, versicherte Rupert.

»Ich komme gern darauf zurück«, gab sich Hartmann leutselig – ein durchaus ungewohnter Anblick, der seinen jungen Freund und Begleiter insgeheim amüsierte. Doch schnell fand der Eichenbrücker zu seiner üblichen grimmigen Miene zurück. »Erst einmal brauche ich ein großes Bier und etwas zu essen. Man kann ja heute in der Stadt kaum treten vor lauter Menschengewimmel!«

Der Gewürzhändler verzog das Gesicht. »Ja, die hochherrschaftliche Hochzeit! Warum habt ihr euch nicht dort etwas zu essen geholt? Es soll ja reichlich geben.«

Mit misstrauisch prüfendem Blick starrte er die beiden Neuankömmlinge an.

Hochnäsig erklärte Hartmann: »Pah! Wir haben es nicht nötig, uns mit dem Gesinde um einen Kanten Brot zu prügeln!«

Die Schankmagd kam schwer beladen mit vier Krügen, die sie ächzend absetzte. Hartmann holte mehrere Münzen aus seinem Almosenbeutel und bezahlte. »Wir brauchen schleunigst auch etwas zu essen. Gibt es gebratenes Huhn?«

»Das dauert noch eine Weile«, antwortete die Magd gleichgültig.

Hartmann blickte zu den Kaufleuten. »Ihr auch, meine Freunde?«

»Du bist sehr freigiebig, Schmied«, meinte der Pelzhändler.

»Mein Vater hofft auf einen besseren Preis für den Besatz«, warf Jakob grinsend ein.

»Danke, Freunde, wir haben schon gegessen«, sagte Gottfried. »Wir sitzen nur noch hier und ersäufen unseren Ärger.«

»Weshalb denn?«, warf Jakob ein und wurde von seinem *Vater* mit einer Kopfnuss gerügt.

»Es gehört sich nicht, die Leute so auszufragen, Sohn. Nicht vor dem ersten Bier!«

Das zahle ich ihm heim!, dachte Jakob belustigt. Ich sehe doch, wie sehr er das genießt und sich ein Grinsen verkneift. Doch um seiner Rolle als gehorsamer Sohn willen setzte er eine schuldbewusste Miene auf.

Sie hoben zu viert die Krüge, ließen das Bier durch die Kehlen rinnen und die Krüge wieder auf den Tisch krachen.

Nun musterte Gottfried die neuen Bekannten gründlicher.

»Ihr seht alle beide nicht so aus, als ob ihr Tag für Tag am Schmiedefeuer steht«, beanstandete er.

»Oh, wenn man mit hohen Herren verhandeln will, ist es besser, sich den Ruß von den Händen und dem Gesicht zu waschen und gute Kleidung zu tragen. Nur nicht *allzu* gut auf Reisen. So sicher sind die Straßen nicht«, erklärte Hartmann und deutete auf die einfachen Umhänge.

»Dir glaube ich, dass du sogar den Amboss zertrümmern könntest, du hast Arme wie Baumstämme«, meinte der Gewürzhändler zu dem bulligen Eichenbrücker. »Aber dein Sohn scheint mir etwas schmächtig für diese Arbeit.«

Jakob drehte seine Handflächen nach oben, die voller Schwielen waren – wenn auch vom Schwertkampf, nicht vom Schmiedehammer. »Glaubst du es nun, Freund?«

»Hmm. Und warum reist ihr durch die Lande, um Schwerter zu verkaufen?«

Hartmann stöhnte aus tiefstem Herzen.

»Weil alles so schlecht läuft seit der Hungersnot! Edle Schwerter werden immer gebraucht, die Herren Ritter sparen dafür nicht an Silber. Deretwegen müssten wir nicht umherziehen. Was fehlt, ist mal wieder ein richtig guter Krieg, wo jede Menge einfacher Schwerter für die Reisigen und städtischen Aufgebote benötigt werden.«

Er trank noch einen Schluck, wischte sich mit der Hand über den Mund und fuhr in klagendem Ton fort: »Als es hieß, der

Kaiser habe das Kreuz genommen, begannen wir, eine größere Anzahl davon zu schmieden. Kreuzzüge sind immer ein besonders lohnendes Geschäft. Doch unser Herr Kaiser lässt nicht erkennen, ob und wann er sein Versprechen einlösen will, und ebenso wenig seine Fürsten. Deshalb sitzen wir auf unserer Ware, die vor sich hin zu rosten beginnt. Also ritten wir los, um in anderen Gegenden vorzusprechen, wo sie für kleinere Kriege und Fehden gebraucht werden könnten.«

»Wir sind gute Schmiede«, mischte sich Jakob ein und zog unter dem Tisch einen fein gearbeiteten Dolch aus der Scheide. »Seht ihr? Den hat mein Vater gefertigt.«

Die beiden Kaufleute begutachteten das Stück und lobten es.

Dann übernahm Hartmann wieder das Reden.

»Ihr seid Kaufleute in einer Stadt, wo sich zwei der ganz großen Fernhandelsstraßen kreuzen, die Königs- und die Kaiserstraße. Da begegnen euch doch ständig Reisende, die etwas zu erzählen haben. Wisst ihr einen Rat für uns?«

Hartmann bestellte noch vier Bier und beanstandete übellaunig, dass das Essen immer noch auf sich warten ließ.

»Ich verhungere gleich!«, beschwerte sich auch Jakob, und das waren seine ersten ehrlichen Worte in diesem Gespräch.

»Wenn nicht gerade Winter wäre, dann könntet ihr unsere berühmten Leipziger Lerchen probieren«, meinte der strohblonde Pelzhändler und tat so, als lecke er seine Fingerspitzen ab. »Es gibt nichts Köstlicheres. Man brät sie hier mit zwei gekreuzten Speckstreifen umwickelt, dann ist das Fleisch nicht so trocken.«

»Du machst mir den Mund wässrig, und wir darben immer noch«, maulte Jakob.

Alle tranken wieder, dann rückte der Gewürzhändler näher an den älteren *Schmied*.

»Was deine Ware betrifft – vielleicht solltest du einmal das Gespräch mit den Leipziger Kaufleuten suchen«, riet er mit gesenkter Stimme.

»Ihr dürft doch keine Schwerter tragen, nach dem alten Gesetz vom Kaiser Rotbart«, wandte Hartmann leise ein.

»Aber unsere Stadtwachen schon.«

»Sind die nicht gut ausgerüstet? Leipzigs Bürgerschaft ist reich, das weiß doch jeder.«

Gottfried verzog das Gesicht. »Könnte passieren, dass wir aufstocken müssen.«

Endlich brachte jemand das Essen, und die vermeintlichen Schmiede langten kräftig zu. Die beiden Kaufleute ließen sich überreden, doch noch jeder eine Keule zu vertilgen.

Zwei Runden Bier später hockten die vier Tischgesellen höchst gesprächig beieinander, die Köpfe zusammengesteckt.

»Es kann kein Friede herrschen zwischen Meißen und Leipzig«, eröffnete Gottfried mit gesenkter Stimme. »Wir wollen direkt dem Kaiser unterstellt werden, als reichsfreie Stadt, und nicht länger Tribut an den Markgrafen zahlen. Aber da oben« – er deutete in dem lauten Schankraum Richtung Pleißenburg – »verprassen sie auf der Hochzeit unser redlich erworbenes Geld.«

Jakob schüttelte in gespielter Fassungslosigkeit den Kopf, Hartmann ließ ein unwirsches Knurren hören.

»Wir suchen Verbündete, um uns gegen sie aufzulehnen«, verriet Rupert und zog die blonden Augenbrauen hoch. »Und es kann sein, die finden sich nun. Gemunkelt wird, der Landgraf von Thüringen als Regent der Mark Meißen sei nicht zur Hochzeit seiner Schwester erschienen. Jeder weiß auch: Es gibt schon länger Streit zwischen den beiden. Vielleicht hat der kühne Ludwig nun ein Ohr für unsere Klagen.«

Er rülpste lautstark und grinste. »Ich sollte wohl niemandem davon erzählen. Genauso wenig wie ihr, wem ihr eure Schwerter verkauft.«

Hartmann nickte und grinste verschwörerisch. »Verschwiegenheit ist die Grundlage für die besten Geschäfte.«

Kriegserklärung

Es schien, als würde jeder auf dem Meißner Burgberg auf etwas warten: auf die Vorboten des Frühlings, das Ende der Fastenzeit … Jutta indessen wartete auf Poppo, der in dringenden Angelegenheiten nach Würzburg hatte reisen müssen, Gunhild erwartete die Geburt ihres ersten Kindes von ihrem abscheulichen Gemahl, Milena wartete darauf, dass endlich wieder ein Geschichtenerzähler auf die Burg kam. Und der nun fünfjährige Heinrich wartete ungeduldig auf den Tag, an dem er allein auf einem Pferd reiten durfte.

Am ruhelosesten jedoch warteten Lukas, Thomas und ihre Freunde. Seit Hartmann und Jakob ihren Verdacht bestätigt gefunden hatten, dass sich die Leipziger gern mit Ludwig gegen Jutta verbünden würden, rechneten sie mit der Nachricht von einem Angriff. Vielleicht blieb ihnen noch eine kleine Gnadenfrist: Die falschen Waffenschmiede hatten dem Gewürzhändler und dem Pelzverkäufer versprochen, mit einem Karren voll einfacher, aber robuster Schwerter nach Leipzig zu kommen, sobald die Wege frei waren. Doch rund um Freiberg, woher sie angeblich stammten, gab es viel Schnee weit bis ins Frühjahr hinein.

Wegen der unheilschwangeren Lage war Jutta bald zu ihrem Sohn nach Meißen zurückgekehrt, statt mit Poppo auf seinen Ländereien zu verweilen. Auch wenn sie ihren Mann sehnlich vermisste – sie musste jetzt hier sein.

»Es wird nicht mehr lange dauern«, weissagte Lukas, als er mit Tammo von Schönfeld an der Mauer stand und ins Land hinabblickte, immer in Erwartung eines nahenden Unglücksboten.

Als ein schon von weitem erkennbar erschöpfter Reiter sein ebenfalls erschöpftes Pferd den Burgberg hochtrieb, da wusste er: Der Tag war gekommen.

»Hol den Marschall!«, sagte er. Tammo verstand sofort und lief los.

Lukas nahm den abgekämpften Reiter schon vor dem Dom in Empfang; es war einer der Ritter von der Pleißenburg. Mit letzter Kraft zog er die Füße aus den Steigbügeln und rutschte von seinem Pferd, das Schaum vor dem Maul hatte. Lukas rief nach einem Stallburschen, der sich um das ausgelaugte Tier kümmern sollte.

Der Bote stützte sich kurz ab, atmete durch und sagte dann mit rauer Stimme: »Landgraf Ludwig belagert Leipzig mit seinem Heer – und innerhalb der Stadt haben sich die Bürger gegen uns erhoben. Wir konnten die Festung nicht halten! Es gab zehn Tote und etliche Verwundete, der Kommandant von Schladebach ist in Gefangenschaft geraten.«

»Kommt mit mir in die Halle und trinkt einen Schluck; Ihr seid ja ganz ausgedörrt. Und dann berichtet dort.«

In aller Schnelle hatte Jutta ihren Rat zusammengerufen, der entsetzt die schlimmen Neuigkeiten vernahm.

»Das ist eine Kriegserklärung!«, wütete sie. »Mein Bruder hat den Krieg gegen mich eröffnet. Unsere Gebete für Euren Neffen, Marschall. Aber nun müsst Ihr alle Reserven zusammenrufen und die Besatzungen sämtlicher Burgen verstärken – sofort!«

Als Landgraf Ludwig davon erfuhr, tobte er: »Das ist ein Kriegsakt! Und eine Unverschämtheit! Meine Schwester befestigt ihre Burgen gegen *mich!* Den Beschützer des Landes!«

Als ihn einige seiner Getreuen – sein Schenk von Vargula, der Marschall von Eckartsberga, der Truchsess von Schlotheim – beschwichtigen wollten, fiel er ihnen unwirsch ins Wort.

»Ich habe diesen Krieg nicht *begonnen*. Sondern nur der Bitte der Leipziger entsprochen, altes Unrecht zu beheben, das mein Schwager Dietrich begangen hatte. Nicht *mein* Heer war es, das den Wehrturm und die Stadtmauern dem Erdboden gleichgemacht hat. Das haben die Leipziger selbst mit größtem Eifer getan. Mein Gefangener, dieser Dieter von Schladebach, kann das bezeugen.«

Wütend warf er seinen zinnernen Becher gegen die Wand. Der Kaplan Berthold zuckte zusammen und starrte auf die Wand, wo rote Weinspuren hinabrannen.

»Ich lasse mir nichts nachreden und nichts gefallen«, fuhr Ludwig zutiefst beleidigt fort. »Umgehend entsende ich meine Truppen gegen die meißnischen Städte.«

Heerscharen thüringischer Ritter und Reisiger strömten gen Osten und bereiteten den Meißnern eine Niederlage nach der anderen. Die Burg Tharandt wurde niedergebrannt, Naunhof musste von der Besatzung aufgegeben werden, nachdem die Burg durch Wurfmaschinen schwer beschädigt worden war, Rochlitz stand kurz vor dem Aufgeben, denn mit einer Belagerungsfestung versperrten die Thüringer die Lieferwege zur Burg.

Einzig Groitzsch hielt sich noch wacker, obwohl die Vorburg bereits niedergebrannt worden war. Ein Bote schlich sich unter Einsatz seines Lebens nachts aus der Hauptburg, um Jutta auszurichten, nach Meinung des Kommandanten könnte Groitzsch noch vier Wochen durchhalten, wenn Verpflegung und Futter streng rationiert würden.

Niemand in Meißen glaubte daran.

Juttas Rat trat nun täglich zusammen und erhielt ständig neue Hiobsbotschaften. Boten mit Forderungen wurden zwischen ihr und Ludwig hin- und hergeschickt, aber die Antworten wurden auf beiden Seiten immer maßloser und verbissener.

Thüringische Heereskontingente standen schon nicht mehr weit von Freiberg und Meißen entfernt. Das löste im Rat einen heftigen, auch von Angst getriebenen Streit aus.

»Es ist hoffnungslos, wir können nicht gewinnen!«, jammerte der Truchsess. »In ein paar Tagen fällt Freiberg, dann stehen sie hier und brennen den markgräflichen Palas nieder!«

Mit dem Ärmel wischte er sich den Schweiß von der Stirn.

»Ich glaube nicht, dass der Landgraf gegen Freiberg zieht«, widersprach Lukas voll Überzeugung. »Die Stadt hat ihre Mauern in den letzten Jahren verstärkt und wird einer Belagerung standhalten. Sie kann zusätzlich zur Burgbesatzung eine große Bürgerwehr aufstellen, zusammen mit den Bergleuten. Und Meißen selbst ist auch nicht in Gefahr. Hier will Ludwig als Regent thronen; er wird hier nichts zerstören. Aber Ihr, Durchlaucht, solltet mit Eurem Sohn und starkem Geleit zu Eurem Gemahl reiten, dort seid Ihr sicherer.«

»Ja, und ersucht den Grafen um Truppen!«, forderte der Marschall. »Es gibt keinen anderen Ausweg.«

Jutta schüttelte den Kopf. »Mein Gemahl wird nicht eingreifen. Das hat er Ludwig geschworen.«

»Wir müssen verhandeln«, rief der Truchsess kläglich.

Wütend schlug der Marschall mit der Faust auf den Tisch.

»Man kann nicht *verhandeln,* wenn man eine Festung nach der anderen verliert!«, brüllte er den Truchsess an. »Denn das wäre keine Verhandlung, sondern eine *bedingungslose Kapitulation*. Und dazu bin ich nicht bereit.«

»Blut fließt, Städte brennen, bald marschiert er auf die Lausitz. Wir müssen das beenden!«, mahnte sein Bruder, der Kämmerer.

»Aber wie?«, rief Jutta und rieb sich verzweifelt die Stirn. »Ich werde keinesfalls meinem Bruder zu Füßen fallen und um Gnade betteln. Ich werde nicht – und darauf läuft es doch hinaus bei diesem unverschämten Raubzug! – einwilligen, dass er die Titel und Ländereien meines Sohnes an sich reißt und mich mit Heinrich aus Meißen fortschickt.«

Einen Moment herrschte tiefes Schweigen in der Runde. Einer sah ratlos zum anderen, und am Ende sahen alle zu Lukas. Wer, wenn nicht der »Alte Fuchs«, würde einen Ausweg wissen?

»Begebt Euch mit Heinrich zu Eurem Gemahl«, wiederholte dieser. »Und lasst mich und meinen Stiefsohn mit dem Landgrafen verhandeln.«

»Worüber denn? Was soll ich ihm für einen Friedensschluss bieten? Die völlige Unterwerfung?«, klagte Jutta.

Lukas schüttelte den Kopf.

»Im Gegensatz zu anderen Herrschern hat Ludwig ein christliches Gewissen, das ihm den Friedensschluss befiehlt.«

Das hoffte er zumindest. Bei aller Frömmigkeit war Ludwig doch ein Herrscher, der hier eine gute Gelegenheit sehen mochte, sich unter einem Vorwand die zwei Markgrafschaften zu sichern. Doch davon sagte er nichts. Die Lage war ohnehin schon desolat. Er musste eine Lösung finden und auf Ludwigs Streben nach Gerechtigkeit vertrauen.

»Wenn sich mir auf dem Weg zu ihm in Leipzig ein gewisser Verdacht bestärkt, kann er gar nicht anders«, sagte er und lächelte Jutta zuversichtlich an. »Außerdem gibt es durchaus etwas, das wir ihm bieten können.«

Dann erklärte er seinen Plan. Noch am selben Tag ritten er und Thomas auf schnellen Pferden los.

Landgraf Ludwig ließ die beiden Unterhändler drei Stunden vor dem Palas der Neuenburg warten. Doch Lukas und Thomas blieben selbst angesichts der demonstrativen Erniedrigung ruhig und ließen sich nichts anmerken.

Sie sahen Landgräfin Elisabeth und ihre Mägde mit Körben voll Brot und Kleiderbündeln in die Stadt hinuntergehen, um den Armen zu helfen. Durch die Fenster drang das herzzerreißende Weinen eines Kleinkindes, das von einer Kinderfrau mit rauer Stimme getröstet wurde, weiter entfernt schrie eine Frau in den Wehen, Pferde wurden gebracht und fortgeführt, der Schmied hämmerte auf glühendes Eisen, eine alte Frau schlurfte mit einem Korb voller Enteneier zur Küche … Das typische Treiben auf einer Burg.

Ludwig trug prächtige Kleidung in kräftigem Blau und Rot und hatte das Schwert gegürtet – ein deutliches Signal.

»Ihr solltet demütig niederknien, wenn Ihr mir die Kapitulationsbedingungen meiner Schwester überbringt«, rügte er forsch, nachdem sich die beiden Männer tief verbeugt hatten.

»Mit Verlaub, Durchlaucht, wir wollen nicht über Kapitulation verhandeln, sondern über einen Waffenstillstand«, korrigierte Lukas. »Über den Abzug sämtlicher Truppen und einen Friedensschluss.«

Der junge Landgraf verzog das Gesicht.

»Lukas der Fuchs«, höhnte er. »Ich habe schon darauf gewartet, dass sie Euch schicken, damit Ihr mir Honig ins Ohr träufelt und mit irgendeinem Winkelzug etwas abschwatzt.«

Dann richtete er den Blick auf Thomas.

»Und Euer Sohn glaubt wohl, ich sei ihm etwas schuldig, weil er die Mildensteiner bezwungen hat. Doch das wiegt nicht viel auf.«

»Durchlaucht«, entgegnete Lukas, »ich kannte Euren Vater, diente ihm etliche Jahre und musste miterleben, wie Thüringen unter den Kriegen und Fehden litt, als er im Krieg zwischen Staufer- und Welfenkönig zu oft die Seiten wechselte.«

»Was hat das mit der jetzigen Situation zu tun?«, fuhr ihm Ludwig ungeduldig ins Wort.

»Krieg zehrt, nur Friede nährt. Ihr seid der Beschützer der Marken und wollt nicht als ihr Zerstörer in die Geschichte eingehen.«

»Was wisst Ihr von Geschichte?«, konterte Ludwig verächtlich.

Auf Lukas' Zeichen sprach nun Thomas.

»Ihr wisst, Durchlaucht, ich lebte lange in Akkon. Dort traf ich kurz vor seinem tragischen Tod Euren Oheim, dessen Namen Ihr tragt, Landgraf Ludwig den Dritten. Am Tag seiner Abreise aus Akkon kam unser Heerbann dort an, nachdem wir unterwegs den Kaiser Friedrich mussten sterben sehen. Wie ich hörte, hat Euer todkranker Oheim Thüringen nicht mehr erreicht. Das Wechselfieber, an dem fast das ganze Heer litt und Tausende unserer Waffengefährten elendig starben, raffte ihn auf Zypern dahin. Ich war einer der wenigen, die jenen Kreuzzug überlebten. Und dennoch zog ich erneut nach Akkon beim Kreuzzug des jungen Kaisers Heinrich. An der Seite Hermanns von Salza war ich bei der Gründung des Deutschen Ritterordens dabei, dem Salza, dieser tapfere Thüringer, nun vorsteht. Ich denke, man kann schon sagen, ich habe einige geschichtsträchtige Ereignisse miterlebt.«

»Und auf Grund dessen soll ich die Beleidigung vergessen, mit der meine Schwester mir gedroht hat? Dass mir kein freier Durchzug durch Weißenfels gewährt werde? Empörend!«

Nun erlaubte sich Lukas ein ganz kurzes Lächeln. Seine Vermutung hatte sich in Leipzig bestätigt.

»Durchlaucht, dieser ganze Krieg beruht auf einer einzigen Lüge.«

»Was meint Ihr damit?«, fuhr Ludwig auf.

»Genau diese vermeintliche Drohung. Weder Eure Schwester noch sonst jemand in Meißen entsandte einen Boten, um Euch den Durchzug durch Weißenfels zu verwehren. Ihr traft auch nicht auf Widerstand in Weißenfels, weder auf der Burg noch in der Stadt. Wir können nur mutmaßen, welcher Feind diese Intrige gesponnen hat.«

Ludwig wirkte erstaunt.

»In der Regel sucht man beim Nutznießer der Lüge«, fuhr Lukas ruhig fort. »Eure Entrüstung über diese List hat Euch sicher für die Bitte der Leipziger geneigt gestimmt.«

»Die Festung bleibt niedergelegt, es war Unrecht von Dietrich!«

»Das habe ich Eurer Schwester auch gesagt und sie davon überzeugt. Landgraf Dietrich hatte seinen Eid gebrochen, den Leipzigern ihre Rechte zuzugestehen.«

»Und nur weil Jutta das endlich einsieht, soll ich zugeben, einer billigen Täuschung aufgesessen zu sein? Von der ich nicht einmal sicher weiß, dass es eine war?«

»Durchlaucht, Jutta hat Euch auch noch etwas anderes zu bieten. Eure Schwester wird dem Kaiser unter Zeugen schreiben, dass sie mit der Eventualbelehnung einverstanden ist. Stirbt Heinrich vor der Mündigkeit, gehen beide Marken an Euch.«

»Sitzt sie so sehr in der Klemme?«

»Sie will Frieden. Und sie findet, es sei besser, Meißen und die Lausitz bleiben in der Familie.«

Ludwig verdrehte die Augen. »Ihr redet wirklich mit goldener Zunge, Lukas von Freiberg.«

Der lächelte, nun aufrichtig. »Niemand wird Euch vorwerfen können, Ihr hättet Euch von mir beschwatzen lassen. Ich habe noch einen Fürsprecher mitgebracht, dem der Frieden zwischen Jutta und Euch sehr am Herzen liegt.«

»Und wer sollte das sein?«, fragte der Landgraf ungehalten.

Lukas drehte sich zur Tür um und gab ein Zeichen.

»Vielleicht wollt Ihr Euch unter vier Augen mit ihm bereden.«

Herein trat der Graf von Henneberg und kniete vor Ludwig nieder.

»Mein Fürst, ich schwor Euch, mich nicht einzumischen, und ich habe mich daran gehalten. Doch kann ich nicht länger wortlos zusehen, wie sich zwei Menschen bekriegen und dabei einen ganzen Landstrich verwüsten, die mir sehr am Herzen liegen.«

Lukas und Thomas gingen hinaus und warteten erneut geduldig. Jemand brachte ihnen Bier, Brot und Schinken.

Es dauerte mehrere Stunden, bis der Graf sich zu ihnen gesellte, mit Schweiß auf der Stirn, aber erleichtert.

»Die Kämpfe werden eingestellt, die Truppen abgezogen, die Gefangenen gegen Lösegeld freigelassen.« Poppo atmete tief durch und ließ sich dann auf eine Bank sinken.

Der Friede würde wiederhergestellt.

DRITTER TEIL

ZEITENWENDE

Meißner Burgberg, Herbst 1225

Klappernd fiel das hölzerne Übungsschwert des jungen Markgrafen zu Boden. Enttäuscht starrte der inzwischen achtjährige Heinrich die Stockwaffe an und nagte an der Unterlippe. »Hebt es auf, wir versuchen es erneut!«, ermunterte ihn Lukas.

Der Erbe zweier Markgrafschaften absolvierte nicht nur die übliche Pagenausbildung für adlige Knaben, seit er sieben Jahre alt geworden war. Als künftiger Herrscher musste er viel mehr lernen und früher erwachsen werden als seine Altersgefährten.

Lukas, Thomas und die besten anderen Schwertkämpfer von »Lukas' halbem Dutzend« unterrichteten ihn in den Waffenkünsten, vorerst noch ausgenommen den Umgang mit der Lanze. Tammo brachte ihm in der Falknerei viel über die Haltung der kostbaren Greifvögel und die bei Adligen überaus geschätzte Beizjagd bei. Das faszinierte den Jungen sehr. Nicht zuletzt deshalb, weil sich Heinrich mit Tammos Sohn Johann angefreundet hatte. Auch das für Edelleute unerlässliche Schachspiel erlernte er von dem Schönfelder, wobei Lukas argwöhnte, dass dieser die Einführung in das »Spiel der Könige« mit ein paar Runden Wurfzabel begann. Sei's drum.

Der Kaplan Hildebrand lehrte den künftigen Fürsten das Lesen und Schreiben sowie das Entschlüsseln von Karten, was ein Heerführer beherrschen musste.

Lukas und Thomas unterrichteten ihn auch in der Geschichte seines Hauses.

Heinrich liebte die Episoden, die beide Männer aus eigenem Erleben über seinen Vater, seinen Großvater Markgraf Otto und seine kluge Großmutter Markgräfin Hedwig zu erzählen wussten. Und er war begeistert von Thomas' Berichten aus fernen Ländern: von Überfahrten über das wilde Meer, Ordensrittern und fremdartigen Städten in Sizilien und dem Heiligen Land. Da Kaiser Friedrich II. in wenigen Wochen die noch sehr junge Isabella von Brienne heiraten würde, die Erbin des Königreichs Jerusalem, würde er auch zum König von Jerusalem gekrönt werden. Daher war sich Heinrich völlig sicher, die Heilige Stadt und das Grab Jesu später einmal zu sehen. Er träumte oft davon.

Aber ganz besonders liebte der Achtjährige die Geschichten, die ihm Milena erzählte. Das nun zwölf Jahre alte Mädchen, dessen Talent am Hof inzwischen unbestritten war und das stets in Begleitung der weisen Margarethe von Munichendorf zugegen sein durfte, wenn ein Sänger oder Dichter in der großen Halle auftrat, war seine persönliche Geschichtenerzählerin geworden.

Von Minneliedern wollte der Knabe nichts wissen, aber von Sagen und Legenden aus alter Zeit, Heldengeschichten und gereimten Rätseln konnte er gar nicht genug bekommen.

Die Schwertkampfübungen hatte Lukas in einen größeren Raum innerhalb der Burg ohne Zuschauer verlegt. Niemand sollte sehen können, wie sich der noch sehr junge Adept blamierte. Das blieb nicht aus. Es bedurfte jahrelanger ständiger Übung, die Kampfkünste zu erlernen.

In der heutigen Lektion war es ihm wieder nicht gelungen, Lukas mit seiner Schwertspitze zu erreichen. Schon zehn Mal hatte er es vergeblich versucht. Das nagte an dem Selbstvertrauen des Jungen.

»Ich kann Euch befehlen, mich gewinnen zu lassen. Ich bin der künftige Markgraf«, sagte er keck.

»Nur zu!«

Lukas stellte sich breitbeinig hin und bewegte weder Körper noch Waffe, während ihm der Junge die Holzspitze auf die Brust setzte.

Lukas lächelte. »Nun, junger Prinz, fühlt sich das wie ein Sieg an?«

Beschämt senkte Heinrich den Kopf und murmelte kaum hörbar: »Nein.«

»Glaubt Ihr etwa, wenn Ihr eines Tages im Kampf einen starken Gegner vor Euch habt, bleibt der einfach reglos stehen, wenn Ihr es befehlt?«

Ein noch leiseres »Nein« folgte.

Lukas lächelte erneut.

»Übt weiter mit meinem Stiefsohn. Vielleicht hat er mehr Geschick, Euch diesen Hau beizubringen.«

Lukas ließ das so harmlos klingen wie möglich, aber er hatte einen dringenden Grund, eine Pause einzulegen. Das Atmen fiel ihm zunehmend schwerer, seit geraumer Zeit schon. Doch das wollte er so gut wie möglich verbergen, auch wenn es heute schlimmer war denn je.

Gemessenen Schrittes ging er zu einem der Fenster, stützte sich auf den steinernen Sims und blickte hinab auf den Burghof.

Dort übten die älteren Knappen, unter ihnen auch sein Enkel Christian und sein Knappe Marek, beide inzwischen achtzehn, die besten Freunde und wahre Spaßvögel.

Einer von ihnen musste gerade etwas besonders Witziges gesagt haben, denn sämtliche Burschen lachten, und sogar der Waffenmeister gluckste belustigt, was äußerst selten vorkam. »Wollt ihr eure Gegner besiegen, indem ihr sie dazu bringt, dass sie sich totlachen?«, brummte der erfahrene Kämpfer gespielt grimmig.

»Das wäre immer noch aussichtsreicher, als sie durch Minnelieder in tödlichen Schlaf zu versetzen«, antwortete Marek mit dreistem Grinsen. »Warum sollen wir überhaupt dieses weibische Gesäusel lernen?«

Keiner der angehenden Recken in dieser Gruppe hielt etwas davon, obwohl die Minne neuerdings zu den Fähigkeiten zählte, die ein Ritter beherrschen sollte. Es kam ihnen närrisch vor.

»Weil ihr keine ungebildeten Trottel seid, sondern Männer von Stand. Punktum!«, beendete der Waffenmeister rabiat die aufkommende Debatte.

Lukas atmete tief durch, langsam, mehrfach, bis er sich wieder etwas besser fühlte. Er drehte sich um und sagte so beiläufig wie möglich zu Thomas: »Begleite den jungen Fürsten zu seiner nächsten Lektion beim Kaplan und teile für meine Wache einen anderen ein. Ich muss einer dringenden Angelegenheit nachgehen.«

Thomas ließ sich durch nichts anmerken, ob er den wahren Grund für den unvermittelten Abgang seines Stiefvaters erriet, sondern nickte nur, ohne zu fragen.

Scheinbar gelassen durchschritt Lukas den Raum. Doch als er die Tür hinter sich geschlossen hatte, musste er sich an die Wand lehnen und erneut warten, bis er wieder richtig atmen konnte. Das passierte ihm in letzter Zeit immer öfter.

Dann stieg er hinunter in die Falknerei, wo er zu Recht seinen Freund Tammo vermutete. Er setzte sich auf einen Stein und beobachtete, wie Tammo einem jungen Falken die Kappe abnahm und ihn mit beruhigenden Worten und sanften Berührungen auf einer Stange absetzte.

Mit fragendem Blick ging der Schönfelder auf den Freund zu.

»Du siehst krank aus«, konstatierte er besorgt.

Lukas zuckte mit den Schultern. »Was erwartest du? Gott hat mich fünfundsiebzig Jahre alt werden lassen – vielleicht, um den jungen Fürsten durch die kritischste Zeit zu führen. Das reicht für zwei Leben. Über kurz oder lang müsst ihr übernehmen. Aber ich traue euch vollends zu, auch ohne mich alten Mann zurechtzukommen.«

Tammo rieb sich die Stirn. »Rede ja nichts herbei!« Rasch bekreuzigte er sich.

Lukas' Atem ging plötzlich wieder nur stoßweise.

»Schick … einen vertrauenswürdigen Boten nach Freiberg … Er soll Änne holen … so schnell es geht … mitsamt ihrem Medizinkorb …«

Das versetzte seinen Freund regelrecht in Panik. »Steht es so schlimm? Warum bittest du nicht den neuen Medicus um eine Arznei?«

»Dem traue ich nur so weit, wie ich pissen kann. Ich will kein … Gerede am Hof. Das würde nur ein paar Schlangen dazu reizen, die Köpfe zu heben … Vielleicht kann Änne das Übel mit ein paar Kräutern oder Suden lindern. Wir … erfinden einen harmlosen Vorwand, warum sie kommt.«

Änne lebte wieder in Freiberg bei ihrem Stiefvater Boris von Zbor. Sie wohnten derzeit im Haus von Thomas, dem Erben des legendären Christian, denn Freiberg war vor wenigen Wochen durch eine gewaltige Feuersbrunst zu großen Teilen zerstört worden. Doch das steinerne Haus des Ortsgründers war unbeschadet geblieben – anders als Boris' Gehöft im Burgviertel. Änne hatte immer noch den kleinen Jungen bei sich, den sie und Simon von Werratal nach dem Meißner Stadtbrand gefunden hatten. Seine blauen Flecken und Schrammen waren verheilt, er war auch nicht mehr so mager, und durch ihre Zuwendung hatte er begonnen, einige Wörter zu sprechen. Das erste war »Lieb!« gewesen, während er auf Änne zustürzte, ihre Beine umklammerte und seinen Kopf vertrauensvoll an sie lehnte. Lange blieb dies sein einziges Wort. Er würde nie viel mehr Verstand haben als ein Kind. Aber mit sicherem Gespür erkannte er unter all den Menschen um sich diejenigen, die ihm freundlich gesinnt waren. Auch ihnen wurde ein freudestrahlendes »Lieb!« und eine begeisterte Umarmung zuteil. Deshalb wurde der Junge auf den Namen »Godlieb« getauft, sein zweites Wort, das er gern vor sich hersagte und dabei auf sich zeigte. Doch ehe er vielleicht anfing, Leuten ein »Böse« oder »Nicht lieb!« entgegenzuschmettern, hatte Änne die Markgräfin um Erlaubnis gebeten, mit ihm zurück nach Freiberg zu reisen: So kam es, dass sie wenig später – zum Glück körperlich unbeschadet – den zweiten Stadtbrand binnen kurzem miterleben musste.

Tammo wurde aschgrau im Gesicht, aber er nickte.

»Ich schicke sofort jemanden los. Wenn alles gutgeht, ist Änne morgen Nachmittag hier. Derweil soll meine Sophia nach dir sehen. Sie ist zwar nicht so bewandert wie Änne, aber ein wenig kennt sie sich schon mit Heilkunde aus.«

Lukas holte noch einmal röchelnd Luft und schüttelte den Kopf.

»Ich gehe unauffällig in meine Kammer zurück und werde ruhen. Fragt jemand nach mir, so sag, ich bin in einer geheimen Angelegenheit unterwegs. Jeder wird es glauben.«

»Das gefällt mir nicht«, widersprach Tammo besorgt. »Aber ich spiele dein Spiel mit. Du kannst dich auf mich verlassen. Sophia wird dir nachher diskret etwas zu essen und zu trinken bringen, denn am abendlichen Mahl solltest du in diesem Zustand nicht teilnehmen. Schlaf lieber!«

Lukas dankte seinem Freund, der einen seiner jungen Ritter suchen ging, um ihn sofort nach Freiberg zu schicken.

Er selbst begab sich unbeobachtet – davon überzeugte er sich sorgsam – in seine Kammer. Im Bett liegen konnte er nicht, da war ihm, als würde er ersticken. Aber wenn er sich halb aufsetzte und ein paar Kissen in den Rücken stopfte, fiel ihm das Atmen leichter.

Rasch sank er in einen Dämmerschlaf, dann in so tiefe Erschöpfung, dass er nicht einmal bemerkte, wie ihm Sophia einen Krug Wein und kaltes Fleisch auf den Tisch stellte.

Marek, der neben der Tür wartete und dessen Eintreffen Lukas ebenfalls verschlafen hatte, erschrak, als er mitbekam, dass sein Herr erwacht war.

Er sprang auf und fragte: »Kann ich etwas für Euch tun, Herr? Benötigt Ihr etwas? Mehr Licht? Etwas zu trinken?«

Lukas lächelte im fahlen Schein einer einzigen brennenden Kerze. Der Junge hatte zwar ein großes Mundwerk und war der größte Schelm unter den Knappen. Aber auf ihn war Verlass. Er würde einmal ein guter Ritter werden.

»Nichts außer Stillschweigen. Verstehst du?«

Auch der letzte Anflug von Albernheit erlosch auf dem Gesicht des Achtzehnjährigen.

»Ihr könnt Euch auf mich verlassen, Herr. Kein Wort, zu niemandem. Beim Seelenheil meiner Mutter.«

Von der Nachtruhe etwas erholt, ging Lukas am Morgen zur Frühmesse und zum Morgenmahl, ohne sich etwas anmerken zu lassen. Dann bat er die Markgräfin um die Erlaubnis, einige Zeit in der Schreibstube zubringen zu dürfen, um ihrem Sohn einige wichtige Ratschläge für die Zukunft auf Pergament zu hinterlassen.

Jutta, die seit ihrer Heirat mit Poppo von Henneberg in den letzten Jahren glücklicher und jünger wirkte denn je, bestärkte ihn darin.

»Ich bin Euch sehr dankbar für alles, was Ihr den jungen Fürsten lehrt. Er soll auch in späteren Jahren noch Nutzen aus Eurer Klugheit ziehen.«

Sie und ihr Sohn verbrachten ihre Zeit abwechselnd auf den Ländereien des Grafen und in Meißen, um sich regelmäßig auf dem Burgberg blicken zu lassen und sich zu überzeugen, dass die Hofbeamten und Ratgeber in ihrem Sinne handelten.

Lukas schlenderte in die Kanzlei und erbat sich Pergament, Feder und Tinte.

Ein Schreiber, dessen Finger und Kutte mit Tintenflecken übersät waren, schaffte alles herbei und überließ ihm eines der Schreibpulte.

Lukas wollte nicht nur Heinrich einige Ratschläge schriftlich hinterlassen. Er musste auch seine eigenen Angelegenheiten regeln. Ein Testament hatte er schon vor Jahren verfasst, aber das bedurfte einiger Ergänzungen. Mit dem Wetzstein kratzte er die alten Buchstaben von der Rohhaut, spitzte den Gänsekiel mit einem kleinen Messer und schrieb, was er sich schon längst in Gedanken zurechtgelegt hatte.

Seine Enkel und Urenkel – auch die in Akkon – und vor allem

Änne mit ihrem Ziehsohn sollten finanziell gut ausgestattet werden. Milenas Eltern waren im Frühjahr auf eine Pilgerreise ins Heilige Land gegangen und hatten ihn für die Zeit ihrer Abwesenheit zum Vormund für das Mädchen ernannt. Diese Verantwortung übertrug er nun seinem Stiefsohn Thomas.

Er bestimmte drei Mark Silber für die Kirche, damit Messen für sein Seelenheil gelesen wurden. Das war eine enorme Summe. Wird es wohl reichen für all meine Sünden?, dachte er skeptisch, während er die Feder drehte, was sofort zu einem Klecks führte.

Den ließ er trocknen und schabte ihn dann vorsichtig mit der Messerspitze ab.

Seine Freunde hier in Meißen wussten, was zu tun war, um den künftigen Markgrafen zu schützen.

Und was aus Freiberg würde, lag nun in den Händen anderer. Die Zerstörung der Stadt hatte ihn schwer getroffen. Kaum zu glauben, dass es fast sechzig Jahre her war, mehr als ein oder gar zwei Menschenleben, dass er mit Christian und einer Gruppe Siedler dort eintraf. Damals war alles nur dichter Wald gewesen. Gemeinsam hatten sie sich mit Beilen, Spaten und Seilen geplagt, um zu roden und Platz für die ersten schmalen Felder zu schaffen. Dann wurde Silber entdeckt, und viel Blut war geflossen. So viele vertraute Freunde und eine innig geliebte Frau hatte er verloren … Nach Abenteuern, die ihm von den Jungen heute keiner mehr glauben würde. Ihm war zumute, als würde mit seinem Tod eine Ära zu Ende gehen und vieles unwiderruflich in Vergessenheit geraten.

Allmählich fiel ihm das Atmen in dem steinernen Gewölbe immer schwerer.

Die Finger wurden klamm, die Beine schwer.

Erlösung brachte der blasse Kanzleischreiber, der ausrichtete, eine gewisse Änne von Lichtenborn sei eingetroffen und frage nach ihm.

Die Tinte auf allen Seiten war getrocknet. Erleichtert schob Lukas die Bögen zusammen, bedankte sich bei dem Schreiber und brachte das Bündel in seine Kammer, wo er es verschnürte, siegelte und in seine Truhe legte.

Dann wollte er Änne entgegengehen, aber sie war schneller.

Schon auf dem Gang kam sie ihm entgegengeeilt, gefolgt von zwei Dienern, die ihre Körbe mit Kleidern und Medikamenten trugen.

»Was ist los?«, fragte sie besorgt, und ihr unerbittlich prüfender Blick wanderte sofort zu seinen bläulichen Lippen, den ebenso bläulichen Fingerspitzen und seiner blassen Haut.

»Komm erst einmal herein!«, schlug er vor und ließ das Gepäck vorerst in seiner Kammer abstellen.

Als die Tür wieder geschlossen und sie allein waren, wechselte die Strenge auf Ännes Gesicht zu tiefer Sorge und Mitgefühl.

»Danke, dass du so schnell gekommen bist«, sagte Lukas leise.

»Ich habe schon länger gefürchtet, dass du mich mit meinen Kräutern rufst«, gestand sie bedrückt. »Seit ich dich das letzte Mal gesehen habe. Am besten, du legst dich gleich hin, damit ich dich untersuchen kann.«

Der Kranke widersprach nicht. Marthe und auch Clara waren in ihren medizinischen Anweisungen stets unerbittlich gewesen, und er hatte gelernt, diese ohne Protest zu befolgen, so sonderbar sie auch manchmal klangen.

Nachdem Änne seinen Puls gefühlt, dem Herzschlag und den Geräuschen in der Lunge nachgespürt hatte, sagte sie nur: »Es ist das Herz. Ich kann dir mit einer winzigen Menge Fingerhut, mit Honigwein und Rosmarin etwas Linderung verschaffen. Aber …« Sie verstummte, senkte den Kopf und strich zärtlich eine weiße Haarsträhne aus Lukas' Stirn.

»Ich weiß«, sagte er, lächelte ihr beruhigend zu und legte seine kühle Hand an ihre Wange. »Mach dir keine Sorgen. Für euch ist gesorgt, meine Angelegenheiten sind geregelt. Ich habe mein Leben gelebt und hoffe, dabei mehr Gutes als Schlechtes getan zu haben. Nach all den Jahren, nach so vielen Kriegen, Schlachten und dem Verlust geliebter Menschen …«

»Die Zerstörung Freibergs hat dir das Herz gebrochen. Die Stadt ist dein Lebenswerk«, klagte sie.

Lukas lächelte matt. »Marthes Tod hat mir das Herz gebrochen«, widersprach er. »Und durch Christians Tod zuvor war es schon angeschlagen. Dass Freiberg in Flammen aufging, war nur … der letzte Hieb, der den Baum fällt. Ich bin froh, die Trümmer nicht sehen zu müssen.«

»Aber die Stadt blüht wieder auf, du solltest es dir anschauen!«, widersprach Änne lebhaft. »Überall duftet es nach frisch geschlagenem Holz … Die meisten Häuser um den Obermarkt und Richtung Untermarkt sind schon neu errichtet. Und die kunstvolle neue Pforte des Doms ist unbeschadet geblieben. Es ist ein Wunder … Christians, Marthes und deine Stadt wird schöner denn je auferstehen.«

Lukas sah seine Enkelin wehmütig an. Er wusste, mit dieser begeisterten Beschreibung wollte ihm Änne ein Ziel geben: das sich erneuernde Freiberg noch einmal zu sehen.

Er würde dorthin reisen – im Sarg. Neben Christian und Marthe wollte er in Freiberg seine letzte Ruhe finden.

Liebevoll streichelte er Ännes Wange. »Es wird Zeit für mich, zu gehen.«

»Großvater!«, schluchzte Änne und umklammerte weinend seine Hände.

Lukas hatte die Beichte abgelegt – sehr umfassend, aber aufrichtig, und ihm war Vergebung gewährt worden. Das letzte Sakrament wollte er erst erbitten, wenn er unmittelbar spürte, dass sein Leben zu Ende ging.

Die letzten Tage, die ihm noch blieben – und Änne hatte ihm versichert, dass es noch ein oder zwei Tage dauern konnte –, wollte er mit seinen Freunden und Verwandten verbringen. Mit jedem Einzelnen hatte er bereits unter vier Augen besprochen, was es nach seinem Tod zu tun gab. Schließlich begab er sich zu seinem Schützling Heinrich.

»Keine Waffen?«, fragte der Junge erstaunt, als er sah, dass Lukas ohne Holzschwerter kam.

»Nein. Heute werden wir über etwas sehr Wichtiges reden. Setzt Euch, mein Prinz.«

Mit fragender Miene rutschte Heinrich auf eine Bank. Lukas ließ sich neben ihm nieder.

»Ihr werdet einmal zwei Markgrafschaften regieren, über viele Menschen herrschen.«

»Ja, ich weiß«, meinte der Knabe ungeduldig, und nur der Respekt vor Lukas hielt ihn davon ab, mit den Augen zu rollen.

»Eure Untertanen setzen all ihre Hoffnung in Euch. Unzählige Leben hängen von Euch ab. Denkt stets daran: Friede nährt, Krieg verzehrt. Werdet ein Herrscher, der den Frieden wahrt, solange er nicht angegriffen wird. Fördert die Städte, wie es auch Euer Vater und Euer Großvater taten. Das begünstigt den Handel und den Wohlstand. Seid dem Adel ein Vorbild in den ritterlichen Tugenden.«

Heinrich starrte seinen Erzieher mit großen Augen an; er spürte eine besonders ernste Stimmung in Lukas' Worten, ohne zu verstehen, was dahintersteckte. Über diese Dinge hatten sie doch schon mehrfach gesprochen.

»Damit Ihr das nie vergesst, habe ich ein Geschenk für Euch.«

Aus seinem Almosenbeutel zog Lukas ein knapp daumenlanges Kreuz mit einer Figur darauf, die Heinrich sofort erkannte.

»Der Heilige Georg, der Schutzpatron der Ritter!«, staunte er.

»Dieses Kreuz – Pater Hildebrand hat es geweiht – soll Euch an die ritterlichen Tugenden gemahnen. Zählt sie mir noch einmal auf!«

Der künftige Markgraf amtete tief durch und nahm die Finger beim Zählen zu Hilfe.

»Mut. Treue. Maßhalten. Frömmigkeit. Freigebigkeit. Barmherzigkeit gegenüber den Armen …«

Er kam ins Stocken und sah Lukas fragend an.

»Die Frauen zu ehren und zu schützen«, ergänzte der.

»Jaa. Aber dafür muss ich doch nicht wirklich Minnelieder schreiben?«, wandte der Achtjährige ein.

Lukas konnte sich ein Grinsen nicht verkneifen. Die jungen Burschen heute taten sich fast alle schwer mit diesem etwas anderen Teil der Ausbildung.

»Für einen gebildeten Edelmann gehört sich das heutzutage. Vielleicht findet Ihr sogar einmal Freude daran.«

Heinrich widersprach nicht, aber sein Gesicht und seine Haltung drückten den Zweifel überdeutlich aus.

»Euer Thüringer Großvater, Landgraf Hermann, war sehr berühmt für seine Hofhaltung. Auf der Wartburg trafen sich während seiner Regentschaft die berühmtesten Sänger und Dichter ihrer Zeit«, erinnerte Lukas.

»Also hat mein Großvater selbst *keine* Lieder geschrieben«, konterte der Achtjährige schlau. »Er *ließ* singen und spielen.«

Sein Mentor verkniff sich ein Grinsen.

»Das waren noch andere Zeiten und Sitten. Ich fürchte, Ihr kommt nicht umhin, wenn man Euch künftig als klugen und glanzvollen Herrscher loben soll.«

»Mir fallen einfach keine Reime ein.«

»Das kommt noch. Und Milena könnte Euch helfen.«

Das Gesicht des Jungen hellte sich auf.

Lukas stemmte sich hoch, strich dem Schützling durchs dunkle Haar und ging langsam hinaus.

Die ihm verbleibende Zeit bis zum Letzten Sakrament – ein Priester wartete in der Nähe – wollte der verdiente Ritter mit Familie und Freunden verbringen.

So saßen sie in seiner Kemenate: Änne, Thomas, Christian, sein Patenkind Milena, sein Knappe Marek, Tammo mit Sophia, weitere seiner engsten Freunde in der Leibwache des jungen Fürsten, soweit sie nicht Dienst taten.

Eine Zeitlang hatten sich die Besucher am Sterbebett mit gedämpften Stimmen über dies und das unterhalten, ein paar müde

Scherze versucht. Doch nun saßen sie mit betretenen Mienen, und Totenstille senkte sich über den Raum.

»He, ihr da, ich *lebe* noch!«, rüffelte Lukas mit Galgenhumor. »Ihr Trauerweiden, was hat euch denn dermaßen die Sprache verschlagen?«

Doch nicht einmal der redselige Jakob von Grünquell brachte ein paar Worte heraus.

»Milena, kennst du nicht eine schöne Geschichte, um uns die Zeit zu vertreiben?«, forderte der Todgeweihte sein Patenkind auf. Die sah ihn erstaunt an.

»Jetzt? Wirklich?«

»Ja! Ich möchte noch eine hören, ehe ich die Augen schließe.«

Das Mädchen war über so viel Sarkasmus etwas erschrocken.

»Welche denn?«, fragte sie schüchtern.

»Die von Parzival?«, schlug Lukas vor. Das Versepos war gerade in aller Munde, und den jungen Burschen konnte es nicht schaden, es einmal gehört zu haben.

Milena vergaß für einen Moment alle Scheu und prustete verächtlich.

»Parzival ist so ein *Dummkopf!*«, entrüstete sie sich. »Er verlässt die Frau, die er liebt und die sein Kind erwartet, um etwas zu suchen, von dem er weder weiß, wie es aussieht, noch ob es das überhaupt gibt.«

Sie hat ja nicht ganz unrecht, dachte Lukas und grinste matt. Aber diese kindliche Meinung über die Suche nach dem Heiligen Gral durfte sie nie wieder aussprechen.

Er griff nach ihrer Hand und sah ihr streng in die Augen. »Liebes, das darfst du keinesfalls vor anderen sagen! Der Gral ist eine der wichtigsten Reliquien der Christenheit: der Kelch Jesu beim letzten Abendmahl. Wenn du darüber spottest oder auch nur an seiner Existenz zweifelst, kann das sehr gefährlich für dich werden.«

Lukas starrte Thomas an, der verstand und nickte – er würde sich um Milena kümmern.

Das Mädchen zuckte mit den Schultern.

»Gut, also hört stattdessen die Sage von den Berggeistern, die ich vor einiger Zeit einem Thüringer abgelauscht habe.«

Sie setzte sich bequem zurecht, legte den Kopf ein wenig schräg und starrte auf irgendeinen Punkt in der Ferne, um sich zu konzentrieren. Dann begann sie zu erzählen und schien ganz in dieser Welt zu versinken.

Das Geschenk der Berggeister

Vor langer, langer Zeit, in einem fernen Land, da lebten Leute in einem Dorf, die litten bittere Not. Ihre Felder waren zu klein, um eine Familie zu ernähren, selbst wenn sie sich noch so plagten, und der grausame Burgherr kannte kein Erbarmen. Wer nur eine Handvoll Korn zu wenig ablieferte, wurde ausgepeitscht, und wenn ihm eine Jungfrau gefiel, zerrte er sie mit Gewalt in sein Bett.

Eines Abends, als der Herr besonders schlimm gewütet hatte und die Bauern unter Tränen wehklagten, wie sie wohl dieser Not entrinnen sollten, kamen zwei Fremde ins Dorf: ein junger Ritter und sein Knappe. Der Ritter versprach den Bauern ein besseres Leben, wenn sie ihm in das Reich seines Königs folgten. Nur die Mutigsten fassten sich ein Herz. Mit wenig Habe zogen sie durch finsteren Tann, voller Furcht vor bösen Geistern, Gesetzlosen und wildem Getier. Doch auch in der neuen Heimat litten sie Not, denn sie mussten jede Handbreit Acker dem Wald abringen.

Eines Tages – die Dörfler hatten gerade ihre letzte Handvoll Hafer zu Brei gekocht und mit bitterem Eichelmehl gestreckt – erschienen drei gebrechliche alte Männer in dem Weiler mitten im Wald und baten um Hilfe. Sie seien Fuhrleute, vom Weg abgekommen, und hätten sich in den dichten Wäldern verirrt.

Bereitwillig teilten die Bauern mit den Fremden ihr spärliches

Essen und ihr dünnes Bier. Die Kinder wurden ausgeschickt, um Beeren zu suchen, damit das karge Mahl schmackhafter wurde, ein heilkundiges Waisenmädchen behandelte ihre Gebrechen, und die jungen Burschen zogen los, um den Karren wieder aufzurichten, der sich am Bach festgefahren hatte und umgestürzt war. Als die Dunkelheit hereinbrach, durften die drei Greise in einer Scheune die Häupter ins Stroh betten.

Doch sobald das ganze Dorf erschöpft vom Tagewerk in tiefen Schlaf gesunken war, standen die Fremden leise auf und schlichen zum Waldrand. Der Größte von ihnen machte eine geheimnisvolle Handbewegung, und plötzlich umwogte dichter Nebel die Männer. Ihre Körper verformten und streckten sich auf die dreifache Größe eines Menschen. Sie bekamen Zähne wie Wackersteine, ihnen wuchsen lange Bärte aus grünem Moos und Flechten, in ihren zottigen Haaren steckten Tannenzapfen und kleine Vogelnester.

Es waren mächtige Berggeister, die sehen wollten, wer sich in ihrem Reich niedergelassen hatte.

»Diese Menschen zeigten Mitgefühl und umsorgten uns, obwohl sie selbst so wenig haben. Das wollen wir ihnen lohnen und gestatten, dass sie hier hausen«, sagte der älteste der Berggeister, fing rasch ein Vogeljunges auf, das aus dem Nest auf seinen Kopf gefallen war, und setzte es behutsam wieder zurück.

»Sehen wir doch erst einmal, ob sie weise mit den Gaben des Waldes und des Erdreichs umgehen«, wandte der Zweite ein und zupfte ein Eichhörnchen aus seinem Bart, das dort herumkletterte.

»Eine Wette!«, schlug der Dritte begeistert vor, pflückte eine vorwitzige Raupe von seiner Nasenspitze, die sich dorthin verirrt hatte, und setzte sie auf dem Waldboden ab. »Es gab so wenig Abwechslung in unseren Bergen in den letzten hundert Jahren …«

Also kamen sie überein, den Dorfbewohnern drei Prüfungen aufzuerlegen, nach denen die Siedler entweder reich oder aber ganz verloren sein würden.

Zu dritt schnipsten sie mit den Fingern, um den Zauber zu wirken und die Wette zu besiegeln. Dann stapften sie ungesehen davon, jeder in sein eigenes bergiges Reich, um von dort aus den Fortgang der Geschichte zu beobachten.

Am nächsten Morgen wurde das Dorf von einem Schrei aus dem Schlaf gerissen.

»Kommt alle her und seht!«, rief das alte Mütterchen, das den Besuchern klares Wasser vom Bach bringen wollte. »Haben uns Zauberer besucht oder gar Engel?«

Die Dörfler rannten zu ihr und wunderten sich sehr, wieso die Fremden ohne ein Wort gegangen waren. Doch an der Stelle, wo sie geschlafen hatten, erblickten sie zu ihrem gewaltigen Staunen einen Krug voll silberner Münzen.

Gespannt beobachteten die Berggeister von ihren Gipfeln aus, ob sich die Bauern wohl um diesen Schatz streiten oder gar vor Übermut und Gier den Verstand verlieren würden.

Doch den aufkommenden Jubel und Streit brachte der Ritter zum Verstummen. »Die Münzen können wir nicht essen. Und wir dürfen keine Diebe anlocken.« Also erbot er sich, mit einem Teil des Silbers zum nächsten Marktflecken zu reiten und dort Nahrung, Saatgut und Werkzeug zu kaufen. Sein Knappe und der Dorfschmied sollten inzwischen den Krug mit dem Schatz bewachen.

»Wetten, dass er das Geld nimmt und verschwindet?«, meinte der Geist des südlichen Gebirges und lachte so laut, dass die Vögel erschrocken von den Wipfeln stoben.

»Wetten, dass die Männer während seiner Abwesenheit übereinander herfallen?«, mutmaßte der Geist des östlichen Gebirges und ließ sich auf einen Felsbrocken plumpsen, wobei er einer davonhuschenden Eidechse den Schwanz abklemmte, ohne es zu merken.

Doch der älteste Berggeist, der über dieses Gebiet herrschte, lächelte nur und strich bedächtig über seinen Bart aus Moos und

Flechten. »Ich beobachte diese Menschen hier schon etwas länger und habe mehr Vertrauen in sie als ihr.«

Am nächsten Tag kam der Ritter zurück und brachte Säcke und Körbe voll Rüben und Saatgut, Äxte, Hacken und Seile, mit denen sie schneller roden und neue Felder gewinnen konnten. Jubelnd wurde er empfangen und befahl, zur Feier des Tages ein bescheidenes Festmahl für alle zu kochen.

Die Berggeister sahen einander an und wirkten mit Nussschalen, Buchecken und dem Federflaum eines Käuzchens den Zauber für die zweite Prüfung.

So kam es, dass die Dörfler auf dem für das Mahl gedeckten Tisch plötzlich eine Haselmaus vorfanden, die nicht davonhuschte, sondern sie mit klugen Augen anstarrte. Zum Erstaunen der Menschen trug sie ein winziges silbernes Krönchen. Und noch größer war das Staunen, als die Haselmaus plötzlich anhub zu sprechen.

»Ihr seid weise mit dem Geschenk umgegangen, deshalb sei euch ein weiteres gegönnt. Folgt mir, und ich zeige euch noch mehr Schätze. Aber vergesst nicht, dem guten Geist, der sie euch schenkt, jeden Abend zum Dank einen Krug Bier und einen Kanten Brot hinzustellen.«

Erschrocken wichen die Menschen zurück. »Ist das ein böser Zauber? Ein Spuk, der uns verwirrt?«

Doch letztlich war die Neugier größer als die Angst, und sie rannten der Haselmaus hinterher, die sie in eine Höhle tief unter der Erde führte, die zuvor niemand von ihnen entdeckt hatte.

Im Fackelschein glitzerten Adern aus purem Silber und Gold im Erdreich, und die Haselmaus führte sie noch tiefer in die Höhle, wo Smaragde und Rubine wuchsen.

»Vergesst nicht, mit Brot und Bier zu danken!«, erinnerte sie und verschwand von einem Moment zum anderen, als habe sie sich in Luft aufgelöst.

Der Anblick solcher Reichtümer kostete die armen Dorfbewohner beinahe den Verstand. Sie tanzten, lachten und sprangen vor Freude und überschlugen sich mit Plänen, was sie Großartiges von den Schätzen kaufen wollten.

Wieder waren es der Ritter und sein Knappe, die sie zur Ordnung riefen.

»Alles, was tiefer in der Erde steckt, als ein Pflug gräbt, gehört dem König«, erinnerte der Ritter. »Wir brauchen seine Erlaubnis, um danach zu graben. Er wird euch einen Anteil davon gewähren, wenn ihr ehrlich seid.«

Beinahe hätten die Dörfler seine Worte vor lauter Gier nach den Schätzen im Erdreich in den Wind geschlagen. Doch der Schmied, das Waisenmädchen und das alte Mütterchen kamen ihm zu Hilfe. Also ritt er zum König, um ihm von dem Fund in der Höhle zu berichten und Schutz für das Dorf zu erbitten, damit es nicht zum Angriffsziel für Räuber wurde.

Der König war hocherfreut über die Nachricht und gewährte den Bauern einen Anteil an allen Schätzen, die sie aus der Erde holten.

So kamen sie zu Wohlstand, vergaßen aber nie, des Abends einen Krug mit Bier und einen Teller mit Brot in die Höhle zu stellen, um den Geistern zu danken. Für die kleine Haselmaus legte das Waisenmädchen sogar jedes Mal noch ein paar Beeren oder Nüsse hinzu.

»Sie haben die zweite Prüfung bestanden«, erklärte der älteste Berggeist seinen beiden Nachbarn zufrieden.

»Nur weil ihnen der wackere Rittersmann den rechten Weg gewiesen hat«, beanstandete der Geist des östlichen Gebirges.

»Dann sehen wir doch einmal, wie sie ohne ihn auskommen«, schlug der Geist des südlichen Gebirges vor und knirschte mit seinen Zähnen aus Fels.

Zornig schüttelte der älteste Berggeist seinen grünen Bart, aus dem allerlei Vögel erschrocken aufflatterten.

»Was habt ihr vor?«, fragte er mit gerunzelter Stirn.

»Du fürchtest wohl, die Wette zu verlieren?«, sprachen die beiden anderen im Chor und stießen jeder in ein gewaltiges Horn.

Das weckte einen fahlen Riesen auf, der dann und wann am Hof des Königs erschien. Eine grausame Gestalt, von jedermann gefürchtet. Nur der König hielt große Stücke auf ihn, weil er ihm eine unbesiegbare Armee geschenkt hatte.

Der fahle Riese witterte sofort, wo er Unheil anrichten konnte, und stapfte los, eine halbe Meile mit jedem Schritt, wobei der Boden erbebte und die Blätter mitten im Sommer von den Ästen fielen.

Als er das Dorf erreichte, riss er ganze Bäume aus dem Erdreich, hieb damit wild um sich und brüllte: »Der Schatz gehört mir!«

In seiner Wut erschlug er mehrere Bewohner des Dorfes. Doch der junge Ritter trat ihm mit erhobenem Schwert entgegen.

Da riss der Riese den größten Baum, der weit und breit stand, aus dem Boden und schleuderte den Ritter damit so weit fort, dass ihn niemand mehr sehen oder finden konnte.

Dann stapfte er zur Höhle, um sich die Schätze zu holen.

Der älteste der drei Berggeister war jedoch so erzürnt über diesen Frevel, dass er Donner krachen und Blitze zucken ließ. Und als Blitz und Donner verhallt waren, da waren auch sämtliche Adern aus Gold und Silber, Smaragden und Rubinen verschwunden, die er den Dorfbewohnern für ihre Freundlichkeit und ihren Fleiß geschenkt hatte.

Grollend und wutentbrannt um sich schlagend trollte sich der Riese. Zurück blieben die verängstigten und wehklagenden Bauern.

»Wie vermutet: Der Reichtum hat ihnen kein Glück gebracht«, triumphierte der Geist des östlichen Gebirges gegenüber seinen zwei Brüdern.

»Diese Geschichte ist noch nicht zu Ende«, konterte der älteste Berggeist. »Seht nur!«

Denn nun trat der Knappe in die Mitte der Dörfler.

»Ich muss unseren Herrn suchen. Ich gebe die Hoffnung nicht auf, dass er noch lebt!«, erklärte er trotzig und sattelte sein Pferd. »Und wenn ich dafür gegen den Riesen antreten muss.«

»Wir gehen mit dir!«, riefen das Waisenmädchen, das alte Mütterchen und der Schmied mit einer Stimme.

Die anderen wollten ihnen ausreden, sich auf eine so gefährliche und wenig erfolgversprechende Suche zu begeben. Doch da tauchte unerwartet eine Verbündete auf: die kleine Haselmaus. Es hatte sie sehr erfreut, dass ihr die Dorfbewohner unaufgefordert jeden Tag ein paar Nüsse oder Beeren hingestellt hatten. Sie wollte nicht, dass der Ritter mit dem tapferen Herzen starb, weil er andere hatte schützen wollen.

Niemand wusste besser als sie, dass auch Kleine etwas bewirken können.

»Folgt mir!«, piepste sie und huschte voraus.

Drei Tage und drei Nächte suchten sie nach dem wackeren Rittersmann und fanden ihn schließlich sterbend im tiefsten Kerker der Burg des Riesen. Verzweifelt brachen seine Gefährten in Tränen aus. Die Haselmaus huschte ohne ein Wort davon. Nach einer Stunde kam sie wieder – mit dem Wasser des Lebens in der Kappe einer Eichel. Sie träufelte dem Ritter das Elixier auf die Lippen, und zu aller Erstaunen erwachte der Totgeglaubte wieder zum Leben.

Die Haselmaus führte ihn und seine Helfer sicher aus dem Kellerverlies des Riesen, zurück ins Dorf, wo die Menschen ihren Augen kaum trauen wollten.

Vom Gipfel des Gebirges aus beobachteten die drei Berggeister die Szene.

»Sie haben Brot und Bier hingestellt, sie haben sich ein Herz gefasst und sich gegen einen übermächtigen, furchteinflößenden Feind verbündet. Die Bedingungen sind erfüllt und die Prüfungen bestanden«, erklärte der Älteste den beiden anderen. »Doch ich werde nicht zulassen, dass zu großer Reichtum noch mehr Leid über sie bringt.«

Deshalb blieben die Schätze in der Höhle auf immer verschwunden.

Aber der Krug mit den Silbermünzen wurde niemals ganz

leer. So konnten sich die Dorfbewohner eine eiserne Pflugschar, gute Äxte, Saatgut, Ziegen, Hühner und ein Paar Zugochsen kaufen. Sie arbeiteten einträchtig und litten nie wieder Hunger. Und natürlich stellten sie den Geistern und der Haselmaus jeden Abend einen Krug Bier, einen Kanten Brot und ein paar Beeren und Nüsse hin.

Es waren eigentlich zwei Fuhrleute, dachte Lukas bei sich. Und die Haselmaus habe ich nie gesehen. Aber wenn sie die Dinge, die Christian, Marthe und ich erlebt haben, nun schon in anderen Ländern als uralte Sage erzählen, sogar erheblich aufgebauscht, dann kann ich beruhigt sterben.

Mit einem Lächeln schloss er kurz die Lider, um Kraft zu sammeln für die erforderlichen Anweisungen. Es wurde Zeit für die letzte Beichte. Zeit, Abschied zu nehmen von Freunden und Verwandten. Er hatte ein langes, erfülltes Leben hinter sich. Nun konnte er gehen. Im Tod würde er endlich mit den beiden Menschen wiedervereint, die ihm am meisten bedeutet hatten. Er würde in Freiberg neben seiner Marthe begraben werden, an ihrer anderen Seite ruhte Christian, sein bester Freund. Marthe war ihrer beider große Liebe gewesen, Christian ihr Ehemann, bis er heimtückisch ermordet wurde und Lukas Hals über Kopf die frisch Verwitwete heiraten musste, um ihr Leben zu retten.

Er wartete schon lange auf den Tag, sie beide im Himmelreich wiederzusehen. Er bereute nichts.

Abschied

Entgegen Lukas' Wünschen verzögerte sich die Überführung seiner sterblichen Überreste nach Freiberg um zwei Tage. Denn die Markgräfin hatte ausdrücklich befohlen, dass sein Leichnam in der Kapelle aufgebahrt werden und im Dom ein Gottesdienst stattfinden sollte. Das Bistum erhielt eine großzügige Spende, damit Messen für Lukas' Seelenheil gelesen wurden.

»Er war ein verdienstvoller Mann, ein Ritter von Ehre, euch allen ein Vorbild. Über viele Jahre sorgte er in Freiberg für die Sicherheit von Menschen, Silber und den Transport des Reichtums nach Meißen. Seine letzten Jahre widmete er der Erziehung meines Sohnes, des künftigen Markgrafen. Ich werde seine stets weisen Worte im Rat vermissen«, erklärte Jutta laut in der Halle vor allen, die auf dem Meißner Burgberg in ihren Diensten standen. »Erweist ihm die letzte Ehre in der Kapelle und betet für sein Seelenheil!«

Bei der Totenwache wechselten sich zunächst Freunde und Kampfgefährten ab. In der weihrauchgeschwängerten Kapelle wurden viele stille und hörbare Gebete gesprochen. Auch Fürst Dietrichs Sohn mit Clara, der junge Geistliche Heinrich, wachte fast die ganze Nacht und betete inbrünstig für das Seelenwohl des Freibergers. Danach durften sich diejenigen Bewohner des Burgbergs verabschieden, die sich dem Ritter verpflichtet fühlten.

Dass sich abseits davon eine Gruppe Ritter und Ministerialer zusammenfanden und höhnische Kommentare von sich gaben, entging weder Thomas noch seinen Gefährten. Das sollte es wohl auch nicht. Aber sie ließen sich nicht provozieren, sondern merkten sich Gesichter und Namen. Es waren zumeist Männer, die sie ohnehin schon genau im Blick hatten.

Während des Gedenkgottesdienstes im Dom standen die Markgräfin und ihr Sohn in vorderster Reihe. Heinrich rannen Tränen über die Wangen; er konnte ein leises Schluchzen nicht unterdrücken und tat auch nichts, um es zu verbergen. Er vermisste nicht zuallererst seinen Erzieher, sondern einen gütigen Freund. Einen Vaterersatz, denn an seinen leiblichen Vater hatte er kaum noch eine Erinnerung, abgesehen von dem, was die Leute erzählten. Und das klang oft sehr widersprüchlich. Lukas hatte ihn beizeiten gewarnt, nicht alles für bare Münze zu nehmen. Er brachte stets Klarheit in das Gerede: was dreiste Lügen waren, was maßlose Übertreibungen, was kaum verhohlene Feindseligkeit.

Hätte Gott ihn nicht noch ein paar Jahre an meiner Seite lassen können?, haderte der Junge. Doch dann richtete er seinen Blick auf Thomas, und er wusste, Lukas hatte vorgesorgt.

Thomas war umgehend das Kommando für die Leibwache der Fürstin und ihres Erben übertragen worden. Außerdem saß er nun an Stelle seines Stiefvaters im Rat.

Das war noch nicht alles. Was Heinrich vielleicht nicht einmal vage erahnte: Der neue Befehlshaber seiner Wache und dessen engste Freunde hatten längst »unsichtbare« Verbündete in den Ställen, in der Küche und auch sonst unter dem niederen Gesinde und der Dienerschaft, die von Ranghöheren kaum beachtet wurden, während die Herren mit ihresgleichen redeten. Die oft nur aus einer Laune heraus geprügelten und hungernden Knechte oder Stallburschen revanchierten sich nur zu gern für die schlechte Behandlung. So wusste Thomas wie einst Lukas genau, wer Ergebenheit nur heuchelte, wo Schlangen ihre Köpfe reckten, wer finstere Pläne schmiedete und wo Verrat lauerte. Auch seine Verbündeten innerhalb der Ritterschaft blieben wachsam.

Am zweiten Morgen nach Lukas' Tod brach der kleine Geleitzug auf, der die Gebeine des friedlich Entschlafenen nach Freiberg überführte. Thomas hatte das Kommando über die Leibwache für die nächsten Tage an Tammo von Schönfeld übertragen, damit er dem Mann ein würdiges Begräbnis verschaffen konnte, der nach dem Tod seines eigenen Vaters Christian – damals war Thomas noch ein ganz junger Knappe gewesen – die Vaterrolle übernommen und ihn aus etlichen gefährlichen Situationen gerettet hatte.

Mit der Trauergesellschaft reisten auch Änne, die Knappen Christian und Marek – Letztgenannten hatte nun Thomas in seinen Dienst genommen –, Milena in der weiblichen Obhut von

Tammos Frau Sophia und zwei Fuhrleute, die sich um Karren und Ochsen kümmerten.

Ein Bote war vorausgeschickt worden, der Boris von Zbor ihre Ankunft meldete, damit dieser Bescheid wusste und alles Nötige vorbereiten konnte.

Sobald die Reiter und der Wagen mit dem Sarg das markgräfliche Areal verlassen hatten, befahl Jutta sämtliche Ritter und Ministeriale in den Palas, ohne zu sagen, worum es gehen sollte.

Verwundert stellten sie sich dort ein.

An der Stirnseite der großen Halle hatten die Markgräfin, ihr Sohn und der Kaplan auf hohen Stühlen Platz genommen.

Während sie ungeduldig auf ein paar edelgeborene Nachzügler warteten, füllten sich die hinteren Bereiche mit Neugierigen aus niederen Schichten: Küchenhilfen und Backmägde, die sich von der Arbeit davongestohlen hatten und an den Wänden herumdrückten, Frauen aus den Spinnstuben, Näherinnen ... Erstaunlicherweise schickte sie niemand fort. Das verstärkte noch das Gefühl, dass gleich etwas Außergewöhnliches geschehen würde. Und offenbar sollten es möglichst viele Menschen miterleben.

Jutta rief einen Mann namens Edwin von Krumbholz nach vorn. Ein grauhaariger Ritter mit grimmiger Miene, massig, mit riesigen Händen und Speiseresten im struppigen Bart.

Er verneigte sich mit eckigen Bewegungen vor Jutta, Heinrich und dem Geistlichen.

»Durchlaucht?«, knurrte er in fragendem Tonfall, denn er konnte sich nicht ausmalen, was gerade diese drei von ihm wollten. Es musste eine Verwechslung vorliegen.

Zu aller Verwunderung sprachen nicht Jutta oder der Kaplan, sondern der junge Heinrich.

»Edwin von Krumbholz! Wie mir zu Ohren kam, habt Ihr Eure junge Gemahlin Gunhild so schlimm verprügelt, dass sie nicht nur grün und blau im Gesicht ist, sondern auch ein zugeschwollenes Auge, ein gebrochenes Handgelenk und zwei gebrochene Rippen hat«, trug er mit klarer, fester Stimme vor. »Stimmt das?«

Gunhild, die so stolz darauf gewesen war, als Erste unter den jungen Mädchen zu heiraten, sollte dies schon am Tag der Vermählung bitter bereuen. Inzwischen waren auch die meisten anderen von Milenas Gefährtinnen Ehefrauen. Drei waren an deutlich ältere Männer gegeben worden und brachten jedes Jahr ein Kind zur Welt. Zwei waren im Wochenbett gestorben. Eine wegen angeblicher Unfruchtbarkeit verstoßen worden. Nur die blonde Agnes und Gunhilds jüngere Schwester schienen recht glücklich mit ihren Männern zu sein. Am schlimmsten aber hatte es Editha getroffen. Weil ihr betagter Gemahl keine Kinder zeugen konnte, daran jedoch Editha die Schuld gab und sie fast täglich verprügelte, hatte sie in ihrer Verzweiflung heimlich versucht, von einem seiner Söhne ein Kind zu empfangen. Der Alte erwischte beide auf frischer Tat und schlug Editha ohne Zögern den Kopf ab. Dies erlaubte das Gesetz: Wer seine Frau beim Ehebruch ertappte, durfte sie nach eigenem Willen bestrafen.

Dagegen waren ein paar Schläge doch eine Lappalie, fand Edwin und wunderte sich immer mehr. »Hat sie sich etwa über mich beschwert? Das wird sie mir büßen!« Er ballte die Hände zu Fäusten.

Doch Heinrich unterbrach ihn, indem er ihm gebieterisch die erhobene Hand entgegenstreckte. Diese eindrucksvolle Geste hatte er sich von seinem Vormund Ludwig abgeschaut. »Es trifft also zu?«

»Sie hat mich verärgert und meine Befehle nicht befolgt«, rechtfertigte sich der Krumbholzer. »Das Weib sei dem Manne untertan – heißt es nicht so in der Heiligen Schrift? Ich kann mit meiner Frau machen, was ich will.«

»*Meiner Ansicht nach* schließt es nicht das Recht ein, ihr die Knochen zu brechen«, widersprach der künftige Herrscher zweier Marken mit aller Kraft.

»Das Miststück soll froh sein, dass ich sie nicht totgeschlagen habe!«, erregte sich der Beschuldigte. »Oder sie kahlschere und zur Stadt hinausjage.«

Heinrich beugte sich ein wenig zur Seite und fragte laut und vernehmlich den greisen Kaplan: »Pater, die Gebote Gottes *Du sollst nicht töten* und *Liebe deinen Nächsten* gelten doch immer noch, oder?«

Der alte Hildebrand nickte und brummte eine Zustimmung.

Edwin tat bedrohlich einen Schritt auf die Dreiergruppe zu. Tammo und Hartmann, die links und rechts von ihren Schützlingen standen, reagierten sofort, traten ebenfalls näher und umfassten jeder kraftvoll den Griff seines Schwertes.

»Junger Fürst, wollt Ihr hier einen *Gerichtstag* halten? Noch seid Ihr nicht der Markgraf. Das ist Sache Eures Vormunds«, belehrte Edwin genüsslich.

»Ich bin sicher, dass er diesen Fall ebenso bewertet wie ich«, konterte Heinrich selbstbewusst. »Mein Vormund und Oheim, Landgraf Ludwig, legt großen Wert auf die ritterlichen Tugenden. Sind die Euch irgendwie noch geläufig?«

»Wieso kommt Ihr mir jetzt *damit?*«, beschwerte sich Edwin und schnaufte.

»Eine davon lautet, die Frauen zu ehren und zu schützen, nicht sie grün und blau zu prügeln.«

»Pah! Ihr seid zu jung und versteht nichts von der Ehe.«

Heinrich ließ sich nicht beirren.

»Mein Vormund hat kürzlich meine Verlobung mit Konstanze von Österreich abgesprochen. Das ist mir Anlass, mich auf die Ehe mit meiner jungen Braut vorzubereiten, auch wenn wir erst vermählt werden, wenn ich mündig bin. Doch wie mir meine erlauchte Mutter versicherte, hat mein Vater *nie* die Hand gegen sie erhoben. Es geht also auch ohne Schläge.«

»Was soll dieses unwürdige Spiel?«, giftete Edwin. »Soll ich, ein bewährter Ritter von mehr als fünfzig Jahren, mich in aller Öffentlichkeit von einem grünen Jungen zurechtweisen lassen, der fast noch ein Kind ist?«

Heinrich straffte und erhob sich und erwiderte so laut er konnte: »Ich bin kein Kind, sondern Euer künftiger Lehnsherr! Und als solcher sage ich Euch: Ihr werdet den Medicus bezahlen, damit er Eure Frau so gut wie möglich gesundpflegt. Außerdem werdet Ihr alles Silber, das Ihr mit Euch führt, als Buße den Armen geben, die vor dem Dom auf ein Almosen hoffen. Pater Hildebrand wird ein Auge darauf haben, dass die Summe Eurem Stand auch angemessen ist.«

»Ihr könnt mir keine Befehle erteilen!«

»Versteht es als *Rat,* Edwin von Krumbholz, als *wirklich dringenden Ratschlag*. Solltet Ihr noch einmal gewalttätig gegen Eure oder eine andere Frau werden, seid Ihr am Meißner Hof nicht länger geduldet. Dafür werden meine Wachen sorgen.«

In der Halle herrschte bemerkenswerte Stille während dieses ersten Kräftemessens des künftigen Fürsten mit einem seiner Ritter. Aber etliche Männer grinsten schadenfroh, wie geschickt hier der ziemlich unbeliebte Edwin gemaßregelt wurde. Und viele der Frauen blickten bass erstaunt, dass sie endlich einmal jemand in Schutz nahm, noch dazu der junge Herrscher.

Edwin schien eine Entgegnung ausspucken zu wollen, aber ein Blick auf den Kaplan hielt ihn davon ab.

Schroff drehte er sich um und stolzierte durch die Halle Richtung Ausgang, ohne die Erlaubnis bekommen zu haben, sich zu entfernen.

Die kleine Kröte denkt, er kann mir befehlen!, dachte er, während er stur geradeaus schritt. Aber noch ist nicht aller Tage Abend. Und noch ist der Tag *sehr* weit entfernt, an dem er einmal herrschen wird. Falls es überhaupt dazu kommt. Dieser letzte Gedanke ließ ihn grimmig lächeln. Es gab so viele Männer, die nach diesem Thron gierten.

Heinrich sah zu seiner Mutter und dem Kaplan, die ihm zufrieden zunickten.

Aus den hinteren Reihen der Halle kamen sogar Applaus und Dankesrufe auf, obwohl sicher der eine oder andere Mann ähnlicher Ansicht war wie Edwin.

Lukas wäre stolz auf mich! Dieser Gedanke stimmte den achtjährigen künftigen Herrscher trotz seiner Trauer froh.

Letzte Heimkehr

Laub in leuchtenden Farben umwirbelte den Trauerzug nach Freiberg, riesige Schwärme von Staren sammelten sich am Himmel zu immer neuen Formationen, einzelne Sonnenstrahlen drangen durch die Wolken und zauberten goldenes Flirren auf den Weg. Es war, als ob auch die Natur des Landes dem legendären Ritter auf seiner letzten Reise ihre Reverenz erweisen wollte.

Während sich die kleine Kolonne den Weg über Pfade und durch dichte Wälder bahnte, sprach kaum einer der Reisenden ein Wort. Jeder ließ seine Gedanken fliegen: Erinnerungen an besondere Momente mit Lukas wechselten sich mit Besorgnis darüber ab, wie eine Zukunft ohne seine Weisheit und Umsicht wohl aussehen mochte.

Am Meißner Tor der Freiberger Stadtmauer erwartete Boris von Zbor sie mit einer Ehrengarde von zwölf Rittern, unter ihnen auch Wilfried, sein einstiger Knappe.

Dahinter standen die würdigsten der Freiberger Ratsherren, der Bergmeister und der Anführer der jüdischen Gemeinde Freibergs, Rabbi Ezra ben Moses.

Boris stieg ab, umarmte Thomas mit Bärenkräften, sprach sein Beileid dann auch Änne, dem jungen Christian und Milena aus und schritt zu dem Karren mit dem Sarg. Eine Weile stand er dort mit gerunzelter Stirn und erstarrter Miene, dann bekreuzigte er sich langsam und feierlich.

Derweil sprach der Silberschmied und Bürgermeister Alwin Weighart den Familienangehörigen sein Beileid im Namen des gesamten Rates aus.

Er nahm seine pelzbesetzte Kappe ab und ergänzte: »Wie wir wissen, möchte der Tote heute noch auf dem Gottesacker der ersten Freiberger Kirche bestattet werden. Wir Ratsherren sind jedoch übereingekommen, ihm zu Ehren außerdem am Sonntag einen Gedenkgottesdienst in St. Nikolai zu begehen. Das ist Freiberg dem Herrn Lukas schuldig.«

Die Nikolaikirche war die erste steinerne Kirche der schnell wachsenden Bergwerkssiedlung gewesen, gestiftet von den Händlern und vermögenden Handwerkern, aus deren Kreis mittlerweile auch die Ratsherren auserkoren wurden.

Thomas bedankte sich und nahm danach die Beileidsbekundungen des Bergmeisters entgegen, der für die Bergleute sprach, die noch in ihren Gruben arbeiteten. Der oberste Markscheider, der Hüttenmeister und zwei Bergschmiede begleiteten ihn.

Es folgte der Rabbiner. Der würdige alte Mann mit den schneeweißen Schläfenlocken neigte den Kopf in Richtung des Toten.

»Unsere Gemeinschaft verdankt dem Herrn Lukas Schutz und Gerechtigkeit. Es werden heute in der Synagoge und in unseren Häusern viele Gebete für ihn gesprochen und Kerzen angezündet werden.«

Gerührt bedankte sich Thomas. Die vor der Stadtmauer angesiedelte jüdische Gemeinde war in der Zeit seiner Abwesenheit beträchtlich gewachsen. Doch wie er wusste, war die Synagoge kein großer Sakralbau, sondern eher eine Schule, ein schlichtes Haus, in dem die Thora studiert wurde.

Die Reiter stiegen wieder auf, die Kärrner scheuchten die Ochsen hoch, dann setzte sich der Zug erneut in Bewegung.

Hornbläser zogen dem feierlichen Geleit voran und sorgten mit lauten Klängen dafür, dass niemandem die Prozession entging.

Hätte mein Großvater solchen Prunk gewollt?, dachte Änne zweifelnd. Doch als sie sah, wie die Freiberger aus ihren Häusern strömten, direkt von der Arbeit und den Kochstellen weg, um Lukas auf seinem letzten Weg zu begleiten, da wurde ihr warm ums Herz.

Großvater hatte recht. Er hat ein gutes und fruchtbringendes Leben gelebt und viele Menschen beschützt, dachte sie. Das können nur wenige von sich sagen.

Männer, Frauen und Mädchen in ihren besten oder in vielfach geflickten Kleidern, Alte an Krücken, Kinder und Burschen mit Bartflaum kamen und riefen gute Wünsche für das Seelenheil des Toten. Vielen standen Tränen im Gesicht.

Der Zug bewegte sich zu der ersten, aus Holz erbauten Kirche, die nach der Ankunft der Siedler in Christiansdorf errichtet worden war. Dort erwartete sie der Pfarrer.

Neben den Ruhestätten von Christian und Marthe war bereits eine Grube für Lukas ausgehoben. Hier würde er liegen, so, wie er es sich gewünscht hatte.

Der Pfarrer sprach feierliche Worte, segnete das Grab mit Weihwasser und Psalmen und bekreuzigte sich. In sein lautes »Amen« stimmten die unzähligen Menschen ein, die in langen Reihen standen, um von einem der Begründer ihres Ortes Abschied zu nehmen.

»Übergebt nun den Leib der Erde, damit er am Tag des Jüngsten Gerichts wiederauferstehen kann«, sagte der Pfarrer laut.

Eine Abordnung von sechs Bergleuten hievte den hölzernen Sarg ehrfürchtig in die Grube.

Pater Josef warf als Erster drei Handvoll Erde auf den Sarg.

»Lukas von Freiberg, du bist von der Erde genommen. Aber zur Erde wirst du zurückkehren, wenn der Allmächtige dich weckt.«

Wieder bekreuzigte er sich, sprach eine Fürbitte und das Vaterunser, in das alle einstimmten.

Gleich nach Thomas und dem jungen Christian durfte Änne drei Handvoll Erde auf den Sarg werfen. Trotz der vielen Menschen blieb sie einfach stehen, verfolgte mit starrem Gesicht, wie immer mehr Erdreich bedeckte, was vor ein paar Tagen noch ein lebensfroher Mensch mit klugem Kopf und großem Herzen gewesen war.

Bald war genug Erdreich angehäuft, und nun traten Menschen vor, die Kränze aus bunten Blättern auf alle drei Gräber legten, bis sie gänzlich davon bedeckt waren.

Das Totenmahl sollte auf der Burg stattfinden. Dort würde heute Abend oft angestoßen werden zum Gedenken an den Verstorbenen, würden jede Menge Anekdoten und Begebenheiten erzählt werden.

Änne fühlte sich diesem lauten, nächtlichen Gelage nicht gewachsen. Sie wollte jetzt allein sein. Sie wollte mit ihren eigenen Erinnerungen um ihren Großvater trauern, nicht mit den Geschichten anderer. Und sie wollte Godlieb wiedersehen, ihr Findelkind, das herzzerreißend geschluchzt hatte, als sie es nach Lukas' Notruf bei der Dienerschaft zurückgelassen hatte, obwohl er die auch alle mochte.

Mit schmerzenden Füßen und Knien bahnte sie sich den Weg zu Boris von Zbor.

»Vater, ich bin so schrecklich müde und erschöpft von der langen Reise. Darf ich nach Hause gehen und schlafen? Niemand wird mein Fehlen bemerken.«

Boris sah ihre vom Weinen geschwollenen Augen, sah, dass sie sich kaum noch auf den Beinen hielt. Zärtlich legte er ihr seine riesige Hand an die Wange.

»Geh nur, Liebes, schlaf dich aus. Du kannst sogar schon in unser Haus! Es ging gut voran mit den Bauarbeiten in den letzten vier Tagen. Das Erdgeschoss und die Zwischendecke sind fertig, das Dach ist zur Hälfte gedeckt. Aber wundere dich nicht, im zweiten Geschoss schlafen Nachbarn, deren Heim nach dem Brand noch nicht wieder bewohnbar ist. Die alten Hardmanns.«

Und weil er sah, dass seine Stieftochter kurz vor dem Zusammenbrechen war, hob er sie kurzerhand vor sich aufs Pferd und brachte sie bis zur Haustür.

Unerwarteter Besuch

Änne wollte nichts weiter, als sofort ins Bett sinken und schlafen. Sie war nicht nur körperlich, sondern auch emotional völlig erschöpft.

Hildchen, die jüngste Magd, ließ sie ein.

Das Gepäck war schon eingetroffen, wie sie im Kerzenlicht erkennen konnte. Ihr Bett, unter dessen Daunendecken das verstrubbelte Haar des kleinen Godlieb hervorlugte, schien der verlockendste Ort der Welt zu sein.

Doch die Nachbarn – ein schon beträchtlich in die Jahre gekommener Ritter, dessen Söhne auf der Burg dienten und wohnten, und seine winzige, uralte Mutter, eine Witwe – machten großes Gewese um die Ankunft der Tochter des Hauses.

Von dem Lärm wurde Godlieb wach, streckte vorsichtig sein Köpfchen unter dem Federbett bevor und kreischte begeistert.

»Änne! Änne da! Godlieb da!«, juchzte er, kam barfuß auf sie zugetapst und umklammerte ihre Beine, als wollte er sie nie wieder loslassen.

Gerührt hob Änne ihn hoch und drückte ihr Gesicht an seines. Es war das erste Mal, dass er ihren Namen aussprach.

»Ja, ich bin wieder da«, redete sie liebevoll auf ihn ein und strich über sein feines Haar.

Währenddessen trippelte die runzlige Witwe, die kaum größer als ein zehnjähriges Mädchen war, emsig hin und her und bot Änne nacheinander Suppe, Brot, Bier, Käse und gesalzenen Fisch an.

Zweifellos wollte sich die unentwegt plappernde Nachbarin für die Gastfreundschaft erkenntlich zeigen, die Boris ihnen und ihrem Gesinde erwiesen und ihnen in der Not Obdach gewährt hatte.

»Danke, heben wir doch alles für morgen früh auf«, beschied Änne der aufgekratzten Witwe. »Jetzt möchte ich nur schlafen.

Begebt auch Ihr Euch alle zur Ruhe. Mein Vater wird so bald nicht von der Burg zurückkehren.«

Endlich lag sie zusammengerollt in ihrem Bett, Godlieb an sich geschmiegt, dem sofort wieder die Augen zufielen. Lautlos weinte sie sich in den Schlaf. Die Nachbarsleute waren über eine Leiter auf den Zwischenboden geklettert und wisperten dort eifrig miteinander.

Ein heftiges Pochen an der Tür riss Änne aus dem Schlaf. Godlieb war zum Glück so tief in sein Traumreich versunken, dass ihn vermutlich nicht einmal ein brüllender Ochse hätte wecken können.

»Verzeiht die späte Störung, Herrin Änne! Der Herr von Zbor schickt mich und bot mir freundlicherweise eine Schlafgelegenheit in seinem Haus an«, drang eine höfliche und vage bekannte Stimme durch die Tür.

Der alte Ritter von Hardmann als derzeit einziger waffenkundiger Mann im Haus fühlte sich sofort zum Beschützer berufen.

»Was wollt Ihr von der Herrin? Wir sind keine Herberge und lassen niemanden herein, den wir nicht kennen«, krächzte er barsch vom Zwischenboden herunter.

»Verzeiht, ich nannte meinen Namen noch nicht: Simon von Werratal«, rief der Besucher. »Die Herrin Änne kennt mich. Landgraf Ludwig entsandte mich nach Freiberg, und der Herr von Zbor schickte mich für die Nacht hierher, weil die Burg hoffnungslos überfüllt ist.«

»Das kann ja jeder behaupten!«, keifte die Witwe Hardmann – erstaunlich laut angesichts dessen, dass sie so winzig und dazu fast zahnlos war. »Wir dürfen keinen fremden Mann einlassen, wenn der Herr des Hauses nicht da ist. Es gilt, die Tugend der Herrin Änne zu wahren.«

»Und die meiner Mutter«, brüllte ihr Sohn Enno von oben herunter.

Änne musste sich ein Grinsen verkneifen.

»Seid beruhigt, ich kenne diesen Ritter, er ist ein Freund des Hauses«, versicherte sie den beiden.

Die uralte Witwe prustete verächtlich, ihr Sohn veranstaltete oben ein merkwürdiges Gepolter.

»Sollten Eure Absichten nicht ehrenhaft sein, rechnet mit meinem Schwert!«, brüllte er lauthals Richtung Tür.

Dann kletterte er die Leiter herab, die als Ersatz für die noch fehlende Treppe zum Obergeschoss herhalten musste.

Zuerst sah Änne zwei schmutzige Füße, dann zwei dürre, säbelförmige Waden unter dem zerfransten Saum eines knielangen Nachthemds.

Rasch wandte sie sich ab und bat Hildchen, einen Wasserkrug zu holen und ihr etwas über die zur Schale geformten Hände zu gießen. Sie hatte noch den Staub von der Reise und die verschmierten Tränen auf dem Gesicht und wusch beides ab, so gut es in der Eile ging. Das Mädchen drehte ihr den zerzausten Zopf zusammen und knotete ein Tuch ordentlich über Ännes Haar. Die sah an ihren zerknitterten Kleidern hinab und beschloss, einen Umhang umzulegen, der die Falten verbarg.

Inzwischen war der betagte Ritter unten angelangt und bot einen ziemlich skurrilen Anblick: Das Schwert trug er über seinem zu kurzen Nachthemd gegürtet, sein struppiger Bart und sein weißes Kopfhaar standen in alle Richtungen ab. Aber seine Augen funkelten vor Bereitschaft, es mit jedem Feind aufzunehmen, und sei er noch so gefährlich.

Vorsichtig kletterte nun auch seine Mutter Eilika hinab, die sich sittsam einen Umhang umgebunden hatte, was die Benutzung einer Leiter zu einem halsbrecherischen Unterfangen machte. Unten angekommen, beteuerte sie Änne, der sie kaum bis zur Brust reichte, mit tödlicher Entschlossenheit: »Ich werde an der Seite meines Sohnes über Eure Tugend wachen!«

»Woher kennt Ihr die Witwe Änne?«, verhörte der alte Hardmann den Besucher durch die Tür.

»Ich beschützte sie während des Stadtbrands in Meißen«, erklärte Simon.

Vorsichtig öffnete der zerzauste Ritter im Nachthemd die Tür einen Spalt, das blanke Schwert in der Rechten.

»Ist er, wer er vorgibt zu sein?«, fragte er Änne misstrauisch.

Die beruhigte ihn. »Er ist wirklich ein Freund des Hauses. Willkommen, Simon von Werratal, tretet ein!«

»Seltsam, dass man ihn hier noch nie gesehen hat!«, murrte die zahnlose Eilika leise, aber immer noch gut hörbar.

Simon trat ein, noch staubig und zerzaust von der Reise, begrüßte die Tochter des Hauses und die Hardmanns überaus höflich und sprach dann übergangslos Änne sein Beileid zum Tod ihres Großvaters aus.

»Wie konntet Ihr das so schnell in Thüringen erfahren?«, staunte sie.

»Ich wusste es nicht. Ich hörte es erst auf der Burg. Er war ein guter Mann. Ein Ritter, wie er sein sollte. Es gibt nur wenige wie ihn.« Er bekreuzigte sich.

Änne besann sich darauf, dem Gast einen Platz, ein Bier und etwas zu essen anzubieten.

»Danke, Änne von Lichtenborn. Ich bekam auf der Burg Speis und Trank. Aber einen Becher Bier schlage ich nicht aus.«

Die kleine Magd füllte das Gefäß und stellte es dem Gast hin.

»Was führt Euch hierher, Simon?«, erkundigte sich Änne höflich. Sie wollte jetzt nicht über Lukas reden. Der freundliche Thüringer sollte sie nicht weinen sehen.

»Wie ich schon sagte, der Landgraf sandte mich aus. Er will einen ausführlichen Bericht, wie der Wiederaufbau Freibergs nach dem Brand vorangeht und wie sicher Burg und Stadtmauern sind, bevor er zum Hoftag des Kaisers nach Cremona reist«, berichtete der Gast.

»Das kann Euch der *Herr von Zbor* sagen, der *Burgkommandant,* nicht seine Stieftochter!«, wies ihn Eilika ebenso streng wie hämisch zurecht.

Simon lachte. »Auf der Burg ist zu dieser Stunde kein Mann mehr, mit dem man ein vernünftiges Gespräch führen kann. Außerdem habe ich mit dem Herrn von Zbor auch wichtige Dinge *unter vier Augen* zu bereden. Deshalb bot er mir hier ein Quartier an.«

Er warf einen Blick auf die Hardmanns, die sich nicht gesetzt hatten, sondern wie zwei kauzige Wachposten neben dem Tisch strammstanden; bereit, sich auf ihn zu stürzen, sollte er Boris' Tochter auch nur eine Handbreit zu nahe kommen.

»Aber ich sehe, das Haus ist voll«, räumte Simon ein. »Also werde ich die Nacht bei den Pferden verbringen.«

Änne wollte widersprechen, doch der Thüringer ließ sie nicht zu Wort kommen.

»Euer Ruf – und natürlich auch der Ruf der edlen Dame von Hardmann – soll nicht Schaden nehmen.«

Er stand auf, verneigte sich und ging.

Enno von Hardmann zeigte ihm den Weg, und seine winzige Mutter blieb mit stolzgeschwellter Brust zurück.

Änne lag schon unter ihren Decken, als der alte Ritter wiederkam. Doch diesmal schlief sie nicht gleich ein.

Nachdem die Hardmanns ächzend die Stiege hochgeklettert waren, setzten sie sich an die Kante der Zwischendecke und ließen die Beine baumeln, während sie in ihren Nachtgewändern noch lang und breit mit gesenkten Stimmen die Ereignisse des Tages diskutierten. Änne sah vier Füße herabhängen, schmutzig und mit dicker Hornhaut. Ein Paar Waden waren knochendünn und gekrümmt, das andere geschwollen und voller Krampfadern.

Am nächsten Morgen hörten sie, wie ihr Gast sich draußen Wasser aus dem Ziehbrunnen holte und über den Kopf plätschern ließ, dann sein Pferd sattelte und zur Burg ritt.

Die furchtlose Eilika wirkte außerordentlich zufrieden darüber, dass nun keine Angriffe mehr auf die Tugendhaftigkeit der Hausbewohner zu erwarten waren.

Gleich nach dem Frühmahl ging Änne in die alte Holzkirche, zündete am Altar eine Kerze für Lukas, Marthe und Christian an und versank in Gedanken. Dann schlenderte sie zur Grabstätte. Dort stand zu ihrer Überraschung Simon von Werratal und betete. Er hatte saubere und offenbar sorgfältig ausgewählte Kleidung angelegt: Das bestickte Surkot war aus gutem blauen Tuch und am Halsausschnitt dunkelrot abgesetzt, ebenso die Kappe am Rand, der Gürtel mit silbernen Ornamenten beschlagen, der Almosenbeutel aus feinstem weißen Ziegenleder. Ein Mann, der seinen Stand zeigte, ohne zu protzen wie der lächerliche Truchsess in Meißen. Sogar sein sonst meistens zerzaustes blondes Haar war gekämmt.

Leise zog sie sich ein paar Schritte zurück, um ihn nicht zu stören – und damit er ihr verweintes Gesicht nicht sah.

Er bekreuzigte sich bedächtig und kam dann direkten Schrittes auf sie zu.

»Ich weiß, wie schwer es ist, einen geliebten Menschen zu verlieren«, sagte er leise. »Aber wenn er vom Himmel auf Euch blickt, wird er gerührt sein, dass Ihr Tränen um ihn vergießt.«

Er nahm ihre Hand und drückte sie tröstend. Das machte sie verlegen. Eilika würde Zeter und Mordio schreien angesichts solch skandalöser Vertraulichkeit!

»Habt Ihr schon mit meinem Vater sprechen können?«, versuchte sie, das Thema zu wechseln, und deutete zum Ausgang des Totenackers als Zeichen, nun zu gehen.

»Über die wichtigsten Sachen noch vor dem Frühmahl«, sagte Simon mit einem geheimnisvollen Lächeln. »Doch die Besichtigung der Münze, der Silberkammer und der Stadtmauer mussten wir auf den Nachmittag verlegen. Der Burgkommandant hat erst einmal alle Hände voll zu tun, das Durcheinander nach dem gestrigen Trauermahl beseitigen zu lassen.«

Der Thüringer räusperte sich. »Euer Vater schlug vor, dass Ihr – sofern es Euch nichts ausmacht – mich derweil durch die Stadt führt und mir zeigt, wie es mit dem Wiederaufbau in den

Freiberger Vierteln vorangeht. Und außerdem würde ich gern das große Wunderwerk bestaunen, von dem alle sprechen …«

Änne lächelte und fühlte sich plötzlich ein wenig sicherer. Dies hier war ihr Heimatboden.

»Ihr meint das neue, riesige Figurenportal an der Kirche St. Marien?«

»Ja. Soll es tatsächlich vollständig vergoldet werden?«

»Das werdet Ihr nachher sehen.«

Nun grinste Simon breit und sagte dann mit tiefernster Miene: »Zuerst müssen wir allerdings noch Eure persönliche Leibwache abholen, wenn wir uns zu zweit in der Stadt zeigen wollen.«

Die Vorstellung, wie der krummbeinige bejahrte Ritter und seine winzige, uralte und zahnlose Mutter hinter ihnen hermarschierten und sie misstrauisch beäugten, bereit zum Losschlagen beim geringsten Anzeichen einer sittlichen Übertretung, brachte sogar Änne zum Lächeln.

Geschichten schürfen

Wenig später trippelten die angriffslustige Eilika und eine ältere Magd mit einem Korb voll Brot, Äpfeln und einem Krüglein Ziegenmilch hinter Änne und dem Werrataler her, um Sitte und Anstand zu wahren.

Godlieb war im Haus geblieben, wo die jungen Mägde – Hildchen und Elfie – mit ihm Späße trieben und ihn mit Honigbrot verwöhnten.

Änne lief mit dem Gesandten des Landgrafen zuerst durch die Teile der Stadt, die weniger betroffen waren, dann zu anderen, wo die Feuersbrunst fast alle Häuser zerstört hatte.

Der Wiederaufbau schritt vor allem am Obermarkt zügig voran, an vielen Stellen roch es intensiv nach frisch gesägtem Holz statt nach Jauche und Schweinekot.

Das Leben der Stadt pulsierte. Frauen teilten Essen an Notleidende und Arbeitstrupps aus, Zimmerer sägten Bretter zurecht oder bauten Pfosten ein. Helfer räumten Schutt weg oder schleppten Eimer voll Lehm und Bündel aus Schilfrohr herbei, mit denen die Fachen zwischen dem hölzernen Ständerwerk der Häuser gefüllt wurden. Kinder wurden beschimpft und verjagt, weil sie wild über die Baustellen tobten.

Da und dort schlug ihnen der beklemmende Gestank von Rauch und nasser Asche entgegen, der Änne schlagartig wieder vor Augen rief, wie sie mit Simon durch Meißens Gassen gegangen war, zwischen verbrannten menschlichen Knochen, verkohlten Balken und Glutnestern hindurch.

Um diese Gedanken – und auch ihre Verlegenheit in der Gegenwart eines ihr weitgehend fremden Mannes – zu vertreiben, redete sie fast ununterbrochen.

»Was den Brand ausgelöst hat, wissen wir nicht. Es geschah in der Nacht, und alles ging dort rasend schnell, wo die Häuser dicht standen oder die Gassen mit Holzbohlen ausgelegt waren. Aber Ihr seht, das Unglück liegt schon einige Wochen zurück, und seither sind die schlimmsten Schäden behoben.«

Sie bogen in die Weingasse ein, wo abends in der »Ratstrinkstube« die Ratsleute tagten.

»Der Rat und auch die Bergleute haben Spendenkassen für diejenigen eingerichtet, die alles verloren«, fuhr sie fort. »Wer kein Dach mehr über dem Kopf hatte, wurde von Verwandten und Nachbarn aufgenommen, wo das möglich war. Andere schliefen auch vorübergehend in der Halle der Burg oder in den Kirchen, die dank Gottes Hilfe alle unbeschädigt blieben. Die Kirchen und Klöster verköstigen die Notleidenden, auch der Rat hat eine Suppenküche organisiert.«

»Es sind auffallend viele Zimmerleute beim Wiederaufbau tätig«, bemerkte Simon, der genau beobachtete. »Hat Freiberg sie von anderswo abgeworben?«

»Im Bergbau werden viele gute Zimmerer gebraucht, und

einige davon helfen beim Wiederaufbau mit. Allerdings dürfen das nicht alle.«

»Weshalb?«, wunderte sich Ännes wissensdurstiger Begleiter.

Sie lächelte. »Als Markgraf Otto vor vielen Jahren das Freie Bergrecht verkündete, forderte er den Bergzehnt für sich und auch dies: Ruht in einer Grube die Arbeit für drei Tage, geht sie an einen anderen Eigner. So soll der Abbau des Silbererzes nie zum Stillstand kommen.«

»Sehr vorausschauend!«, lobte der Thüringer.

Das könnte Ludwig interessieren, in dessen Land auch Bodenschätze abgebaut wurden. Aber im Moment hatte der junge Landgraf ganz andere Sorgen: die Hungersnot in Thüringen, die ständigen Angriffe des Mainzer Erzbischofs und die heimliche Revolte seiner Adligen gegen die frommen Eskapaden der Landgräfin Elisabeth. Vom bevorstehenden Kreuzzug ganz zu schweigen.

Als sie dann Richtung Norden zur Marienkirche wollten, um das fast fertige Portal zu bewundern, blieb Änne kurz stehen und drehte sich auf dem Hacken.

»Das sonnige Herbstwetter wird noch einige Zeit halten. Wollt Ihr mit mir einen kleinen Umweg gehen? Unweit von hier sind sogar einige Gruben innerhalb der Stadt. Und ich würde Euch auch gern die Stelle zeigen, wo das erste Silber gefunden wurde.«

»Sehr gern.«

Es interessierte Simon nicht nur, er freute sich auch, dass Änne zutraulicher wurde und sich in seiner Gegenwart nicht so unbehaglich fühlte wie bei ihrer ersten Begegnung in Meißen. Die Rettung des kleinen Godlieb und Boris' Vertrauen in ihn hatten wohl eine gewisse Verbundenheit zwischen ihnen geschaffen.

Änne deutete mit dem Arm auf Gruben, Halden, Huthäuser.

»Hier, dem Verlauf des Baches folgend und den Hügel hinauf, entstanden die ersten Gehöfte. Vorher war alles Urwald.«

Sie winkte die Magd mit dem Korb herbei und ging auf eine schiefe, halb eingefallene Kate zu. »Hier lebt eine Wöchnerin mit drei kleinen Kindern. Ihr Mann ist bei dem Feuer umgekommen, als er helfen wollte. Sie können sich nicht bei der Armenspeisung anstellen, da werden sie weggedrängt – wenn sie es überhaupt bis dorthin schaffen.«

Änne bückte sich unter dem niedrigen Türsturz hindurch und wurde mit einem erleichterten Segensspruch begrüßt. Durch die offene Tür konnte Simon sehen, wie sie Brote und Äpfel auspackte, den kleinen Krug vorsichtig abstellte. Das erste Brot teilte sie und gab jedem der hungernden Kinder ein Stück. Gierig stürzten sich die mageren Kleinen auf die Brocken, aber ihre totenblasse Mutter im Bett bestand darauf, dass sie sich erst bedankten und ein Gebet sprachen.

Änne fühlte der Wöchnerin die Stirn und wirkte erleichtert.

»Kein Fieber, der Heiligen Jungfrau sei Dank! Aber du bist kreidebleich und knochendürr. Für den Fall, dass du nicht ausreichend stillen kannst, habe ich Ziegenmilch mitgebracht.«

Die geplagte Mutter umfasste dankbar Ännes Hände und stöhnte: »Die Heilige Jungfrau möge Euch segnen.«

Änne ging in die Hocke und wandte sich an das älteste Kind, ein ungefähr sechsjähriges Mädchen. »Bertha, hilf deiner Mutter, so gut es geht, ja? Hole Wasser vom Brunnen, das ist wichtig. Wenn sie Fieber bekommt oder das Neugeborene krank wirkt, lauf sofort zu mir. Hast du das verstanden?«

Änne drehte sich zu der Magd um. »Sie haben nicht genug Kleidung und kaum Feuerholz. Nachts wird es schon empfindlich kalt. Bitte bringe ihnen heute noch ein paar unserer wollenen Tücher und Decken.«

Ein aufmunterndes Lächeln sandte sie noch an Mutter und Kinder, dann ging Änne wieder nach draußen.

Sie wollte den strohblonden Thüringer gerade auf ein zweistöckiges Steinhaus mit Weidenzaun und Haselnusssträuchern aufmerksam machen, als sich dort die Tür öffnete und eine fröhlich plaudernde Menschengruppe heraustrat.

Änne raffte das weite Übergewand und rannte los, winkte dabei ihrem Begleiter zu, ihr rasch zu folgen.

»Oheim!«, rief sie freudig. »Wie schön, dich und euch alle noch zu sehen. Ich fürchtete schon, ihr wärt gleich am Morgen wieder nach Meißen aufgebrochen.«

Als sie Simon vorstellen und den Grund für seine Anwesenheit nennen wollte, unterbrach Thomas sie und klopfte dem Thüringer zur Begrüßung herzlich auf die Schulter.

»Wir kennen uns aus Meißen«, erklärte er seiner Nichte. »Simon ist immer dabei, wenn der Landgraf kommt, und manchmal auch in seinem Auftrag allein. Ein zuverlässiger Mann und gern gesehener Besucher. Auch Lukas schätzte ihn sehr.«

Änne fragte sich, warum ihr der Thüringer während ihrer Aufenthalte in Meißen nie aufgefallen war. Aber sie hielt nicht Ausschau nach Männern.

»Meine nichtsnutzigen Knappen kennst du ja schon«, fuhr Thomas fort und deutete auf Christian und den Rotschopf Marek, die sich schleunigst verneigten. »Mein Sohn und sein bester Freund.«

Dann übernahm er die Vorstellungsrunde für jene, die Simon vielleicht noch nicht kannte.

»Hier sind die ehrwürdige Witwe Eilika und die gütige Herrin Sophia von Schönfeld, die Gemahlin von Tammo. Der wacht heute und morgen an meiner statt in Meißen über den jungen Fürsten. Und Sophia wacht hier über die kleine Milena, Lukas' Patenkind. Milena steht unter meinem Schutz und ist in die Familie aufgenommen, solange ihre Eltern auf Pilgerfahrt sind.«

Thomas schob das Mädchen ein wenig vor, das schüchtern knickste. »Gott schenkte ihr ein großes Talent: Sie ist eine begnadete Geschichtenerzählerin«, lobte er überschwänglich, und die Zwölfjährige errötete bis unter die Haarwurzeln.

»Da wir erst morgen in aller Frühe zurückreiten, entschied ich, die Jugend sollte den Tag nutzen, um etwas zu lernen. Die Burschen müssen wissen, wie Freiberg zu verteidigen ist. Im Kriegsfall wird die reiche Silberstadt eher angegriffen als der Meißner Burgberg.«

»Das sehe ich wie du«, versicherte Simon.

»Und sie sollen etwas über die Entstehung Freibergs lernen. Mit Lukas ist der Letzte von uns gegangen, der das vom ersten Tag an erlebt hat. Das ist schon … ein Einschnitt, sogar ein Generationswechsel! Viele Geschichten seit dem Tag der Ankunft der ersten Siedler werden für alle Zeit verlorengehen. Es sei denn, Milena erkundet und sammelt sie, um sie für die Nachwelt zu bewahren. Oder hast du vor, demnächst zu heiraten? Alt genug bist du ja nun …«

Das Mädchen starrte ihren Beschützer erschrocken an.

»Ihr scherzt?«, fragte sie verunsichert.

Thomas lachte. »Was die Hochzeit betrifft, ja. Sei beruhigt! Das hat noch viel Zeit. Aber da du nun schon die persönliche Geschichtenerzählerin des jungen Fürsten bist und jeder dein Talent schätzt, kann ich am Hof vielleicht die Erlaubnis erwirken, dass du nicht nur die Geschichten fremder Spielleute wiedergibst, sondern auch die sammelst, die sich hier zutragen, in der Heimat. Spätere Generationen sollen wissen, wie und weshalb hier ein Dorf entstand und so schnell eine Stadt daraus wuchs, obwohl Freiberg weder an einem großen Fluss noch an einer bedeutenden Wegkreuzung liegt. Geschichten erhalten Menschen und Begebenheiten in der Erinnerung lebendig.«

Thomas lächelte und legte Milena ermutigend eine Hand auf das hellbraune Haar. »Nach diesen Geschichten musst du schürfen wie die Bergleute nach dem Silbererz. Du kannst das, und du wirst Helfer haben.«

»Ich hörte in Thüringen auch ganz erstaunliche Dinge über *dich,* Thomas von Akkon«, warf Simon bedeutungsschwer ein.

Milena vergaß ihr Erstaunen und spitzte sofort die Ohren.

Doch Thomas winkte ab. Er wandte sich zu seinem Haus um und rief nach einem Paul. Der erschien sofort, ein Halbwüchsiger, an dessen Kleidern Strohhalme hingen.

»Geh zu Peter, dem König der Diebe, und lade ihn heute Abend zu uns zum Essen ein. Es wird seine Lieblingsspeise geben. Aber dafür wollen wir von seinen Jugendstreichen hören.«

Paul juchzte und sauste begeistert los, wobei er eine Menge Staub aufwirbelte.

»Ich glaube nicht, dass *Räubergeschichten* der Erziehung der Jugend gedeihlich sind!«, protestierte Eilika, die von den anderen fast übersehen worden war, entsetzt und lautstark.

»Ich kann Euch beruhigen, es diente alles der Gerechtigkeit«, versicherte Thomas mit größtem Ernst. »In den ersten Jahren nach den Silberfunden wurde unser Dorf immer wieder von Diebesbanden heimgesucht. Skrupellose Verbrecher hatten kleine Waisen und verstoßene Kinder zum Stehlen abgerichtet. Mein Vater fing und verurteilte den Anführer, die Kinder wurden aufgenommen, bekamen Kleidung, Essen und Arbeit. Peter war der Gewiefteste von ihnen und führte bald zusammen mit den Schmiedesöhnen in Vaters Diensten eine geheime Truppe an, die bei Gefahr fürs Dorf wichtige Aufträge übernahm. Einmal stahl er sogar dem grausamen Burgvogt ein gefangenes Mädchen aus der Schlafkammer.«

»Das ist nichts für junge Damen!«, echauffierte sich Eilika. »Ich dulde keine Frivolitäten.«

Ehe die Witwe erst richtig in Fahrt geraten konnte, griff Simon ein. »Thomas, verehrte Sophia von Schönfeld ... Ich hatte Änne gebeten, mir dieses neue Portal für Eure größte Kirche zu zeigen, von dem die Leute Unglaubliches erzählen. Würdet Ihr uns dorthin begleiten?«

»Mit größtem Vergnügen. Ich habe es auch noch nicht vollendet gesehen. Und so kommt den Burschen« – er packte Christian und Marek freundschaftlich am Genick – »vielleicht auch einmal ein frommer Gedanke.«

Dieses Vorhaben lieferte Simon den Vorwand, Eilika höchst charmant nach Hause zu komplimentieren, damit sie ihre müden Füße ausruhen konnte, und die Magd loszuschicken, damit sie der Köchin ausrichtete, was am Abend auf den Tisch sollte.

Der Rest der Gruppe schlenderte Richtung St. Marien.

Simon und Thomas gingen voran und waren im Nu in eine lebhafte Unterhaltung verwickelt.

Die Knappen und Milena folgten ihnen in einigem Abstand – genug, um eine leise Unterhaltung zu führen.

Änne und Sophia liefen dahinter, um ihrerseits Neuigkeiten auszutauschen.

»Arme Milena, Räubergeschichten wirst du wohl wirklich nicht bei Hofe erzählen dürfen«, zog Christian seine Wahlverwandte auf.

»Aber ein Minnegedicht«, mischte sich Marek ein, und seine Ohren leuchteten rot.

Milena verdrehte die Augen. »Frauen dürfen keine Minnelieder singen! Das ist unziemlich. Außerdem geht es bei der Minne darum, die Gemahlin eines Fürsten oder seines Lehnsherrn zu preisen. Soll ich der Frau des Lehnsherrn meines künftigen Gemahls huldigen, du Dummkopf?«

Marek blieb ihr nichts schuldig, was das Augenrollen betraf.

Er wandte sich ihr zu und säuselte: »Milena, liebste Jungfrau, und auch du, Christian, wildester aller Knappen. Lenkt eure Gedanken besser auf Naheliegendes.«

»Was meinst du damit?«, fragte Christian ahnungslos.

»Ihr Unwissenden!« Marek grinste über beide Backen. »Siehst du nicht, mein Freund, dass dieser Thüringer ein Auge auf deine Cousine geworfen hat?«

Christian prustete verächtlich. »Da kann er werfen, was er will: Augen, Ohren, Füße, süße Worte oder sogar Minnelieder. Cousine Änne ist dafür taub und blind.«

»Warten wir's ab!«, prahlte Marek siegessicher. Mit durchtriebener Miene legte er dem Freund den Arm um die Schulter. »Wollen wir wetten? Wenn ich unrecht habe, schreibt uns Milena jedem ein Minnelied, das wir als unser Werk ausgeben können.«

»Damen wetten nicht«, konterte das Mädchen gespielt geziert und ahmte dabei den Tonfall der alten Schladebacherin nach. Die würde sich bestimmt freuen, dass wenigstens eine ihrer Lektionen Wirkung zeigte.

»Außerdem ist es ganz leicht, das könnt ihr auch«, beharrte

sie. »Mischt einfach *Augen wie Sterne* und *Haare wie Seide* und *sanfte Stimme* und *mildtätiges Herz* … Ihr müsst das nur dem Aussehen der jeweiligen Dame anpassen.«

»Für *dich* ist das leicht! Für uns ist Schwertkampf leicht – wie sieht es da bei dir aus, meine Schöne?«, konterte Christian, der hier die Chance witterte, um das ungeliebte Dichten herumzukommen. »Hilf uns! Du bist doch beinahe so etwas wie unsere Schwester.«

Er senkte die Stimme und flüsterte: »Was hältst von *diesem* Angebot? Auf der Reise von Akkon hierher hat mir mein Vater ganz haarsträubende Begebenheiten aus seiner Freiberger Kindheit und Jugend erzählt. Willst du die hören, im Austausch für den Minnekram?«

Milena dachte an den großen Auftrag, die Geschichte Freibergs zu erkunden und festzuhalten, und auch an die Bemerkung des Werratalers, dass man in Thüringen unglaubliche Dinge über ihren Oheim erzähle. Da konnte sie nicht widerstehen.

»Gut. Aber wir müssen es so handhaben, dass niemand es bemerkt. Ich weiß nicht, ob mich die Herrin von Schönfeld so lange unbeobachtet bei euch lässt.«

»Nutzen wir morgen ganz unauffällig die Rastzeiten während der Rückreise«, schlug Marek grinsend vor.

Und unversehens standen sie alle vor dem riesigen Kirchenportal.

Schönheit, Elend, Hoffnung

Der Anblick des Rundportals aus hellem Sandstein verschlug ihnen allesamt die Sprache – so gewaltig und schön war es.

Auf beiden Seiten zogen sofort neun perfekt symmetrisch in die Tiefe des Raums versetzte Nischen den Blick auf sich. Darin wechselten sich Skulpturen auf Sockeln mit herrlich verzierten

Säulen ab und erfüllten den Kirchgänger schon vor dem Betreten des Gotteshauses mit Staunen und Ehrfurcht.

Die auf den Kapitellen aufgesetzten Halbbogen griffen das Muster wieder auf: abwechselnd biblische Gestalten und prächtige Ornamente.

Strahlen der tiefstehenden Herbstsonne ließen die Konturen der Verzierungen und Figuren noch klarer hervortreten.

Dennoch mussten die Betrachter den Kopf in den Nacken legen, um die hoch über ihnen schwebenden Details zu erkennen. Welch erhabenes Gefühl musste das erst für Menschen sein, die aus Dörfern kamen, in denen nur niedrige, windschiefe Katen standen?

Im Halbkreis über der Tür, durch welche die Gläubigen das Gotteshaus betraten, prangte ein filigran in Stein gehauenes Bildnis der gekrönten Maria mit dem Kinde, umgeben von den Heiligen Drei Königen auf der linken Seite, dem Erzengel Gabriel und Joseph auf der anderen.

»Ich kann mich nicht entsinnen, diesseits der Alpen schon etwas so Prächtiges gesehen zu haben!«, brachte Thomas nach langem Schweigen hervor.

Auch Simon war höchst beeindruckt. »Es ist unbeschreiblich schön. Und nun soll es noch vergoldet werden? Oder ist das nur ein Gerücht, eine maßlose Übertreibung?«

Der Messdiener der Kirche hatte die adlige Besuchergruppe kommen sehen und dies gleich seinem Pater berichtet, der hastig aus einer Gasse an der Längsseite der Kirche gelaufen kam. Dort wurden gerade Arme verköstigt, und Pater Mattheus schien tatkräftig mitgewirkt zu haben. Davon kündeten frische Flecken auf seinem Habit und die hölzerne Kelle in seiner Hand, an der noch Breireste klebten. Irritiert sah er auf den Schöpflöffel, gab ihn seinem Gehilfen und beauftragte ihn, weiter bei der Verteilung des Essens zu helfen. Dann konzentrierte er sich ganz auf die Besucher, die andächtig staunend vor dem Portal standen.

Pater Mattheus – in den Dreißigern, schlank und mit einem

einfachen Holzkreuz um den Hals – schien ein gütiger Mann zu sein.

»Diese Bewunderung löst es bei jedem aus, der es sieht. Die Baugerüste sind ja noch nicht lange verschwunden«, sagte er vor Glück strahlend. »Für Gott nur das Beste! Wir haben extra Bildhauer aus dem Französischen geholt. Und Gott hat dafür gesorgt, dass das Kunstwerk vom Feuer verschont blieb. Die Ascheflocken und den Ruß wusch der Regen ab.«

Christian, Marek, Milena, Änne und Sophia versuchten inzwischen zu erkennen, welche der Figuren wen darstellte.

»Hier gibt es keine Hölle wie sonst überall, nur Engel, die sich der Menschen erbarmen«, stellte Änne überrascht fest, nachdem sie das halbkreisförmige Marienbild studiert hatte.

»Gut erkannt, meine Tochter«, lobte Pater Mattheus und lächelte. »Der Abt des Klosters Marienzell, Ludeger, wollte es so. Von ihm stammen die Entwürfe. Mir gefällt die Idee.«

»Man kann dieses Kunstwerk stundenlang betrachten und wird immer wieder neue Einzelheiten und Gleichnisse darin finden«, meinte Simon bewundernd, und der Pater nickte erfreut.

»Stimmt es wirklich, dass die ganze Pforte vergoldet werden soll? Das wäre doch … schier unglaublich!«

Der Pater lächelte immer noch und wiederholte: »Für Gott nur das Beste!«

Er holte ein Pergament aus der Bauhütte und rollte es aus: eine Skizze der Farbgebung für die Säulen, Ornamente und Figuren.

Leuchtendes Rot dominierte, dagegen war ein tiefes Blau gesetzt und viel feines Gold. Der Anblick war atemberaubend.

Änne hörte Lärm und sah, dass eine Menge Leute aus der Kirchgasse auf sie zukamen – nicht, um die Zeichnung zu sehen; sie würden es nicht wagen, deswegen Leute von Stand beiseitezudrängen, noch dazu bewaffnete Ritter. Und anscheinend wollten sie sich auch nicht bei der Armenspeisung anstellen. Denn je näher sie rückten, desto größer wurde das Geschrei.

Beunruhigt sah sie genauer hin und erkannte den Urheber des

Tumults: wieder einer dieser Bettelmönche, die in immer größerer Zahl besitzlos durch die Lande zogen und gegen den Prunk von Kirche und Adel wetterten.

Sie gab Thomas und Simon ein Zeichen. Sofort drehten sich beide um und schoben Frauen und Knappen hinter sich, um sie zu beschützen, sollte es notwendig werden. Der Pater stellte sich vor die Kirchentür und glaubte sich dort sicher.

»Sünde, Sünde!«, schrie der magere, in eine zerschlissene Kutte gekleidete Mann mit ungewöhnlich lauter Stimme. »Die Kirche handelt nicht im Sinne unseres Herrn. Die Pfaffen mästen sich und horten Schätze, und das Volk hungert sich zu Tode. Schaut euch nur diese Verschwendung an!« Anklagend zeigte er auf das schöne Portal. »Jeder Einzelne von euch sollte seinen ganzen Besitz aufgeben und barfuß durch die Lande ziehen, so, wie Jesus es tat! Sonst werdet ihr alle in der Hölle schlimmste Qualen erleiden.«

Es kamen ein paar Gegenstimmen aus der Menge, was den Schreier nur noch mehr beflügelte. »Der Stadtbrand war nur ein Vorgeschmack und die letzte Warnung zur Umkehr! Sünder! Ihr werdet alle brennen!«

Änne fühlte sich beklemmend an jenen Magister Konrad erinnert, der Ähnliches in Meißen prophezeit hatte. Ein Blick zu Simon zeigte, dass er dasselbe dachte.

»Du lästerst die Kirche, du lästerst Gott! Muss ich dich für einen *Ketzer* halten? Dann verschwinde schleunigst von hier«, rief der Pater laut, mit tragender Stimme.

»Ich bin Franziskaner, und unser Orden ist vom Papst anerkannt worden«, keifte der Bettelmönch zurück.

»Dann lass dir dort drüben Brot und eine Schale Brei geben. Wir speisen die Bedürftigen Tag für Tag«, erklärte der Pater für alle vernehmlich.

Da er in der Menschenmenge auch einige Zustimmung für die Worte des Franziskaners gehört hatte, trat er *vor* Thomas und Simon. Er war sicher, sie würden ihn auch aus dieser Position heraus schützen, sollte der Auflauf jäh in Gewalt umschlagen.

Außerdem hatte er Gott auf seiner Seite.

»Das ist Gottes Ordnung: die Dreiteilung der Welt!«, rief er den Menschen zu. »Die Geistlichen *beten* für alle und spenden die Sakramente, die Bauern *säen und ernten* für unser aller täglich Brot, der Wehrstand *beschützt* uns mit seinem Leben.« Ein paar Zuhörer nickten. Pater Mattheus war in der Stadt offenbar nicht nur bekannt, sondern auch beliebt.

»Doch nun sagt mir: Wenn alle nur noch barfuß und in Lumpen streunend durch die Lande ziehen … Wer erntet dann das Korn, wer backt das Brot, wer spinnt und webt die Wolle? Wir Menschen können nicht grasen wie Rehe oder nach Fliegen schnappen wie Fische.«

Das war so einleuchtend, dass er die Menge überzeugte. Es schien auch niemand unter den Anwesenden zu sein, der gern barfuß und frierend im nahenden Winter umherziehen wollte. Die Menge zerstreute sich, und der Bettelmönch verschwand, als hätte er sich in nichts aufgelöst.

Mattheus dankte den beiden Rittern für ihre Besonnenheit. Doch letztlich war es seine kluge Predigt, die einen Gewaltausbruch verhindert hatte.

»In gewisser Hinsicht hat er ja recht«, räumte der Pater ein. »Viele Reiche könnten deutlich mehr bei der Kollekte geben, ohne gleich an den Bettelstab zu geraten, da kenne ich meine Schäfchen. Habgier und Völlerei sind Todsünden, gegen die ich jede Woche predige. Wir tun hier für die Armen, was wir können, und setzen für sie ein Viertel des Kirchenzehnten ein, wie es sein soll. Wir speisen sie, nach der Feuersbrunst konnten sie in den Kirchen übernachten, in den Klöstern werden die Kranken gepflegt. Aber« – er deutete auf das prächtige Portal hinter sich – »die Kirche ist das *Haus Gottes*, kein Ziegenstall.«

Sophia nickte ihm zu. »Wir sprachen vorhin darüber, dass Menschen Geschichten brauchen, um zu lernen und die Gedanken zu beflügeln. Wenn wir nur noch wie weidende Tiere durch die Lande ziehen, ohne Heim, ohne Ziel, ohne etwas von Wert zu schaffen, etwas Schönes, Bleibendes – wir wären keine Menschen mehr.«

»Jeder braucht Hoffnung«, bekräftigte der Pater. »Gott schenkt Hoffnung.«

»Hoffnung gedeiht auch dort, wo es Schönes gibt, das Menschen mit ihrem Wissen und ihren Händen geschaffen haben«, beharrte Sophia. »Portale wie dieses oder biblische Szenen in leuchtenden Farben an die Kirchenwände gemalt, damit sich die Menschen daran erfreuen und erbauen können. Geschichten aus vergangener Zeit und fernen Ländern. Lieder, die uns im Herzen berühren. Etwas für die Seele, die uns zu Menschen macht.«

»Amen«, sprach Pater Mattheus sichtlich bewegt. »Ich hätte es nicht besser sagen können.«

Geschenke

Zu ihrer Überraschung bat Thomas seine Nichte Änne, ihn und Simon auf die Burg zu begleiten. Die Knappen brachten derweil Sophia und Milena sicher zu Thomas' Haus und hatten Order, alles für den morgigen Aufbruch vorzubereiten.

Die zwei Ritter und die junge Frau passierten die Zugbrücke der Burg, die über einen tiefen, breiten Graben führte, der im Fall eines Angriffs mit Wasser gefüllt werden konnte. Sie hatten den Burghof kaum betreten, da wurden sie von einem schüchternen jungen Wachmann willkommen geheißen und umgehend in die Kammer des Burgkommandanten geleitet.

Der nervöse Bursche hatte wohl schon eine Weile auf sie gewartet und zog sich eiligst zurück, nachdem er die Besucher übergeben hatte.

Ein überaus gut gelaunter Boris von Zbor lud Tochter, Schwager und den thüringischen Gast mit seiner volltönenden Stimme ein, sich zu setzen und sich nach dem Gang durch die lärmende

Stadt zu erfrischen. Wein und Platten mit Schinken, gekochten Eiern und Obst standen bereit.

Zwei Knappen mit Wasserkrügen, Schüsseln und Tüchern traten ein, damit sich die Gäste die Hände abspülen und trocknen konnten.

»Habt Ihr gesehen, was Ihr sehen wolltet?«, erkundigte sich der slawische Recke bei Simon, nachdem sie wieder unter sich waren.

»Ja, dank der Geduld, Sachkunde und Freundlichkeit Eurer liebenswerten Tochter«, lobte dieser überschwänglich.

Simon lächelte Änne herzlich zu, die sich fragte, warum sie hier war. Die Augen fielen ihr vor Müdigkeit fast zu, und ihr taten die Füße weh. Am linken Schuh war unterwegs eine Naht aufgeplatzt, seitdem drückten und rieben kleine Steinchen an der Fußsohle.

Andererseits musste sie zugeben, dass sie die Gesellschaft des Thüringers auch ein wenig genossen hatte. Er war ihr gegenüber zuvorkommend, gebildet, sein Interesse an Freiberg schien echt, nicht nur vorgetäuscht. Und sein offenes, breites Lächeln war wirklich ansteckend.

»Wir wurden Zeugen eines ernstzunehmenden Zwischenfalls vor St. Marien«, warf Thomas ein und berichtete vom Auftritt des Bettelmönchs.

Boris zog besorgt die buschigen Brauen hoch.

»Eine ähnliche und noch viel bedrohlichere Szene erlebten Änne und ich in Meißen, als wir nach dem Stadtbrand hinabgingen, um zu helfen«, berichtete der Werrataler. »Hier habe ich noch nicht viele dieser wandernden Minderbrüder gesehen, aber in Thüringen ziehen sie in großer Zahl durchs Land und erhalten regen Zuspruch.«

»Die Hungersnot«, mutmaßte Boris sofort.

»Ja, aber nicht nur das«, klagte Simon. »Thüringen war schon durch Kriege verwüstet und verschuldet, als Ludwig die Herrschaft von seinem Vater übernahm, der in geistiger Umnachtung starb. Er tut, was er kann, um die Verschwendung zu beenden, auch in der Hofhaltung. Aber dann hatten wir mehrere Jahre hintereinander Missernten und zu allem Übel auch noch eine Seuche, die das Vieh hinwegraffte. Ich weiß nicht, wie das Land den kommenden Winter überstehen soll. Auch in diesem Sommer wurde kaum ein Korn geerntet«, berichtete Simon bitter. »Die Preise für Brot sind um ein Vielfaches gestiegen. Wenn nicht bald ein Wunder geschieht, werden Menschen zu Hunderten verhungern, denn dann essen die Bauern das Saatgetreide. Sie kochen jetzt schon bitteres Eichenmehl und Baumrinde, ihre Kinder kauen Würmer und Käfer.«

»Die große Not beschert den Ketzern und den Bettelbrüdern enormen Zulauf, wenn sie laut fordern, dass die Reichen ihre Habe den Armen geben sollen. Steht uns eine Bauernrevolte bevor? Vielleicht sogar zuerst in Thüringen?«, fragte Thomas besorgt.

Änne unterließ es, sich noch ein Stück Obst zu nehmen. Der Appetit war ihr vergangen.

»Aber es heißt doch, die Landgräfin sei unermüdlich dabei, für die Hungernden und Kranken zu sorgen«, warf sie leidenschaftlich ein. »Dass sie ihre kostbaren Kleider verkauft und ebenso den Schmuck, den Ludwig ihr schenkt, um den Hungrigen dafür Brot einzutauschen. Dass sie regelmäßig von der Wartburg hinabsteigt und in die Katen der Ärmsten geht, um die Kranken zu pflegen.«

Simon stellte seinen Becher ab. »Das stimmt. Die Franziskaner haben ihren Ursprung in Italien, aber seit einiger Zeit ist der Orden auch sehr rege in Thüringen, und Elisabeth hat einen von ihnen als Seelsorger, den Bruder Rodeger. Sie begeistert sich dermaßen für die Ideale des Franziskus von Assisi, dass sie am liebsten danach leben möchte. Zumindest in Armut und Gehorsam. Keuschheit ist ihr als verheiratete Frau natürlich nicht möglich.«

Simon atmete tief durch, trank einen Schluck Wein und sagte dann: »Das geht so weit, dass sie edle Gewänder nur trägt, wenn ihr Gemahl da ist, ansonsten aber die einfachsten Wollkleider anzieht wie eine Bäuerin oder Nonne.«

Änne sah ihn mit großen Augen an. Wie wurde das wohl am Thüringer Hof aufgenommen? Musste eine Fürstin nicht den Stand ihres Gemahls repräsentieren?

Boris wedelte ungeduldig mit der Hand.

»Genug von Sorgen und Problemen! Jeder Tag hat seine eigene Plage. Simon, hat Euch meine Tochter heute alle Fragen hinreichend beantwortet?«

Sein Gesichtsausdruck und sein Schelmenlächeln verrieten, dass etwas im Busch war. Ein komisches Gefühl beschlich Änne.

»Diese eine besondere, die ich Euch heute Morgen stellte, habe ich ihr gegenüber noch nicht auszusprechen gewagt«, gestand Simon, und plötzlich wirkte er ebenso verlegen wie nervös.

Boris lachte. »Ihr seid ein tapferer Mann und habt meinen Segen. Aber jene Frage müsst Ihr schon *Änne* stellen, nicht mir.«

Er zwinkerte ihr zu und stemmte sich hoch. »Ich lasse euch für einen Moment allein.« Änne starrte ihrem Vater verwundert nach, während er hinausstapfte.

Simon räusperte sich, zupfte sein Gewand zurecht, strich sich das störrische Haar aus der Stirn und holte tief Luft.

»Änne von Lichtenborn, ich habe heute Morgen bei Eurem Vater um Eure Hand angehalten.«

»Was hat er gesagt?«, erwiderte sie zerstreut.

»Dass ich *Euch* fragen soll.«

Änne musste lachen. »Soviel ich weiß, hat Boris von Zbor exakt die gleiche Antwort von meinem Großvater Lukas bekommen, als er um meine Mutter freite.«

Erst jetzt wurde ihr schlagartig klar, was hier vor sich ging. Wollte Simon sie etwa *heiraten*?

»Ihr scherzt mit mir«, warf sie ihm vor.

»Nein«, versicherte er ernsthaft und sah ihr ins Gesicht. »Ich empfinde eine starke, ehrliche Zuneigung für Euch. Schon als ich

Euch in Meißen zum ersten Mal sah, kamt Ihr mir merkwürdig vertraut vor. Seit langem suche ich eine Frau, die klug ist, stark und ein großes Herz hat. Ich will kein blutjunges Mädchen, das sich vor der Brautnacht zu Tode fürchtet. Ich möchte Euch an meiner Seite und schwöre, Euch zu lieben und zu beschützen bis zu meinem letzten Blutstropfen.«

Er holte etwas Längliches aus seinem Almosenbeutel, schmal und in feines Leinen gewickelt.

»Lasst mich Euch dies zum Zeichen meiner Verehrung geben. Es wäre mir eine große Freude, wenn Ihr es annehmt.«

Änne schlug den Stoff vorsichtig auseinander, bis ein Messer zum Vorschein kam. Kein gewöhnliches, sondern eines mit besonders schmaler und spitzer Klinge aus Damaszenerstahl, wie es Chirurgen benutzen.

Das war nun wirklich ein außergewöhnliches Geschenk für eine Brautwerbung.

»Soll ich Euch damit in der Hochzeitsnacht das Herz durchbohren, falls ich die Entscheidung bereue?«, spöttelte sie.

Der Bräutigam in spe wich zurück und wirkte schwer getroffen. »Jetzt treibt *Ihr* Eure Scherze mit mir. Ihr wisst genau, wozu es gedacht ist. Aber verzeiht mir meinen Irrtum«, bat er zerknirscht. »Ich habe natürlich noch ein anderes Geschenk für Euch. Eines, wie es für solche Anlässe üblich ist.«

Er schob ihr ein mit filigranen Schnitzereien verziertes Holzkästchen hin, in dem sich eine wunderschöne Fibel mit Granatsteinen und ein dazu passender Ring befanden.

»Lasst mich meinen Irrtum erklären«, bat er um Entschuldigung. »Ein vertrauenswürdiger Mann warnte mich, die Frauen aus Eurer Familie seien in vielerlei Hinsicht besonders und mit Schmuck nicht zu beeindrucken, sondern nur mit Dingen, die heilen helfen.«

Jetzt lachte Änne erneut, aber aus reinem Herzen, und strahlte ihn an. »Da seid Ihr richtig informiert«, beruhigte sie ihn. Sie griff wieder nach dem Chirurgenmesser, spürte, wie gut es in der

Hand lag, und rang sich durch, Simon ein Geheimnis zu enthüllen, das sie tief in ihrem Herzen verwahrte.

»Ich möchte Euch ... zum Zeichen meines Dankes eine Geschichte anvertrauen, die nur sehr wenige Menschen kennen.«

Von Wehmut überwältigt, rieb sie sich ein Auge.

»Als mein Vater – nicht Boris, sondern mein leiblicher Vater Reinhard von Reinhardsberg – um die Hand meiner Mutter anhielt, schenkte er ihr ein silbernes Kästchen. Doch nicht das kostbare Behältnis war das eigentliche Geschenk, sondern der Inhalt: Mohnsamen aus dem Morgenland, mit denen man Schmerzen lindern kann. Er hatte monatelang danach gesucht. Und es war genau das richtige Geschenk. Das Kästchen bewahre ich immer noch auf, als Erinnerung an beide.«

»Waren sie glücklich miteinander?«, wollte Simon wissen.

»Ich habe meinen leiblichen Vater nie kennengelernt. Er wurde kurz vor meiner Geburt ermordet.«

»Wie ich hörte, starb er auf Befehl des früheren Markgrafen Albrecht, eines blutrünstigen Herrschers«, wusste der Thüringer zu Ännes Überraschung.

»Albrecht köpfte ihn höchstpersönlich in der Halle vor allen Rittern«, bestätigte sie bitter. »Mein Vater opferte sich und nahm den Todesstreich tapfer entgegen, um meiner hochschwangeren Mutter die Flucht zu ermöglichen. Noch in dieser Nacht gebar sie mich mitten im Wald.«

Sie bekreuzigte sich angesichts dieser grausigen Geschichte, und Simon tat es ihr gleich.

»Wie ich Euch schon in Meißen erzählte, traf ich Eure Mutter, als sie vorübergehend im Exil auf der Wartburg lebte«, sagte er nachdenklich. »Ich war ein Knappe, der noch mehr Unfug trieb als Euer Vetter Christian und sein rothaariger Freund. Sie hat mir ein gebrochenes Bein gerichtet. Ohne sie wäre ich ein Krüppel oder längst tot.«

Eine Weile sagte niemand ein Wort, dann räusperte sich Simon und begann: »Ihr seid eine bemerkenswerte Frau aus einer bemerkenswerten Familie. Änne von Lichtenborn, wärt Ihr bereit, über meinen Antrag nachzudenken? Lasst Euch Zeit, damit Ihr mich besser kennenlernt. Ich bleibe hier bis kurz nach dem Jahreswechsel. Dann muss ich an den Hof von Landgraf Ludwig zurückkehren. Während er den Hoftag des Kaisers in Cremona besucht, soll ich auf der Wartburg für den Schutz seiner Elisabeth sorgen.«

Er zögerte und sagte dann verhalten: »Ich bin der erstgeborene Sohn eines nur mäßig bemittelten Ritters. Doch ich werde immer dafür sorgen, dass Ihr Kleider, Schuhe, Essen und ein Dach über dem Kopf habt. Wenn Ihr meinen Antrag erhört, könnten wir nach Weihnachten heiraten und dann nach Thüringen ziehen. Wir würden nicht auf meinen Familiengütern leben, sondern am landgräflichen Hof. Könntet Ihr das erwägen?«

Einen Moment lang schien es, als würden die üblichen Geräusche vom Burghof mit doppelter Lautstärke in die Kammer dringen.

Je länger Änne schwieg, umso unglücklicher wirkte Simon.

Also versuchte sie, ihr Zögern zu erklären.

»Meine erste Ehe endete nicht glücklich. Und ich konnte meinem Mann auch kein Kind austragen. Seitdem haben mir zwar einige Männer in die Ohren geflötet und mich umschmeichelt. Aber ich habe eine weitere Ehe nie in Betracht gezogen.«

»Dann tut das jetzt, ich bitte Euch von Herzen! Denkt in Ruhe darüber nach. Ihr seid zu jung, um unvermählt zu bleiben. Und wer sagt, dass nicht *wir* zusammen Kinder haben könnten?«

Er griff sanft nach ihren Händen und umfasste sie. Die Berührung durchfuhr sie wie ein Blitz, und es war, als würden Funken zwischen ihnen sprühen.

Ehe Änne sich sammeln konnte, näherten sich draußen kräftige Männerschritte. Rasch fuhren sie auseinander, und Simon erhob sich, als Boris von Zbor eintrat. Ihm folgte ein älterer jüdischer Mann in – seiner Kleidung nach – angesehener Stellung.

Leutselig griff der Burgkommandant den Thüringer um die Schulter.

»Das ist der Freiberger Münzmeister, Chaim ben Ismael. Er wird dir alles zeigen und ausführlich erklären, was du für den Landgrafen erkunden sollst.« Der Thüringer begrüßte den Münzmeister höflich und folgte ihm ohne ein Wort.

Dass ihr Vater Simon plötzlich duzte, ließ für Änne nur einen Schluss zu: Er sah in ihm bereits den künftigen Schwiegersohn.

Als sie und Boris allein im Zimmer waren, stand sie auf und funkelte ihn erbost an. »Du suchst mir einen *Ehemann?*«

Der hünenhafte Slawe ließ sich nicht aus der Ruhe bringen.

»Das ist meine Aufgabe als Vater. Ich werde nicht ewig leben, und was wird dann aus dir? Mit Thomas an den Meißner Hof willst du nicht, alle Freiberger Bewerber hast du abgelehnt, und ins Kloster gehörst du nun wirklich nicht.«

Er ging auf sie zu und drückte sanft auf ihre Schultern, damit sie sich wieder setzte. Ächzend ließ er sich neben ihr nieder und tätschelte ihr den Arm.

»Er ist wirklich ein guter Mann, Liebes, auch Lukas schätzte ihn sehr. Seit langem gehe ich in Gedanken alle in Frage kommenden Kandidaten durch, aber hier in Freiberg finde ich keinen. Die Zeiten sind unruhig und gefährlich. Kriege drohen, Aufstände, Hunger und Seuchen. Ich würde abends ruhiger zu Bett gehen, wenn ich wüsste, dass du ein Heim und einen Beschützer hast, falls ich morgens nicht mehr aufwache.«

Boris hatte seit einiger Zeit Todesahnungen, die er ernst nahm. Doch davon würde er Änne nichts sagen, sonst würde sie ihn nie verlassen.

Als seine Tochter immer noch nichts sagte, verdrehte der Hüne die Augen. »Es ist ja nicht so, dass ich dich an den erstbesten Wegelagerer verschachere! Er ist der älteste Sohn eines geachteten Thüringer Rittergeschlechts und ein Vertrauter des Landgrafen. Denk einfach einmal in Ruhe darüber nach.«

Boris räusperte sich und sprach nun mit gedämpfter Stimme.

»Als ich deine Mutter zum ersten Mal sah, da traf es mich wie der Blitz, und ich wusste: Sie ist die Eine. Mit meinem Antrag habe ich sie – das muss ich zugeben – einfach überrumpelt. Und wie glücklich sind wir geworden! Simon empfindet ähnlich für dich wie ich für deine Mutter. Und ich müsste schon blind und taub sein, würde ich nicht bemerken, dass du ihn eigentlich auch magst.«

Sein fröhliches Grinsen erlosch schlagartig. »Dir bliebe sonst nur, zu deinem Oheim Thomas nach Meißen zu gehen, wenn Gott mich zu sich beruft. Doch Meißen ist kein sicherer Ort mehr. Schon gar nicht für dich.«

Änne runzelte die Stirn. »Was meinst du damit?«

Doch Boris verriet nicht mehr. »Frage nicht weiter – um unser aller Sicherheit!«

Neue Zeiten

Der künftige Herrscher über die Mark Meißen und die Lausitz hatte sein Gesicht dicht über das Pergament gebeugt, während er unter der Aufsicht des alten Kaplans Hildebrand mit der Feder mühsam einen Buchstaben nach dem anderen krakelte, möglichst ohne zu klecksen. Er merkte gar nicht, dass ihm vor lauter Anstrengung die Zungenspitze zwischen den Lippen hervorblitzte.

Deshalb richtete er sich auch von Herzen erleichtert auf, als eine seiner Wachen einen Besucher ankündigte.

»Thomas von Christiansdorf – Ihr seid zurück!«, jubelte der Achtjährige, schnellte vom Stuhl hoch, legte die Feder beiseite und rannte Thomas entgegen, als wollte er ihn vor lauter Freude umarmen. Doch nach ein paar Schritten hielt er inne und besann sich auf höfisches Verhalten.

Dabei hätte Thomas den wissbegierigen Jungen gern hochgenommen und vor Freude herumgewirbelt. Aber das gehörte sich natürlich nicht.

»Ich bin froh, Euch bei bester Gesundheit wiederzusehen«, antwortete der Christiansdorfer. »Wie ich sehe, seid Ihr gewachsen.«

Der Junge sah ihn skeptisch an und grinste. »In drei Tagen? Das kann nicht mehr als ein halbes Haar breit sein.«

»Oh, ich hörte, Ihr habt während meiner Abwesenheit eine Anordnung erlassen, dass keine Frau von ihrem Ehemann verprügelt werden darf«, sagte er mit viel Lob in der Stimme. »Das lässt Euch *sehr* wachsen. Ich bin unglaublich stolz auf Euch!«

Heinrich strahlte. »Ihr habt davon gehört?«

»Die Sache hat enorm viel Aufsehen erregt. Sogar in den Dörfern, durch die ich gekommen bin, reden die Menschen schon davon. Gut gemacht! Mein Vater hatte in seinem Dorf einst auch verboten, dass jemand die Hand gegen eine Frau erhebt.«

»Das Weib sei dem Manne untertan, sagt die Bibel!«, mischte sich knurrend der mittlerweile uralte Kaplan ein.

»Gewiss, Pater«, konterte Thomas höflich. »Doch sie sagt nicht, dass der Mann sein Eheweib so schlimm verprügeln soll, dass ihre Knochen brechen. Was ist mit dem Gebot der Nächstenliebe?«

Schlau erkannte der Junge seine Chance, den ständig hustenden Geistlichen mit seinen öden Schreibübungen loszuwerden.

»Können wir die Lektion für heute beenden, ehrwürdiger Pater? Mir tut die Hand schon weh.«

Theatralisch spreizte und bewegte er die mit Tinte bekleckste n Finger der Rechten. Der durch sein Alter noch mehr in sich zusammengesunkene Kaplan nickte gnädig. Er raffte einige Pergamente zusammen und schlurfte hinaus.

Heinrich sah ihm nach und blinzelte Thomas listig an, sobald der Geistliche die Tür hinter sich verschlossen hatte.

»Ich habe noch einige Honigküchlein versteckt. Mögt Ihr welche?«

Da der Junge noch nicht an die Stehpulte heranreichte, auf denen die Kanzleischreiber sorgfältig Buchstaben neben Buchstaben setzten, hatte ihm ein geschickter Zimmermann ein flaches Pult gebaut, das man auf den Tisch stellen konnte. Dessen Deckel klappte Heinrich nun auf, und statt neuer Federn oder Pergamente holte er ein in Leinen gewickeltes, leicht verklebtes Päckchen heraus. Er öffnete es und schob die Kuchenstücke in die Mitte des Tisches.

»Es bereitet wirklich keine Lust, lesen und schreiben zu lernen«, beschwerte er sich kauend bei Thomas und verdrehte gelangweilt die Augen. »Muss ich das wirklich können? Wozu gibt es so viele Schreiber in der Kanzlei? Der Großvater unseres Kaisers konnte es auch nicht, der alte Kaiser Rotbart.«

Er leckte sich die Honigreste von den Fingern und verzog angewidert das Gesicht, weil der zum Würgen saure Gallusgeschmack der Tintenflecken die Süße überdeckte.

Hastig stürzte er einen halben Becher verdünnten Wein hinterher und schüttelte sich.

»Unser jetziger Kaiser *kann* es, und sogar nicht nur auf Latein«, erinnerte Thomas. »Er beherrscht ein halbes Dutzend Sprachen. So ist er bei Verhandlungen nicht auf einen Übersetzer angewiesen, was die Gespräche viel ergiebiger macht.«

Das schien seinen Zögling nicht sonderlich zu überzeugen.

»Lesen und schreiben zu können ist wichtig«, beharrte Thomas. »Ihr wollt doch nicht als Barbar oder Dummkopf dastehen. Es brechen neue Zeiten an. Auch Mädchen lernen es in Klosterschulen, selbst wenn sie nicht im Kloster bleiben. Es heißt, der Kaiser wolle sogar höchstpersönlich ein Buch über die Falknerei schreiben.«

»Oh!« Der Junge machte große Augen. »Mit dem, was Tammo von Schönfeld über Falken weiß, könnte er sicher auch ein Buch füllen. Das wäre sehr nützlich.«

»In Büchern werden Geschichten festgehalten, wie Milena sie erzählt. Und in den Klöstern stehen unzählige Bücher voll mit nützlichem Wissen, zum Beispiel über die Heilkraft von Pflanzen. Ich besitze selbst so eines.«

»*Ihr* besitzt ein *Buch?*«, staunte Heinrich. »Wie könnt Ihr Euch das leisten? Bücher sind unglaublich kostbar.«

Der Zweifel war unüberhörbar, obwohl der Junge noch nie erlebt hatte, dass sein Erzieher geprahlt oder gar gelogen hätte.

Thomas lächelte wehmütig. »Auf dem Kreuzzug unter Kaiser Friedrich Barbarossa lernte ich einen jungen Benediktiner kennen, Bruder Notker. Er war viel zu schmächtig und zu schwach, um ein solch anstrengendes und gefährliches Unternehmen durchzustehen. Doch er überlebte.«

Thomas stand erneut die Szene vor Augen, wie er Notker vor dem Tod bewahrt hatte. Der kleine Mönch war vom schier endlosen Marsch unter sengender Sonne ohne Wasser und Nahrung so entkräftet, dass er sich, wie erschreckend viele andere auch, einfach fallen ließ und mit ausgebreiteten Armen mitten auf dem Weg liegen blieb, um zu sterben. Doch Thomas hatte ihn hochgezerrt und ein Stück getragen.

»Als ich ihn später in Akkon wiedertraf, arbeitete er in dem Hospital, das zum neugegründeten Deutschen Orden gehört. Er hatte ein Buch mit heilenden Pflanzen in Orient und Okzident gemalt und geschrieben, um dieses Wissen zu bewahren und an andere weiterzugeben. Zum Abschied schenkte er es mir für meine heilkundige Mutter Marthe. Und ich werde es an Änne weiterreichen.«

»Kommt Änne zurück?«, fragte Heinrich sehnsüchtig.

»Nein, Durchlaucht. Sie hat sich mit einem Thüringer verlobt. Nach dem Dreikönigstag werden sie heiraten und auf die Wartburg ziehen. Er ist Ritter in Diensten Eures Vormunds.«

Die Hoffnung auf dem Gesicht des Achtjährigen wandelte sich in Enttäuschung.

»Denkt Ihr, sie werden ein glückliches Paar?«, fragte er traurig.

Der zumeist ernst blickende Thomas lächelte breit. »Ja. Es ist nicht zu übersehen, wie sehr sie sich mögen.«

»Ob ich Änne je wieder begegne?« Dem Jungen standen Tränen in den Augen.

»Ganz sicher!«, beteuerte sein Erzieher. »Simon, ihr Zukünftiger, soll für den Schutz Eurer Tante Elisabeth sorgen. Ihr werdet noch oft Euren Vormund aufsuchen, und die Landgräfin begleitet ihren Gemahl häufig auf Reisen. Dann werdet Ihr Änne und Simon treffen.«

»Ich bin froh, dass sie einen guten Mann bekommt«, sagte Heinrich mit gewichtiger Miene.

Er schwieg einen Moment und nagte an der Unterlippe.

»Ich bin ja nun auch verlobt und soll Konstanze von Österreich heiraten, sobald ich alt genug bin. Also denke ich jetzt schon darüber nach, wie es sein könnte. Sie ist sechs Jahre älter als ich und wird in mir ein Kind sehen. Sie wird mich auslachen.«

»Bis ihr beide heiratet, seid Ihr zu einem stattlichen jungen Mann herangewachsen. Konstanze wird froh sein, keinen Neunzigjährigen mit einer dicken Warze auf der Nase heiraten zu müssen«, scherzte Thomas.

Sein Schutzbefohlener kicherte und griff nach dem letzten Stück Kuchen, wobei er es wegen der Eisengallustinte mit seinem Essmesser aufspießte.

»Erzählt mir von Lukas' letzter Reise«, bat der künftige Markgraf wehmütig.

»Es war eine sehr würdevolle Beisetzung. Viele Leute kamen und beteten für sein Seelenheil. Nun ruht er bei seiner Frau und seinem besten Freund, wie er es sich wünschte.«

»Ich habe im Dom auch für ihn gebetet und jeden Tag eine Kerze angezündet. Wenn ich einmal in Freiberg bin, will ich sein Grab aufsuchen«, versicherte der Junge aufrichtig.

»Das wird ihn sehr freuen.«

»Er war mir nicht nur ein guter Ratgeber, sondern ein Freund, fast wie ein Vater. An meinen eigenen Vater kann ich mich ja kaum noch erinnern. Eigentlich gar nicht.« Heinrich zuckte mit den Schultern. »Und wenn ich den Truchsess von Buchheim oder die Schladebachs frage, erzählen sie mir nur leeres Gerede: Er sei ein großer Mann gewesen, ein mächtiger Fürst, ein frommer Christ …«

»*Ich* erinnere mich«, betonte Thomas. »Viele Jahre kämpfte ich an seiner Seite, während zweier Kreuzzüge und gegen seinen älteren Bruder Albrecht, der ihn entmachten wollte. Denkwürdige Ereignisse, von denen ich als Augenzeuge berichten kann. Auch das sollte Milena niederschreiben.«

Dieses Argument schien Heinrich mehr von der Wichtigkeit des Schreibens zu überzeugen als alles zuvor Gesagte. Einiges über seinen Vater hatte Thomas ihm schon erzählt. Dinge, die in keiner Klosterchronik stehen würden. Und er wollte mehr davon.

Beide schwiegen einen Moment, jeder in Erinnerungen an den Dahingeschiedenen versunken.

Dann wischte sich der Junge die klebrigen Hände ab, sah sich prüfend im Raum um und senkte die Stimme.

»Ich denke über eine wichtige Sache nach und würde gern wissen, was Ihr dazu meint. Aber bewahrt vorerst Stillschweigen darüber!«

»Natürlich«, versicherte Thomas und fragte sich, was nun kommen mochte.

Er drehte sich nach hinten um, wo die Diener in Erwartung irgendwelcher Befehle standen. »Lasst uns für einen Moment allein!«

Als alle gegangen waren, reckte Heinrich Thomas den Kopf entgegen, sah dem Mentor bedeutungsvoll ins Gesicht und flüsterte mit großen Augen: »Zur Mitgift meiner Braut gehört ein Splitter vom Heiligen Kreuz!«

Thomas stockte der Atem.

Splitter vom Heiligen Kreuz zählten zu den bedeutendsten Reliquien der Christenheit. Es gab zwar so viele Fälschungen, dass sie für einen ganzen Wald reichen würden. Aber der Herzog von Österreich – einer der bedeutendsten Fürsten des Reiches, verwandt mit Kaisern und Königen – würde wohl kaum auf eine Täuschung hereinfallen und sie auch noch bei der Hochzeit seiner Tochter aller Welt präsentieren.

»Solch eine Kostbarkeit verdient einen ganz besonderen Ort. Aber wo stelle ich sie aus?«, gab Heinrich seine Grübelei preis. »Ich möchte gern hören, was Ihr dazu denkt.«

Thomas wollte, dass sein Schützling lernte, solche wichtigen Entscheidungen wohl abzuwägen. Das schien Heinrich schon getan zu haben.

»Bedeutende Reliquien ziehen Scharen von Pilgern an, viele Reisende. Die sind auch Kundschaft bei Handwerkern und Händlern, in Schenken und Herbergen. Das bringt Geld ... Doch wenn ich den Splitter in Meißen lasse, freut sich der Bischof und will ihn im Dom. Freiberg hat die Goldene Pforte und ist bereits größte Stadt in der Mark Meißen ...«

Thomas ermunterte den Jungen mit einer Handbewegung, seine Gedanken weiter auszuführen.

»Ihr sagt mir: Ich soll die Städte fördern, in den Städten liegt die Zukunft ... Was meint Ihr zu Dresden? Da sind wichtige Verkehrswege nach Böhmen, die Steinerne Brücke über die Elbe ... Wir könnten die Reliquie der Dresdner Marienkirche stiften und sie in einer großen Prozession dorthin tragen. Dafür muss natürlich eine neue Kapelle angebaut werden. Aber das Geld kommt von den Pilgern, und so beschäftigen wir Steinmetzen und Baumeister. Ganz nebenbei schaffen wir an der Elbbrücke ein Gegengewicht zur Macht des Burggrafen von Dohna.«

Heinrich blickte ein wenig unsicher und wartete, was sein Mentor wohl von dieser Idee hielt.

Thomas war beeindruckt. »Ihr denkt wie ein vorausschauender Herrscher. Ausgezeichnet!«

Sein Schützling strahlte.

»Wie gesagt, es brechen neue Zeiten an. Nicht mit dem Schwert, sondern im Frieden lassen sich Reichtum und Wohlstand am besten mehren. Auch wenn Zeiten kommen werden, wo Ihr einen Krieg nicht verhindern könnt. Dann kämpft. Ich bringe es Euch bei.«

Für Thomas wurde es Zeit zu gehen. »Wenn Ihr erlaubt, mein Prinz: Ich muss mich jetzt zurückziehen, um meine Männer für die Wachen einzuteilen.«

Heinrich nickte und wirkte äußerst zufrieden.

Eine Stunde später saß Thomas mit seinen Vertrauten zusammen in der Wachkammer.

Alle standen auf und erhoben ihre Becher.

»Auf Lukas von Freiberg – einen tapferen und ehrbaren Mann, einen Ritter, wie er sein sollte. Gott möge seine Seele gnädig aufnehmen«, sagte Hartmann von Eichenbrück feierlich, der Älteste in der Runde.

Sie tranken ihre Becher im Stehen leer, dann setzten sie sich und begannen, Erinnerungen an den legendenumwobenen Freiberger auszutauschen. Doch Thomas setzte dem bald ein Ende, wenngleich er gern mehr aus der Zeit gehört hätte, in der er weit fort von Meißen gewesen war.

»Wartet damit noch, zuerst ist etwas Dringendes zu klären«, mahnte er.

»Meinst du diese Sache über die prügelnden Männer?«, fragte Matej von Zbor, Boris' Neffe, der ebenso hünenhaft war wie sein Onkel.

»Ganz erstaunlich, was unser junger Fürst da an den Tag gelegt hat«, lobte Jakob mit einem Grinsen.

»Aber es wird vielen nicht gefallen«, erinnerte Thomas. »Habt ihr diesen Edwin im Auge behalten?«

»Natürlich, was denkst du von uns?«, polterte Hartmann entrüstet und ließ seinen Becher auf den Tisch krachen. »Eine elende Ratte. Leider mit Einfluss und einer großen Familie.«

»Glaubst du, er könnte Anstoß zu einer Rebellion der Ministerialen geben – oder gar all jener Männer, die es für ihr *gutes Recht* halten, ihre Frauen grün und blau zu prügeln?«, fragte Jakob und kratzte sich am Schädel.

In den zurückliegenden Jahren hatte es bereits drei gescheiterte Mordanschläge auf den jungen Markgrafen gegeben, von denen zum Glück nur ganz wenige etwas wussten.

Einmal kroch nachts eine Giftschlange um sein Bett, was seine Kinderfrau glücklicherweise bemerkte. Ihr panischer Schrei ließ Jakob in die Kammer stürzen, und er war so schnell, dass er das Reptil in Stücke schlug, als es den Kopf hob und angreifen wollte. Wie sich herausstellte, war es keine heimische Schlangenart. Wer sie hergebracht hatte, blieb ungeklärt.

Beim zweiten Anschlag fand der Vorkoster Gift im Essen. Der als schuldig befundene Küchenhelfer ließ sich lieber hängen, als zu gestehen, wer sein Auftraggeber war. Sonst würde der seine ganze Familie auslöschen.

Dann gab es noch einen Angriff mit dem Dolch, den Lukas abfing und dabei den Attentäter tötete. Es war ein Gebrandmarkter in Lumpen mit einem Säckchen Silber. Die Hintermänner konnten nicht gefunden werden.

Das alles lag schon einige Jahre zurück, und seither hatte es keinen neuen Anschlag mehr gegeben. Momentan schien Heinrich für niemanden eine Gefahr darzustellen.

Aber wenn er jetzt ausgerechnet die brutalsten Kerle gegen sich aufbrachte, war es durchaus möglich, dass sie sich zusammenschlossen und die alte Rebellion gegen seinen Vater wieder aufleben ließen.

Die Männer berieten kurz und beschlossen, der Markgräfin am nächsten Morgen nahezulegen, zusammen mit ihrem Sohn den Grafen von Henneberg auf seinen thüringischen Ländereien aufzusuchen. Dort waren im Moment beide sicherer als hier, und Jutta wäre glücklich, ihren Gemahl zu sehen. Thomas würde zusammen mit Tammo und Hartmann auf dem Burgberg bleiben, um genau herauszufinden, was sich im Verborgenen unter den Ministerialen tat.

Die Heimführung der Braut

Freiberg, Anfang 1226

Noch auf dem verschneiten Weg hierher hatte Änne die Spur eines Zweifels in sich gespürt. Schließlich würde sich gleich ihr ganzes Leben verändern.

Doch nun, vor der Tür der kleinen hölzernen Kirche, wusste sie: Genau so sollte es sein.

Sie stand im leuchtend blauen Brautkleid neben dem festlich gewandeten Simon von Werratal, vor ihr Pater Johannes, der sie gleich miteinander vermählen würde, und unzählige Menschen hinter ihr, die den Brautleuten zujubeln wollten.

Der fürsorgliche Pater Mattheus von St. Marien hatte ihnen angeboten, sie vor dem schönen Portal seiner Kirche mit Gottes Segen zu vereinen. Schließlich gehörte Änne zu der bekanntesten Familie Freibergs. Ihre Vorfahren hatten den Ort quasi aus dem Nichts geschaffen und tatkräftig zu seinem Gedeihen beigetragen.

Genau aus diesem Grund war der Pater von St. Marien auch nicht gekränkt, als die Brautleute dieses Angebot mit Dank ablehnten.

Änne wollte ihr Jawort im Beisein ihrer Vorfahren geben, nur wenige Schritte von der gemeinsamen Grabstelle ihrer Großeltern Christian und Marthe und ihres Stiefgroßvaters Lukas entfernt. Und gleich daneben war ihre Mutter Clara zur letzten Ruhe gebettet.

Ihr Stiefvater Boris von Zbor, der vor Freude fast platzte, hatte sie voller Stolz an seinem Arm zu Simon geführt. Ihr Oheim Thomas stand herzlich lächelnd direkt neben ihm, dahinter drängelten sich sein Sohn Christian und der freche Marek, die Knappen, alle gestern zusammen aus Meißen eingetroffen. So waren fast all ihre Verwandten um sie, die lebenden und die toten.

Dicke Schneeflocken schwebten langsam auf die Brautgesellschaft herab. Und für einen magischen Moment spürte Änne, dass sich plötzlich alle Zeitlinien miteinander verwoben: die Vergangenheit, die Gegenwart und die Zukunft, und dass es genau so sein sollte.

Denn sie würde auch etwas hier zurücklassen, um die Familientradition fortzusetzen – ihr Brautkleid. Simon hatte ihr den Stoff geschenkt, gefärbt mit bestem Indigo aus Gotha, und dabei gescherzt, sie solle es nicht zu aufwendig schmücken lassen. Sonst würde die Landgräfin sofort erwarten, dass sie es verkaufte und den Armen dafür Brot gab.

Nach der großen Hochzeitsfeier auf der Burg und der Brautnacht, die sie kaum erwarten konnte, würde sie es Thomas geben. Milena sollte es einmal bei ihrer Hochzeit tragen. Änne wusste, dass in der Truhe in seinem Haus ganz oben auch ein seidenes Kleid von Marthe lag, das Lukas seiner Frau während ihres Besuches in Akkon kurz vor ihrem Tod gekauft hatte. Doch dieses Andenken an Marthe würde Thomas' Braut bekommen, falls er noch einmal heiratete. Bislang allerdings hatte er nie Interesse an einer Neuvermählung durchblicken lassen. Dafür hatte er am Morgen Änne ein überaus kostbares Geschenk gemacht: ein Buch über Heilpflanzen in Orient und Okzident mit wunderbar präzisen Bildern und Hinweisen, wie sie wirkten und zu dosieren waren. Es hatte ihrer Großmutter Marthe gehört, ein Geschenk aus dem Heiligen Land, und Änne war zutiefst gerührt, dass es nun in ihre Hände überging. So würde sie eine Kostbarkeit aus dem Familienbesitz mit nach Thüringen nehmen. »Du wirst es dort gut brauchen können«, hatte ihr Oheim bedeutungsschwer gesagt – so als ob er etwas ahnte, das noch im Verborgenen lag.

Eine Schneeflocke schwebte auf Simons Nase und schmolz, doch er hatte nur Augen für sie.

Änne erschauerte vor Glück, als Simon seine Hände in ihre legte und ihr verliebt in die Augen sah. Sie sprachen ihre Gelübde und gaben sich dann vor allen den ersten, zärtlichen Kuss. Nur unwillig trennten sich ihre Lippen von seinen.

Da brach unbändiger Jubel aus, und alles in ihr war auf einmal leicht und froh.

Ganz gleich, was die Zukunft für sie bereithielt.

Eine Woche später brachen die glücklichen Brautleute nach Thüringen auf, in Ännes künftige Heimat. Da der Landgraf sehr zeitig im Frühjahr losreiten wollte, um den Kaiser beim Hoftag in Cremona aufzusuchen, musste die Hochzeit von Änne und Simon im Winter stattfinden, gleich nach dem Dreikönigstag. Bis zum Sommer wollten sie nicht warten.

Und so fand die Heimführung der Braut bei schwierigem Wetter und über schneebedeckte Wege statt.

Deshalb hatte Simon zwanzig Mann als Geleit aus Thüringen kommen lassen: seine Zwillingsbrüder Bernhard und Georg und zwei seiner engsten Freunde samt Knappen, dazu ein Dutzend Reisige. Die Zwillinge brachten auch gleich ein Ochsengespann samt Karren mit, auf den die Mitgift der Braut, ihre Kleidertruhen, das Bettzeug, Geschirr und Proviant geladen wurden. Änne hatte vieles eingepackt, das in Eisenach nicht nur ihr nutzen sollte, sondern auch den dort unter der Hungersnot Leidenden: ganze Lagen Leinen in der Truhe, um Kleider für die Armen zu nähen, einfachen Schmuck, den sie verkaufen konnte.

Obenauf lagen dichte Felle, und auf denen thronten der jubelnde Godlieb sowie die zwei jungen Mägde Hildchen und Elfie, die sie mitnahm, beide ebenfalls Waisen.

Als die Kolonne aufbrach, riefen ihnen viele Freiberger Segenssprüche hinterher.

Von ihrer Familie, Nachbarn und Freunden war Änne schon zuvor mit vielen Umarmungen und guten Wünschen verabschiedet worden. Heinrich, der künftige Markgraf von Meißen und der Lausitz, hatte ihr als seiner einst liebsten Kinderfrau sogar ein großzügiges Geschenk überbringen lassen: einen silbernen Stirnreif mit eingelegten Granatsteinen und Saphiren.

Das wertvolle Stück lag nun in der uralten Familientruhe in Thomas' Haus. Ebenso das kleine Silberkästchen, mit dem ihr Vater Reinhard von Reinhardsberg um ihre Mutter geworben hatte. Sie wollte nicht in die Lage kommen, dieses für sie wertvolle Erinnerungsstück auf Befehl der Landgräfin auch verkaufen zu müssen. Und die Gabe eines jungen Fürsten war nichts, das man versetzte.

Simons Brüder an der Spitze der Kolonne ritten an, ihnen folgten die glücklich Jungvermählten zu Pferde, Ochsengespann und Begleitschutz.

Änne winkte, bis sie das Rossweiner Tor passierten, und auch dann musste sie sich immer wieder umdrehen und die Silhouette Freibergs in sich aufnehmen. Würde sie je wieder hierherkommen?

Hinter sich hörte sie Godlieb juchzen. »So schön! So groß!«, bestaunte er die Welt und klatschte in die Hände. Inzwischen sprach er dank Ännes Zuwendung deutlich mehr und auch schon kurze Sätze. Doch bald rollte er sich erschöpft zwischen den Fellen zusammen und schlief ein.

»Brauchen wir wirklich so viele Bewaffnete als Geleit?«, fragte Änne ihren Mann. Die thüringischen Reiter waren erst am Vorabend eingetroffen, und sie beide hatten noch keine Zeit gehabt, darüber zu sprechen, weil alle untergebracht und verköstigt werden mussten. Die letzten Tage waren wie im Flug mit Vorbereitungen, Packen und dem Abschied von Weggefährten vergangen. In den wenigen Momenten der Zweisamkeit blieb keine Zeit für Worte, ausgenommen verliebtes Geflüster.

Dass das Brautpaar unverkennbar glücklich an der Hochzeitstafel saß, aus einem Becher trank und von einem Teller aß, konnte wirklich kein Gast übersehen, und die meisten freuten sich mit Änne und Simon.

Sie habe endlich mal etwas Glück verdient, wisperten die Nachbarinnen und größten Klatschbasen der Stadt zufrieden.

Dass das Paar sich am Morgen nach der Hochzeitsnacht nicht gleich blicken ließ, machte in Freiberg schnell die Runde und führte zu gutmütigem Spott. Sie hatten geredet, über sich und ihr Leben, zärtlich ihre Körper erkundet und sich geliebt, wieder geredet und sich erneut geliebt. Erst am Vormittag kamen sie vor Glück strahlend heraus, ließen das vergnügte Geläster über sich ergehen und nahmen eine kräftige Mahlzeit ein, die von weiteren anfeuernden Sprüchen begleitet wurde.

Sie konnten kaum die Hände voneinander lassen. Einmal hatte Godlieb sie entdeckt, als sie sich im Verborgenen küssten, und kreischte begeistert los.

Auch jetzt ritten sie so dicht nebeneinander, wie der Weg es zuließ, und immer wieder schaute Änne ihren Mann verliebt an. Der jedoch wirkte sehr auf ihre Umgebung konzentriert.

Das hatte sie zu der Frage hinsichtlich des Geleits gebracht.

»Sicher sind Wege von Schnee oder abgebrochenen Ästen zu räumen«, antwortete Simon betont beiläufig.

»Dafür brauchen wir keine zwanzig Männer!«, widersprach sie sofort. »Dir bereitet etwas ganz anderes Sorgen. Also heraus damit! Keine Geheimnisse – das haben wir uns versprochen.«

Simon wollte seine junge Frau nicht beunruhigen. Aber sie war klug und würde sich nichts vormachen lassen. Für ihre Klugheit liebte er sie ja auch.

»Wir ziehen in ein Gebiet, in dem große Hungersnot herrscht. Je näher wir Eisenach kommen, um so mehr Verzweifelte werden dorthin unterwegs sein. Ihre letzte Hoffnung ist Elisabeth. Aber auch für Gesetzlose, die sich in den Wäldern zu immer größeren Gruppen zusammenschließen, ist ein Karren voller nützlicher Dinge ein überaus verlockendes Ziel.«

Er warf ihr einen prüfenden Blick zu, dann löste er einen Dolch von seinem Gürtel. »Trag den für alle Fälle unterwegs immer bei dir – und zwar so, dass du ihn schnell ziehen kannst.«

VIERTER TEIL

HUNGERSNOT

Ankunft in Eisenach

Februar 1226

Das junge Brautpaar und seine Begleitmannschaft bewältigten den Weg von Freiberg zur Wartburg zunächst ohne größere Zwischenfälle. Meistens übernachteten sie in Klöstern, was zwar den Vorteil bot, dass die Betten dort sauberer waren als in Wirtshäusern. Allerdings wurden Männer und Frauen in getrennten Häusern untergebracht. Für die beiden Jungverliebten war das ein Kümmernis, auch wenn sie natürlich die Klosterregeln kannten. Mit Rücksicht auf die Mönche durften sie sich abends nicht einmal mit einem innigen Kuss verabschieden, sondern nur mit einer gehauchten Berührung der Lippen auf die Wangen oder die Stirn. Dann blieb jeder für sich seinen Träumen und Sehnsüchten überlassen.

So waren sie aus mehrerlei Gründen froh um jeden Tag, an dem sie der Wartburg näher kamen. Aber wie Simon es vorausgesagt hatte, stießen sie auf immer größere Scharen von Hungernden, die alle Hoffnung auf die Wohltätigkeit der Landgräfin Elisabeth setzten und sich mit letzter Kraft durch Schnee und Kälte nach Eisenach durchkämpften. Ganze Dorfgemeinschaften hatten ihre Häuser verlassen, um nicht zu verhungern, sondern in einer Stadt Nahrung und vielleicht sogar eine Anstellung zu finden.

Änne bedauerte, nicht allen Essen geben zu können; ihre Vorräte gingen schnell zur Neige. Aber sie sorgte dafür, dass eine hohlwangige schwangere Frau mit zwei kleinen Kindern auf dem Wagen mitgenommen wurde.

Unterwegs trafen sie auch etliche Bettelmönche, die die Menschen aufforderten, endlich Buße zu tun, sonst würden sie ein schreckliches Ende nehmen. Änne war nicht klar gewesen, welch großen Umfang diese religiöse Bewegung inzwischen angenommen hatte.

Je näher sie Thüringen kamen, desto öfter lagen steifgefrorene Tote mitten auf dem Weg. Ausgemergelte Gestalten, verhungert und erfroren, vor allem Kinder und Alte. Die erwachsenen Opfer waren allesamt splitterfasernackt; andere Hungerpilger hatten ihnen Kleidung und Schuhe ausgezogen, um selbst weniger frieren zu müssen. Der erstarrte Leichnam eines Säuglings, sicher noch kein halbes Jahr alt, war von seiner Mutter liebevoll in ein Tuch eingewickelt worden. Auch das hatte jemand stehlen wollen, aber es war so durchnässt und steif gefroren, dass es riss.

Simon und seine Begleiter konnten die Toten nicht einmal begraben, weil der Boden zu dieser Jahreszeit drei Ellen tief gefroren war. Ihnen blieb nur, sie an die Seite zu betten, Steine darüber zu legen und ein Kreuz aus Ästen in den Schnee zu stecken. Vielleicht konnten die wandernden Geistlichen mehr tun.

Diese furchtbaren Folgen einer schrecklichen Hungersnot zerrissen Änne beinahe das Herz. Und sie ritten geradewegs auf das Gebiet zu, in dem die Not am größten war. Das beschäftigte sie sehr.

Wenn der Weg breit genug war, dass sie nebeneinander reiten konnten, fragte sie ihren Mann nach den Zuständen am thüringischen Hof aus. Vor allem nach Elisabeth, der sie sicher als Hofdame zugeteilt würde.

»Es ist doch wahr, dass sie ihre Gewänder und ihren Schmuck verkauft, um die Not der Armen zu lindern, insbesondere der Kranken und Kinder?«

Simon nickte. Sie hatten ja bereits darüber gesprochen. Aber in Ännes Augen konnten es auch Legenden sein.

»Und ihr Gemahl duldet es?«

»Er bekräftigt sie sogar darin«, erwiderte Simon zu Ännes Erstaunen.

»Und stimmt es tatsächlich, dass sie jede Nacht aufsteht und stundenlang betet? Dass sie die Kirche nur barfuß und in einem ärmlichen Kleid betritt?«

»Sie wurden beide von Ludwigs Mutter Sophia erzogen, die überaus fromm ist und nach dem Tod ihres Gemahls in das Katharinenkloster unterhalb der Wartburg zog. Außerdem hat Elisabeth nicht weniger als vier Heilige unter ihren Vorfahren. Das verpflichtet.«

Vielleicht träumt sie davon, auch einmal eine Heilige zu werden? Diese Eingebung kam Änne schlagartig. Es würde zu allem passen, was sie bisher über die junge Landgräfin gehört hatte. Dem Mitleid für die hungernden Kinder konnte sich keine Mutter verschließen. Elisabeth hatte bereits einen Sohn und eine Tochter geboren. Das Gerücht ging um, sie habe die beiden sogar gestillt, was für adlige Frauen ungewöhnlich war, Änne jedoch sehr für die junge Fürstin einnahm. Es war besser für die Säuglinge. Und das Stillen bewahrte die Frauen davor, jedes Jahr ein Kind austragen zu müssen.

Aber die anderen Gewohnheiten Elisabeths erfüllten Änne mit Skepsis. Für eine Landgräfin gehörte es zu den wichtigsten Aufgaben, den hohen Stand ihres Mannes zu repräsentieren – eben auch in prachtvollen Kleidern.

»Tolerieren Ludwigs Brüder das auch?«, bohrte sie weiter.

»Im Gegenteil«, antwortete Simon ohne Zögern. »Besonders Heinrich Raspe, nach Ludwig der zweite Sohn des alten Landgrafen, schäumt vor Wut darüber, dass seine Schwägerin das Erbe *verschleudert,* wie er es nennt, und den thüringischen Adel brüskiert.«

»Brüskiert mit ihrer Kleidung?«

»Auch. Es ist wie ein öffentlicher Wettstreit, wer frömmer ist. Stell dir vor: Die edlen Gäste zur Kindstaufe kommen aus allen Himmelsrichtungen in ihren schönsten Gewändern zur Feier des

Tages – und Elisabeth beschämt sie durch überdeutlich zur Schau gestellte Demut.«

Obwohl sie wegen des warmen Umhangs und der Bewegung nicht fror, lief es Änne kalt den Rücken hinunter.

»Du bringst mich an einen gefährlichen Ort.«

Das Schicksal ihrer Großmutter Marthe, die wegen ihrer Heilkunst beinahe als Hexe und Zauberin ermordet worden wäre, war ihr ganzes Leben lang gegenwärtig und eine Warnung.

Simon brachte sein Pferd zum Stehen und bedeutete der Kolonne, es ihm gleichzutun. Dann griff er hinüber zu Änne, nahm ihre behandschuhte Linke und sah ihr in die Augen.

»Liebste, Meißen ist für dich ein noch viel gefährlicherer Ort.«

»Weshalb?«, fragte sie halb zweifelnd, halb erschrocken.

Simon senkte seine Stimme. »Es gab bereits mehrere Mordanschläge auf den jungen Markgrafen.«

Änne riss entsetzt die Augen auf, doch ihr Mann sprach schon weiter. »Lukas und seine Freunde konnten zum Glück verhindern, dass es bekannt wird. Doch jetzt droht eine alte Revolte auf dem Burgberg wieder aufzuleben. Und wenn diese Kerle Erfolg haben, gehört deine Familie zu den Ersten, die sie meucheln.«

»Und Heinrich?«, fragte sie schaudernd.

»Ihn und seine Mutter hat Thomas nach Schmalkalden geschickt, zum Henneberger. Dort sind sie sicher. Was in Meißen geschieht, überwachen dein Onkel und seine Freunde. Und was die Wartburg betrifft: Ludwig hat das Sagen, das erkennt Heinrich Raspe an. Außerdem werde ich nicht von deiner Seite weichen.«

Nun lächelte Simon sogar. »Sei froh, dass Ludwigs Schwester Agnes nicht mehr am Hof weilt. Zwischen ihr und Elisabeth gab es von klein auf Gezänk der schlimmsten Sorte. Zu aller Erleichterung heiratete Agnes voriges Jahr den Herzog Heinrich von Österreich. Soll sie sich mit dem streit…«

Er brach mitten im Satz ab, spannte alle Sinne an, drehte sich um und gab seinen Männern ein stummes Signal. Die Reisigen griffen sofort nach ihren Jagdbögen und legten in größter Eile die Sehnen ein. Die Ritter zogen ihre Schwerter, Änne den Dolch, auch wenn sie nicht wusste, ob und wie sie ihn einsetzen sollte. Da rannten auch schon von beiden Seiten mit wildem Gebrüll stockschwingende, zerlumpte Gestalten auf sie zu. Durch den hohen Schnee zwischen Wald und Weg kamen sie nicht schnell genug voran, und die meisten stürzten von Pfeilen durchbohrt zu Boden. Simon sprang vom Pferd und hieb mit seinem Schwert auf einen Gesetzlosen ein, der einen mit Nägeln gespickten Knüppel schwang. Augenblicke später lag der Angreifer im Schnee und verblutete. Im Gegensatz zu seinen ausgemergelten Kumpanen war er gut genährt – wahrscheinlich der Anführer der Bande. Brandmale auf den Wangen kennzeichneten ihn als Mörder.

Die Männer zerrten die Leichname beiseite und ließen sie unbestattet. Sollten sich die Wölfe an ihnen satt fressen.

Eine Stunde später erreichte die Kolonne Eisenach.

Sie hielten an, Simons Brüder hoben die Schwangere und ihre Kinder vom Wagen und wiesen ihr den Weg zu dem Hospital, das Elisabeth gerade erst errichtet hatte. Dort würde man ihnen helfen. Die arme Frau verbeugte und bedankte sich viele Male, schlug ein dickes Wolltuch um sich, eine Gabe von Änne, und wankte in die gewiesene Richtung, an jeder Hand ein Kind.

Wie gut, dass ich die Ärmste nicht noch unterwegs bei dieser Kälte entbinden musste, dachte Simons Frau. Im Hospital wird ihr Hilfe zuteil.

Doch dann richtete sie den Blick nach oben und staunte, in welcher Höhe und Größe die Wartburg über der Stadt thronte.

»Das ist wirklich die Krone des Landes!«, meinte sie beeindruckt. Simon lächelte stolz.

»Aber wie kommen wir hinauf mit all dem Gepäck? Es sieht recht steil aus, und der Pfad ist sicher vereist.«

»Mit Geduld«, beschied ihr Simon lächelnd. Die Männer begannen, den Karren zu entladen und die Last auf Packpferde und Esel zu verteilen.

Simons Brüder, mit denen sich Änne unterwegs schnell angefreundet hatte, wollten mit den Ochsen und dem Karren auf das Familienanwesen zurückkehren.

»Bevor die Landgräfin alles beschlagnahmt und unser Pfluggespann an die Armen verfüttert«, erklärte Bernhard in einem Tonfall, der irgendwo zwischen ernst und spöttisch lag.

Er und Georg verabschiedeten sich herzlich von ihrer Schwägerin und wünschten ihr Glück in der neuen Heimat.

Das Umladen dauerte eine Weile. Der aus dem Schlaf gerissene Godlieb beschwerte sich lautstark darüber, dass er seinen schönen Platz zwischen den Fellen aufgeben musste. Aber Änne lenkte ihn ab und zeigte ihm all die spannenden Dinge ringsum. Die Burg hoch droben interessierte ihn nicht besonders, dafür aber die Esel. Er schnappte sich ein heruntergefallenes Schaffell und wollte es in einen der Körbe stopfen, die sie trugen. »Godlieb helft mit!«, krähte er begeistert. Änne schaffte es gerade noch, ihn wegzureißen, als eines der Tiere nach ihm ausschlug.

Sie konnte es kaum erwarten, endlich ins Warme zu kommen, sich setzen zu können, vielleicht sogar ein Bad nehmen zu dürfen, etwas Heißes zu essen und zu trinken. So früh es ging, ohne die höfischen Regeln zu verletzen, wollte sie heute Abend in ihr Bett sinken. Und sosehr sie sich nach der lang entbehrten Zweisamkeit mit ihrem Mann sehnte – wenn Simon viel mit dem Landgrafen zu bereden hatte, was sicher der Fall war, würde sie wohl längst schlafen, ehe er kam.

Der Weg nach oben war mühsam und gefährlich. Es hatte offenbar länger nicht geschneit, aber durch reges Begängnis gab es vereiste Stellen auf dem Boden, die schlecht zu erkennen waren.

Endlich passierten sie Zugbrücke, Torhaus und den langgezogenen ersten Burghof, dann das innere Torhaus zum zweiten Burghof vor dem dreistöckigen steinernen Palas, dessen Schönheit und Größe Änne schon von außen zum Staunen brachten. Doch ihr blieb keine Zeit, das Bauwerk ausgiebig zu bewundern.

Stallburschen und Diener schwärmten herbei, um Tiere und Gepäck abzunehmen.

Sie war kaum mit Simons Hilfe aus dem Sattel gestiegen, als ihnen schon ein stämmiger Mann mittleren Alters entgegenkam, der nach Kleidung und Auftreten unverkennbar eine hohe Funktion am Fürstenhof innehatte.

»Der Truchsess, Hermann von Schlotheim«, informierte Simon sie leise. »Seine Familie übt dieses ehrenvolle Hofamt seit vielen Generationen aus.«

Kein Vergleich zu dem pfauenhaften Buchheim in Meißen, dachte Änne, während Simon sie vorstellte und der Schlotheimer sie mit freundlichen Worten willkommen hieß.

Dann wandte sich der Truchsess dem Ritter zu.

»Ihr bekommt die große Kammer ganz in der Nähe der fürstlichen Gemächer«, erklärte er. »Die Diener sollen Eure Habe dorthin schaffen und das Quartier einrichten. Ich habe dafür gesorgt, dass Ihr es so bequem wie möglich habt. Aber jetzt, Simon ...« – er breitete bedauernd die Arme aus – »soll ich Euch und Eure Gemahlin sofort zum Landgrafen führen. Er hat nachher ein überaus bedeutsames Gespräch mit einem reisenden Geistlichen und möchte zuvor von Euch wenigstens die wichtigsten Neuigkeiten aus Meißen erfahren. Und natürlich Eure reizende Gemahlin willkommen heißen.«

Der Truchsess gab ein paar Leuten Anweisungen, was wohin zu schaffen sei, und ging voraus zum Palas. Simon und Änne folgten ihm dichtauf.

Fürst Ludwig war bereits über ihre Ankunft informiert. Der Raum, in dem er sie empfing, machte Änne mit seiner Schönheit sprachlos. Solch eine Pracht! Tiere, Pflanzen und verschlungene Ornamente an den Säulen ... Wandteppiche in leuchtenden

Farben mit Jagdszenen, Fabelwesen und Blätterranken an den Rändern …

Die Kammer war so gut beheizt, dass die Wärme Änne wie ein Hammerschlag traf und ihr vor Müdigkeit die Lider zuzog.

Ludwig begrüßte sie herzlich und befahl einem seiner Ritter, sofort seine Gemahlin zu holen, damit sie die junge Herrin von Werratal kennenlerne.

Elisabeth schien aus einem Nachbarraum zu kommen, denn sie trat nur Augenblicke später ein. Und schon leuchtete auf ihrem wie auf Ludwigs Gesicht die Freude, den anderen zu sehen, auch wenn er nur ein paar Schritte entfernt gewesen war.

Änne hatte die berühmte – obwohl erst neunzehnjährige – Landgräfin noch nie zu Gesicht bekommen und staunte. Elisabeth war keineswegs die Schönheit, als die man sie andernorts pries. Sie war für eine Frau recht groß und schwarzhaarig, hingegen galt zierlich und blond als Schönheitsideal für Frauen. Doch ihre Lebhaftigkeit und die verliebten Blicke, die sie ihrem Gemahl sandte, machten dies wett.

»Änne von Werratal, willkommen«, sagte die Fürstin knapp und kühl. »Ich hörte, Ihr seid bewandert in Heiltränken und Kräutern.«

»Ein wenig, Euer Durchlaucht«, sagte Änne nach einem tiefen Knicks, der wegen ihrer immer noch eiskalten Füße und Knie recht wacklig ausfiel.

»Das trifft sich gut. Ich nehme Euch in den Kreis meiner Damen auf, und Ihr könnt uns gleich begleiten, wenn wir noch einmal nach unten ins Armenviertel gehen, um Brot und Kleidung zu verteilen. Jede Hand wird gebraucht in dieser Lage.«

Gehorsam folgte Änne, während sie neidvoll hören musste, wie Ludwig ihrem Mann heißen Würzwein, einen Stuhl und etwas zu essen anbot.

Änne hoffte, in der Kemenate wenigstens etwas Heißes vorgesetzt zu bekommen.

Im Nachbarraum – auch der überaus prächtig und wundervoll ausgemalt – befanden sich sechs Edelfrauen. Jede von ihnen nähte etwas aus weißer Seide. Auf dem Boden lagen die Überreste eines langen und kostbaren Schleiers. Daraus waren so viele Teile für Kleidungsstücke geschnitten worden, wie die Stoffmenge hergab.

Drei der Frauen hatten ihre Näharbeit fertig: zwei Taufgewänder und ein so winziges Kleidchen, dass es nur als Totenhemd für ein Neu- oder Frühgeborenes dienen konnte.

»Gut, dann können wir sofort aufbrechen«, lobte Elisabeth. »Sind die Körbe mit Brot gefüllt?«

Sie wandte sich kurz zu Änne um und erklärte: »Es werden viele Kinder in größter Armut geboren, und die Eltern können die Taufgebühren nicht aufbringen. Ich versuche zu helfen, indem ich Taufpatin dieser Kinder werde.«

Dann erst stellte sie Änne den anderen vor.

»Dies ist die neue Herrin von Werratal, frisch vermählt und heilkundig. Sie wird unserem frommen Werk nützlich sein. Gehen wir!«

Änne hatte noch nicht einmal ihren Umhang abgelegt, geschweige denn einen Moment gesessen oder die Heimlichkeit aufgesucht. Ihr nach der langen Reise, noch dazu im Winter, nicht einmal Speis und Trank zu gewähren, geschweige denn ein warmes Bad und ein wenig Zeit, sich zu erfrischen, war nicht nur eine grobe Unhöflichkeit.

Es verstieß gegen die elementarsten Regeln der Gastfreundschaft, die man an einem Fürstenhof erwarten durfte.

Doch ihr blieb nichts übrig, als – kaum angekommen – mit den Frauen wieder hinab in die Stadt zu gehen.

Elisabeths vielgepriesene Güte galt wohl ausschließlich den Armen. Aber Änne ermahnte sich, keine voreiligen Schlüsse zu ziehen.

Hunger und Kälte

Der schneebedeckte Weg hinab ins Armenviertel war so steil und rutschig, dass Änne in ihrer Erschöpfung nur vorsichtige kleine Schritte machte und zurückfiel. Das bemerkte eine der jungen Hofdamen vor ihr, wartete, bis sie gleichauf waren, und hakte sich bei ihr ein.

»Haltet Euch nur an mir fest, so ist es sicherer«, sagte sie freundlich. »Ich bin den Weg schon viele Male gegangen und kenne jeden Stein.«

Änne stemmte den schweren Korb mit Brot gegen die rechte Hüfte und nahm das Angebot erleichtert an.

Die zierliche, schwarzhaarige junge Frau begann zu erzählen. »Ich bin Guda, Elisabeths beste und älteste Freundin.«

»Alt ist nun wirklich noch keine von euch!«, scherzte Änne.

»Wir beide kamen als Kinder zusammen aus Ungarn an den thüringischen Hof, nachdem Elisabeths Hochzeit abgesprochen war. Sie zählte gerade vier Jahre, ich fünf, und ich sollte ihr als Spielgefährtin zur Seite stehen, damit sie sich in der Fremde nicht allein fühlte. Seitdem bin ich ihre engste Vertraute. Neben Isentrud von Hörselgau, der Dame dort vor uns mit dem grünen Umhang und dem Witwenschleier. Sie kam zu uns, als Elisabeth ihr erstes Kind erwartete.«

Ännes freundliche Begleiterin deutete hinter sich zur Burg.

»Wenn wir zurückkehren, warten dort schon die Hungrigen auf die Reste von der fürstlichen Tafel. Aber das sind die Stärksten, die es noch bis hinauf schaffen. Wir brauchen Wachleute, wenn wir das Essen verteilen, damit sie es uns nicht aus den Händen reißen und sich darum prügeln.«

Sie wich geschickt einem vereisten Steinbrocken aus, der von links in den Weg ragte. »Den Ärmsten und Schwächsten *bringen* wir das Brot, das ist Elisabeth sehr wichtig. Es gab hier nun schon mehrere Jahre hintereinander schlechte Ernten, aber die letzte brachte fast gar keinen Ertrag. Und im Januar hatten wir noch eine Woche lang so strengen Frost, dass viele Menschen gestorben sind, vor allem Kinder und Alte.« Sie seufzte. »Seitdem können wir niemanden mehr begraben. Der Boden ist bis in die Tiefe gefroren. Die Toten werden in einem Nebengebäude des Kirchhofs gestapelt, Gott steh ihren armen Seelen bei. Lange wird der Platz dort nicht mehr reichen.«

Änne schauderte. Folgen anhaltender Hungerphasen und beißender Kälte waren oft Erfrierungen, Schwindsucht und Typhus, um nur die schlimmsten zu nennen. Die geschwächten Körper hatten keine Widerstandskraft mehr.

»In der Mark Meißen gab es auch Missernten und eine große Teuerung für Brot. Aber so schlimm wie hier war die Lage nicht. Unterwegs sind uns Scharen von Hungernden begegnet, die nach Eisenach wollten – in der Hoffnung auf die Milde und Barmherzigkeit der Landgräfin.«

»Ja, deshalb haben sie und der Landgraf auch beschlossen, ein Hospital einzurichten, damit Kranke dort gepflegt werden können. Da unten am Fuß des Weges, das große Haus, das lange leer stand. Sie hatten zuvor auch schon ein Hospital in Gotha eröffnet, nachdem eine reiche Frau aus Gotha eine größere Summe dafür gestiftet hatte. Für dessen Unterhalt sorgen sie mit eigenen Mitteln.«

Inzwischen hatten sie wieder zu den anderen Frauen aufgeschlossen.

»Doch nun erzählt von Euch!«, forderte die redselige Guda auf, die am Abend natürlich etwas Klatsch über die neue Hofdame verbreiten wollte.

»Ist das Kind Eures, dieser fröhliche Godlieb?«

»Nein, Guda, es ist ein Findelkind. Simon rettete es bei einem Großfeuer in Meißen vor knapp vier Jahren aus einem noch brennenden und schon halb eingestürzten Haus.«

»Wie heldenhaft!«, meinte Guda ehrfürchtig.

»Godlieb ist eine Waise, die schwer misshandelt wurde und

offensichtlich nicht einmal einen Namen hatte. Da sich niemand seiner annehmen wollte, kümmerte ich mich um ihn und sorgte zuerst einmal für seine Taufe. Ich weiß, er wird nie mehr Verstand als ein Kind besitzen. Aber auch er hat ein Recht zu leben. Und er kann sich so freuen, wenn ihn jemand umarmt und anlächelt oder lobt oder etwas vorsingt. Das wärmt mir das Herz.«

Bei diesen Worten hatte Änne nicht auf den abschüssigen Weg geachtet, stolperte und wäre beinahe ausgerutscht. Die zierliche Hofdame fing sie gerade noch auf. Sie lachten beide erleichtert, rückten ihre gegen die Hüfte gestemmten Körbe zurecht und gingen weiter.

»Gott liebt und schützt besonders jene, die im Geiste schwach sind. Elisabeth wird Eure Fürsorge loben und den Kleinen mögen. Die Kinder liegen ihr besonders am Herzen, und die lieben sie dafür – das werdet Ihr erleben. Sie hat selbst zwei Kinder: den vierjährigen Hermann und die zweijährige Sophia, beide nach ihren Großeltern benannt. Auf der Burg wachsen alle Kinder gemeinsam auf und spielen zusammen. Das wird dem kleinen Godlieb sicher gefallen.«

Sie hatten nun fast den Fuß des Berges erreicht, und die Menschen, die ihnen unterwegs begegneten, grüßten ihre Fürstin mit tiefster Ehrfurcht.

Änne hatte schon von weit oben erkannt, wo das Armenviertel lag. Sie sahen in allen Städten gleich aus. Winzige, schiefe Katen zwischen engen, krummen Gassen am Stadtrand. Zielstrebig steuerte Elisabeth mit ihren Begleiterinnen dorthin. Aus kaum einer Behausung quoll der Rauch eines Herdfeuers. Das Fehlen von jeglichem Getier fiel Änne auf. Kein Huhn gackerte, kein Hund bellte, keine Katze huschte vor ihnen davon, nicht einmal Ratten und Mäuse, die allgegenwärtige Plage. Vermutlich waren sie alle längst aufgegessen.

Auch sonst herrschte eine eigenartige Stille, abgesehen vom Wimmern einiger Kinder, das durch die zerbröckelnden Lehmwände drang.

Als Erstes ging Elisabeth in die Kate einer Wöchnerin. Sie musste sich ducken, um durch die morsche Tür in die verrußte Behausung zu treten. Zwei bedenklich magere Kinder, vielleicht drei und vier Jahre alt, stürzten sich sofort auf sie und begrüßten sie jubelnd. Isentrud teilte Brot aus, aber ermahnte, nicht zu viel auf einmal zu essen, sonst würden sie es wieder herauswürgen. Der Hinweis interessierte keinen.

Die Fürstin schenkte der zu Tränen ergriffenen Mutter eines der Taufgewänder und einen Taufpfennig.

Aber Änne sah, dass das Neugeborene viel kleiner und dünner war, als es sein sollte.

»Hast du genug Milch zum Stillen?«, fragte sie.

Die Frau schüttelte den Kopf.

»Wo finden wir jemanden mit einer Ziege, der uns etwas Milch gibt, damit das Kleine nicht verhungert?«, rief Änne in die Runde.

Elisabeths Begleiterinnen berieten sich, eine wurde mit einem Silberpfennig losgeschickt, um Ziegenmilch zu besorgen.

Änne sah sich in der Kate um. Bis auf das Bett mit ein paar löchrigen Decken, in dem alle schliefen, war es leer. Töpfe, Schalen, Krüge, Truhen – alles, was sich verkaufen ließ, hatte die arme Frau in ihrer Not wohl für wenig Geld weggegeben. In solchen Zeiten wurden die Ärmsten immer ärmer und die Reichsten immer reicher. Nicht einmal ein Gefäß zum Kochen hing noch über der erkalteten Herdstelle. Vielleicht kauten sie trockenes Eichenmehl und Baumrinde – falls sie überhaupt etwas zu essen hatten außer dem, was die Landgräfin brachte.

Derweil nahm Elisabeth das älteste Kind, einen Jungen, auf den Schoß, zog einen feinzinkigen Kamm aus ihrem Almosenbeutel und begann, ihm den dicken Grind vom Kopf zu schaben, bis die Haut blutete.

»Durchlaucht, ich kann auf der Burg eine heilende Salbe mit Ringelblumen bereiten. Der Grind weicht auf und löst sich besser, wenn man sie vorher aufträgt«, bot Änne vorsichtig an. Es sollte nicht so aussehen, als wolle sie die Fürstin vor ihren Damen korrigieren. Aber der Anblick des blutenden Köpfchens tat ihr in der Seele weh.

»Ich sehe wohl, dass Ihr Ahnung von diesen Dingen habt, Änne von Werratal. Das wird uns nützlich sein«, sagte die Landgräfin kühl, ohne ihre Tätigkeit zu unterbrechen. »Aber jede Heilung liegt bei Gott.«

Isentrud brachte die Ziegenmilch, und nach inbrünstigen Dankesworten der Mutter zogen die Frauen weiter zum nächsten Haus, in dem die Not herrschte.

Änne hatte schon viel Elend gesehen – aber das hier ließ sich kaum ertragen.

Die Kinder und auch ihre Mütter waren abgemagert bis auf die Knochen, die Kleinen hatten vor Hunger aufgetriebene Bäuche, tief umschattete Augen und aßen Erde und Kalk von den Wänden. Die meisten husteten, viele fieberten, manche spien schon Blut. Dann kam zumeist jede Hilfe zu spät. Aber den anderen konnten Thymian, Salbei und Alant vielleicht helfen. Doch diesmal verkniff sich Änne einen solchen Hinweis.

Die Landgräfin betete für jedes der Kinder, liebkoste und küsste sie.

Auch eines der Taufgewänder kam zu spät. Das Neugeborene hatte seine ersten drei Tage nicht überlebt. Eisig kalt und weiß lag es auf dem Boden, von der verzweifelten Mutter in eine fadenscheinige Windel gewickelt.

Das Schwesterchen des Kleinen weinte Rotz und Wasser vor Kummer und Hunger und Angst, alles gleichzeitig. Elisabeth nahm auch sie auf den Schoß und wischte ihr den Schleim mit ihrem Seidenschleier aus dem Gesicht.

Änne hatte derlei Geschichten über die Landgräfin schon gehört. Aber jetzt war sie doch befremdet. In den Körben lagen Leinenstücke. Warum nahm Elisabeth nicht die, sondern ruinierte stattdessen die kostbare Seide? Nach dem Waschen verlor der teure Stoff zumeist die Schönheit. Und mit dem Silber, das der Schleier gekostet hatte, konnte man viele Brote kaufen.

Als alles verteilt war, gingen die Damen wieder hinauf zur Burg.

»Mir bleibt heute keine Zeit mehr, noch einmal ins Hospital zu gehen, und ihr müsst heute allein essen«, erklärte Elisabeth gutgelaunt. »Mein Gemahl, seine Brüder und ich speisen mit einem wandernden Geistlichen. Ein sehr gelehrter und frommer Mann, mit besten Verbindungen zur Kurie.«

Der Aufstieg wurde – entgegen Ännes Erwartungen – leichter als der Abstieg. Die zuvor schweren Körbe waren leer, und sie hatte nicht mehr so viel Angst, hinabzurutschen und zu stürzen. Also hakte sie sich wieder bei Guda ein und fragte sie nun ihrerseits noch ein wenig aus.

»Habt Ihr eine gute Heilerin oder einen Medicus auf der Burg?«

»Nicht mehr. In Creuzburg, wo Elisabeth ihr erstes Kind geboren hat, gibt es eine sehr erfahrene Wehmutter, die wir auch zu ihrer zweiten Niederkunft geholt haben. Der Wundchirurg ist gestorben, an einer entzündeten Hand, die schon bis zum Unterarm brandig geworden war. Er konnte sich nicht entschließen, ihn abhacken zu lassen.«

Wie war es möglich, dass es auf einer so großen Burg niemanden mit Heilwissen gab? Änne ahnte die Antwort: Jede Heilung liegt bei Gott.

»Findet sich ein Gewürzhändler oder ein Kräuterweib in der Stadt?«

»Gewiss.«

Das bot Hoffnung. Änne hatte nur noch wenige Vorräte an Heilmitteln um diese Jahreszeit. Aber vielleicht konnte sie ihre Reserven hier aufstocken.

Oben vor dem äußeren Burgtor warteten wirklich schon die Hungernden und schrien den Frauen zu, sie mögen Erbarmen zeigen. Nur mit Hilfe der Wachen kamen sie unbehelligt durch das Gedränge.

»Ihr werdet alle beköstigt«, rief die Landgräfin. »Bis dahin betet!«

Bevor sich Elisabeth von ihren Damen zurückzog, mahnte sie: »Wenn ihr heute Abend bei Tisch sitzt, denkt an die Hungernden draußen und lasst ihnen reichlich übrig!«

Dann entschwand sie in die landgräfliche Kammer.

Änne hatte das dringende Bedürfnis, sich zu waschen und endlich die Heimlichkeit aufzusuchen. Außerdem hatte sie ja noch nicht einmal gesehen, wo sie von nun an mit Simon leben und schlafen sollte.

Isentrud bot sich an, mit ihr in ihre neue Wohnstätte zu gehen. Die Dienstmädchen und vielleicht auch jemand vom Burggesinde hatten alles ausgepackt und behaglich eingerichtet. Ein Kohlenbecken verbreitete wohltuende Wärme, dicke Vorhänge um das Bett hielten die Wärme dort, und ein sauberes Kleid war bereits aus der Truhe entnommen und aufgehängt worden, damit sich die Knitterfalten lösten.

Änne ließ sich völlig erschöpft auf einen Stuhl sinken und stemmte die Hände ins Kreuz.

»Ich glaube, hier bleibe ich sitzen und rühre mich nie wieder weg!«, stöhnte sie. Isentrud lächelte, schenkte ihr einen Becher verdünnten Wein ein und sagte: »Es war ein langer Tag für uns alle, aber für Euch besonders nach der anstrengenden Reise. In einer halben Stunde holt Euch jemand zum Abendessen ab.«

Änne hätte lieber verzichtet. Sie war todmüde und längst über den Punkt hinaus, an dem sie noch etwas hinunterkam. Aber sie wusste, das durfte sie nicht tun, auch wenn die Landgräfin nicht an der Tafel saß. Ihre Damen erwarteten eine Menge Klatsch und Neuigkeiten von der Reise, aus Meißen, über die Markgräfin, den Grafen von Henneberg, sie und ihre Hochzeit mit Simon. Ihnen das vorzuenthalten würde Änne sämtliche Sympathien kosten.

Sie erfuhr dabei natürlich auch allerhand Klatsch vom Thüringer Hof. Vor wem sie sich in Acht nehmen sollte, wem sie kein Wort glauben durfte und dass die Landgräfin von ihren Damen erwartete, Wolle für die Armen zu spinnen. Das war eigentlich niedere Arbeit fürs Gesinde und eine Zumutung für eine Edeldame. Zum Glück hatte Änne Spindel und Wirtel mitgebracht.

Nach zwei Bechern Wein raunte ihr Guda verstohlen zu, dass sie und Isentrud Elisabeth jede Nacht vorsichtig am Fuß unter der Bettdecke zupfen sollten, um sie zu wecken, ohne dass der Landgraf gestört wurde. Denn die überaus fromme Fürstin betete jede Nacht mehrere Stunden, entweder kniend vor dem Bett oder in der Kapelle.

Sobald es nicht mehr als unhöflich gelten konnte, zog sich Änne in ihre Kammer zurück. Sie wusch sich und sank schwer wie Blei ins Bett. Doch bei aller körperlicher Erschöpfung konnte sie nicht gleich schlafen. Es waren zu viele Eindrücke gewesen. Godlieb hatte ihr Bett vorgewärmt, doch dann hatten ihn Hildchen und Elfie zu sich genommen. Zu dritt lagen sie aneinandergekuschelt und schliefen.

Als Simon endlich kam, wollte er nichts weiter als endlich zu seiner geliebten Frau ins Bett. Jeder von ihnen beiden hätte viel zu erzählen gehabt, aber sie beschränkten es auf das Wichtigste. Rasch siegte die Lust auf Zärtlichkeiten. Glücklich ineinander verschlungen, schliefen sie schließlich ein.

Tief in der Nacht wurde Änne wach. Ihr war schlecht, zum Erbrechen schlecht. Vorsichtig schob sie sich aus dem Bett, um niemanden zu wecken, legte ihren Umhang um und öffnete leise die Tür, um nach der Heimlichkeit zu suchen. Es stand zwar ein Nachttopf in der Kammer, aber sie wollte nicht, dass sich der Gestank von Erbrochenem in ihrem neuen Zuhause ausbreitete.

Zum Glück war der Abort nicht weit. Sie würgte qualvoll, aber es kam nur Galle.

Auf leisen Sohlen schlich sie sich zurück durch den Gang, bis sie Licht sah und Gemurmel hörte. Dort musste die Kapelle sein. Vorsichtig näherte sie sich und spähte von einer Ecke aus hinein, auch wenn sie sich für ihre Neugier schämte.

Da kniete Elisabeth vor dem Altar und geißelte sich selbst. »Vergib mir meine Sünde! Vergib mir meine Sünde!«, murmelte sie monoton vor sich hin.

Welche Sünde konnte diese überaus fromme Frau begangen haben? Weder Habgier noch Völlerei noch Trägheit ...

Dann fiel es Änne wie Schuppen von den Augen: Wollust!

Elisabeth meinte dafür büßen zu müssen, mit welchen Glücksgefühlen ihr eheliches Zusammensein mit Ludwig sie erfüllte.

Ob die weibliche Lust eine Sünde sei, darüber stritten die Gelehrten. Aber hat Gott es nicht so eingerichtet, dass Mann und Frau in der Ehe in Freude zueinanderfanden, um Kinder zu zeugen?

Es sei denn ... Elisabeth, die ihren Mann wirklich liebte, wäre lieber Jungfrau geblieben. Nur Jungfrauen standen der Heiligkeit nahe. Vielleicht auch noch keusch lebende Witwen. Aber keine Ehefrauen, die ihre Finger nicht von ihrem Gemahl lassen konnten.

Verkündigungen

Am Morgen hätten die Liebenden gern noch ein wenig Zeit im Bett verbracht. Doch Änne und Simon durften sich zur Frühmesse nicht verspäten und schon gar nicht auffallen.

Es gab eine Menge Geschäftigkeit in der Kammer, bis alle zum Gehen bereit waren.

Weil sie schon recht spät kamen, stellten sie sich in eine der hinteren Reihen.

Der Kaplan Berthold, der Landgraf, seine Frau, seine beiden

Brüder und ein hochgewachsener Mann in einer fadenscheinigen Kutte betraten die Kapelle.

Bei seinem Anblick zuckte Änne zusammen und umklammerte krampfhaft Simons Arm. Aber auch er hatte ihn sofort erkannt: Der Mann in der ärmlichen Kutte war jener Magister Konrad, der in Meißen so fanatisch gefordert hatte, die Ketzer allesamt zu verbrennen. *Luziferaner* nannte er sie.

Jetzt stand er neben Ludwig und starrte mit stechendem Blick auf die Besucher des Gottesdienstes.

»Was tut er hier?«, fragte Änne ganz leise, während ihr ein Schauder über den Rücken lief.

»Er ist ein Kreuzzugsprediger«, flüsterte Simon zurück. »Sicher will er den Landgrafen ermahnen, sein Gelübde einzuhalten.«

Ludwig von Thüringen hatte schon vor zwei Jahren das Kreuz genommen. Aber der Kaiser musste den Aufbruch wegen diverser Streitigkeiten in Sizilien und Norditalien immer wieder hinausschieben. Nun hatte der Papst gedroht: Wenn Friedrich der Staufer nicht spätestens nächsten Sommer mit einem großen Heer aufbrach, würde er exkommuniziert.

Änne fühlte sich durch Simons Antwort nicht erleichtert. Sie kannte niemanden, der so furchteinflößend war wie dieser Mann, auch wenn er gerade kein Wort sagte.

Hinter ihnen zischte jemand, sie sollten gefälligst leise sein. Und so wohnten sie der Frühmesse bei, ohne wirklich zu hören, was Pater Berthold predigte.

Zum Abschluss des Gottesdienstes trat Landgraf Ludwig vor. »Geht nun alle mit Gottes Segen eurem Tagwerk nach. Meine Vasallen und ihre Gemahlinnen erwarte ich eine Stunde vor dem Abendessen im Rittersaal. Ich habe wichtige Entscheidungen zu verkünden.«

Dann schritten er, Elisabeth, seine jüngeren Brüder Heinrich Raspe und Konrad, der Kaplan und der finstere Magister gemeinsam hinaus.

Viele in der Menge schauten sich fragend an.

Isentrud schien etwas mehr zu wissen. Sie kam auf Änne zu, sobald sie die Kapelle verlassen hatten.

»Die Landgräfin ist bis zum Abend weiter im Gespräch mit diesem Geistlichen. Sie will, dass ich Euch begleite, um zu prüfen, was in der Stadt an Heilkräutern aufzutreiben ist. Ihr könnt auch in der verlassenen Kammer des Chirurgen nachsehen, ob sich etwas von seinen Vorräten verwenden lässt.«

Änne war erleichtert. Ihre Botschaft hinsichtlich der Arzneien war angekommen. In Freiberg hatte sie sich – entgegen der Familientradition – nur gelegentlich dem Heilen gewidmet. Aber hier wurde das Kräuterwissen, das in ihrer Linie seit Generationen von einer Frau zur anderen weitergegeben wurde, dringend gebraucht.

Nur Entbindungen würde sie nicht vornehmen. Wehmütter lebten gefährlich. Ging etwas schief bei der Geburt oder wurde es »nur« ein Mädchen statt des erhofften Sohnes, gab man gern ihnen die Schuld, bevorzugt in Zusammenhang mit »Teufelswerk«.

»Ich muss auch Arzneien zubereiten und brauche dafür einiges aus der Burgküche«, kündigte sie an.

»Darum kümmern wir uns später. Also haben wir bis zum Nachmittag reichlich zu tun«, meinte Isentrud mit einer Erleichterung, die sich erst mit ihren nächsten Worten erklärte. »Wenigstens muss ich heute nicht ins Hospital!«

Änne verabschiedete sich mit einem liebevollen Blick von Simon. Dann folgte sie Isentrud über den langgestreckten Burghof bis zu einer Kammer im hintersten Winkel. Große Spinnweben an und über der Tür kündeten davon, dass vermutlich seit dem Tod des glücklosen Wundarztes kein Mensch mehr hier gewesen war.

Mit vereinten Kräften öffneten sie die klemmende Tür. Unmengen von Staub rieselte herab, und sofort schlug ihnen heftiger Verwesungsgestank entgegen. Isentrud sprang mit einem entsetzten Schrei zwei Schritte zurück nach draußen und presste den Arm vor Nase und Gesicht.

Sobald sich der gröbste Gestank verzogen hatte, trat Änne ein und sah sich um.

An der Wand hingen die Werkzeuge für Amputationen: rostige Sägen, ein Beil, eine große Zange zum Zähneziehen … An allen haftete getrocknetes Blut, an manchen sogar kleine Fleischteile und Haare.

Aus einem von Schmeißfliegen umschwirrten Bottich quollen mit Blut und Eiter verklebte Leinenfetzen, die wahrscheinlich den größten Gestank verbreiteten.

Auf einem rohen Holztisch, neben einem Teller voller menschlicher Zähne, standen verschieden große Behälter mit ranzigen Salben. In verstaubten Schalen sah sie tote Käfer, Rattenschwänze, Fischschuppen und Dinge, die sie gar nicht erst näher erkunden wollte.

Sie hatte genug gesehen, flüchtete hinaus und rammte die Tür fest zu.

Draußen stand Isentrud, immer noch hustend und würgend.

»Hiervon kann ich nichts gebrauchen. Es könnte höchstens einmal ein Diener kommen, die Sägen und Beile reinigen und sie den Zimmerleuten geben.«

»Das alles vor dem Frühstück!«, beschwerte sich Isentrud. »Kommt, wir müssen erst einmal ein wenig essen, bevor wir hinuntergehen.«

Es gab etwas helles Brot und weichgekochte Eier. Die schlichte Mahlzeit tat Ännes Magen nach dem aufreibenden gestrigen Tag wohl, und der Duft des Brotes verscheuchte auch die Erinnerung an die gruselige Werkstatt des Wundarztes.

Die beiden Frauen entschieden, zuerst zu dem Kräuterweib zu gehen, weil sie vieles dort billiger erstehen würden als beim Gewürzhändler am Markt.

Wie sich herausstellte, war die alte Frau selbst schwer erkrankt.

Von Kälte und Hunger geschwächt, lag sie im Bett unter allen Decken, die sie besaß.

»Tretet nur ein und verzeiht, wenn ich nicht mehr aufstehen kann, edle Damen«, klagte sie. »Ich kann mir nicht einmal mehr selbst einen Sud bereiten.«

Wortlos griff Isentrud in ihren Korb und holte ein Brot heraus.

»Seid gesegnet, hohe Frau«, flüsterte die Heilerin mit Tränen in den Augen.

Sie deutete auf die Dachsparren, von denen Bündel getrockneter Kräuter hingen, und auf die Regale mit Tongefäßen verschiedener Größe.

»Es kommt seit Wochen niemand mehr, um Heilkräuter zu kaufen«, klagte sie. »Wer von den Armen noch ein wenig Geld hat, holt dafür einen Kanten schimmliges Brot. Und die Reichen gehen nicht zu mir, sondern zum Gewürzhändler, um zu zeigen, dass sie sich nicht nur das teure Brot, sondern auch Pfeffer, Zimt und Safran leisten können.«

»Wir möchten Heilkräuter für das Hospital der Landgräfin bei dir kaufen«, sagte Änne, wonach der fast zahnlosen Frau vor Staunen der Unterkiefer herunterklappte.

»Welche denn?«

»Derzeit brauchen wir vor allem Salbei, Thymian, Flohkraut, Ringelblume, Alant, Bockshornklee und Andorn«, zählte Änne auf.

Die alte Heilerin lächelte erfreut. »Oh, ich sehe, die junge Herrin kennt sich damit aus.«

Sie schien einen Moment lang zu grübeln, dann sagte sie entschlossen: »Nehmt einfach *alles* mit! Ich brauche es nicht mehr, meine Tage sind gezählt. Zu mir kommt ohnehin niemand mehr. Aber im Hospital können meine Schätze noch helfen.«

Gerührt trat Änne auf die Kranke in ihrem Bett zu. Durch einen Blick verständigte sie sich mit ihrer Begleiterin, dann ergriff sie die eiskalten Hände der alten Frau und drückte sie herzlich.

»Als Geschenk können wir das nicht annehmen«, sagte sie

bestimmt. »Aber lass uns einen Tauschhandel verabreden: Wir nehmen die Kräuter und Tiegel, und dafür kommt jeden Tag jemand von der Burg, der nach dir sieht und Essen bringt. Einverstanden?«

Der Kräuterfrau stiegen die Tränen in die Augen.

»Ich danke Euch, dass Ihr mich hier nicht einfach allein in der Kälte sterben lasst!«, krächzte sie ergriffen. »Ihr seid ein gutes Kind. Wie ist Euer Name, damit ich für Euch beten kann?«

»Änne von Werratal und Isentrud von Hörselgau.«

»Gott segne Euch!«

Als sie hinausgingen, hörten sie die Frau krampfhaft schluchzen. Jahrelang hatte sie sich um andere gekümmert und sie geheilt, so gut sie konnte. Endlich einmal kümmerte sich jemand um *sie* in ihrer Not.

Ein paar Bedienstete hatten auf Isentruds Befehl die Pflanzenbündel und Krüglein auf die Burg geholt. Dafür hatte die Hörselgauerin der alten Kräuterfrau einen Topf Brühe mit Gemüse und einigen Fleischbröckchen bringen lassen und die Diener ermahnt, sich zu beeilen, damit die Suppe nicht völlig erkaltete.

Änne räumte den Tisch in ihrer Kammer leer und breitete ihre Schätze aus.

»Was braucht Ihr vom Küchenmeister?«, fragte Isentrud.

»Sauberes Schmalz, am besten Entenschmalz, damit ich Salben machen kann, und heißes Wasser für Sude. Dazu kleine Tiegel und andere Behältnisse.«

»Ich kümmere mich darum.« Sie ging schwungvoll nach draußen und kam bald darauf mit zwei Küchengehilfen zurück, die alles Benötigte heranschleppten.

Änne hatte inzwischen im Mörser schon Samen, zerhackte Wurzeln und Kräuter zerstoßen, erwärmte das Schmalz über der Kohlepfanne, rührte Pflanzenteile hinein und stellte es auf den Fenstersims zum Abkühlen.

Isentrud machte es sich inzwischen auf einem Stuhl bequem

und blätterte andächtig in dem Pflanzenbuch, das Thomas Änne mitgegeben hatte.

»Mein Oheim war auf zwei Kreuzzügen und bekam es in Akkon von einem Mönch, der im Hospital des Deutschritterordens arbeitet. Ein Geschenk für seine heilkundige Mutter«, erklärte die Freibergerin.

»Wie wunderschön die Zeichnungen sind!«, schwärmte Isentrud »Und wie lehrreich die Erklärungen. Eine große Kostbarkeit, die Ihr da besitzt. Was für ein Schatz!«

Änne war es wichtig zu zeigen, dass ihre Heilmethoden auf christlichen Quellen beruhten, zumal jetzt dieser schwarze Magister auf der Burg war. Deshalb erwähnte sie noch ganz beiläufig: »Mein Oheim war auch bei der Gründung des Deutschen Ordens in Akkon dabei, gemeinsam mit Landgraf Ludwigs Vater Hermann. Er ist ein Familiar des Ordens.«

Isentrud zog die Augenbrauen hoch. »Ein Thüringer ist Hochmeister des Ordens«, sagte sie stolz.

»Ja, Hermann von Salza. Auch ihn traf mein Oheim im Heiligen Land.«

Sie konnte gar nicht genug solcher Beziehungen haben, wenn sie hier sicher leben wollte. Isentrud würde diese aufregenden Neuigkeiten schon unter die Leute streuen.

Beinahe hätten die beiden Frauen die Zeit verpasst, doch Simon holte sie zu der Versammlung im Rittersaal, die Landgraf Ludwig einberufen hatte. Es war ungewöhnlich, dass auch die Frauen dabei sein sollten. Aber der Grund dafür würde sich wohl gleich zeigen.

Neben Ludwig und Elisabeth stand zu Ännes Beunruhigung wieder der finstere Marburger.

»Ich habe mehrere Bekanntmachungen«, verkündete Ludwig. »Übermorgen werde ich mit etlichen meiner Männer zum Hoftag des Kaisers aufbrechen und mehrere Monate fernbleiben. Vor meiner Abreise ist mir besonders wichtig, dass meine geliebte Gemahlin einen guten Beichtvater hat, der über ihr Seelenheil wacht. Dieses Amt übernimmt ab sofort Magister Konrad von Marburg, ein gelehrter Mann mit beispielhafter Lebensführung und herausragenden Kenntnissen«, sagte er und deutete auf den Mann neben ihm. »Ich habe mich lange mit ihm unterhalten und seine Ansichten geprüft. Und ich weiß meine Gemahlin unter seiner Obhut in guten Händen.«

Änne hätte sich am liebsten unsichtbar gemacht. Sie regte sich nicht, gab keinen Mucks von sich und hielt die Lider gesenkt. Wie gut, dass sie vorhin Isentrud das Buch des kleinen Mönchs gezeigt hatte! Ob Thomas so etwas geahnt hatte, als er sagte, sie werde es hier brauchen?

»Ein wichtiges Ereignis in diesem Zusammenhang erfolgt morgen zur Mittagsstunde in der Kirche des Katharinenklosters«, kündigte der Landgraf an. »Ihr seid ausdrücklich eingeladen. Ich erwarte Euch dort vollzählig.«

Vermutlich überlegte jeder im Saal, was das wohl für ein Ereignis sein konnte. Eine weitere Stiftung zugunsten des Klosters, in das Ludwigs Mutter nach dem Tod ihres Gemahls eingetreten war?

»Und nun meine Bestimmungen für die Zeit meiner Abwesenheit«, fuhr Ludwig laut und deutlich fort. Änne konnte sehen, dass sich sein Bruder Heinrich Raspe anspannte.

»Um die kirchlichen Güter und Belange kümmert sich Magister Konrad. In allen weltlichen Dingen übergebe ich für die Zeit meiner Abwesenheit die Herrschaft meiner liebsten Gemahlin Elisabeth.« Er lächelte ihr aufmunternd zu.

Heinrich Raspe lief rot an und schien vor Wut fast zu platzen.

»Hast du völlig den Verstand verloren, Bruder?«, brüllte er. »Gib dieser Närrin die Herrschaft über Thüringen, und du kannst dich den Bettelbrüdern anschließen, wenn du zurückkehrst! Bis jetzt hat sie ja nur *ihren* Schmuck und *ihre* Mitgift an die Armen verschleudert. Und nun soll sie ungehindert *unser* Familienvermögen mit beiden Händen aus dem Fenster werfen? Selbst die Wartburg wird nicht mehr dir gehören, wenn du zurückkehrst!

Dann hausen hier Heerscharen von zerlumpten Gestalten, die alles plündern und zerstören, was unsere Vorfahren in Jahrhunderten erschaffen haben!«

Ludwig brachte seinen tobenden Bruder mit einer Geste zum Schweigen.

»Ich billige es ausdrücklich, dass Elisabeth Schmuck und Gewänder verkauft für Brot, um die Not der Armen zu lindern«, erklärte er streng. »Wenn alle unsere Untertanen verhungern, herrschen wir über ein Land der Toten.«

Er zwang sich ein schiefes Lächeln ab. »Und die Wartburg wird sie mir schon lassen. Nicht wahr, Liebste?«

Kein Mucks war im Saal zu hören.

Aber auf vielen Gesichtern stand geschrieben, dass sie Heinrich Raspes Meinung teilten. Wortlos löste sich die Versammlung auf.

Wie Legenden über Elisabeths Kirchgänge jetzt schon besagten, ging sie auch am nächsten Morgen barfuß trotz des Schnees und in einem einfachen Wollkleid den Berg hinunter zur Katharinenkirche. Doch diesmal stellte sie sich nicht in die hinterste Reihe, sondern vor den Altar neben Magister Konrad.

Sie kniete vor ihm nieder und legte seine Hände in ihre – so wie ein Lehnsmann bei seinem Lehnsherrn, wenn er ihm Treue schwört. Oder eine Nonne, wenn sie ihr Gelübde ablegt.

Aber Elisabeth war doch eine verheiratete Frau und sollte Thüringen verwalten!

»Hiermit gelobe ich dem Magister Konrad von Marburg *unbedingten Gehorsam in allen Dingen,* ausgenommen die Rechte eines Ehemannes«, sagte sie klar und laut. »Außerdem gelobe ich Keuschheit und ewige Witwenschaft, sollte mein Gemahl vor mir sterben.«

Die Worte hallten in der Kirche, dann herrschte bestürztes Schweigen.

Wohin bin ich hier nur geraten?, dachte Änne bestürzt. Sie hatte Angst.

Entfesselung

Feierlich wurden der Landgraf und seine Gesandtschaft beim Aufbruch zum Hoftag des Kaisers verabschiedet. Ihn begleiteten so bedeutende Adlige wie die Grafen Heinrich von Schwarzburg und Meinhard von Mühlberg.

Kaum war die von Bannerträgern angeführte Kolonne außer Sichtweite, lief Elisabeth in ihre Kammer und legte die prächtigen Gewänder und den Schmuck ab. Stattdessen wählte sie – wie immer in Ludwigs Abwesenheit – ein schlichtes Kleid aus rauer Wolle, ein Bußgewand, das die Haut reizte und bald auch unangenehm roch. Doch beides schien ihr nichts auszumachen und fand natürlich sofort den *stillen* Beifall des Magisters Konrad. Der war kein Mann, dem je auch nur das geringste Lob über die Lippen käme.

Jeder auf der Wartburg beobachtete genau, wie die beiden miteinander zurechtkamen und wie entschlossen oder zögernd Elisabeth die Zügel beim Regieren in die Hand nahm.

Heinrich Raspe hätte am liebsten das gesamte Familienvermögen in eine riesige Truhe gepackt und Tag und Nacht davor gewacht. Der jüngste Bruder des Landgrafen, der ebenfalls Konrad hieß, reiste ab, um sich um die hessischen Besitzungen der Familie zu kümmern.

Was sich zuerst herumsprach: Der Magister ließ Elisabeth nicht nur stundenlang beten, wie sie es sowieso tat. Er geißelte sie auch jede Nacht in der Kapelle und sang dabei Psalmen. Und es handelte sich nicht nur um gemäßigte Schläge, wie Elisabeth sie sich gelegentlich selbst zugefügt hatte. Nein, er schlug so derb zu, dass ihr Rücken bald von blutigen Striemen überzogen war.

Dass auf dem verkrustenden Blut die raue Wolle des Kleides festklebte, verstärkte die Qualen der jungen Frau noch.

Hatte Ludwig gewusst, dass Konrad ihr so etwas antun würde? Es sogar gebilligt?

Änne war drauf und dran, Elisabeth wenigstens ein leinernes Unterhemd zu nähen, die Wunden zu kühlen und auf die Narben eine heilende Salbe aufzutragen. Sie konnte es kaum ertragen, die vorsichtigen Bewegungen der Misshandelten zu sehen, die zunehmende Rötung der von der kratzenden Wolle gereizten Haut. Aber sie hätte nicht nur eine grobe Abfuhr erteilt bekommen, sondern sich sogar verdächtig gemacht.

Buße tun nicht nur für eigene Sünden, sondern auch für die anderer, das wollte die Fürstin. Das sollte jeder, fand sie.

Trotzdem ging Elisabeth Tag für Tag mit ihren Damen hinunter in die Stadt, um den Schwächsten Brot zu bringen oder im Hospital zu arbeiten.

Auch sonst achtete die junge Landgräfin darauf, dass niemand seine Hände in den Schoß legte: Statt zu sticken wie an anderen Höfen, sollten die Hofdamen Wolle spinnen, weben und Kleider für die Armen nähen, wenn sie nicht beteten.

An einem kalten Tag früh im März überbrachten Guda und Isentrud die Nachricht, die Markgräfin von Meißen sei unterwegs und werde in einer Stunde eintreffen, um ihre Schwägerin zu treffen.

Das löste sofort eine Menge Aufregung und Geschäftigkeit aus. In der Kemenate mussten die Reste der Handarbeiten zusammengeräumt und die Tische gedeckt werden.

Vor allem aber hatte Elisabeth nun, bei der Begegnung mit einer annähernd gleichrangigen Fürstin, ein festliches Kleid anzulegen. Alles andere wäre ein Affront gegen Jutta gewesen – zumal die Beziehungen zwischen ihnen immer noch heikel waren. Da hatte es den Krieg vor drei Jahren gegeben, nach Juttas Heirat mit dem Grafen von Henneberg. Und Ludwig war gerade auch zum Kaiser gereist, um die Eventualbelehnung mit den Markgrafschaften Meißen und Lausitz zu erwirken. Was nichts weiter hieß, als dass er beide Fürstentümer bekäme, sollte Heinrich vor Erreichen der Mündigkeit sterben. Und bis zu Heinrichs Mündigkeit würden noch einige Jahre ins Land gehen.

Guda und Isentrud bereiteten die Kemenate vor. Sie wussten, was zu tun war, und gaben auch dem Küchenmeister die nötigen Anweisungen.

Änne sollte derweil Elisabeth in ein angemessenes Kleid helfen.

»Ich nehme das grüne Surkot mit den roten Stickereien an Hals und Ärmel und die krapprote Kotte«, entschied die junge Fürstin nach einigem Überlegen. »Und jemand soll mir sofort saubere Beinlinge und Schuhe suchen!«

Vorsichtig versuchte Änne, ihr das Wollkleid über den Kopf zu ziehen, ohne die kaum verschorften Wunden aufzureißen und erneut zum Bluten zu bringen. Als sie sah, welches verheerende Unheil die Geißel des Magisters auf der zarten Haut der jungen Frau und Mutter angerichtet hatte, schossen ihr Tränen in die Augen.

»Durchlaucht, soll ich die Wunden mit einem feuchten Tuch kühlen?«, fragte sie, während sie weinte.

Elisabeth schüttelte nur den Kopf.

»Durchlaucht, dann zieht *bitte* noch ein Hemd aus Leinen unter die Kotte und den grünen Surkot. Sonst quillt das Blut durch den Stoff. Ihr wollt doch nicht, dass die Markgräfin das sieht.«

Änne schniefte und rieb sich den Ärmel über die Nase.

Nach einigem Hin und Her durfte sie die Haut vorsichtig mit einem feuchten Tuch abtupfen, dann kleidete sie die Fürstin ein. Zum Glück war die aktuelle Mode verschwenderisch weit und nicht eng am Körper anliegend wie noch vor einigen Jahrzehnten.

Als ein Diener meldete, die Markgräfin und ihre Begleiter seien schon auf dem ersten Burghof, ließ Elisabeth den Willkommenspokal mit heißem Würzwein bringen, wie es die Sitte befahl.

Plötzlich stürzten Guda und Isentrud mit verzweifelten Gesichtern herein.

»Elisabeth!«, riefen sie entsetzt wie aus einem Mund – sie durften ihre Fürstin mit Vornamen anreden. »Magister Konrad befiehlt, dass du *sofort* zu ihm kommst, um dir seine Predigt anzuhören!«

Ratlos drehte sich die Landgräfin nach links und rechts und stöhnte.

»Ich kann mich nicht zerreißen! Es ist *unmöglich,* die Markgräfin warten zu lassen. Das wäre eine schwere Beleidigung mit unabsehbaren Folgen!«

Die beiden Damen knicksten und zogen sich mit unglücklichen Gesichtern wieder zurück, um die Antwort auszurichten.

Vom zweiten Burghof drangen nun Stimmen und Hufgeklapper durch die Fenster.

Elisabeth winkte den Kellermeister mit dem Würzwein hinter sich her und lief die Treppen hinab. Trotz der Kälte verzichtete sie wegen ihrer schmerzenden Wunden auf einen Umhang.

»Willkommen, liebe Schwägerin!«, begrüßte sie Jutta und ließ sich vorsichtig umarmen. »Wie ich sehe, hast du auch deinen Sohn mitgebracht. Heinrich, mein Lieber, du bist ja so gewachsen! Du reichst mir schon fast bis an die Schultern.«

Der künftige Markgraf grinste und verneigte sich höflich vor seiner Tante.

Jutta trank aus dem Willkommenspokal und bedankte sich. »Die Wärme tut gut. Auf unserer Reise hat es unterwegs sogar mehrfach geschneit.«

Elisabeth führte die Schwägerin und den Neffen zum Palas. Um die Ritter ihres Geleits würde sich der bewährte Truchsess Hermann von Schlotheim kümmern.

Als die Gastgeberin auf dem Weg zu dem prächtigen Palas den Blick ein wenig hob, sah sie zwischen den Arkaden des ersten Stocks den Magister stehen, regungslos und mit einer Miene, die einen feuerspeienden Drachen zu Eis hätte gefrieren lassen. Sie fuhr zusammen. Aber es war nicht zu ändern. Diese Gäste durfte sie nicht abweisen oder warten lassen.

In der Kemenate lud sie Jutta und Heinrich ein, Platz zu nehmen und sich an Speis und Trank zu laben. Knappen brachten

Wasserkrüge, Schüsseln und Tücher, damit sich die Gäste die Hände waschen konnten.

»Über die wunderschöne Ausmalung dieses Raums gerate ich jedes Mal wieder in Entzücken«, schwärmte Jutta und ließ die Blicke beeindruckt schweifen.

Doch Elisabeth wollte das Gespräch nicht mehr als unbedingt nötig in die Länge ziehen. Ihr Beichtvater wartete, und er würde sie hart bestrafen, weil sie nicht gehorcht hatte.

»Was führt dich heute hierher, meine Liebe?«, fragte sie.

Jutta zeigte ein harmloses Lächeln. »Ich bin mit Heinrich auf dem Weg von Schmalkalden nach Meißen.«

Thomas hatte ihr durch einen Boten mitteilen lassen, die Lage dort sei geklärt und es seien einige Entscheidungen zu treffen, Verräter und Unruhestifter zu bestrafen. Doch das musste hier niemand wissen.

»Da ist es nur logisch, bei dir Station einzulegen und mich nach deinem Befinden zu erkundigen. Außerdem habe ich ein Angebot zu unterbreiten.«

»Danke, es geht mir und den Kindern gut, die Jungfrau sei gepriesen.«

»Ludwig ist zum Kaiser geritten – wegen des Kreuzzugs und der Eventualbelehnung, nicht wahr?«

»Ja. Es gibt doch deshalb keinen Streit zwischen uns?«, vergewisserte sich Elisabeth nervös.

»Nein, das war so ausgehandelt«, beschwichtigte Jutta sie sofort. »Aber wenn Ludwig dem Kaiser die Teilnahme am Kreuzzug zusagt, und das wird er doch sicher tun, erwartet er auch ein Kontingent aus Meißen, nicht wahr?«

»Gewiss. Ich weine jetzt schon, wenn ich daran denke, wie lange er fort sein wird und welchen Gefahren er ausgesetzt ist«, gestand Elisabeth. »Aber er tut Gottes Werk, wie es einem braven Christen gebührt. Also muss ich tapfer sein und meine Tränen verbergen.«

Die mehr als doppelt so alte Jutta hätte viele grausige Dinge von den beiden Kreuzzügen erzählen können, an denen Dietrich mal mehr, mal weniger freiwillig teilgenommen hatte. Doch nichts, absolut gar nichts davon war geeignet, Elisabeth zu trösten. Und mit Gottes Willen konnten sie auch nichts zu tun haben.

Also wechselte sie das Thema.

»Ich weiß, wie groß die Hungersnot in Thüringen ist und vor welchen gewaltigen Aufgaben du stehst. Ich biete dir an, eine Wagenladung Korn zu schicken, wenn ich in Meißen eingetroffen bin. Bei uns stehen die Dinge nicht ganz so schlimm, und ich kann Getreide bei den Böhmen dazukaufen.«

Elisabeth schlug erleichtert die Hände vor der Brust zusammen, und nun traten ihr Tränen in die Augen.

»Du weißt gar nicht, welche große Hilfe das ist. Dafür werde ich dir ewig dankbar sein, liebe Schwester!«

Sie bot Jutta an, mit ihrem Geleit auf der Wartburg zu übernachten, doch diese lehnte dankend ab. »Du sollst nicht uns auch noch beköstigen müssen. Und ich will das Korn so schnell wie möglich auf den Weg nach Eisenach bringen.«

»Lass es unterwegs gut bewachen!«, riet Elisabeth.

Sie stand auf, und beide Frauen umarmten sich herzlich.

Jutta und Heinrich legten Umhänge und Handschuhe wieder an und ließen sich hinab auf den Hof begleiten, wo Pferde und Geleit bereitstanden.

»Ist Änne von Rein-, von Werratal hier?«, fragte Heinrich sehnsüchtig. Jemand holte sie schnell herbei, und der künftige Markgraf strahlte. »Ich gratuliere Euch zu Eurer Vermählung und hoffe, dass Ihr glücklich seid«, sagte der Junge höflich. Änne lächelte. »Das bin ich, Durchlaucht. Und ich danke Euch auch von Herzen für Euer Geschenk.«

Sie knickste und war entlassen. Die Gäste hatten es eilig, und die meisten Reiter saßen schon im Sattel.

Elisabeth wartete, bis die Besucher außer Sichtweite waren.

Dann rannten schon – wenig überraschend – Guda und Isentrud mit ängstlichen Gesichtern auf sie zu.

»Der Magister befiehlt dich in die Kapelle, sofort.«

Also blieb nicht einmal Zeit zum Umkleiden ins Büßerhemd.

Konrad erwartete sie mit seiner Geißel in der Hand: Stränge mit Knoten und eingeflochtenen Dornen.

»Knie nieder, Weib!«, donnerte er. »Hast du mir nicht *völligen Gehorsam* geschworen? Mir in allem zu gehorchen? Und du weigerst dich, zu einer Predigt zu kommen, zu der ich dich *befehle?* Wagst es, mit einer Stunde Verspätung und angetan mit diesem Tand vor mich zu treten?«

Elisabeth sank gehorsam auf die Knie und faltete die Hände vor der Brust wie zum Gebet, um die Schläge demütig entgegenzunehmen.

Eine Rechtfertigung brachte sie nicht vor, die hätte nichts bewirkt. Sie hatte seinen Ruf missachtet.

»Nein, diesmal wirst nicht *du* bestraft«, verkündete der Prediger zu aller Erstaunen. »Deine Dienerinnen haben offenbar meinen Befehl nicht korrekt ausgerichtet. Also kniet ihr beide nieder, ihr verderbten Weiber, und tut Buße!«

Er winkte Guda und Isentrud herbei, die vor Angst erstarrten, ehe sie sich zögernd in Bewegung setzten und mit aufgerissenen Augen neben Elisabeth auf die Knie sanken.

Konrad zerriss ihre Kleider am Rücken, um die Haut für die Bestrafung bloßzulegen.

»Du zuerst!«, rief er Elisabeth zu und gab ihr die Geißel. »Damit sie Gehorsam lernen.«

Mit zittrigen Bewegungen kam Elisabeth hoch und zögerte.

»Nimm!«

Ihre beiden Freundinnen, die gleichaltrige einstige Spielgefährtin und die lebenserfahrene Witwe, schlossen die Augen in Erwartung des Schrecklichen. Guda weinte.

Drei Mal schlug Elisabeth jede der beiden auf den Rücken, dass sich zwar kein Blut zeigte, aber sofort rote Striemen erschienen.

Dann sah sie zu Konrad.

Der riss ihr das Folterinstrument aus der Hand und schlug die Frauen wieder und wieder so heftig, dass bei jedem Hieb Blut spritzte.

Guda schrie sich die Lunge aus dem Hals vor Schmerz, Isentrud biss sich auf die Lippen und stöhnte qualvoll. Die Wut des Beichtvaters schien maßlos.

Erst als Guda bewusstlos zu Boden stürzte, hielt er inne, wischte mit den Fingern das Blut von den Lederstriemen und ging.

Lange Zeit bewegte sich niemand von denen, die es gesehen hatten. Die meisten schlichen wortlos davon. Erst als die Kapelle fast leer war, halfen ein paar mitleidige Seelen den beiden geschundenen Frauen auf und brachten sie in Ännes Kammer. Die stand schon bereit, um die Wunden zu kühlen und zu versorgen.

Formen von Barmherzigkeit

Elisabeth verlor am nächsten Tag kein einziges Wort über die Bestrafung ihrer Freundinnen. Auch niemand sonst tat es, und ebenso schien niemand zu bemerken, dass die beiden Gemaßregelten fehlten. Sie waren von jeglicher Arbeit freigestellt, blieben in ihren Kammern und versuchten, den Schrecken, die Hilflosigkeit und den Schmerz zu verwinden. Änne hatte ihnen heimlich Hildchen und Elfie geschickt, die ihnen immer wieder mit kaltem Wasser getränkte Tücher auf die geschundenen Rücken legten. Bis die Wunden so weit verschorft waren, dass sie eine heilende Salbe auftragen konnten.

Ob Elisabeth davon wusste? Falls es so war, ließ sie es nicht erkennen. Nach der Frühmesse sagte sie schmallippig zu Änne: »Ihr begleitet mich heute ins Hospital. Nehmt Eure Kräuter und Salben mit.«

Änne war noch nie dort gewesen, wusste aber, dass der Dienst im Hospital bei den meisten Damen wie auch beim Gesinde äußerst unbeliebt war – wegen des Gestanks, der grässlichen Wunden und der Ansteckungsgefahr.

Die Fürstin aber war ganz stolz darauf, hier Dutzende Aussätzige, Hustende, Schwache und anderweitig Leidende aufzunehmen, Männer, Frauen und Kinder.

Das große Haus hatte lange leer gestanden, bis sie und Ludwig beschlossen, angesichts der großen Not darin ein Hospital für die Armen einzurichten.

Die Frauen hatten nicht übertrieben. Der Gestank *war* ekelerregend – nach Schweiß, Urin, Exkrementen, Blut, Erbrochenem und fiebrigen Ausdünstungen.

Doch die sonst so auf Wohlgerüche bedachte Elisabeth zeigte nicht die geringste Spur von Abscheu, als sie eintrat.

An der Stirnseite des langgestreckten Raums befand sich ein Altar. Davor kniete ein erschreckend ausgemergelter alter Mann und wankte beim Gebet.

Änne hatte schon gehört: Zuerst mussten die hier Aufgenommenen beten und ihre Sünden beichten. Das galt als erster und wichtigster Teil der Genesung. Nur dann wurden sie behandelt, überwiegend von Elisabeth selbst, wie es hieß.

Doch Änne fragte sich, wie das möglich sein sollte bei ihrer offensichtlichen Unkenntnis in medizinischen Fragen. Selbst die größte Herzensgüte konnte das nicht aufwiegen.

Der als Hospital dienende Raum war zweigeteilt. Auf jeder Seite stand eine lange Reihe Betten, in denen wie üblich jeweils drei Kranke lagen, sich gegenseitig wärmten – und auch ansteckten, wenn niemand erkannte, woran genau sie litten.

Auf einer Seite lagen die Männer, auf der anderen die Frauen, getrennt durch einen Vorhang, einzelne Bahnen davon aus kostbaren Brokatstoffen. Es waren, wie Guda erzählt hatte, die letzten Stücke der spektakulären Mitgift, die Elisabeth als vierjährige Königstochter aus Ungarn mitgebracht hatte: viele Truhen mit silbernem Tafelgeschirr, Schmuck, edelsten Stoffen und anderen Schätzen.

Die sündhaft teuren Stoffbahnen, von deren Erlös man mehrere Dörfer ein Jahr lang hätte ernähren können, hier in all dem Schmutz und Gestank hängen zu sehen, bewies Änne erneut Elisabeths Nichtachtung des Wertes der Dinge. Und die Nichtachtung der Arbeit anderer. An diesen aufwendig gemusterten Stoffen hatten sich Dutzende Weber, wahrscheinlich auch Kinder, krumm gesessen und die Augen verdorben.

Alles wurde ihren Absichten untergeordnet. Und so wurde auch ein mit Gold und Silber durchwirkter Stoff zum Putzlappen.

Elisabeth wollte in Armut leben, das hatte sie oft genug beteuert. Sie verachtete allen Prunk und legte Schmuck und edle Kleider nur an, wenn Ludwig da war, um ihm nicht zu missfallen.

Ob die Armen das verstehen konnten?

Sie hatten den düsteren Raum kaum betreten, da rannten die Kinder jubelnd auf Elisabeth zu. Dürre Gestalten, viele mit nässenden Hautausschlägen, mageren Beinen und Ärmchen, in Lumpen gekleidet und barfuß. Die junge Fürstin streichelte und herzte sie, wischte ihnen mit ihrem Schleier Rotz und Schmutz aus dem Gesicht, küsste eitrige Wunden, als könnte dies heilen, und verteilte kleine Spielzeuge, die jubelnd angenommen wurden. Ein etwa Dreijähriger mit zwei missgestalteten Füßen kam schwankend zu ihr gehumpelt und sah sie erwartungsvoll an. Sie setzte ihn sich auf den Schoß und liebkoste ihn.

Lange Zeit verbrachte Elisabeth auf herzlichste Art mit den Kindern, die sie unverkennbar liebten.

Dann löste sie sich von der aufgeregten Schar und ging von Bett zu Bett, zog den Kranken die Decken zurecht, wusch ihnen die Füße, trug einen gelähmten Jungen zum Abort und säuberte ihn.

Danach trat sie zu einer aufgedunsenen alten Frau, die still im Bett lag.

»Frieda, warst du zur Beichte, du faules Ding?«, herrschte sie die Kranke an. Die Frau tat, als ob sie schliefe, doch das konnte niemanden täuschen. Da zog Elisabeth von dem Gürtel, den sie unter dem einfachen Wollkleid trug, eine Geißel und schlug die Alte damit.

»Geh beichten oder verschwinde von hier!«, fauchte sie.

Frieda hob schützend den Arm vors Gesicht und jammerte. Doch sie quälte sich aus dem Bett. Ihre Beine waren von Wassersucht dick geschwollen. Mit watschelndem Gang schlurfte sie zum Altar.

Elisabeth wirkte zufrieden mit sich und winkte Änne heran, die bisher still auf Anweisungen gewartet hatte.

»Kommt, sehen wir nach, wem Ihr mit Euren Arzneien Linderung verschaffen könnt.«

Gemeinsam gingen sie von Bett zu Bett, zu Aussätzigen, Lungenkranken, Fiebernden, Sterbenden.

Änne wechselte Verbände, trug Salben auf, verabreichte Kräutersude, öffnete eitrige Wunden mit Simons Chirurgenmesser und säuberte sie. Einem jungen Mann schnitt sie einen schlimmen Abszess auf. Ohne ihren Eingriff hätte ihm vielleicht ein, zwei Tage später der Arm amputiert werden müssen.

Bei alldem hielt sie aufmerksam Ausschau nach Menschen mit einem besonderen Ausschlag. Wenn hier auch nur einer ist, der die Masern hat, dann wird die Hälfte der Kinder sterben, dachte sie voll Angst. Doch zum Glück hatte sie bisher niemanden mit den typischen, dicht gesprenkelten roten Punkten gesehen.

Dafür entdeckte sie die Umrisse einer zusammengekauerten Gestalt hinter einem Verschlag in der Ecke. Sie ging ein paar Schritte dorthin, sah einen Mann in Lumpen und stockte. Er hatte schon die meisten Finger verloren, in seinem Gesicht fehlte die Nase.

Änne erstarrte. Lepröse wurden grundsätzlich in Hütten außerhalb der Städte untergebracht, weil man sie für hoch ansteckend und unheilbar hielt. Mildtätige Seelen stellten Essen vor den Türen ab. Auch mussten an Lepra Erkrankte ein Glöckchen um den Hals tragen, wenn sie von Ort zu Ort wanderten, solange sie noch laufen konnten, damit sich ihnen niemand unwissentlich näherte.

Und nun steckte hier einer mitten in der Stadt, auf engstem Raum mit Kranken und Schwachen, in Kontakt mit Elisabeth, ihren Damen und Dienerinnen, die die tödliche Krankheit hinauf auf die Burg tragen und den ganzen Hof auslöschen konnten!

Erst jetzt konnte Änne glauben, was sie als Lobgesang auf die Barmherzigkeit der Fürstin gehört und für ein Märchen oder zumindest für stark übertrieben gehalten hatte: Als Ludwig von einer Reise zurückkehrte, fand er in seinem Bett einen Aussätzigen vor. Die Landgräfin hatte vor dem Bett auf dem Fußboden geschlafen und ihr Handeln mit den Worten gerechtfertigt: Ein Bett solle nicht leer stehen, während viele Menschen kein Obdach haben.

Wie leicht hätte sich Ludwig eine schreckliche Krankheit zuziehen können! Änne bezweifelte, dass damals sofort alle Laken verbrannt worden waren. War das unverzeihlicher Leichtsinn, öffentlich zur Schau getragene Demut oder unerschütterlicher Glauben, Gott werde ihren Mann verschonen, da sie doch so viel betete?

Änne drehte sich zu Elisabeth um und zeigte anklagend auf den Aussätzigen.

»Das könnt Ihr nicht machen!«, entfuhr es ihr fassungslos.

Die Mutter der Armen zuckte zusammen und verpasste ihr eine schallende Ohrfeige. »Ihr vergesst Euch! Sagt mir nicht, was ich tun kann und was nicht!«

Ich muss hier weg! Das war alles, was Änne noch dachte, während sie wortlos weiter ihre Arbeit verrichtete.

Es begann schon dunkel zu werden, als sie wieder zur Burg hinaufstiegen. Der Weg war regennass und schlammig, und diesmal hatte Änne keine freundliche Guda zum Einhaken an ihrer Seite.

Da geschah es: Sie rutschte aus und stürzte mit einem Schreckensschrei hintenüber.

Elisabeth schaute nicht einmal zurück.

Änne spürte etwas Warmes ihre Beine hinabrinnen und sank noch mehr zusammen. Seit einigen Wochen glaubte sie, wieder schwanger zu sein, und hegte die Hoffnung, zum ersten Mal ein Kind austragen zu können. Verlor sie es heute infolge des Sturzes?

Sie wusste nicht mehr, wie lange sie in ihrer Verzweiflung da kauerte und nicht wagte, aufzustehen. Schließlich rettete Simon sie, der nach ihr gesucht hatte, als sie nicht mit der Landgräfin kam. Sie sagte nur ein paar Worte und brach in Schluchzen aus.

Er hob sie hoch und trug sie auf seinen Armen zur Burg und in ihre Kammer. Es war tatsächlich Blut auf ihrem Unterkleid. Aber noch nicht so viel, dass es auf eine Fehlgeburt deutete. Also sollte sie die nächste Zeit vorsichtshalber liegen.

Das war auch gut so. Sie wollte und konnte Elisabeth vorerst nicht mehr unter die Augen treten.

Außergewöhnliche Maßnahmen

Dass Änne nun um ihr Ungeborenes bangen und die nächsten Tage im Bett zubringen musste, geriet ihr völlig unerwartet zum Vorteil, was den Zwischenfall mit der Landgräfin betraf. Als wäre nichts geschehen, kam Elisabeth persönlich in ihre Kammer, erkundigte sich nach ihrem Wohlergehen und versprach, für sie und den glücklichen Verlauf der Schwangerschaft zu beten.

Änne konnte sich keinen Reim auf diese Kehrtwende machen.

Galt sie nun auch als krank und hilfsbedürftig? Wollte Elisabeth sich nicht nachsagen lassen, dass sie einer Schwangeren vielleicht geschadet hatte? Oder kam ihre Sorge von Herzen? Schließlich hatte die junge Frau selbst schon zwei Kinder geboren und liebte sie.

Als Änne es nach ein paar Tagen riskieren konnte, vorsichtig wieder aufzustehen, lud die Fürstin sie persönlich in die Frauengemächer ein, untersagte ihr aber anstrengende Tätigkeiten wie den Gang hinunter in die Stadt oder ins Hospital.

So saß Änne auf einem bequem mit Fellen gepolsterten Stuhl und spann Wolle. Das konnte mangels Übung keine der Damen so gut wie sie. Elisabeth wollte das Garn den Franziskanern geben, die sich in Eisenach unlängst ein kleines Kloster eingerichtet hatten, damit sie daraus ihre schlichten Kutten webten. Die freundliche Guda brachte Änne sogar einen Hocker, damit sie die Füße hochlegen konnte.

Änne war glücklich darüber, wie sich ihr Bauch langsam zu runden begann, doch Simon war geradezu aus dem Häuschen. Er überhäufte sie mit Küssen, kleinen Gaben, bot ihr ständig Hilfe an, ob sie nun aufstehen oder sich hinlegen wollte.

»Du wirst mir einen Sohn oder eine kleine Tochter schenken. Ich kann mein Glück gar nicht fassen!«, frohlockte er mindestens dreimal am Tag und umarmte sie freudestrahlend.

Jedes Mal ermahnte sie ihn, sich nicht zu früh zu freuen. Wie sie leidvoll erfahren hatte, konnte bis zur Geburt und auch währenddessen noch viel passieren. Doch davon wollte er nichts hören. Nachts lagen sie eng umschlungen, er streichelte ihr Haar, ihre Wangen, ihre schwellenden Brüste und küsste zärtlich den sich sanft wölbenden Leib.

Ständig ersannen und verwarfen sie Vornamen für das Kind.

Weil Änne von den anstrengenden Hospitaldiensten befreit war, hatte sie Guda und Isentrud einiges Grundwissen über ihre Arzneien und deren Anwendung beigebracht.

So saß sie tagsüber meistens mit ein paar älteren Hofdamen in der Kemenate, spann, flickte Kleider, nähte Kinderhemdchen. Godlieb wusste sie bestens versorgt: Er tollte mit den anderen Kindern herum und wurde von den Kinderfrauen liebevoll umhegt, deren Herz er rasch gewonnen hatte.

Wenn es draußen in Strömen goss oder der Tag langsam zu

Ende ging, gesellten sich die anderen Damen zu ihr, schnitten Stoffe zu oder spannen ebenfalls Wolle. Auch Elisabeth übte sich darin. Das hatte wohl noch keine Königstochter vor ihr je getan. Es galt als eine der niedersten Arbeiten – wegen der Monotonie und weil die Wolle vor dem Verspinnen nicht gewaschen werden durfte. Das dadurch noch enthaltene Wollfett erleichterte es, den Faden zu drehen.

Elisabeth zeigte dabei herzlich wenig Geschick und Ausdauer. Ihr Faden war unförmig, abwechselnd klumpig, dann wieder so dünn, dass er riss.

»Wie gelingt Euch das nur so gleichmäßig?«, fragte sie Änne frustriert und legte die Spindel in den Schoß.

»Übung und Geduld«, sagte die Freibergerin. »Und man muss die Wolle gut vorbereiten: sie vorher immer wieder durchkämmen, damit man die Fasern leicht und fein aus dem Bausch ziehen kann.« Dafür hatte sie einen speziellen großen Holzkamm mit abgewinkeltem Griff.

Im Mai – Ännes Kind regte sich schon spürbar in ihrem Leib – wurde die Hungersnot so schlimm, dass die Frauen auf der Wartburg nur noch Leichentücher nähten: große, kleinere und besonders viele ganz kleine, damit die täglich wachsende Zahl der Toten wenigstens mit verhüllten Gesichtern und Körpern bestattet werden konnten.

Änne, deren Schwangerschaft jetzt auch unter dem weiten Surkot kaum mehr zu übersehen war, holte dafür die letzten Leinenstücke aus ihrer Truhe.

Konnten im Winter die Leichname nicht begraben werden, weil der Boden tief gefroren war, so lag es jetzt an der großen Zahl der Toten und der völligen Entkräftung der noch Lebenden, dass nicht genug Gräber geschaufelt wurden.

Dabei waren die meisten Leichname bis auf die Knochen abgemagert und wogen kaum etwas.

Der Tod raffte erbarmungslos ganze Familien dahin, vor allem in den ärmeren Vierteln. Immer öfter betraten Elisabeth und ihre Helferinnen Häuser, in denen sie nur noch Tote vorfanden. Die Kinder starben zuerst – und unmittelbar danach die Mütter, die ihre letzten Bissen den darbenden Kleinen gegeben hatten.

Die Saat auf den Feldern war zwar gut aufgegangen und versprach nach Jahren endlich wieder eine gute Ernte, sollten nicht noch Hagelschauer oder andere Katastrophen das Getreide zerstören. Aber es würde noch Wochen dauern, bis es reif war. Auch sonst wuchs noch nichts in der Natur, was man hätte essen können, abgesehen vielleicht von frischen Brennnesseltrieben. Doch Suppe aus Brennnesselblättern, ungewürzt und ohne Einlage, machte nicht lange satt. Und viele hungernde Familien hatten weder einen Topf noch Feuerholz, geschweige denn nach monatelangem Darben die Kraft, außerhalb der Stadt Nahrung zu suchen.

Das Hospital war wie immer voll von Notleidenden. Aber die meisten, die nun kamen, hatten keinen halben Tag mehr zu leben. Wenn die so innig verehrte Elisabeth an ihnen kein Wunder vollbringen konnte, wollten sie wenigstens in ihrem Beisein und vor dem Altar sterben.

Elisabeth bereitete diese Lage größte Sorge. Sie betete stundenlang auf der Suche nach einer Erleuchtung, die Hände vor der Brust gefaltet, den Blick starr nach oben gerichtet, wie sie es immer tat.

Sie besprach sich mit dem Beichtvater, der – abgesehen von seinen fanatischen Ansichten – sehr klug war. Sie erwog mit Simon, der auf Ludwigs Geheiß Anführer ihrer Leibwache war, mit ihren Damen, dem Küchenmeister und den Aufsehern über die Vorratskammern, welche Hilfe in dieser Not überhaupt noch möglich war.

Schließlich ging sie in die Kanzlei und befahl die unverzügliche Ausfertigung etlicher Schriftstücke. Als sie den Text diktierte, erstarrten die Schreiber mit offenem Mund, ehe sie sich sammelten und die Federn kratzen ließen.

Elisabeth ordnete an, ihr alle Pergamente in die Kemenate zu bringen, damit sie jedes einzelne siegeln konnte.

Nachdem sie dies erledigt hatte, forderte sie als nächste überraschende Maßnahme ihre Damen auf, sie in das beste Seidengewand zu kleiden, das sie noch besaß, ihr das Haar zu kämmen und Haube und Diadem aufzusetzen.

So zurechtgemacht schritt sie ins Landgrafenzimmer, wohin sie etliche Leute bestellt hatte: Ritter, Dienstmannen und Berater. Sie setzte sich hoheitsvoll auf Ludwigs Thron, und jeder Zoll an ihr signalisierte: *Ich* bin die Herrin Thüringens, solange mein Gemahl in der Ferne weilt.

Reglos wartete sie, bis alle in dem prachtvollen Saal versammelt waren, die sie erwartete.

Dann verkündete sie laut und mit klarer Stimme: »Ich, Elisabeth von Thüringen und derzeitige Herrscherin des Landes, gebe folgende Befehle aus: Angesichts dieser bislang nie da gewesenen Hungersnot sollen alle landgräflichen Getreidespeicher geöffnet und das Getreide an die Hungernden verteilt werden. Allerdings darf pro Person immer nur eine Tagesration ausgegeben werden. Zu jedem unserer Kornspeicher im Land wird sofort ein Bote mit meinem schriftlichen Befehl reiten, und jeden Boten eskortieren drei Ritter, um die exakte und friedliche Ausführung meines Befehls durchzusetzen.«

Das Staunen und die Aufregung konnten nicht größer sein.

So etwas hatte es noch nie gegeben!

Prompt stürmte Heinrich Raspe nach vorn und schrie: »Hast du das letzte bisschen Verstand verloren, du irres Weib?«

Er hätte seinen Dolch gezogen und sich auf sie gestürzt, wäre Simon nicht sofort schützend vor die Landgräfin getreten.

»Sie ist verrückt geworden!«, tobte Ludwigs Bruder. »Wir können nicht sämtliche Reserven verschleudern, nur weil du wieder mal eine fromme Anwandlung hast! Das sind riesige Werte. Und bis zur nächsten Ernte dauert es noch Wochen! Soll etwa der Hofstaat hungern?«

»Ich wusste nicht, dass Gerstenbrei und grobes Roggenbrot deine Lieblingsspeisen sind, Schwager«, spottete die so Angegriffene. »Bisher sah ich dich immer nur nach Wild und Neunaugen greifen.«

Magister Konrad trat einen Schritt vor und blickte so finster in den Saal, dass es den meisten Menschen kalt über den Rücken lief, ob sie nun die Idee der Landgräfin für hervorragend oder absurd hielten.

Elisabeth wandte sich an Simon und drückte ihm einen Stapel Pergamente in die Hand.

»Verteilt dies an die Boten und die Ritter, die sie begleiten sollen. Denkt an das Entscheidende: Jeder Bedürftige bekommt pro Tag nur eine Ration. So ist es gerecht.«

Simon nickte und nahm die Dokumente an sich.

Elisabeth erhob sich zum Zeichen, dass die Zusammenkunft beendet war.

Doch noch einmal brüllte Heinrich Raspe alles zusammen.

»Ihr Memmen nehmt das schweigend hin?«, schrie er in den Saal. Niemand reagierte. »Der Landgraf muss erfahren, welcher Wahnsinn hier vor sich geht! Ich reite ihm sofort entgegen, damit er ungeschönt hört, wie dieses völlig verrückt gewordene Weib das Land an den Bettelstab bringt. Er dürfte ohnehin schon bald auf dem Rückweg vom Hoftag des Kaisers sein.«

Ludwigs Bruder stürmte hinaus und schrie auf dem Gang irgendwem entgegen, sein schnellstes Pferd solle gesattelt werden. Sofort! Sonst würden Köpfe rollen!

Elisabeth wartete, bis sich das Gebrüll entfernt hatte.

Dann erklärte sie mit Nachdruck: »Wenn wir die Hungernden nicht am Leben erhalten, ist bald niemand mehr da, der in ein paar Wochen die Ernte einfährt«, erklärte Elisabeth. »Soll unser geliebtes Thüringen ein Land der Toten werden? Ich weiß, dass mein Gemahl mein Handeln billigen wird.«

Dann rauschte sie hinaus und in ihre Kammer. Wo sie wahrscheinlich das Prunkgewand ablegte, ein Wollkleid anzog und beten ging.

Dieses unerhörte Ereignis bestimmte über Tage und Wochen den Gesprächsstoff auf der Burg – und nicht nur dort. Tränenreiche Lobpreisungen und Segenssprüche für die Rettung vor dem Hungertod ereilten die Landgräfin nicht nur in Eisenach. Auch aus anderen Orten, wo Getreide ausgeteilt wurde, brachten die zurückkehrenden Boten solche Berichte zurück.

Selbst auf dem Burgberg gab es mehr Leute, als man erwarten mochte, die diese spektakuläre Hilfsaktion befürworteten. Es stimmte ja – wer sollte noch die ganze Arbeit tun, die nächste Ernte einbringen, wenn alle verhungert waren?

Doch Elisabeth dachte sogar noch ein Stück weiter voraus.

Sie war eine ausgezeichnete Reiterin – das Erbe ihrer ungarischen Vorfahren. Alle paar Tage ritt sie mit ein paar Begleitern aus, um nachzusehen, wie das Korn auf den Feldern um Eisenach gedieh. Die Ernte versprach sehr gut auszufallen, sollten nicht noch heftige Unwetter aufkommen.

Und da erkannte sie das nächste Problem.

»In der Hungerszeit haben viele Menschen für ein Stück Brot alles verkauft, was sie besaßen: Kleidung, Schuhe, Werkzeug. Für die Ernte brauchen sie aber Sicheln, Hemden und Schuhe! Man kann nicht barfuß über die Stoppeln und nicht ohne Kittel durch die Spelzen gehen«, erklärte sie ihrem Hofstaat und befahl, dass in allen Schmieden Sicheln gefertigt werden sollten. Der größte Teil ihres Gesindes musste Leder zuschneiden, um daraus Schuhe herzustellen, oder Kittel nähen. Ähnliche Befehle ließ sie im ganzen Land verbreiten. Die Schmiede würden für ihre Arbeit und das Eisen aus der landgräflichen Schatulle bezahlt.

Falls jemand hiergegen Einwände hatte, behielt er sie für sich.

Der Sommer kam. Elisabeth sehnte sich nach Ludwigs Rückkehr. Ännes Bauch hatte sich zu einer stattlichen Kugel gewölbt, über die sie immer wieder zärtlich strich. Auf den Feldern färbte sich das Getreide golden und trug reichlich Körner – zur unendlichen Erleichterung zahlloser Menschen.

An einem heißen Tag meldete ein Diener der Landgräfin, eine Abordnung von drei Bauern wünsche sie zu sprechen. Elisabeth, wie üblich im Wollkleid, ging hinaus auf den Hof, um sie dort zu treffen, nicht in der einschüchternden Pracht ihrer Säle.

Die drei trugen wie derzeit viele Bauern ein helles Leinenhemd und noch recht neue Schuhe, die bei der Arbeit und auf dem Weg aber schon gelitten hatten. Sie erkannten die Landgräfin trotz ihrer schlichten Kleidung sofort und sanken zutiefst gerührt auf die Knie.

»Gütige Dame«, sagte einer schluchzend. »Dank Euch konnten wir heute mit der Ernte beginnen, und so möchten wir Euch auch das erste geerntete Büschel Gerste bringen. Möge Gott Euch für immer segnen!«

Zitternd streckte er ihr eine Handvoll Halme mit Körnern entgegen.

»Seid so gnädig, nehmt sie als Zeichen unseres Dankes! Ihr habt uns alle gerettet!«

Da traten selbst Elisabeth die Tränen in die Augen.

Obwohl ihr selbst nie ein Zweifel daran gekommen war, dass sie richtig gehandelt hatte. Dankbar lächelnd nahm sie das Dutzend Halme entgegen und hielt es wie einen wunderschönen Wildblumenstrauß.

Sie winkte ein paar Diener herbei, befahl ihnen, den Männern kühles Bier zu bringen und etwas zu essen, und fragte die Bauern aus, was in den Dörfern noch dringend benötigt würde. So gingen die drei nach einer Stunde und vielen Dankesbekundungen satt und voll bepackt mit Nützlichem zurück in ihr Dorf.

Elisabeths Hofdamen hatten teils aus der Nähe, teils von den Galerien des Palas aus den Zwischenfall beobachtet, umschwärmten sie nun und freuten sich mit ihr.

Was für eine schöne Geste! Sie überlegten, wo sie diese symbolträchtigen Halme in den Frauengemächern als Zierde und Erinnerung platzieren sollten.

Mitten in diese glückliche Stimmung platzte ein Diener mit der Nachricht, Magister Konrad wolle Elisabeth umgehend sehen.

Sie reichte Isentrud die Halme und folgte dem Mann. Fragend und mit ungutem Gefühl im Bauch sahen die Frauen ihr nach.

Dann gingen sie in die Kemenate, um dort weiter zu nähen oder zu spinnen.

Oder wenigstens so zu tun. Denn solange Elisabeth fort war, herrschte angespannte Stimmung. Niemand sagte ein Wort, aber ängstliche Blicke wurden gewechselt. Was hatte der Magister nun schon wieder auszusetzen?

Nach einer halben Stunde kam die Landgräfin zurück – mit ausgesprochen guter Laune, worauf die Frauen aufatmeten … Bis Elisabeth ihre soeben erhaltenen Befehle aufzählte und die Gefährtinnen immer erschrockener auf sie blickten.

»Der Magister hat mir ein Essensgebot erteilt, das ich außerordentlich gutheiße und gerecht finde«, verkündete die Landgräfin noch im Stehen. »Er trug es zwar nur *mir* auf, aber ich erwarte, dass ihr euch mir anschließt.«

Nach einer kurzen Pause erklärte sie die Einzelheiten.

»Künftig werden wir nur noch Speisen und Tränke zu uns nehmen, die dem Landgrafenhof *rechtmäßig* zustehen. Also alle Abgaben unserer Dörfer, Erträge eigener Weinberge. Auf keinen Fall dürfen wir etwas zu uns nehmen, das die Steuereintreiber den Bauern zu Unrecht entrissen haben. Denn das gehört uns nicht.«

»Wie willst du feststellen, was woher stammt, wenn es erst auf dem Tisch steht?«, fragte Guda.

»Das soll mir der Küchenmeister sagen. Ruft ihn sofort hierher!«

Der Herr über Vorräte, Töpfe, Pfannen, Spieße, Feuerstellen und Dutzende Helfer kam mit besorgter Miene. Hatte irgendetwas nicht geschmeckt? War jemandem schlecht geworden? Aber mindestens eine der Damen war immer schwanger, und wenn sie deshalb das Essen nicht bei sich behielten – dafür konnte er doch nichts!

Andererseits … Gut möglich, dass die Fürstin mit ihm über die Vorräte sprechen wollte und darüber, wie viel man an die Hungernden noch herausgeben konnte.

Völlig verdutzt hörte er jedoch, worum es ging, und begann vor Schreck zu stottern, was sonst nie geschah.

»Durchlaucht … es ist u-unmöglich zu sagen, w-woher das G-getreide und das G-gemüse kommen, das wir noch in den V-vorratsspeichern haben. Und das F-fleisch, das g-geräuchert in den S-steinkammern hängt. Und der W-wein in den K-kellern. Und mit w-welchem G-geld die F-fässer voll P-pökelf-fisch für die F-fastent-tage b-bezahlt w-wurden.«

»Dann tu, was du kannst, um es herauszufinden.«

»D-das A-abendessen für heute ist schon f-fertig, b-bereit zum Auftragen«, sagte er und schlug verzweifelt die Hände vors Gesicht.

Elisabeth seufzte. »Dann bringt es herein.«

Mehrere Diener trugen gut gefüllte Krüge sowie Platten und Schüsseln mit Gerichten auf, die köstlich dufteten.

Die Landgräfin musterte kurz, was auf den Platten lag, womit die Weinkrüge gefüllt waren, sprach das Gebet vor dem Essen.

Dann stand sie auf und verkündete: »Da wir von keinem dieser Gerichte wissen, ob es uns rechtmäßig zusteht, werden wir heute weder essen noch trinken.« Sie winkte den Dienern herrisch zu. »Tragt alles wieder ab und gebt es den Armen!«

Ihre hungrigen Damen – die letzte Mahlzeit hatte es am Vormittag gegeben – sahen sich mit großen Augen an, aber keine wagte zu widersprechen. Sehnsuchtsvoll blickten sie den Speisen nach, die wieder hinausgeschafft wurden.

»Ich werde stattdessen beten. Vielleicht tut ihr es auch. Oder fahrt mit eurer Arbeit fort.«

Als Änne später in ihrer Kammer Simon davon erzählte, schüttelte er entsetzt den Kopf. »Sie fastet ja ohnehin schon dauernd und ist mager wie ein Zweig. Aber das nun?«

»Die Idee passt zu ihrer Vorstellung, dass es ungerecht ist, dass die Reichen alles und die Armen gar nichts besitzen und ihr letztes Hab und Gut noch an betrügerische Steuereintreiber verlieren, die in die eigene Schatulle wirtschaften«, überlegte Änne laut. »Niemand braucht zehn Kleider, aber jeder braucht eines. Und sieh nur, wie aufwendig hochgestellte Gäste bewirtet werden …«

»So ist es nicht nur Brauch, sondern auch Pflicht und ein Zeichen von Achtung gegenüber dem ranghohen Gast«, widersprach Simon. »Die Reste der Tafel gehen ohnehin an die Armen. Wir werden die von Gott gewollte Ordnung nicht von Grund auf verändern, indem du vor vollem Teller hungerst. Du musst an das Kind in dir denken, das braucht Essen.«

Wie zur Bestätigung bewegte sich das Ungeborene gerade so heftig, dass eine kleine Beule aus Ännes Bauch ragte. Simon war fasziniert, legte seine Hand auf die Rundung und wartete grinsend auf die nächste Bewegung. »Siehst du, das Kleine protestiert und will auch essen.«

Liebevoll strich sie ihm durch sein störrisches blondes Haar.

Er ging los und brachte bald eine Schüssel voll Hühnchenkeulen und Brot mit. Dankbar aß Änne davon und verputzte alles bis auf das letzte Krümchen.

»Wie soll das nun weitergehen?«, fragte sie

»Elisabeth hat gerade einen großen Sieg errungen. Sie hat das Land durch ihr mutiges Handeln vor einer Hungersnot gerettet«, erinnerte Simon. »Also muss dieser Konrad jetzt beweisen, dass immer noch *er* die völlige Macht über sie hat. Hunger schwächt den Menschen und bricht seinen Willen.«

So hatte Änne das noch nicht gesehen. Aber es war vollkommen logisch.

Es war ein Aufruhr gegen die Reichen, die Konrad zuwider

waren, und ein Mittel, seinen Vorzeigeschützling Elisabeth zu beherrschen.

Die Sonne sengte vom Himmel, als Ludwig endlich vom Hoftag zurückkehrte. Er wurde angekündigt von Schnellreitern, die tags zuvor eintrafen, Hörnern und wehenden Bannern, als er den Burgberg hochritt. Unmittelbar gefolgt von seinem Bruder mit verkniffener Miene.

Elisabeth hatte ein Bad genommen und sich in ein schönes Gewand kleiden lassen, um ihren Gemahl auf dem Burghof mit einem Willkommenstrunk zu begrüßen, wie es Sitte war.

Sie wusste natürlich – Kreuzzug hin, Kaiser her –, dass jeder hier vor allem auf eines gespannt wartete: Wie würde Ludwig auf das unerhörte Verhalten seiner Frau reagieren?

Er stieg vom Pferd, sah seine lang vermisste Gemahlin liebevoll an, und schon lagen sie einander in den Armen und küssten sich. Der Mundschenk, der den Willkommenspokal mit kühlem Wein hielt, trat ein wenig unbeholfen zurück und sah peinlich berührt zu Boden.

Dann löste sich das liebende Paar, und Elisabeth reichte ihrem Mann den erfrischenden Trank.

Ein Bad für ihn war vorbereitet, aber das würde nur kurz ausfallen, denn Ludwig steckte voller Tatendrang. »Ich habe Angelegenheiten von großer Bedeutung zu verkünden und erwarte alle Vasallen in einer halben Stunde im Rittersaal!«, rief er laut, um den Lärm zu übertönen, den eine ankommende Reiterkolonne verursachte.

Schon ging er mit Elisabeth zum Palas.

»Du bist so abgemagert, Liebste. Geht es dir nicht gut?«, fragte er besorgt.

Sie erzählte ihm von dem Speisegebot des Magisters, dem sie schließlich absoluten Gehorsam geschworen hatte.

Ihre Hofdamen und die Küchenmeister hatten in den letzten Wochen wahrhaft Ideenreichtum bewiesen, um wenigstens irgendetwas essen zu dürfen: Fische und Wildenten aus dem Teich, Pilze aus den landgräflichen Wäldern. An deren rechtmäßiger Herkunft konnte der Magister nicht zweifeln.

»Ich werde sofort anweisen, dass speziell für dich nur Dinge auf die Tafel kommen, die aus meinen oder deinen persönlichen Gütern geliefert werden. Recht so?«

Elisabeth nickte, während sie ihm in die Wanne half. Sie wollte ihn necken, aber er hielt sie auf.

»Ich will so schnell wie möglich vor meine Männer treten. Denn ich hörte, du hattest großen Ärger mit meinem Bruder. Ihm stieg fast der Dampf aus den Ohren, als er sich tobend bei mir beschwerte, jeden Tag aufs Neue.«

Seine Frau lächelte über dieses Bild und reichte ihm ein Handtuch.

»Wirst du am Kreuzzug teilnehmen?«, fragte sie und kannte die Antwort.

»Ich habe schon vor Jahren das Kreuz genommen, das ist ein bindender Eid, und du weißt das«, sagte er und streichelte ihre Wange. »Würdest du als fromme Christin nicht auch von mir erwarten, für Jerusalem zu kämpfen?«

Dann lächelte er. »Der Kaiser gibt mir dafür fünftausend Mark Silber! Damit können wir endlich den größten Teil der Schulden bezahlen, die mein Vater hinterlassen hat.«

Sie half ihm in die Kleider, kämmte sein Haar und ging mit ihm zum Rittersaal.

Dort standen die Männer dicht an dicht und starrten ihnen entgegen in Erwartung dessen, was nun kommen würde.

»Meine Getreuen!«, begann der Fürst seine Ansprache. »Auf dem Heimweg sah ich Felder mit reifem Getreide und Bauern beim Einbringen der Ernte. Ein wohltuender Anblick! Und wie ich von meinem Bruder hörte, auch wenn er es anders formulierte, so hat meine Gemahlin in meiner Abwesenheit durch ihr kluges und entschlossenes Handeln in dieser Hungersnot eine

Katastrophe von Thüringen abgewendet. Ihre Maßnahmen, so ungewöhnlich sie auch seien, haben meine volle Zustimmung und höchste Anerkennung! Noch Generationen nach uns werden die Menschen Landgräfin Elisabeth dafür preisen. Danke, Liebste!«

Er verneigte sich vor ihr, die Spannung im Saal löste sich schlagartig, und einige wagten sogar Beifall.

Als der sich gelegt hatte, fuhr Ludwig fort: »Der Hoftag des Kaisers war überschattet von Angriffen der Lombardischen Liga, mit denen sich schon Friedrichs Großvater Barbarossa herumzuschlagen hatte, und musste deshalb abgesagt werden. Die meisten Dinge besprachen wir in Ravenna, und der junge König Heinrich, des Kaisers erstgeborener Sohn, konnte sich von Norden her gar nicht zu uns durchschlagen, weil einige Rebellen ihm den Durchzug durch das Etschtal versperrten.«

»Unerhört!«, rief jemand, und ein paar andere stimmten ihm zu.

»Unser Kaiser war so gnädig, mir die Eventualbelehnung mit der Mark Meißen und der Lausitz zu übertragen. Das heißt, falls mein Mündel die Volljährigkeit nicht erreichen sollte, fallen beide Marken an mich. Doch Gott schenke dem kleinen Heinrich von Meißen ein langes Leben!«

Ein paar halbherzige Segensrufe folgten.

»Nun die Nachricht, auf die alle warten«, fuhr Ludwig fort, und jedermann straffte sich.

»Im kommenden Sommer bricht der Kaiser wie beschworen zum Kreuzzug auf, und ich werde ihm ein starkes thüringisches Kontingent unter meinem Kommando zuführen. Auch mein geschätzter Truchsess von Schlotheim und etliche Ritter in meiner Begleitung haben das Kreuz genommen. Ich erwarte, dass jeder hier, der dies noch nicht getan hat, in sich geht und sich genau befragt, was ihn davon abhalten könnte, für Jerusalem zu kämpfen. Ich hoffe auf viele weitere mutige Wallfahrer aus Thüringen, Meißen und der Lausitz. Amen.«

Konsequenzen

Meißner Burgberg, Sommer 1226

Von feierlich getragener Stimmung zutiefst ergriffen, verließen die Besucher der Messe den Meißner Dom. Sie waren eben Zeugen eines wahrlich bedeutsamen Ereignisses geworden. Der Bischof von Meißen hatte die wehrhaften Männer aufgerufen, das Kreuz zu nehmen und den Kaiser auf den Kreuzzug ins Heilige Land zu begleiten. Nach vielen Verzögerungen musste Friedrich im kommenden Sommer endlich mit einem starken Heer aufbrechen, wollte er nicht exkommuniziert werden.

Mehrere meißnische Ritter, junge und ältere, waren vorgetreten, hatten den Eid abgelegt, Jerusalem zurückzuerobern, und trugen nun die zwei über Kreuz gehefteten roten Stoffstreifen auf dem Umhang.

Auch zwei Knappen waren zum Altar geschritten, um sich den Wallfahrern anzuschließen. Und das war der Grund, weshalb Thomas von Christiansdorf mit versteinerter Miene und heftiger Wut vor dem Dom wartete, bis sich sein Sohn und dessen Freund Marek durch die dichtgedrängte Menschenmenge zwängten.

Ihre Gesichter glühten vor Stolz und Aufregung. Doch als sie Thomas erblickten, senkten sie rasch die Köpfe, als würde sie das unsichtbar machen.

Soeben waren sie noch als Helden gefeiert worden, hatten gehofft, jetzt vielleicht für ihren Mut gelobt zu werden. Diese Hoffnung konnten sie wohl begraben.

»In meine Kammer – sofort!«, befahl Thomas in einem Ton, der nicht den geringsten Widerspruch und auch kein erklärendes Wort zuließ.

Sich gegenseitig furchtsame Blicke zuwerfend, trotteten die beiden Neunzehnjährigen hinter ihm her zum Palas.

Kein einziges Wort fiel, bis sie in seiner Kammer standen,

Thomas alle anderen hinausgeschickt und die Tür hinter sich geschlossen hatte.

Dann drehte er sich um und donnerte: »Ihr Narren! Was habt ihr euch dabei gedacht? Ihr seid noch *Knappen!* Wer hat euch die Erlaubnis gegeben, euch für den Kreuzzug zu melden? *Ich nicht*. Weiß dein Vater davon, Marek?«

Der Rotschopf scharrte verlegen mit der Fußspitze. »Nein. Aber ich bin der jüngste Sohn und werde kein Land erben. Mein Vater wird froh sein, wenn ich welches als Kreuzfahrer erobere oder reiche Beute mitbringe.«

Thomas atmete tief durch, um nicht die Beherrschung zu verlieren.

»Ich habe noch nie die Hand gegen euch erhoben, seit ihr Knappen seid. Aber jetzt würde ich am liebsten eure Köpfe aneinanderhauen und euch grün und blau prügeln! Nur leider treibt das eure grenzenlose Dummheit nicht aus. Und das Geschehene kann ich damit auch nicht rückgängig machen.«

Die Kreuznahme galt als bindend bis zum Tod.

Nun brüllte Thomas Marek an: »Hast du dich jemals mit deinem *Freund* Christian über Akkon unterhalten? Darüber, was in den letzten hundert Jahren im Heiligen Land geschehen ist? Dass die meisten Kreuzfahrer schon unterwegs elendig verreckten, ohne Jerusalem je zu erreichen, geschweige denn dort reich zu werden?«

Der völlig eingeschüchterte Neunzehnjährige versuchte mit leiser Stimme eine Erklärung.

»Diejenigen, die uns die ganze Zeit schikaniert haben, als wir noch die jüngsten unter den Knappen waren, haben das Kreuz genommen und uns dann verspottet, dass wir Feiglinge und noch Kinder seien.«

Thomas schüttelte vor Fassungslosigkeit den Kopf.

»Du lässt dich provozieren von Leuten, die erwiesenermaßen *nicht* deine Freunde sind? Hast du denn gar nichts gelernt in den Jahren bei mir? Außerdem sind diese Burschen jetzt gesalbte

Ritter, fertig ausgebildet und berechtigt, diese Entscheidung zu treffen. Nichts davon gilt für euch.«

Dann wandte er sich seinem Sohn zu, der mit gesenktem Kopf schon auf seine Strafpredigt wartete.

»Nun zu dir. Warum *du?* Von allen hier weiß außer mir keiner besser, wie die Welt dort aussieht. Tatest du es aus Heimweh?«

»Nein«, versuchte Christian, sich zu rechtfertigen, auch wenn er sich sehr danach sehnte, seine Schwestern wiederzusehen, durch die vertrauten Gassen im Venezianerviertel zu schlendern. »Ich kann doch diesen Dummkopf neben mir nicht allein losziehen lassen! Das würde er nicht überleben. Giftiges Getier, verseuchtes Wasser, du weißt schon ...«

Diese Erklärung stimmte Thomas kein bisschen freundlicher. Sein Sohn wollte dem Freund beistehen. Aber statt ihn zurückzuhalten, stürzten sie sich gemeinsam in ein lebensgefährliches Abenteuer.

»Habe ich dir nicht erzählt, wie viele meiner Gefährten auf den Kreuzzügen grausam zu Tode gekommen sind? In meinen Armen, vor meinen Augen! Dass wir an den schlimmsten Tagen Blut und Urin unserer Pferde tranken, um nicht zu verdursten? Bis dann fast alle Pferde krepiert waren und jeder, der noch eines hatte, es eigenhändig schlachten musste, damit die Todkranken wenigstens eine Brühe mit ein paar Fleischbrocken bekamen? Habe ich nicht erzählt, wie der Rest derjenigen, die den Marsch durch die Berge bei sengender Hitze und die Angriffe der Seldschuken überlebt hatten, vor Akkon elendig an der Ruhr und am Wechselfieber starb? Sie haben sich ihr Gedärm aus dem Leib geschissen, dass das Blut nur so an den Beinen hinablief! Und wie sich die Christen gegenseitig bekämpften in sinnlosem Streit, aus Gier und Sucht nach Ruhm? Wie sie die Ratschläge der dort seit Jahrzehnten lebenden Franken in den Wind schlugen und noch mehr Tod unter den Überlebenden säten?«

Erbleicht mussten die zwei Burschen diese schlimmen Worte über sich ergehen lassen.

»Du hast aber auch oft gesagt, du kannst nicht darüber reden, weil es zu schmerzlich ist«, murmelte Christian anklagend.

»Und das hat dir nicht zu *denken* gegeben?«, bekam er vorwurfsvoll zurück.

Wieder atmete Thomas tief durch.

»Ich kann euch nicht begleiten. Meine Pflichten halten mich hier, bei Heinrich. Nun, da das Kind in den Brunnen gefallen ist, kann ich nur eines tun: euch so hart ausbilden, dass ihr eine Chance zu überleben habt.«

Marek und Christian hofften, sie würden nun entlassen. Aber da irrten sie sich gewaltig.

»Ihr trabt jetzt los und zieht euch um. Auf schnellstem Weg will ich euch hier wieder sehen: in voller Ausrüstung, mit Gambeson, Helm, Schwert und einem großen Schild. Seid froh, dass ihr noch keine Kettenhemden habt! Jeder bekommt einen Schlauch mit Wasser, nichts zu essen. Und so werdet ihr vom Burgberg hinunter bis zum Hafen und wieder hoch laufen, immer wieder, bis zum Sonnenuntergang!«

Die Jungen starrten ihn entsetzt an. Das war eine unendliche Plackerei.

»An einem Sonntag?«, wagte Christian vorsichtig einzuwenden.

»Da ihr eine heilige Aufgabe übernommen habt, wird Gott wohl nichts dagegen haben. Und das werdet ihr von nun an jeden Sonntag tun, bis ihr mit den anderen Kreuzrittern losreitet, um euch mit Ludwigs Heerbann zu vereinen.«

»Das kann ein Jahr dauern!«, protestierte Christian.

»So lange seid ihr unterwegs, wenn ihr den Landweg nach Outremer nehmt. Ihr braucht die Kraft und die Ausdauer, das zu überstehen.«

Thomas kannte keine Gnade – um der Jungen willen. Als die beiden wie befohlen lostraben wollten, hielt er sie zurück.

»Christian, mit dir bin ich noch nicht fertig! An allen anderen Tagen nach der regulären Ausbildung wirst du, mein Sohn, die

Knappen in allem unterrichten, was sie wissen müssen, um im Morgenland zu überleben: wie man nach Schlangen, Skorpionen und anderen giftigen Tieren Ausschau hält, was man tut, wenn man gebissen oder gestochen wird. Wie man Wunden ausbrennt oder näht, ein gebrochenes Bein richtet. Welche Pflanzen nützlich und welche giftig sind. Vor allem, welches Wasser man trinken kann, ohne krank zu werden: nie aus Flüssen, mögen sie noch so sauber scheinen, nie aus Brunnen, ohne Essig oder Wein hinzuzugeben. Wie weit entfernt vom Lager Latrinengräben ausgehoben werden müssen, damit sich keine Seuchen ausbreiten. Verstanden?«

Beide nickten, regelrecht zusammengesackt.

»Nun geht mir aus den Augen! Und denkt nicht, ihr könntet beim Auf- und Absteigen betrügen. Ich behalte euch im Blick.«

Niedergeschmettert und ohne Worte zogen Christian und Marek ab, um ihre Ausrüstung zu holen.

Thomas trat ans Fenster und atmete ein paarmal tief durch. Dann setzte er sich, stützte den Kopf auf beide Hände und versank in Erinnerungen, die ihn jahrelang den Schlaf gekostet hatten.

Es hatte eine Zeit gegeben, damals in Akkon, nach dem sinnlosen Tod unzähliger Gefährten und seines besten Freundes … Er war noch jung und hatte schon so viele Schrecken durchlebt, als er dachte, mehr könne er nicht ertragen. Sein Inneres war wie abgestorben.

Eschiva war es gewesen, seine geliebte Frau, die ihm nach und nach wieder Lebensmut einflößte. Doch nun waren die unbeschreiblichen Gräuel zweier Kreuzzüge, die er durchlitten und als einer von wenigen überlebt hatte, wieder gegenwärtig. Und sein Sohn, sein einziger Sohn, wollte sich mit seinem besten Freund in diese Hölle begeben.

Gott stehe ihnen bei.

Thomas wusste nicht, wie lange er schon so saß und grübelte, als jemand anklopfte. Er reagierte nicht. Er wollte jetzt niemanden sehen. Leichte Schritte entfernten sich wieder.

Später klopfte es erneut, dann noch einmal nach einer gewissen Wartezeit. An den Stimmen draußen erkannte er, dass es Tammo und Sophia waren.

»Nun kommt schon herein, ihr lasst euch ja doch nicht abweisen«, grollte er.

Mit bekümmerten Mienen traten sie ein. Tammo legte ihm wortlos die Hand auf die Schulter, dann schenkte er drei Becher Wein ein. Die Schönfelds setzten sich, und eine Weile schwiegen sie alle miteinander. Jeder Versuch, ein paar tröstende Worte zu sagen, wäre Heuchelei gewesen.

Schließlich holte Sophia tief Luft.

»Das ist noch nicht alles«, sagte sie leise und starrte auf die Tischplatte.

»Was denn noch?«, entfuhr es Thomas. Er konnte heute wahrlich keine weiteren schlechten Neuigkeiten mehr vertragen.

»Vorhin kam ein Bote mit der Kunde, dass das Schiff gesunken ist, auf dem Milenas Eltern von ihrer Pilgerfahrt aus Akkon zurücksegeln wollten«, sagte sie mit tränenerstickter Stimme. »Er habe es vom Begleitschiff des Zweimasters aus gesehen. Sie ist nun eine Waise. Wir müssen uns um sie kümmern.«

Natürlich würden sie das. Die arme Kleine!

»Davon sagen wir ihr aber noch nichts, ehe wir Gewissheit haben«, meinte Thomas entschlossen. »Wir wissen nicht mit Sicherheit, ob sie auf jenem Schiff waren, ob es dieses Schiff überhaupt gab. Vielleicht will der Bote nur Lohn für eine dramatische Nachricht. Ich schicke jemanden, der im Hafen von Brindisi Erkundigungen einholt.«

Er würde Heinrichs gleichnamigen Halbbruder danach fragen, Claras Sohn mit Dietrich. Das Domkapitel schickte dauernd Gesandtschaften nach Akkon, und dorthin kam man am besten, wenn man in Brindisi ein Schiff bestieg.

Aber musste ihm das Schicksal ausgerechnet heute auch noch vor Augen führen, wie gefährlich nicht nur die Route über Land, sondern auch der Seeweg nach Outremer war?

Kreuzzugsvorbereitungen in Meißen

Milena dachte, sie hätte sich verhört, als Christian und Marek im Dom nach vorn schritten und das Kreuz nahmen. Sehen konnte sie ja nicht viel inmitten der vielen vor ihr stehenden Menschen. Sie zählte zwar inzwischen schon dreizehn Jahre, fast vierzehn, aber für ihr Alter war sie immer noch recht klein. Flüsternd erkundigte sie sich bei Alwina, ob es wirklich der Sohn und der Knappe ihres Vormunds waren, und sank in sich zusammen, als sie die Bestätigung erhielt.

Sobald die Menschen nach der Messe hinausdrängten, wollte sie vor dem Dom auf die beiden warten und mit ihnen reden. Wie konnten sie sich nur für einen Krieg melden, von dem aller Wahrscheinlichkeit nach nur die wenigsten zurückkehrten? Und selbst wenn sie überlebten, waren sie mindestens für ein Jahr fort! Sie musste schon im Dom heulen, als sie sich das ausmalte. Zwischen ihnen dreien war in den letzten Jahren eine innige Freundschaft gewachsen.

Doch die unerbittliche Frau des Marschalls rief ihre Mädchen energisch zusammen und führte sie Richtung Palas.

Im Gehen drehte sich Milena mehrmals um und entdeckte Thomas, der die beiden Jungen mit unheilvoller Miene vor sich hertrieb. Das brachte ihr den rettenden Gedanken: Sie würde nachher versuchen, mit ihrem Vormund zu sprechen, natürlich in Begleitung der Herrin von Munichendorf. Vielleicht wusste er Trost.

Alwina war nach der prachtvollen Zeremonie in überaus festlicher Stimmung und hielt den Mädchen eine pathetische Ansprache über den Heroismus der Kreuzfahrer.

»Und nun werden wir unseren Anteil leisten, damit unsere Helden in einem Jahr gut ausgestattet auf ihre Wallfahrt in Waffen ziehen«, verkündete sie.

Helden?, fragte sich Milena. Sie hatte unter denen, die das Kreuz genommen hatten, auch diesen Edwin entdeckt, der die arme Gunhild so schrecklich verprügelt hatte, dass ihn der junge Markgraf vom Hof verbannte. Wie es Gunhild wohl ergehen mochte? Sie hatte vor ihrer Vermählung immer abfällig »Slawenblut« zu ihr gesagt. Das war gemein gewesen. Trotzdem verdiente Gunhild keinen Mann, der sie ständig schlug. Und ein paar von den jungen Rittern, die Christian und Marek während ihrer Knappenzeit ständig schikaniert hatten, waren auch vorgetreten.

Die anderen Mädchen sahen sich fragend an, welches wohl ihr Beitrag sein könnte.

»Sollen wir ihnen Blütenkränze flechten oder die Schwertscheiden mit Rosen bemalen?«, fragte eine der Älteren mit vorsichtigem Spott.

»Wenn schon, dann mit Kreuzen, du Dummchen!«, lästerte eine andere, und ein paar aus dem Dutzend Zöglinge kicherten verhalten.

Sie durften sich jetzt solche vorsichtigen Scherze leisten, weil zum einen die alte, aber herzensgute Margarethe von Munichendorf die Mädchen in Schutz nahm, und weil neuerdings bei Alwina allerbeste Laune herrschte, da ihre Familie vor kurzem in den Besitz der Burg Gnandstein gelangt war. Die Schladebachs – der Marschall, sein Bruder Konrad und Alwina – nannten sich nun »von Gnandstein.«

»Seid nicht albern, ihr Gänse!«, ermahnte sie die Mädchen. »Wir werden ihnen Burnusse nähen. Weiß jemand von euch, was das ist?«

Da sich niemand meldete, hob Milena zögernd die Hand, obwohl ihre Augen noch vom Weinen gerötet und geschwollen waren.

»Weiße Überwürfe, die die Kreuzfahrer tragen, damit sich

unter der gleißenden Sonne des Orients ihre Kettenhemden nicht zu sehr erhitzen. Der helle Stoff weist das Sonnenlicht ab.«

»Sehr gut, Milena!«, lobte die Herrin von Gnandstein, was nur sehr selten vorkam.

Aber zum einen war die Antwort korrekt, zum anderen hatte Milena unter den Mädchen eine Sonderstellung inne. Weniger weil sie nun eines der älteren Mädchen in ihrer Obhut war. Viele, die hier gemeinsam mit ihr für eine Zukunft als Ehefrau eines Ritters oder Burgherrn ausgebildet worden waren, lebten inzwischen verheiratet und oft schon mit eigenen Kindern über die Mark verstreut.

Aber Milena war die persönliche Geschichtenerzählerin des jungen Markgrafen, und das räumte ihr einige Privilegien ein. Sie durfte sogar zusammen mit Heinrich das Lesen und Schreiben lernen – in gemeinsamen Lektionen!

»Was ist mit dir, Milena?«, fragte Alwina deshalb besorgt, denn das Mädchen hatte ihre Antwort nur schluchzend herausgebracht.

»Ich male mir aus, wie viele dieser *Helden* nicht wiederkommen werden. Selbst für friedliche Pilger ist die Reise nach Akkon gefährlich. Meine Eltern sind schon ein Jahr fort und sollten längst zurück sein ...«

Margarethe, die durch ihren Großneffen Tammo von der Hiobsbotschaft mit dem Schiff erfahren hatte, legte Milena tröstend den Arm um die Schultern und zog sie hoch.

»Meine liebe Herrin von Gnandstein, darf ich mit dem Mädchen zu ihrem Vormund gehen? Vielleicht erhielt er Kunde diesbezüglich; er unterhält viele Kontakte ins Heilige Land. Und soweit ich weiß, wollten Milenas Eltern auch seine Töchter in Akkon besuchen.«

Alwina nickte gnädig und teilte Leinen zum Zuschneiden für die Burnusse aus.

Hinter sich hörte Milena zwei Mädchen tuscheln: »Sie heult ja bloß wegen der zwei Knappen.«

»Was denkst du, welchen von beiden sie liebt? Christian oder Marek?«

»Ha, das weiß sie vielleicht selbst noch nicht! Und welcher von beiden würde sie schon nehmen? Ein Slawenblut, eine Verrückte, die sich ständig nur Geschichten ausdenkt. So was will kein Mann!«

»Überhöre, was diese dummen Gänse schnattern«, sagte die kluge Margarethe eindringlich zu Milena, als sie draußen waren und sich nebeneinander auf eine der Bänke in den Fensternischen setzten. »Sie sind nur neidisch auf dein Talent. Von diesen beiden wird keine je mehr als ein paar höfliche Begrüßungsworte mit dem Markgrafen wechseln.«

»Meint Ihr?«, fragte Milena schluchzend und wischte sich die Nase am Ärmel ab.

»Ich *weiß* es! Merke dir diesen Satz: Neid ist die ehrlichste Anerkennung.«

Die junge Geschichtenerzählerin dachte eine Weile darüber nach und kam zu dem Ergebnis: Hinter diesem schlichten und doch vielschichtigen Satz steckte eine große Wahrheit.

»Zu deinem Vormund können wir jetzt nicht gehen, er spricht mit dem Marschall«, erklärte Margarethe und griff nach einem Kissen von der gegenüberliegenden Seite, um es sich unterzuschieben. Steinerne Bänke waren kalt innerhalb der Burg, auch im Sommer.

»Doch was deine Eltern betrifft, Liebes: Die Verspätung kann viele Gründe haben. Vielleicht sind sie noch nach Bethlehem gepilgert, vielleicht ist jemand von der Hitze krank geworden, und sie warten, dass es etwas kühler wird. Sie sind bei Thomas' Töchtern und deren Familien zu Gast; vielleicht genießen sie den Aufenthalt noch ein wenig. Vor allem aber sagt dein Vormund, und der muss es wissen: Um diese Zeit kommen und gehen die meisten Pilger. Man muss oft Wochen warten, bis man einen Platz auf einem Schiff erwischt. Zumal die jetzt furchtbar überteuert sind. Womöglich müssen deine Eltern dafür Geld aufnehmen. Oder Stürme machen eine Überfahrt unmöglich. Thomas stellt bereits Nachforschungen an. Also sei geduldig und bete für sie. So, wie sie im Heiligen Land für dich beten werden. Komm, wir gehen in den Kräutergarten und erfreuen uns an dem schönen Wetter.«

Auf dem Weg dahin kamen ihnen Christian und Marek entgegen, ohne sie zu bemerken, in voller Ausrüstung, durchgeschwitzt, mit knallroten Gesichtern und völlig außer Atem. Aber sie machten vor dem Palas einfach kehrt und liefen wieder Richtung Vorburg.

»Was …?« Milena brachte nicht einmal eine Frage zustande.

Margarethe lächelte. »Dein Vormund war alles andere als begeistert darüber, dass diese zwei Narren ohne seine Erlaubnis das Kreuz nahmen. Sie bekamen eine gewaltige Strafpredigt zu hören, und nun müssen sie das doppelte Ausbildungspensum erledigen. So will er sie vorbereiten, damit sie überleben.«

Den Gedanken fand Milena tröstlich.

Derweil war Thomas in ein intensives Gespräch mit dem Marschall Heinrich von Gnandstein vertieft, ehemals Schladebach.

Zwischen ihnen war längst ein freundschaftliches Verhältnis entstanden. Sie waren annähernd gleichaltrig, beschützten die Markgräfin und den künftigen Herrscher, und vor allen hatten sie in militärischen Dingen weitgehend gleiche Ansichten. Manchmal kam Heinrich auch einfach nur zu Thomas, um Alwinas unaufhörlichem Geplapper zu entgehen.

»Es ist nicht gerade eine Heldentruppe, die vorhin das Kreuz genommen hat«, äußerte Thomas abfällig. »Meine zwei Grünschnäbel, die ich jetzt scheuchen werde, bis sie vergessen, wie sie heißen. Vier dünkelhafte Jungritter, die sich und ihre Fähigkeiten völlig überschätzen. Drei Männer, die nur ihre Schulden stunden lassen wollen, ein alter Ritter, der kaum noch auf sein Pferd kommt, dann dieser Schläger Edwin – war der nicht vom Hof verbannt?«

»Ja. Inzwischen hat er seine Frau totgeprügelt, diese Gunhild. Sein Priester trug ihm die Wallfahrt als Sühne auf«, wusste der Marschall. »Aber es wird auch ein guter Mann dabei sein: Roland von Muldental. Er möchte es für das Seelenwohl seiner Frau tun, die unter so unglücklichen Umständen starb, dass sie die Letzten Sakramente nicht erhalten konnte.«

Thomas zuckte zusammen bei diesem Namen und brauchte einen Moment der Besinnung.

»Sein Bruder Raimund war der beste Freund meines Vaters. Und Raimunds Sohn – nach seinem Onkel benannt – zog mit mir und Kaiser Friedrich Rotbart auf den Dritten Kreuzzug. Er starb in meinen Armen.« Die Bitterkeit darüber wollte nicht weichen. Roland und er waren damals so alt gewesen wie Christian und Marek heute.

Raimund und seine Frau Elisabeth waren inzwischen ohne Erben gestorben. Roland war ihr einziges Kind gewesen.

»Wenn sein Bruder – er muss doch fast siebzig sein inzwischen – jetzt Raimunds Gestüt weiterführt, können wir dort gute Pferde bekommen«, überlegte Thomas.

»Hervorragend! Und mir gefällt deine Idee, den Knappen ein paar nützliche Dinge fürs Überleben in Outremer beizubringen. Vielleicht solltest du auch mit den jungen Rittern darüber sprechen, die das Kreuz genommen haben.«

»Ich kann es nur anbieten«, meinte Thomas wenig begeistert. »Aber ich glaube kaum, dass sich diese vier Maulhelden irgendetwas sagen lassen.«

Das zeigte sich schon am nächsten Tag, als sich die großsprecherische Bande vor den Knappen aufstellte, die auf den Waffenmeister warteten, und jeder der vier provokant grinsend die Arme verschränkte.

»Wir haben gehört, dass Christian, unser *kleiner Sarazene*, euch erzählen soll, wie man gegen Giftschlangen kämpft statt gegen die Ayyubiden«, höhnte Martin – derjenige, der Christian an seinem ersten Tag in Meißen dazu aufgestachelt hatte, die Elbe in ihrer ganzen Breite schwimmend zu durchqueren.

Marek grinste breit und furchtlos. »Gegen die Vipern musst du nicht kämpfen, Martin. Bei deinem Anblick nimmt selbst die hässlichste Schlange Reißaus.«

Und ehe der andere reagieren konnte, fügte der Rotschopf fröhlich hinzu: »Aber vorher kotzt sie noch die halbverdaute Ratte aus, die sie vor einer Woche verschlungen hatte.«

Die anderen Knappen lachten schallend, und mangels einer geeigneten Erwiderung konnten sich die vier Großmäuler nur verziehen. Martin zeigte Christian und Marek die geballte Faust. »Das werdet ihr bereuen!«, zischte er.

Als er sich umdrehen und gehen wollte, rempelte er unabsichtlich jemanden an – den hünenhaften Hartmann von Eichenbrück. Doch der war definitiv kein Mann, der sich einfach anrempeln ließ.

Wie ein Fels stand er da und starrte Martin drohend in die Augen.

»Ihr Strohköpfe scheint nicht zu wissen, welche Regeln in den kaiserlichen Kreuzfahrerlagern herrschen, und zwar schon seit Friedrich Rotbart«, raunzte er mit seiner tiefen Stimme. »Wer stiehlt, verliert die rechte Hand, wer eine Rauferei im Lager anfängt, wird umgehend gehängt. Merkt euch das, ihr Grünschnäbel!«

Zufrieden sah Hartmann die mürrischen Gesichter der Jungritter und wusste die Sympathien der Knappen auf seiner Seite.

Kreuzzugsvorbereitungen in Thüringen

Nachdem sich Ludwig so demonstrativ vor seine Frau gestellt und ihre Widersacher einstweilen zum Verstummen gebracht hatte, sogar seinen Bruder Heinrich Raspe, blieb ihm ein Jahr bis zum Aufbruch, in dem er alle Streitigkeiten im Land schlichten, seine Hinterlassenschaft regeln und dafür sorgen musste, dass seine Vasallen auch in seiner Abwesenheit zu ihm hielten.

Viele Ritter aus Thüringen würden ihn begleiten, mehrere Grafen, sein Truchsess Hermann von Schlotheim und sogar Hermann von Salza, der Hochmeister des Deutschen Ordens.

Um sich die Unterstützung der im Land Verbleibenden auch während seines Kreuzzugs zu sichern, plante er einen großen Umritt, auf dem er zunächst die Klöster besuchen und dort strittige Probleme regeln würde. Er musste Frieden mit Erfurt schließen und sich der Treue seiner Ritterschaft vergewissern.

Elisabeth war entschlossen, in diesem ihnen noch verbleibenden Jahr bis zu seinem Aufbruch mit ungewisser Wiederkehr möglichst keinen Tag mehr ohne ihn zu verbringen. Sie würde ihn auf allen Reisen begleiten, natürlich mit einigen ihrer Hofdamen. Die große Hungersnot war vorbei, und es gab genug Dienerschaft, die im Hospital arbeitete.

Simon als Anführer von Elisabeths Leibwache würde mitreiten. Aber Änne wollte auf keinen Fall allein in Eisenach bleiben. Nicht nur wegen des Magisters, der hier sicher seine Spione hatte. Wo steckte dieser unheimliche Geistliche überhaupt? Manchmal verschwand er für Tage, sogar Wochen. Da er in engem Kontakt zum Papst stand und auch Kreuzzugsprediger war, empfing er vielleicht neue Befehle von der Kurie und führte sie aus, nachdem er über seinen Schützling Elisabeth berichtet hatte.

Ännes fortgeschrittene Schwangerschaft bot ihr guten Grund, sich als Hofdame vom Umritt befreien zu lassen. Doch der Auslöser für ihren Wunsch, Eisenach schnellstmöglich verlassen zu wollen, war ein schlimmes Geschehnis vor wenigen Tagen. Mehrere Kinder waren plötzlich gleichzeitig heftig erkrankt, auch Godlieb, da alle zusammen spielten. Sie bekamen hohes Fieber, litten unter schwerem Durchfall, Erbrechen und einem rätselhaften Ausschlag. Keine Medizin half, auch keine kalten Umschläge um die Waden. Nach zwei bis drei Tagen starben sie alle bis auf eines. Änne hielt Godlieb an seinem letzten Tag in den Armen, der hochrot fieberte, wimmerte und nicht einmal einen Schluck Wasser bei sich behielt. Sie konnte nur noch seine Stirn kühlen und ihm immer wieder Wasser auf die Lippen träufeln. Bald rührte er sich kaum noch vor Schwäche, dann erschlaffte sein Körper.

Nicht nur Änne weinte bittere Tränen, sondern auch Hildchen und Elfie schluchzten herzzerreißend, die beiden jungen Mägde, für die Godlieb wie ein geliebter kleiner Bruder gewesen war.

Nun musste sie ein Leichentuch für ein weiteres Kind nähen – kein unbekanntes aus dem Armenviertel, sondern für ihr Findelkind, das sie so ins Herz geschlossen hatte.

Gleich nach der Beerdigung zog sie ihren Mann beiseite an einen Fleck, wo niemand sie hören konnte.

»Bring uns fort von hier! So schnell es geht und ehe du mit dem Landgrafen aufbrechen musst«, sagte sie unter Tränen. »Das war eine Krankheit aus dem Hospital. Irgendjemand hat sich dort angesteckt und sie hergetragen. Es ist ein Wunder, dass so etwas nicht schon längst geschehen ist. Bitte, bring mich und unser Kind in Sicherheit!«

Simon begriff und war sofort einverstanden. »Reiten wir auf mein Gut, zu meinen Brüdern. Sie und ihre Frauen werden dich von Herzen willkommen heißen, und dort wimmelt es nur so von kleinen Kindern, die ihren neuen Vetter oder ihre neue Base lieben werden.«

Die Zwillinge hatten zwei lebensfrohe, rundliche Schwestern geheiratet, und jede gebar fast jedes Jahr ein Kind – zur großen Freude aller.

Änne bekam einen riesigen Schreck. »Um Himmels willen! Ich könnte die Kinder anstecken, falls ich die Krankheit schon in mir trage, ohne es zu wissen.«

Dieser furchtbare Gedanke ließ auch Simon zusammenfahren.

»Wohin willst du? Wo bist du sicher? In Meißen, bei deinem Oheim Thomas? Schaffst du solch eine weite Reise in deinem Zustand?«

»Bring mich nach Freiberg, zu Boris von Zbor. Ich möchte meinen Vater noch einmal sehen. Als wir nach der Hochzeit abreisten, scherzte er über Todesahnungen. Bei ihm weiß man nie, ob es wirklich nur ein Scherz ist. Er wäre überglücklich, wenn er sein Enkelchen zu sehen bekäme.«

In wenigen Sätzen planten sie die Einzelheiten für eine schnelle Abreise.

Simon ging zum Landgrafen und erbat eine mehrtägige Beurlaubung von seinen Pflichten, um seine schwangere Frau zu ihrem betagten Vater nach Freiberg zu bringen. »Ich werde rechtzeitig vor unserem Umritt zurück sein«, schwor er, und Ludwig stimmte zu.

Änne sprach zur selben Zeit bei Elisabeth vor.

»Ich weiß nicht, ob ich sonst meinen alten Vater noch einmal sehen kann«, sagte sie, und das war nicht gelogen. »In diesem Zustand und auch als Wöchnerin kann ich Euch ohnehin nicht sehr von Nutzen sein. Ich komme rechtzeitig zurück, bevor Euer Gemahl zum Kreuzzug aufbricht. Dann stehe ich Euch erneut zu Diensten.«

Die Landgräfin nickte gnädig. Ludwig war wieder bei ihr, und viel mehr interessierte sie im Moment nicht.

»Ich werde für Euch und eine sichere Niederkunft beten«, versprach sie.

Hildchen und Elfie packten, Simon besorgte einen Wagen von seinen Brüdern.

Änne war jetzt im sechsten Monat, und es ging ihr erfreulich gut. So lange hatte sie noch nie ein Kind im Leib getragen. Wenn sie sich stark genug fühlte, konnte sie ein Stück reiten, ansonsten auf dem Wagen ruhen, auf dem auch Hildchen, Elfie und das Gepäck untergebracht waren.

Simons Brüder hatten ihnen ein paar Mann Geleit mitgegeben, aber nur vier Reisige, nicht mehr so viele Bewaffnete wie im Winter. Die Wege und die Zeiten waren jetzt besser.

Als Simon aus Freiberg zurückkehrte, steckte er voller aufwühlender Erinnerungen. Boris und Änne hatten sich weinend vor Freude über das unerwartete Wiedersehen in den Armen gelegen, und der alternde Ritter jubelte vor Glück, vielleicht bald ein Enkelkind in den Armen zu halten.

»Ich hoffe, du bringst sie nicht zurück, weil sie sich über dich beschwert«, hatte er anfangs noch zu spötteln versucht, obwohl sein Herz vor Freude überlaufen wollte. »Änne, muss ich ihn verprügeln?« Im Scherz ballte er seine riesigen Fäuste.

Aber es brauchte gar nicht Ännes Versicherung, sie und ihr Mann seien glücklich. Es war ihnen anzusehen.

Simon ritt am nächsten Morgen schweren Herzens wieder los. Er würde seine Frau wohl erst wiedersehen, wenn das Kind schon geboren war. Er würde jeden Tag für sie beten.

Und in Boris' Haus würde nun den ganzen Tag die Tür gehen, weil alle Änne besuchen und ihren Bauch bewundern wollten. Gewiss würde auch Thomas einen Vorwand finden, seine Nichte zu besuchen. Hier war sie sicher und von Menschen umgeben, die sie liebten. Auch wenn der Abschied schmerzte – dies zu wissen, beruhigte ihn beträchtlich.

Der Umritt des Landgrafen vor seinem Aufbruch war sorgfältig geplant und vorbereitet worden. Wohin sie auch kamen, wurden sie herzlich willkommen geheißen.

Ludwig gelang es, die meisten lokalen Konflikte zu lösen. Er hörte sich an, wie es in den Dörfern stand, welche Probleme es gab, bot Unterstützung an, entschied strittige Angelegenheiten, schloss Frieden mit Erfurt.

Insofern war die Reise ein Erfolg; ein Erfolg, den er dringend brauchte, denn er würde vermutlich ein Jahr fort sein, wenn nicht länger.

Doch abends, wenn die Gastgeber ihrem Fürsten zu Ehren ein üppiges Mahl auftischten, gab es – egal, an welchem Ort – jedes Mal denselben Skandal. Ein Skandal, der schnell die Runde machte und den thüringischen Adel dermaßen entrüstete, dass Ludwig in eine Lage geriet, die erst peinlich, dann beklemmend und letztlich so brenzlig wurde, dass der Landgraf die Loyalität seiner Vasallen in Frage stellen musste.

Jedes Mal hatten die adligen Damen, deren Burgen und Häuser das Fürstenpaar auf seiner Reise für einen Tag besuchen würde, wochenlang Vorbereitungen getroffen, um dem hohen und seltenen Gast ein ihm gebührendes, unvergessliches Mahl vorzusetzen. Seine Lieblingsweine wurden herangeschafft, die teuersten Gewürze gekauft und Küchenmeister wie Gesinde tagelang an die Grenzen ihrer Kraft getrieben. Mancher hatte sogar Geld borgen müssen, um solch ein Festessen aufzutischen, das für einen Fürsten kaum weniger als fünf Gänge zu umfassen hatte. Auf weißen Tischtüchern standen silberne Leuchter mit Bienenwachskerzen und Sträuße von Wildblumen, Pokale aus Silber und Zinn.

Ganz gleich, bei wem sie gerade zu Besuch weilten, folgte jedes Mal nach herzlichen Worten von Gastgeber und Ehrengast das übliche Ritual. Jemand kündigte mit feierlicher Stimme die Speisen an, die nacheinander hereingetragen wurden: gebratene Schwäne und Fasane, die wieder in ihr Federkleid gehüllt worden waren, eine große Auswahl an gedünstetem und gebratenem Fisch, Käse, Obst und als Blickfang kunstvoll gebackenes Zierwerk für den Tisch mit dem Thüringer Wappen, in Form der Wartburg oder andere Raffinessen.

Nach den Reden von Fürst und Gastgeber folgte das Tischgebet, dann ein Trinkspruch auf den Erfolg und die glückliche Heimkehr der Wallfahrer.

Dass Elisabeth dabei von dem Wein nicht trank, fiel am ersten Abend der Rundreise bei den Vasallen zunächst nicht weiter auf. Sie waren zu Gast bei einem betagten Grafen und seiner stämmigen und resoluten Frau Walburga.

Als aber Diener umhergingen und Elisabeth von den Speisen je nach Wunsch Portionen herunterschneiden wollten, gebot sie Einhalt und stand sogar auf, damit jeder sie sah und hörte.

Pflichtgemäß mussten sich alle anderen ebenfalls erheben, aber der Landgraf deutete mit einer Handbewegung an, sie könnten wieder Platz nehmen. Ihm wurde ziemlich mulmig zumute, weil er ahnte, was jetzt kommen würde.

»Welche dieser üppigen Speisen ist aus ehrlich erworbenen Nahrungsmitteln zubereitet?«, fragte die Landgräfin ganz unverblümt und erläuterte die ihr von Magister Konrad auferlegten Essensregeln.

»Wollt Ihr uns etwa unterstellen, wir seien *Diebe?*«, entrüstete sich die temperamentvolle Gräfin und stand ebenfalls auf, wobei ihr Gesicht vor Wut rot anlief. Ihr schmächtiger, deutlich älterer Gemahl zog sie ängstlich am Arm, damit sie sich wieder setzte und den Mund hielt. Aber die für ihre schonungslose Direktheit gefürchtete Walburga ignorierte ihn einfach und setzte zu einer Brandrede an.

»Wir schützen das Land, die Felder und die Dörfer der Bauern, und dafür ziehen wir völlig zu Recht Abgaben ein. Wir sind ein alteingesessenes Adelsgeschlecht und haben es nicht nötig, zu *stehlen!* Euch zu Ehren, Durchlaucht« – dabei verneigte sie sich vor dem Landgrafen – »haben wir uns größte Mühe gegeben, ein Festmahl zu servieren, das eines Fürsten würdig ist. Und ich hoffe doch, es wird auch gut genug für Eure Gemahlin und ihre *moralischen Ansprüche* sein.«

»Ihr solltet auch nach diesen Geboten leben und außerdem nicht so viel Silber für prächtige Gewänder ausgeben, sondern damit die Armen unterstützen«, belehrte Elisabeth die Gräfin. »Und überdies nicht so lange Schleppen tragen, das ist eitel.« Walburga verschlug es die Sprache, zum ersten Mal in ihrem Leben als Ehefrau. So etwas hatte ihr noch nie jemand zu sagen gewagt! Und schon gar nicht ein junges Ding von noch nicht einmal zwanzig Jahren! Entrüstet ließ sie sich auf ihren Stuhl fallen.

Ludwig war das alles äußerst peinlich. Doch er würde sich nicht entschuldigen, denn im Grunde seines Herzens teilte er die Ansicht des Magisters. Nur konnte er sich nicht am strengen

Fasten seiner Frau beteiligen. Er würde seine Vasallen vor den Kopf stoßen, wenn er Elisabeths offene Kritik an ihren üppigen Tafeln teilte.

»Wir danken Euch für Eure Mühe und dieses köstliche Mahl, liebe Gräfin«, beteuerte er. Dann zuckte er mit den Schultern und deutete auf seine Gemahlin. »Ihr neuer Beichtvater ist sehr streng.«

»Iss wenigstens ein paar Happen!«, murmelte er Elisabeth zu. »Alle starren auf deine leere Schüssel.«

Mit trotziger Miene ließ sie sich ein paar Pilze auffüllen, die nach Auskunft des Küchenmeisters aus den hiesigen Wäldern stammten und höchstpersönlich von einem seiner Gehilfen am Morgen gesammelt worden waren.

So oder ähnlich wiederholte sich das Ganze Abend für Abend, bei jedem neuen Gastgeber von vorn.

Auf einer der ersten Burgen fragte die Burgherrin noch besorgt: »Ist Euch nicht wohl, Durchlaucht? Oder schmeckt es Euch nicht? Wir haben uns so viel Mühe gegeben, Euch würdig zu bewirten.«

Vor allem die Reaktionen der Hausherrinnen fielen immer heftiger aus, denn in ihrer Verantwortung hatte es gelegen, alles zu planen, heranschaffen zu lassen, den Küchenmeister und seine Gehilfen tagelang bis zur allgemeinen Erschöpfung zu scheuchen, die eigene Erschöpfung eingeschlossen.

Eine junge Hausherrin rannte weinend hinaus und ließ sich nicht wieder blicken – ein Bruch des Protokolls, denn sie hätte den Fürsten um Erlaubnis bitten müssen, die Tafel verlassen zu dürfen.

Da sich die Sache im thüringischen Adel schnell herumsprach, ließ sich die nächste Gastgeberin gar nicht erst blicken; sie sei erkrankt und bedaure sehr, nicht erscheinen zu können, versuchte ihr Mann zu erklären. Offenkundig eine Lüge, das sah man seiner Miene an.

Ludwigs Flehen um Mäßigung bewirkte bei Elisabeth wenig. Sie ließ sich bestenfalls ein paar Bröckchen auftischen und schob die mit dem Essspieß hin und her, ohne auch nur davon zu kosten.

Auf einer der letzten Stationen ihrer Reise kam es dann zum Eklat.

Nachdem die Hausherrin misstrauisch die Fürstin dabei beobachtet hatte, wie sie die edelsten Stücke vom Fasan nur von links nach rechts und zurück bewegte, ohne eines zu essen, fragte sie: »Schmeckt es Euch nicht, Durchlaucht? Habt Ihr vielleicht Appetit auf etwas anderes?«

Ehe die Landgräfin zu ihrem Vortrag ausholen konnte, verkündete die energische Dame des Hauses: »Seid so gütig und wartet nur einen Augenblick. Ich hole etwas, das Euren Ansprüchen genügen wird.«

Nach kurzer Zeit kam sie wieder, einen Becher in der einen Hand, ein Büschel länglicher grüner Blätter in der anderen.

»Wasser aus unserem Brunnen und Sauerampfer, den ich selbst am Rand der Burgmauer gepflückt habe. Das ist nun wirklich rechtmäßig unser. Ist es so zu Eurer Zufriedenheit??«

Forsch stellte beziehungsweise legte sie beides vor Elisabeth auf den Tisch.

Die war mitnichten beleidigt, sondern bedankte sich ehrlich und sagte freudig zu Guda und Isentrud, die sich wohl oder übel dem Speisegebot ihrer Herrin angeschlossen hatten: »Heute können wir essen und trinken.«

Mit eisiger Miene nahm die Gastgeberin die Schüssel mit den Fasanenstückchen und warf sie schwungvoll durch die Fensteröffnung. Vom Burghof hörte man die tönernen Scherben klirren.

»Das wird nicht mehr benötigt«, sagte sie schnippisch und setzte sich wieder auf ihren Platz, während Elisabeth das Wasser trank und den Sauerampfer aß.

Der Gastgeber hatte die Eskapaden seiner Frau mit offenem Mund beobachtet, während im Saal Totenstille herrschte und Blicke verstohlen wanderten.

Jeder wartete auf ein fürstliches Donnerwetter oder den beleidigten Abzug der hohen Gäste. Doch nichts dergleichen geschah. Nur so manche Frau senkte den Kopf und verbarg ein schadenfrohes Grinsen.

Eines war Ludwig auf dieser Rundreise klargeworden: Diesmal konnte er in seiner Abwesenheit die Regentschaft nicht Elisabeth übertragen. Sie hatte sich zu viele Feinde gemacht.

Ein langer Abschied

»Deine Buchstaben sind viel gleichmäßiger als meine«, gab Heinrich selbstkritisch zu, als er seine Schreibübung mit der von Milena verglich.

Sie saßen sich gegenüber, unter der Aufsicht eines Geistlichen und der wachsamen Margarethe.

»Ich habe ja auch kleinere Hände«, räumte sie lächelnd ein, und Heinrich griff das Argument dankbar auf.

Er legte seine Feder ab und bewegte die Finger beider Hände. »Thomas von Christiansdorf hat mich den ganzen Vormittag mit Schwertkampfübungen malträtiert.« Stolz zeigte er Milena seine Handflächen. »Sieh nur, voller Schwielen.«

»Von Euch wird auch erwartet, dass Ihr gut mit Schwert und Lanze umgehen könnt, wenn Ihr einmal als Fürst herrscht«, konterte sie. »Dafür werdet Ihr dann genug Schreiber haben, denen Ihr Texte diktieren könnt. Aber *ich* würde am liebsten mein Leben lang Geschichten sammeln und aufschreiben, damit sie nicht verlorengehen.«

Das hatte sie noch keinem verraten. Es stand viel zu sehr im Widerspruch zu dem, was man von einer adligen Dame oder einem jungen Mädchen erwartete.

»Irgendwann wird man dich verheiraten …«

Jäh errötete Heinrich mitten im Satz. »Und mir wird gerade

klar, dass Ihr schon vierzehn Jahre zählt. Da sollte ich Euch nicht mehr mit Du anreden.«

»Das ist nicht nötig, Durchlaucht! Ich bin seit Eurer Kindheit Eure Geschichtenerzählerin, und das bin ich sehr gern.«

Doch der inzwischen neunjährige Markgrafensohn vertiefte sich gerade mit Schrecken in die Vorstellung, ein Bräutigam könnte ihm seine geliebte Geschichtenerzählerin vom Burghof wegholen.

»Ich werde dafür sorgen, dass du auch künftig schreiben kannst«, versprach er großzügig. »Sag mir, wen du heiraten willst, und ich verleihe ihm Titel und Ämter und Land, die ihn hier in Meißen halten.«

Milena musste über diesen Plan lächeln. »Vorerst habe ich mit Heiraten nichts im Sinn.« Ihr Gesicht verdüsterte sich. »Zuerst müssen ja auch meine Eltern wiederkommen.«

Thomas wurde gemeldet und trat freudestrahlend ein. So glücklich hatte Milena ihren Vormund lange nicht gesehen.

Genau gesagt: seit sein Sohn und sein Knappe das Kreuz genommen hatten. Ob er Nachricht von ihren Eltern hatte? Doch diese Hoffnung erlosch bei seinen nächsten Worten.

»Ihr wart so freundlich, Euch mehrfach nach meiner Nichte Änne zu erkundigen«, begann er, und sein Strahlen übertrug sich sofort auf Heinrich, der schon ahnte, was nun kam.

»Ist das Kind geboren?«

»Ja, Durchlaucht, ich erfuhr es soeben. Ein Junge! Und Mutter und Kind sind wohlauf!«

Auch Margarethe und sogar der Geistliche freuten sich und sprachen unisono: »Möge die Heilige Jungfrau sie beschützen!«

»Ich will Änne in Freiberg besuchen und das Kind sehen«, sagte der künftige Markgraf sehr entschieden. Das würde er sich nicht ausreden lassen.

Thomas grinste. »Ich denke, es ist für Eure künftige Regentschaft außerordentlich wichtig, dass Ihr Euch näher mit dem Erzbergbau in Freiberg und der Arbeit der markgräflichen

Münze auf der dortigen Burg vertraut macht. Außerdem haben die Freiberger Bürger in den letzten Jahren ihre Stadtbefestigungen erheblich ausgebaut. Das solltet Ihr einmal besichtigen und ihren Einsatz würdigen.«

»Ihr habt recht.« Heinrich begriff sofort. »Diese Erkundungsreise soll morgen stattfinden.«

Er lernt schon, Befehle zu geben, dachte Thomas, nickte kurz und erklärte: »Ich werde sofort alle Vorbereitungen dafür treffen.«

Als er gehen wollte, fiel Heinrich plötzlich noch ein: »Wie heißt das Kind überhaupt?«

»Es wurde auf den Namen Reinhard getauft, nach Ännes Vater.«

Der Junge schaute verwirrt. »Ist denn nicht Boris von Zbor ihr Vater?«

»Ihr leiblicher Vater starb wenige Stunden vor Ännes Geburt. Aber Boris ist ihr immer ein guter Vater gewesen.«

Dann schloss Thomas die Tür hinter sich, um weitere Fragen zu vermeiden. Denn es war Heinrichs grausamer Oheim Markgraf Albrecht gewesen, der Claras ersten Mann aus Rachsucht getötet hatte.

Glücklicherweise war der künftige Regent schon mit ganz anderen Überlegungen beschäftigt.

»Ich will ihnen etwas schenken, etwas ganz Besonderes! Habt Ihr eine Idee, Milena? Einen silbernen Ring für Änne, und für den Kleinen ein Medaillon mit dem Heiligen Georg, dem Schutzpatron der Ritter?«

»Das Medaillon ist eine wunderbare Idee«, sagte sie. »Doch für Änne? Ihr habt ihr schon zur Hochzeit Silberschmuck geschenkt. Wenn es etwas Besonderes sein soll – vielleicht ein von Euch selbst verfasstes Gedicht? *Das* wäre eine Kostbarkeit, viel mehr als ein Ring!«

Sie konnte nicht umhin, Heinrich dann und wann zu erinnern, dass er als Fürst auch die Minne zu beherrschen hatte.

»Selbst für einen einzigen Reim brauche ich so lange, dass das Kind gewiss schon läuft, ehe ich damit fertig bin«, gab er selbstironisch zu. Da hellten sich seine Züge auf. »Aber Ihr habt mich auf eine ausgezeichnete Idee gebracht.«

Natürlich besichtigte Heinrich in Freiberg auch die Münze, eine Schmelzhütte, die verstärkten Stadtbefestigungen und lernte viel Faszinierendes. Allerdings war ihm klar, dass ein paar Stunden dafür nicht reichen würden und er bald wiederkommen musste, um alles zu verstehen und auch mit den Ratsherren zu sprechen.

Doch jetzt war es ihm vor allem wichtig, nach Änne zu sehen.

»Ihr dürft nun herein, mein Fürst«, rief eine ältere Frau, die die glückliche Wöchnerin und das Kind dem Anlass angemessen herausgeputzt hatte.

Änne stand sogar und wiegte ihren Sohn im Arm.

»Ich freue mich so für Euch und Euren Gemahl. Die Jungfrau möge Euch und das Kind segnen«, verkündete Heinrich freudestrahlend.

»Danke, Durchlaucht!«, erwiderte Änne. »Ich wünschte, sein Vater könnte ihn so sehen.« Ihr Söhnchen hatte Simons blondes Haar, allerdings war es noch ganz fein. Doch sie würde mit dem Kind erst nach Eisenach reisen, wenn ihr Mann mit dem Fürstenpaar von dessen Umritt zurückkehrte.

Heinrich war von dem Neugeborenen ganz fasziniert.

»Er ist so winzig.« Vorsichtig trat er einen Schritt näher. »Darf ich seine Wange streicheln, ganz vorsichtig?«

Gerührt hielt Änne ihm den Säugling ein wenig entgegen. Der kleine Reinhard schlief; er war gerade von seiner Mutter gestillt worden. Aber die sanfte Berührung entlockte ihm einen zufriedenen kleinen Laut.

»Ein wahres Wunder«, staunte Heinrich.

Änne erinnerte sich an ihren ersten Tag bei ihm in Meißen. Da zählte er noch nicht einmal drei Jahre und kam nachts weinend nach einem schlechten Traum in ihr Bett gekrochen, um Trost und Wärme zu finden. Und nun war er ein für sein Alter großer und kluger Jüngling von neun Jahren. Er musste schneller erwachsen werden als andere Knaben.

Sie bot ihm einen Platz an, setzte sich selbst vorsichtig hin, ließ dem jungen Fürsten einen Becher verdünnten Wein und ein paar von den Honigküchlein bringen, die er immer so gemocht hatte. Dann plauderten sie über alte und kommende Zeiten, bis Boris und Thomas hereinkamen und den Aufbruch anmahnten.

»Ich habe noch Geschenke«, verkündete Heinrich und schalt sich in Gedanken dafür, dass er das fast vergessen hatte. Er reichte Änne das silberne Medaillon mit dem Bildnis des Heiligen Georg – ähnlich dem, das ihm einst Lukas geschenkt hatte – für ihren Sohn, das sie sehr bewunderte. Dann schob er ihr ein Pergament hin.

Änne staunte. Hatte Milena ihn etwa doch zum Dichten gebracht?

Verwundert und zutiefst bewegt las sie:

»Schutzbrief. Hiermit stelle ich, Heinrich von Meißen, künftiger Markgraf von Meißen und der Lausitz, Änne von Werratal, ihren Sohn Reinhard und ihre gesamte Familie ausdrücklich unter meinen Schutz. Bei Strafe soll ihnen niemand Schaden zufügen. In misslichen Lagen soll ihnen jegliche Unterstützung zuteilwerden.«

Dann folgten Datum und Siegel, und an den Buchstaben erkannte Änne, dass ihr einstiger Schützling den Schutzbrief mit eigener Hand geschrieben hatte.

Mit Tränen der Rührung bedankte sie sich und presste das Pergament an ihr Herz.

Die nächsten Monate vergingen in Meißen wie im Fluge.

Es war viel vorzubereiten für den Aufbruch der Kreuzfahrer. Das Versprechen des Kaisers, die Kosten für die Überfahrt zu tragen, hatte dafür gesorgt, dass sich weitere Ritter dem Aufgebot anschlossen, inzwischen auch mehrere von gutem Ruf.

Der Marschall von Gnandstein schuf Tatsachen und ernannte den schon auf Grund seiner fast siebzig Lebensjahre geachteten Roland von Muldental zum Befehlshaber des meißnischen Kontingents, das sich Mitte Juni des kommenden Jahres in Creuzburg den Thüringern anschließen sollte. Er und Thomas achteten auch peinlich genau darauf, dass zwischen verfeindeten Kreuzfahrern keine Streitigkeiten ausgetragen wurden.

»Ihr kämpft jetzt miteinander, als Brüder!«, ermahnten sie sie, und jeder wusste, was ihm blühte, wenn er sich unter den wachsamen Augen der beiden nicht daran hielt.

Um die Weihnachtstage sorgte die Nachricht für Aufregung, dass Markgräfin Jutta – nun eigentlich die Gräfin von Henneberg – gesegneten Leibes war, obwohl sie schon über vierzig Jahre zählte. Damit hatte sie selbst überhaupt nicht mehr gerechnet. Es war eine Frucht der Liebe, aber sie hatte große Angst. Entbindungen in ihrem Alter waren besonders gefährlich und endeten selten gut. Sie würde sich jede nur mögliche Hilfe von kundigen Frauen holen, damit sie und das Kind überlebten.

Und wieder einmal war ihr die Entscheidung zwischen Liebe und Pflicht abgenommen. Ihr Gemahl konnte seine Ländereien nicht verlassen, solange Ludwig fort war; er hatte die südlichen Grenzen Thüringens zu verteidigen. Und sosehr sie Poppo vermisste – in ihrem Zustand konnte sie nicht zu ihm reisen. Sie musste bei ihrem Sohn in Meißen bleiben, und das war auch gut so. Wenn ihr Stiefbruder Ludwig auf seine Wallfahrt ging, bekam ihr Sohn einen anderen Vormund: Herzog Albrecht von Sachsen, einen Nachfahren ihres gemeinsamen Verwandten Albrecht der Bär. Der war zwar derzeit in den Krieg der Schauenburger mit den Dänen verwickelt, die große Teile von deren Land besetzt hielten, aber ansonsten schwer berechenbar und ziemlich angriffslustig.

Sie hatte ihren verwaisten Sohn nun schon so lange durch die gefährlichsten Zeiten gebracht, da sollte nicht noch etwas

Bedrohliches geschehen, ehe er bald mit zwölf Jahren mündig wurde.

Im Frühjahr wurde Thomas im Dom überraschend von seinem Neffen Heinrich angesprochen, dem Geistlichen und illegitimen Sohn von Markgraf Dietrich mit Clara.

»Lass uns ein paar besinnliche Momente im Kräutergarten verbringen und Gottes Schöpfung preisen«, sagte er beiläufig, als habe er gerade nichts zu tun.

Doch es musste einen triftigen Grund geben, wenn er mit seinem Oheim – und dem Lehrer seines gleichnamigen edelgeborenen Bruders – an einen Ort wollte, wo niemand sie belauschen konnte.

Um diese Jahreszeit waren sie dort wirklich allein und setzten sich auf eine aus Weidenruten geflochtene Bank.

»Was ist passiert?«, fragte Thomas in Erwartung schlimmer Nachrichten.

Sein Neffe atmete tief durch. »Wir haben einen neuen Papst. Das ist nicht sonderlich überraschend und wird sich schnell herumsprechen. Honorius war schließlich fast achtzig Jahre alt.« Er bekreuzigte sich.

Thomas stöhnte. »Sag nicht, dass Hugolinus zu seinem Nachfolger gewählt wurde!«

Hugolinus de Segni war der außerordentlich machtgierige Neffe des Papstes Innozenz III., der vor Honorius auf dem Heiligen Stuhl gesessen hatte. Und er hatte schon zu Lebzeiten des gerade Verblichenen alle Fäden im päpstlichen Palast gezogen.

»Es herrscht seit jeher Streit zwischen Papst und Kaiser, wer nun der Bedeutendere von ihnen ist. Aber zwischen Hugolinus und dem ebenso unerbittlichen Friedrich wird es einen Machtkampf geben wie unter Titanen«, sagte Thomas voraus.

»Das ist noch nicht alles«, bekannte der junge Geistliche. »Er nennt sich jetzt übrigens Gregor. Gregor IX. Er will mit allergrößter Härte gegen Häresie vorgehen, gegen die Abweichler vom Glauben oder *Luziferaner,* wie sein *guter Freund* Konrad von Marburg sie nennt.«

Thomas hörte etwas aus diesen Worten heraus, was ihn alarmierte, und das sollte es auch.

»Unser neuer *Heiliger Vater«* – das klang ein wenig sarkastisch – »hat diesen fanatischen Konrad schon seit einer Weile bei sich und ihn nun sogleich als einen von zehn Großinquisitoren mit allen Vollmachten eingesetzt.«

»Was bedeutet hier: mit allen Vollmachten?«

»Konrad kann selbst Anklage erheben. Er braucht keine Zeugen und Beweise mehr, nur unter der Folter erbrachte Geständnisse. Und die Folter erbringt *immer* Geständnisse. Ich kenne niemanden, der so unbarmherzig ist wie Konrad. Von jetzt an werden die Scheiterhaufen lodern, dafür wird er sorgen. Sei froh, dass deine Schwester Änne gerade nicht in Eisenach ist.«

Drei Tage vor dem Abmarsch der meißnischen Kreuzfahrer fand auf dem Burgberg endlich die Schwertleite von Christian und Marek statt, damit sie als Ritter in den Krieg zogen.

Mareks Eltern – die Mutter war so rothaarig wie ihr Sohn – waren aus der Lausitz gekommen, um dies mitzuerleben und sich von ihrem Jüngsten zu verabschieden.

Wie es Sitte war, fasteten die angehenden Ritter am Tag zuvor, nahmen ein rituelles Bad und verbrachten die Nacht betend vor dem Altar des Doms.

Der Bischof selbst segnete ihre Waffen, da sie dem Kreuzzugsaufruf des Papstes gefolgt waren. Dann wurden sie auf dem Burghof feierlich in die Rüstung eingekleidet; Thomas gürtete Marek das Schwert und legte ihm die Sporen an, Tammo tat dies bei Christian.

Als Erster gratulierte der künftige Markgraf, dann drängten sich Freunde und Verwandte, um den beiden jungen Rittern Glück zu wünschen.

Als eine der Letzten kam Milena an die Reihe, die immer wieder weggeschubst worden war. Aber sie hatte sich auch gern beiseitedrängen lassen, weil sie schon wieder weinen musste, wie so oft in letzter Zeit.

»Was ist mit dir?«, fragte Christian, als sie mit zittriger Stimme ihre Glückwünsche vorbrachte. Die Tränen hatte sie tapfer weggewischt, aber ihr Gesicht war immer noch verquollen und verschmiert.

»Könnt ihr euch das nicht denken?«, schniefte sie wütend. »In drei Tagen zieht ihr fort …«

Sie sprach den Satz nicht zu Ende. Ihre Eltern waren immer noch verschollen. Wie viele von den Kreuzfahrern würden unterwegs oder in der Schlacht sterben?

Und dann kam der Tag, an dem das meißnische Kontingent zum Kreuzzug des Kaisers aufbrach.

Sie hatten sich als vorbildlich geordnete Kolonne formiert, jeder die zwei roten Balken in Kreuzform auf den Umhang geheftet, als Helden bejubelt von unzähligen Schaulustigen.

Gestört wurde der feierliche Moment durch anhaltende Schmerzensschreie aus der Kemenate, die bis auf den Burghof drangen. Markgräfin Jutta kam nieder.

Erst segnete der noch fetter gewordene Bischof Bruno die kleine Heerschar. Dann hielt der junge Heinrich eine Ansprache, und das machte er sehr gut angesichts seines Alters und des Umstands, dass seine Mutter in Hörweite auf Leben und Tod kämpfte.

Kaum war der Jubel nach seiner Rede verklungen, hielt es ihn nicht länger auf dem Burghof. Er rannte nach oben, um vor der Gebärkammer zu warten, bis es Neuigkeiten gab. Männer – auch noch recht junge – hatten dort keinen Zutritt.

Heinrich stand wohl eine Stunde vor der Kammer, in der seine Mutter ihren schlimmsten Kampf austrug. Wehmütter und Bedienstete huschten hinein und heraus, brachten und trugen mit besorgten Gesichtern Wasser, saubere und blutige Tücher.

Dann setzte er sich einfach auf den Steinboden vor der Tür. Thomas trat zu ihm. »Wollt Ihr nicht lieber in Eurer Kammer warten? Ich sorge dafür, dass Ihr sofort benachrichtigt werdet, wenn es Neuigkeiten gibt.«

»Nein!«, sagte der Junge trotzig.

Thomas nahm das so hin, holte als Kompromiss aber einen Stuhl mit Armlehnen, auf den sich Heinrich setzen konnte.

Widerwillig, aber einsichtig nahm er das Angebot an.

Die Entbindung zog sich bis weit in die Nachtstunden hin. Heinrich lehnte es ab, seinen Posten zu verlassen. Ab und zu nickte er auf seinem Stuhl ein. Doch er blieb, auch wenn immer wieder qualvolle Schreie und aufgeregte Stimmen aus der Kammer drangen.

Sein Vormund zog gerade für ein Jahr oder länger in den Krieg und würde vielleicht nie zurückkehren. Wenn nun auch noch seine Mutter starb – was sollte dann aus ihm werden?

In dem großen Durcheinander vor dem Abzug der Kreuzfahrer hatte sich Milena für einen Moment von allen Aufpassern freigemacht, ehe Christian und Marek in die Sättel stiegen.

»Kommt gesund wieder!«, sagte sie und drückte rasch jedem einen Kuss auf die Wange.

Christian fühlte sich wie vom Blitz getroffen.

Schon war sie wieder weggehuscht, als hätte sie sich in Luft aufgelöst.

Christian und Marek ritten nebeneinander, solange die Wege es gestatteten. Meißen lag noch nicht einmal außer Sichtweite, da war Christian schon des unablässigen Geredes seines Freundes überdrüssig.

Vor allem, weil es Marek nur um Milena und ihren Kuss ging. Als ihre Lippen Christians Wange berührt hatten, da war es ihm durch und durch gegangen, und endlich begriff er, was er sich nie hatte eingestehen wollen: Er liebte Milena – nicht wie eine Schwester, sondern als das Mädchen, das er heiraten wollte.

Leider erzählte Marek die ganze Zeit über dieselbe Geschichte.

»Ich hätte sie heiraten sollen, bevor wir aufbrechen! Sie ist gar nicht mehr so klein, das ist mir plötzlich klargeworden. Und ihr Kuss war so süß«, schwärmte er ununterbrochen.

»Sie hat mich auch geküsst. Vielleicht will sie ja lieber *mich* heiraten«, fuhr Christian ihm in die Parade.

»Das zählt nicht. Du bist ja fast ihr Bruder, seit dein Vater ihr Vormund ist ...«

»Hör endlich auf, von ihr zu reden«, murrte Christian nach einer weiteren Viertelstunde. »Wir sind nicht auf Brautschau, sondern auf einem Kreuzzug des Kaisers.«

Das funktionierte, damit Marek das Thema wechselte.

»Ob wir den Kaiser leibhaftig zu sehen bekommen? Ich bin so aufgeregt! Er soll ja laufend fremdartige Tiere mit sich führen, Giraffen und gestreifte Pferde. Glaubt man so etwas?«

»Was soll er mit Giraffen auf dem Kreuzzug? Und auf den gestreiften Pferden kann man nicht reiten.«

Weil das so grob klang, legte Christian noch etwas nach, was dem Freund gefallen würde.

»Mein Vater hat mir erzählt, dass Kaiser Friedrich Rotbart auf seinem Kreuzzug exotische Tiere geschenkt bekam. Herrscher schenken sich ständig Kostbarkeiten. Vom ungarischen König bekam er drei Kamele, die sind in der Hitze sehr nützlich. Wenn du ihnen aufs Maul schaust, musst du lachen, glaub mir. Bald wirst du es selbst erleben. Und irgendwo auf dem Balkan bekam Friedrich *Seehunde* geschenkt.«

»Was, bei allen Heiligen, ist ein Seehund?«

»Eine Art Robbe, bloß größer, etwa so groß wie du.«

Marek kannte Robben nur von Bildern, er war noch nie am Meer gewesen. »Die leben im Wasser. Was sollen sie in der Wüste?«

Das hatte sich Christian auch schon gefragt. »Sind wahrscheinlich in den Kochtopf gewandert ...«

Am nächsten Tag holte sie ein Bote ein, der zum Grafen von Henneberg reiten sollte, aber ausdrücklichen Befehl hatte, sowohl den Wallfahrern als auch auf der Wartburg auszurichten: Die Markgräfin Jutta und Gräfin von Henneberg habe einen gesunden Sohn zur Welt gebracht. Hermann sollte der nächste Graf von Henneberg heißen, benannt nach Juttas Vater, dem verstorbenen alten Landgrafen von Thüringen. Auch die Mutter sei wohlauf, wenngleich sehr erschöpft.

Sofort stießen die Männer Hochrufe auf den glücklichen Ausgang der unerwarteten Schwangerschaft aus und nahmen es als gutes Omen. Der Bote ritt weiter. Am Abend nutzten die Wallfahrer den freudigen Anlass zu einem gemäßigten Trinkgelage. Das bekam dennoch einem von ihnen nicht gut: dem schwächlichen alten Ritter, der am nächsten Tag, immer noch trunken, vom Pferd fiel und sich das Genick brach.

Von Creuzburg aus zog das inzwischen beträchtlich gewachsene Kreuzfahrerkontingent nach Eisenach. Zu Ludwigs Streitmacht zählten mittlerweile zwei Dutzend Grafen, viele angesehene Ritter, dazu Ärzte, Bader, Geistliche und Schreiber, eine Menge Fußvolk und natürlich der Tross.

Als sie Eisenach erreichten, bestaunte Marek die Größe und Schönheit der Wartburg mit offenem Mund.

Christian war weniger beeindruckt. »Warte nur ab, wenn wir in Italien sind und du die Städte und Paläste dort siehst!«

»Angeber!«, murrte sein Freund. »Du tust ja gerade so, als hausten wir nur in schäbigen Hütten.« Christian dachte an seine niederschmetternden Eindrücke, als er vor sechs Jahren mit seinem Vater erstmals durch den Teil des Kaiserreichs nördlich der Alpen gereist war, und schwieg.

In Eisenach übertrug Landgraf Ludwig vor aller Augen und Ohren seinem jüngeren Bruder Heinrich Raspe die Vormundschaft über seinen fünfjährigen Sohn und Erben Hermann und die Regentschaft über die weltlichen Angelegenheiten Thüringens. Kirchenlehen und Vogteien unterstellte er der Aufsicht

Magister Konrads, der außerdem weiterhin für das Seelenwohl der Landgräfin Elisabeth sorgen solle.

Die sichtbar schwangere Landgräfin legte in der Kirche vor Gott und Magister Konrad mehrere feierliche Eide ab.

»Mit der Bitte um gesunde Wiederkehr meines geliebten Gemahls gelobe ich, dass das Kind unter meinem Herzen Gott geweiht und einmal Mönch oder Nonne werden soll. So ist es auch der ausdrückliche Wunsch meines Gemahls. Sollte es Gott gefallen, meinen geliebten Gemahl nicht lebend zurückkehren zu lassen, schwöre ich ewige Witwenschaft. Ich werde mich nie wieder vermählen. Und ich schwöre Magister Konrad von Marburg erneut völligen Gehorsam und Unterwerfung.«

Das nächste und letzte Ziel des Heeres in Thüringen war Schmalkalden. Elisabeth begleitete ihren Gemahl der Sitte gemäß bis zur Landesgrenze. In Schmalkalden wollte Ludwig seinen guten Freund und frischgebackenen Vater, den Grafen von Henneberg, und weitere langjährig Vertraute in einer überaus wichtigen Sache um Hilfe ersuchen.

Bei der ersten passenden Gelegenheit zog er sich mit ihnen in das Ritterzimmer zurück.

»Ich bitte euch: Steht Elisabeth bei, während ich fort bin«, sagte er geradezu flehentlich.

Die Männer sahen sich gegenseitig an und warteten, dass der Henneberger aussprach, was sie alle dachten.

»Ludwig, ich war immer ehrlich zu dir«, begann Graf Poppo nach einem tiefen Atemzug. »Sie bringt alle gegen sich auf. Während der Hungersnot hat sie klug und vorausschauend gehandelt, das muss man ihr zu Ehren sagen. Aber denk nur an den Umritt und ihre Allüren mit diesem Speisegebot. Sie stößt alle vor den Kopf, sie provoziert und ist unberechenbar. Verschenkt Schmuck und Kleider und belehrt die Damen auf unsäglich anmaßende Weise, es ihr gefälligst gleichzutun. Oder so wie sie im Bußgewand und barfuß in die Kirche zu gehen. Und ihr Beichtvater …«

»Ich teile seine Ansichten«, unterbrach ihn Ludwig.

»Aber du bist nicht da! Niemand in Eisenach wird das unwägbare Risiko eingehen, sich auf ihre Seite zu stellen und sich damit deinen machtbewussten Bruder zum Feind zu machen, der Thüringen klug und mit straffer Hand regieren wird. Wo die Leute sowieso murren, du hättest deine Frau nicht im Griff. Würdest du ihr erneut die Herrschaft übergeben, bräche ein Aufstand los.«

Fassungslos sah sich Ludwig unter seinen Gefährten um.

»Seid ihr etwa alle dieser Meinung?«

Es gab niemanden, der widersprach.

Am nächsten Morgen, noch vor der Messe, suchte der Henneberger seinen Freund auf. »Es tut mir leid wegen der harschen Worte gestern. Aber ich kann dich nicht belügen oder mit einer Illusion auf diesen Kreuzzug schicken. Simon von Werratal wird Elisabeth beschützen, so gut er kann. Sofern sie es zulässt.«

Der Abschied zwischen Ludwig und Elisabeth wurde so tränenreich, dass die schwangere Landgräfin noch einmal gegen die Regeln verstieß. Nach dem bewegenden Lebewohl an der Landesgrenze ritt sie nicht weit zurück, sondern wendete schon nach kurzer Strecke ihr Pferd und ritt noch einen Tag mit ihrem Mann. Und noch einen.

Doch dann mahnte Rudolf von Vargula, Ludwigs in Ehren ergrauter Mundschenk, die Trennung nicht länger hinauszuschieben. Tränenüberströmt ließ Elisabeth nach einem langen Abschiedskuss ihren geliebten Mann ziehen – wohl wissend, dass sie ihn vielleicht nie wiedersehen würde.

Beschützt von Simon und seinen Rittern kehrte sie zurück nach Eisenach und legte sofort Witwenkleidung an.

Die Kreuzfahrer hingegen ritten gen Süden, um den Kaiser zu treffen.

Im Lager des Kaisers

August/September 1227

»Wir sind erledigt!«, stöhnte Christian. »Genau das habe ich befürchtet.«

Sie standen auf einer kleinen Anhöhe und blickten auf Brindisi, das Meer und den Hafen.

»Was? Das Meer? Weil dir auf dem Wasser übel wird?«, fragte Marek.

Er war restlos begeistert – er hatte noch nie ein Meer gesehen. »Es ist doch unglaublich! Wasser, so weit das Auge reicht! Ich wusste gar nicht, dass es überhaupt so viel Wasser auf der Welt gibt. Und da unten die Kriegsgaleeren, die beladen werden! Auch so etwas habe ich noch nie gesehen. Stell dir nur vor, bald sind wir in Outremer, im Heiligen Land!«

»Das habe ich nicht gemeint. Sieh dir das Lager an!«, forderte Christian.

»Ja … und? Tausende Ritter, die mit uns um ein Ziel streiten werden.«

»Das meine ich auch nicht. Schau mal nach links, zum Lager der armen Pilger.«

Das hob sich deutlich von dem mehr oder weniger geordneten Lager der Ritter ab. Ein wildes Durcheinander von Feuerstellen, zerlumpten Menschen und ein paar Haufen mit rätselhaften Dingen: selbstgebauten Waffen, ein wenig kärgliche Habe.

»Sie hocken viel zu dicht aufeinander, pissen an die Bäume, scheißen hinter die Büsche. Da unten grassiert längst irgendeine Seuche. Und im Lager der Ritter vermutlich auch, wenn es schon drei Wochen steht«, erklärte Christian seinem Freund. Es war eine alte Regel, dass in jedem Heerlager nach spätestens vier Wochen die Rote Ruhr oder das Wechselfieber ausbrachen. Wie schnell es ging, hing auch davon ab, ob Hitze herrschte und

Moskitos schwärmten oder die Männer bei Regen im Schlamm lagen. Sein Vater hatte es auf schlimmste Art und Weise erleben müssen und als einer von wenigen überstanden.

Mareks Euphorie fand ein jähes Ende. Instinktiv umfasste er das silberne Kreuz an seinem Hals, das ihm seine Eltern zur Schwertleite geschenkt hatten.

»Jetzt weiß ich auch, warum es dem Kaiser nicht gutging.«

Der Kaiser war seinem begehrten Verbündeten Ludwig von Thüringen sogar ein Stück entgegengeritten – eine große Ehre. Ohne Giraffen, ohne gestreifte Pferde, wie Marek bedauert hatte, aber mit seiner maurischen Leibgarde und einer großen Zahl angesehener Kämpfer.

Ludwigs Ritter, die meißnischen eingeschlossen, hatten sich eifrigst bemüht, wenigstens einen Blick auf ihren Herrscher zu erhaschen, der seit seiner Hochzeit mit der blutjungen Isabella von Brienne auch König von Jerusalem war.

»Er hat rotes Haar, genau wie ich!«, hatte Marek gejubelt. »Siehst du, nun muss ich mich nicht mehr Rotfuchs schimpfen lassen. Jemand mit rotem Haar kann sogar *Kaiser* werden!«

»Nur vielleicht nicht gerade du.«

»Ich hätte gedacht, dass er größer ist.«

Da widersprach Christian energisch. »Er ist so groß wie die meisten Männer. Aber sieh einmal in sein Gesicht, in seine stechend grünen Augen – da weißt du: Er muss keinen Fingerbreit größer sein, um seine Macht auszustrahlen und durchzusetzen.«

Allerdings fühlte sich der Kaiser schon seit ein paar Tagen angegriffen, hatte leichtes Fieber und eine Magenverstimmung, die selbst seine sarazenischen Leibärzte nur mildern, aber nicht heilen konnten.

Mit dem Kaiser kam auch Hermann von Salza, der Hochmeister des Deutschen Ordens, der siebenhundert seiner Kämpfer auf diesen Kriegszug führte.

Zu aller Verwunderung suchte er das kleine meißnische Lager auf und fragte nach einem jungen Ritter von Christiansdorf.

Als er vor dem in Ehrfurcht erstarrten Christian stand, lächelte er und sagte: »Du bist deinem Vater wie aus dem Gesicht geschnitten. Thomas von Christiansdorf war in Akkon nicht nur ein tapferer Kämpfer, sondern auch ein wichtiger Unterstützer unseres Ordens.«

»Das ist er immer noch, Hochmeister, jetzt am Hof in Meißen, als Berater des jungen Markgrafen Heinrich.«

»Sehr gut!«, lobte der Anführer des mächtigen Ritterordens, bei dessen Gründung Christians Vater zugegen war. »Wir werden uns dort in einiger Zeit treffen.«

Dann brachte der Kaiser seine junge Gemahlin nach Otranto, und Ludwigs Heerbann schlug sein Lager in Brindisi auf.

Die Begegnung mit dem berühmten Hermann von Salza hatte bei Christian einige Enttäuschungen gemildert, die er auf dem Weg hierher erleben musste. Dass ein Kreuzzugsheer nicht – wie man meinen könnte – eine große Gemeinschaft gleichgesinnter Kämpfer war, die ein nobles Ziel eint, das hatte ihm sein Vater schon zu verstehen gegeben. Die ganze Reise über war er froh gewesen, dass Roland von Muldental genug Autorität hatte, um den meißnischen Haufen zusammenzuhalten. Aber immer wieder musste er Disziplinarverstöße ahnden: Trunkenheit, die Pöbeleien Edwins, die versteckten Gemeinheiten der vier jungen Ritter, die keine Gelegenheit ausließen, Marek und Christian übel mitzuspielen. Zum Glück waren die beiden wachsam, und manchmal reichte es schon, wenn Marek grinste und sagte: »Schlange. Ratte«, um das Quartett wütend abziehen zu lassen.

In Brindisi hieß es: warten. Es gab nicht genug Schiffe, vor allem fehlten Lastschiffe, und das Beladen der Galeerenflotte zog sich endlos in die Länge. Zumal immer mehr Truppen eintrafen. Der Kaiser hatte aus Sizilien hundert Ritter mitgebracht, zu ihnen stießen noch die Kontingente der Bischöfe von Passau und Augsburg.

Inzwischen breiteten sich in den Lagern, wie von Christian vorausgesagt, die Krankheiten aus. Sogar Landgraf Ludwig fieberte schwer, obwohl ihm der Kaiser einen seiner Leibärzte schickte.

Endlich, Anfang September, stach die Galeere des Kaisers mit Ludwig an Bord in See. Der Truchsess Hermann von Schlotheim und einige weitere enge Vertraute segelten mit ihnen, der Rest des thüringischen Heeres folgte auf anderen Schiffen. Zwei Tage später mussten sie mit Staunen und Schrecken erleben, dass die Galeere des Kaisers abdrehte, zurück an Land. Ihnen blieb nichts anderes, als zu folgen.

In Otranto, südlich von Brindisi, gingen sie vor Anker und kehrten wieder an Land zurück.

Dort sprach sich schnell herum: Der Landgraf hatte einen schweren Rückfall erlitten, und auch der Kaiser war so krank, dass er keinesfalls länger auf See bleiben konnte.

Die Ärzte gingen in ihren Zelten ein und aus. Davor versammelten sich die wichtigsten Würdenträger beider Herrscher, um zu erfahren, ob Besserung in Sicht war. Unzählige Gebete wurden gesprochen.

In Ludwigs Heerlager, nur provisorisch aufgeschlagen, da jeder hoffte, die Reise nach Outremer bald fortsetzen zu können, herrschte lähmende Stille, abgesehen vom Wiehern der Pferde und Knistern der Feuer.

Hermann von Schlotheim wartete die meiste Zeit vor Ludwigs Zelt. Manchmal ging er auch hinein, um seinem Fürsten Trost zu spenden. Immer wieder kamen Abgesandte der Ritterschaft, um sich bei dem altgedienten Truchsess zu erkundigen, ob Hoffnung bestehe.

»Betet!«, war alles, was Ludwigs Vertrauter darauf sagte.

Am zweiten Tag kam Geschäftigkeit im Zelt des Landgrafen auf. Hoffnung zog durch sein Lager. Doch dann hieß es, mehrere hohe Geistliche seien bei ihm, sogar Patriarch Gerold von Jerusalem. Das konnte nur eines bedeuten: Sterbesakramente für den erst siebenundzwanzigjährigen Fürsten.

Eine Stunde später trat der schwer erschütterte Hermann von

Schlotheim aus dem Zelt und sprach die einfachen Worte: »Der Landgraf ist tot. Betet für sein Seelenheil.«

Auch der Kaiser wurde immer wieder von schweren Fieberkrämpfen geschüttelt. Schon sein Urgroßvater, sein Großvater und sein Vater hatten schwer am Wechselfieber gelitten. König Konrad III. und Kaiser Heinrich VI. waren sogar daran gestorben.

In lichten Momenten rief Friedrich seinen Kriegsrat zusammen, besprach sich mit Hermann von Salza, Admiral Heinrich von Malta, dem Patriarchen Gerold von Jerusalem und Kardinal Jakob von Vitry. In dieser Notlage konnte der Kreuzzug unmöglich fortgesetzt werden. Zwei hohe Gesandte sollten Papst Gregor davon in Kenntnis setzen.

Christian und Marek saßen zusammen mit Roland von Muldental am Feuer und versuchten, das Unglaubliche zu fassen.

Jemand näherte sich; sie hoben den Blick, mancher tränenverschleiert. Es war Hermann von Schlotheim.

»Was geschieht nun?«, fragte Roland ungewohnt hilflos.

»Ein paar Truppen werden ausgeschickt, um Caesarea zu befestigen. Viel mehr können wir jetzt nicht bewirken. Zumal noch der Waffenstillstand von 1221 gilt«, holte der Truchsess aus. »Wir werden unseren Fürsten hier würdig beerdigen. Und dann wird entschieden, wer von unseren Leuten nach Akkon segelt und wer zurückreitet. Doch euch drei schicke ich sofort zurück, zusammen mit meinem Neffen. Überbringt die traurige Nachricht in Eisenach und Meißen. Aber sprecht zuerst mit Sophia, Ludwigs Mutter. Sie soll es Elisabeth so schonend wie möglich sagen. Gott steh ihnen bei!«

Sie ritten, so schnell sie konnten, als könne das den Fürsten wieder lebendig machen. In einer der ersten großen Städte hinter den Alpen hörten sie, dass Papst Gregor den Kaiser exkommuniziert hatte.

»Aber er muss doch einsehen, dass ein Todkranker kein Heer anführen kann«, entrüstete sich Marek.

»*Der* nicht.« Das war alles, was Roland sagte.

Christian, der auf Grund seiner in Akkon verbrachten Jahre mehr Verständnis für die eigenwillige Lebensart des Kaisers hatte, zuckte mit den Schultern. »Ich glaube nicht, dass Friedrich sich viel daraus macht.«

In Eisenach ritten sie sofort zum Katharinenkloster unterhalb der Burg. Roland als Ältester klopfte an die Tür.

»Wir müssen die Äbtissin sprechen. Wir bringen Nachricht vom Kreuzfahrerheer.«

Wenig später kam Sophia. Ihr Gesicht drückte aus, dass sie schon wusste, welche Nachricht es nur sein konnte.

»Mein Sohn?«

»Ja. Bitte vergebt uns«, bestätigte Roland traurig und nannte einige Einzelheiten.

»Er war im Moment seines Todes von höchsten Geistlichen umgeben – wenn Euch das ein wenig tröstet …«

Sophia bekreuzigte sich sehr langsam.

»Gewährt mir einen Moment, um mich zu fassen. Ich muss es meiner Schwiegertochter sagen. Das Kind kann jeden Moment zur Welt kommen. Hoffentlich nimmt es keinen Schaden.«

Sie kehrte ins Kloster zurück und kam nach kurzer Zeit wieder, sichtlich um Haltung bemüht, den Schleier neu und straff befestigt.

Sie gingen hoch zur Burg, wobei die Ritter ihre Pferde am Zügel führten.

Auf Sophias Anweisung warteten der Neffe des Schlotheimers, Roland, Christian und Marek vor der Kemenate und fühlten sich dabei hundsmiserabel.

Sie hörten einen wilden Aufschrei, eilige Schritte, ein Poltern.

Kurz danach kam Änne heraus.

»Reitet nach Meißen, ihr habt eure traurige Pflicht erfüllt«, sagte sie nur. »Es ist nun an uns, Elisabeth durch diese schwere Zeit zu begleiten.«

Schlechte Nachrichten

Herbst / Winter 1227

»Seht nur, Herrin von Gnandstein, unsere *große Dichterin* starrt schon wieder die ganze Zeit aus dem Fenster, statt sich ihrer Stickerei zu widmen«, petzte die bildhübsche Mechthild voller Häme während der Handarbeitsstunde der Mädchen.

»Wenn du Ausschau nach den Kreuzfahrern hältst, dann suchst du ein Jahr zu früh«, höhnte nun auch Mechthilds engste Freundin. »Eher kommen sie nicht zurück.«

»Und nach deinen Eltern musst du auch nicht Ausschau halten – die sind längst tot, das weiß doch jeder!«, fuhr die Denunziantin mit ihren Niederträchtigkeiten fort.

Milena entglitt das Stickzeug aus den Händen und fiel zu Boden. Sie stand auf und drehte sich langsam zu Mechthild um. *»Was weiß jeder?«*

Die sechzehnjährige Tochter eines ziemlich reichen Burgherrn zuckte gleichgültig mit den Schultern.

»Dass sie tot sind! Sie sagen es dir nur nicht. Das hier ist keins deiner Märchen, wo Tote durch sprechende Haselmäuse wieder lebendig werden, du Dummchen!«

Sie lachte Milena dreist ins Gesicht. »Vor einem Jahr sollten sie zurückkommen. So lange muss man auf kein Schiff warten, selbst in Akkon nicht. Entweder sie wurden von Räubern erschlagen, sind an einer Krankheit gestorben, ihr Schiff ist gesunken, oder sie wurden in die Sklaverei verschleppt.« Naseweis hob Mechthild das Kinn. »Die Sarazenen dürfen nämlich Christen gefangen nehmen und in die Sklaverei verkaufen. Frag deinen Vormund. Der weiß das. Aber das hat er dir auch verschwiegen, der ach so edle und aufrichtige Herr Thomas von Christiansdorf.«

»Das war nicht nett«, rügte Alwina die Denunziantin. »Und Petzen gehört sich nicht für eine Dame!«

Das brachte fast alle Mädchen – auch wenn sie Mitleid mit Milena hatten – zum Grinsen.

Klatsch und Tratsch waren die beste Abwechslung bei den öden Handarbeiten, und Alwina liebte beides besonders. Nur natürlich nicht vor ihren Schützlingen.

Milena stand immer noch wie erstarrt und spürte, wie sich ihre Augen mit Tränen füllten.

Hatten sie wirklich alle belogen? Ihr Vormund? Sophia? Die wusste es bestimmt auch. Und Margarethe ebenso!

Sie hatte ihnen vertraut, sich immer wieder Hoffnung einpflanzen lassen, so fadenscheinig die Argumente auch gewesen sein mochten. Und dabei wusste es der gesamte Meißner Hof längst besser …

»Was ist hier los?«, fragte die Herrin von Munichendorf bestürzt, als sie die Kemenate nach einem Besuch der Heimlichkeit wieder betrat. Alle Mädchen schauten hämisch oder mitleidig auf Milena, die mitten im Raum stand und weinte.

»Es geht um ihre Eltern«, wisperte Alwina. So wortgewaltig sie auch sonst war – aus diesem heiklen und sensiblen Thema wollte sie sich lieber heraushalten. Jemanden zu trösten lag ihr ganz und gar nicht.

»Milena, komm! Wir suchen uns einen ruhigen Ort, und dort reden wir über alles«, entschied Margarethe sofort, winkte das Mädchen zu sich und legte ihr den Arm um die Schulter.

Milena wartete mit ihren Vorwürfen nur so lange, bis die Tür wieder hinter ihnen geschlossen war.

»Die Mädchen sagen, alle am Hof wissen, dass meine Eltern längst tot sind. Stimmt das? Haben mich alle belogen? Mein Vormund, Sophia, auch Ihr?«

Die Herrin von Munichendorf atmete tief durch.

»*Niemand* hat dich belogen, Liebes. Wir haben trotz aller Nachforschungen einfach keine zuverlässige Nachricht über deine Eltern. Und solange nicht jemand ihren Tod bestätigen kann, gibt es noch Hoffnung. Lass uns zu deinem Vormund gehen. Er weiß mehr.«

Ach ja?, dachte Milena sarkastisch. Anscheinend weiß dazu jeder hier mehr als ich.

Thomas besprach sich in seiner Kammer gerade mit Matej von Zbor, dem Neffen von Boris, der ebenso hünenhaft war wie sein Onkel, über die Einteilung der Wachen.

Sie blickten auf die alte Frau und das verweinte Mädchen in der Tür und erfassten sofort die Situation.

»Wir sind hier doch fertig?«, brummte Matej und suchte schleunigst das Weite.

Milena hatte längst alle Höflichkeit vergessen. Jetzt war nicht der Moment für die höfischen Floskeln, die Alwina und Margarethe ihr eingetrichtert hatten.

»Stimmt es, dass ihr alle längst wisst, dass meine Eltern tot sind? Dass ihr mich ein Jahr lang belogen habt?«, sagte sie vorwurfsvoll und mit trotzig gerecktem Kinn, obwohl ihre Augen immer noch von Tränen glänzten.

Thomas seufzte. »Setz dich!«, sagte er ruhig und deutete auf einen Stuhl. »Und ich verspreche, ich werde dir nichts verschweigen, was ich dazu weiß.«

Mit klopfendem Herzen folgte das Mädchen der Aufforderung.

»Vor einiger Zeit brachte ein Bote die Nachricht, das Schiff sei gesunken, mit dem deine Eltern von Akkon nach Brindisi reisen wollten.«

Milena schlug sich die Hand vor den Mund, um einen Aufschrei zu unterdrücken.

»Doch die Kunde war nicht vertrauenswürdig, deshalb habe ich dir nichts gesagt. Jeder Betrüger hätte das einfach behaupten können, um sich einen üppigen Botenlohn zu holen. Also ließ ich Nachforschungen in Brindisi anstellen. Niemand im dortigen Hafen kennt ein Schiff mit dem Namen *Seeschlange*. Ich schickte eine Botschaft an meine Töchter in Akkon, habe aber noch keine Antwort. Nun soll sich Christian dort erkundigen, wenn er mit dem Kreuzfahrerheer in seiner alten Heimatstadt eintrifft.«

Er hob die Arme. »Das ist alles. Wir wissen weder verbindlich, dass sie tot sind, noch dass sie leben. Obwohl sie längst zurück sein sollten, das ist wahr. Wir können nur beten. Wollen wir in den Dom gehen, eine Kerze für sie anzünden und ein Gebet sprechen?«

Wie betäubt nickte Milena und folgte ihrem Vormund über den Domplatz, während Margarethe zu den Mädchen zurückging, die ihrer Erziehung anvertraut waren, um dort jegliches Getuschel über das Thema zum Verstummen zu bringen.

Die Zeit der Gebete und der inneren Einkehr in dem riesigen Dom, der Weihrauchduft und die Stille beruhigten Milena ein wenig.

Thomas wartete geduldig, bis sie bereit schien, es wieder mit dem Alltag aufzunehmen, und wollte sie zu den Mädchen zurückbringen. Deren Stickstunde sollte ohnehin bald vorbei sein, denn in der Halle wurden schon die Vorbereitungen für das Abendessen getroffen.

Doch plötzlich dachte er: Was soll sie jetzt bei diesen boshaften kleinen Biestern, die sich nur an ihren verweinten Augen weiden werden?

Er legte den Arm um Milenas Schulter und ging mit ihr zur Burgmauer.

»Komm, lass uns einen Moment durchatmen. Ins Land schauen, den blauen Himmel genießen, die wärmende Herbstsonne, die Weinberge, den Fluss.«

Über Tammos Falknerei schwebten zwei der begehrten Jagdvögel elegant durch die Luft, von den Bäumen unter ihnen wirbelte der Wind die ersten bunten Blätter.

Plötzlich hakte sich Thomas' Blick an drei Reitern fest, die den Weg zur Burg hinauf einschlugen. Sie waren noch zu weit weg, als dass er sie erkennen konnte, aber die Pferde kamen ihm ausgesprochen vertraut vor.

Wie war das möglich?

Milena schien sein Erstaunen nicht zu bemerken. Sie genoss die herrliche Aussicht und schien ganz in ihre eigene Welt versunken.

Mit wild durch den Kopf wirbelnden Gedanken wartete Thomas, bis die Reiter den Domplatz erreichten und aus den Sätteln stiegen.

Vorsichtig fasste er Milena bei den Schultern und drehte sie herum.

»Sieh nur, wer gekommen ist!«

Mit offenem Mund starrte die Vierzehnjährige auf Christian, Marek und Roland von Muldental. Dann rannte sie los und fiel den beiden Jungrittern um den Hals – was natürlich ein unverzeihliches Verhalten darstellte, weshalb sie sofort losließ, als ihr das klar wurde, zurücktrat und dabei rot anlief.

»Warum seid ihr schon zurück?«, fragte Thomas voller unguter Ahnungen. »Ihr könnt doch nicht einmal bis Sizilien gekommen sein.«

»Schlechte Nachrichten. Aber lass uns das nicht hier besprechen«, eröffnete Roland, dem die Ereignisse der letzten Wochen noch tiefere Falten ins Gesicht gegraben hatten.

Schweigend gingen sie in Thomas' Kammer, bestaunt von fast allen auf dem Hof, denn die drei gerade eingetroffenen Ritter trugen eindeutig das Kreuzfahrerzeichen auf dem Umhang. Nachzügler? Abtrünnige? Doch Deserteure wurden hingerichtet …

In knappen Worten berichtete Roland von dem Desaster, vom Tod des Landgrafen und den weiteren Plänen des Kaisers. »In einem Jahr reiten wir wieder los. Aber nun schickte uns Ludwigs Truchsess aus, damit wir in Eisenach und hier erzählen, was geschehen ist.«

»Wir müssen sofort einen Rat einberufen: die Landgräfin, den jungen Markgrafen, den Marschall, den Kaplan«, entschied Thomas, ging zur Tür und winkte Roland zu, ihm zu folgen.

Christian und Marek blieben halb enttäuscht, halb begeistert zurück, denn nun waren sie allein mit Milena, was eigentlich um der Tugend des jungen Mädchens willen nicht sein durfte. Hatte Thomas das vergessen, oder zählte er Milena einfach zur Familie?

Der Rat war binnen einer Viertelstunde einberufen. Hinzugeholt wurden auch alle Männer von »Lukas' halbem Dutzend«. Der junge Markgraf saß ja ohnehin bei ihnen.

»Wie trägt es meine Schwägerin?«, erkundigte sich Jutta mitfühlend, nachdem die schreckliche Nachricht verkündet war.

Roland hob die Schultern. »Ich glaube nicht, dass jemand sie trösten kann. Nicht einmal die kleine Tochter, die sie gerade geboren hat, Gertrud. Sie betet und weint nur noch, isst fast nichts. Ob ihre Damen und Änne und Simon helfen können ... Ich bezweifle es.«

Jutta räusperte sich, ihre Stimme klang nun härter.

»Sorgen sollten wir uns weniger um ihre Tränen, obwohl es natürlich furchtbar ist, dass sie ihren geliebten Mann verloren hat und mit zwanzig schon Witwe ist. Aber da Heinrich Raspe nun die Regentschaft über Thüringen führt und er und Elisabeth wie Feuer und Wasser sind, wird es bald Streit geben. Diesen Krieg kann sie nicht gewinnen. Was wird dann aus ihr und den Kindern?«

»Ist nun der Herzog von Sachsen mein Vormund?«, wollte Heinrich wissen.

Das bejahte der Kaplan, dem der gesamte offizielle Schriftverkehr der Burg unterstand. »Ich erhielt heute ein Schreiben von Herzog Albrecht: Er würde die Vormundschaft übernehmen und stünde zur Verfügung, wenn wichtige Dinge zu beurkunden seien. Ansonsten aber befinde er sich im Krieg mit den Dänen, in dem nun die Entscheidung nahe. Doch er wisse den jungen Erben in Meißen von klugen und loyalen Ratgebern umgeben.«

»Dann lässt er uns also in Ruhe – den Dänen sei Dank«, konstatierte der Marschall von Gnandstein sarkastisch.

Sie berieten noch einige Zeit, erwogen dies und das. Welche Beileidsbekundungen sie nach Eisenach schicken sollten. Die Gebeine waren ja noch nicht überführt, deshalb konnte es vorerst keine Beisetzung geben.

Am Schluss sagte der Marschall etwas, das ihm am Herzen lag und dem alle bereitwillig zustimmten: »Gemeinsam ist es uns gelungen, unseren jungen Fürsten, Dietrichs Sohn, durch die schwierigsten Zeiten zu bringen. Er lebt, ist für seine künftigen Aufgaben gut ausgebildet und für sein Alter äußerst klug. In zwei Jahren wird er mündig, und dann steht seinem Herrschaftsantritt nichts mehr im Weg.«

Derweil herrschte zwischen Milena, Marek und Christian in Thomas' Kammer verlegenes Schweigen.

Plötzlich fing Milena fürchterlich zu schluchzen an.

»Was ist denn los?«, fragten die jungen Männer gleichzeitig, erschrocken und ratlos zugleich. Sie waren doch zurück! Sollte sich Milena deshalb nicht freuen? Mädchen waren so schwer zu verstehen!

»Ich freue mich ja auch, dass ihr wieder hier seid … und doch bin ich traurig … In einem Jahr müsst ihr wieder los … Und meine Eltern sind immer noch verschollen, wahrscheinlich tot …«, brachte sie mit Mühe hervor, komplett verwirrt von ihrem Gefühlschaos.

Christian wollte sagen, dass er auch in einem Jahr noch in Akkon nach ihnen suchen würde.

Aber Marek kam ihm zuvor – wenngleich nicht mit Worten. Er ging einfach hinüber zu Milena, setzte sich neben sie, legte seinen Arm um ihre Schulter, und ein paar Momente später schluchzte sie schon an seiner Brust, während er tröstend über ihr Haar strich.

Und sie rückt nicht von ihm ab, sondern vertraut sich ihm an!, dachte Christian entrüstet.

Wie es aussah, hatte sein Freund gerade die erste Runde im Wettstreit um Milenas Hand gewonnen.

Am liebsten wäre er hinausgegangen und hätte die Tür laut hinter sich zugeworfen. Aber da Marek schon einen sanften Kuss auf Milenas Haar hauchte, blieb er lieber und grübelte, wie er diese traute Zweisamkeit am schnellsten unterbinden konnte.

Eine Woche später kamen Mareks Eltern erneut aus der Lausitz, denn ein Bote hatte ihnen gesagt, ihr Sohn sei wieder in Meißen.

Glücklich schlossen sie ihn in die Arme, ehe sie sich das Wie und Warum erklären ließen.

Sie blieben drei Tage. Und wie sich vor ihrem Abschied zur Verblüffung aller herausstellte, hatte Marek seine Eltern gebeten, für ihn um Milenas Hand anzuhalten. Die Braut erklärte sich freudestrahlend mit einer Verlobung einverstanden. Die Hochzeit sollte im kommenden Sommer stattfinden, bevor er und Christian erneut zum Kreuzzug aufbrachen.

Christian fühlte sich von seinem besten Freund schändlich verraten. Mal war er wütend, mal blies er Trübsal, und sein Herz schien gebrochen.

Sein Vater fragte ihn wiederholt, was los sei. Christian hatte keine Ahnung, wie viel Thomas wusste oder ahnte. Doch mit ihm konnte er nicht darüber reden. Noch nicht.

Die nächsten unerwarteten Besucher auf dem Meißner Burgberg waren Änne und Simon. Sie kamen im Winter mit ihrem kleinen Sohn, mit Hildchen und Elfie, begleitet von Boris von Zbor, der erklärte, er müsse mit dem Marschall ohnehin einiges besprechen, was die Wehrhaftigkeit der Freiberger Burg betreffe.

»Wieso seid ihr hier und nicht in Eisenach?«, fiel Thomas mit Fragen über Änne und Simon her, noch ehe er seinen Großneffen angemessen bewunderte. Der sah ihn mit riesigen Augen an und grinste fröhlich, wobei ihm ein paar kleine Spuckebläschen über die Lippen sprudelten.

»Elisabeth hat uns aus ihren Diensten entlassen. Und Heinrich Raspe erklärte, Sympathisanten seiner verrückten Schwägerin wolle er nicht auf der Burg haben«, berichtete Änne, ging zur Feuerstelle und stellte sich mit dem Rücken davor, um etwas Wärme abzubekommen.

»Was wirklich los war, ist so unglaublich … Aber ich will es nicht mehrfach erzählen«, erklärte Simon mit düsterer Miene. »Änne muss erst einmal den Kleinen stillen und ein wenig ruhen. Vielleicht kannst du eine Audienz bei der Markgräfin für uns organisieren, nur du, wir beide und sie. Es sind Dinge geschehen, die sie unbedingt wissen muss.«

»Ist davon irgendetwas bedrohlich für uns? Sollten wir nicht besser den Gnandsteiner hinzunehmen?«

»Nein. Die Einzigen in Gefahr sind Elisabeth und ihre Kinder.«

»Aber sie will das ausdrücklich so haben und weist jede Hilfe ab«, ergänzte Änne finster.

»Wärmt euch erst einmal auf, esst und trinkt etwas, zieht trockene Kleidung an, kümmert euch um den kleinen Werrataler«, sagte Thomas und grinste nun seinen Großneffen an, der begeistert zurückgrinste und vor Freude zappelte.

»Ich besorge euch gleich ein Quartier und vereinbare für morgen das Treffen mit der Markgräfin.«

Dass Änne völlig erschöpft war, konnte er sehen, und deshalb bezwang er seinen dringenden Wunsch, sie weiter auszufragen. Vielleicht ließ sich Simon nachher ein paar Dinge entlocken, die Ännes merkwürdige Andeutungen erklärten.

Die Markgräfin hatte Änne ausrichten lassen, sie möge doch gern am nächsten Tag ihr Söhnchen mitbringen, wenn sie mit ihrem Gemahl vorspreche. Sie hieß das junge Paar herzlich willkommen zurück in Meißen, und dann bewunderten beide Frauen entzückt ihre wohlgeratenen Söhne. Bis zwei Kinderfrauen kamen und die Kleinen mitnahmen.

Für dieses Gespräch brauchten sie Ruhe und volle Konzentration.

»Was treibt nun meine exzentrische Schwägerin? Sie ist natürlich mit dem überaus ehrgeizigen Heinrich Raspe aneinandergeraten«, mutmaßte Jutta, der Elisabeth mit ihren Allüren, ihrer zelebrierten übergroßen Frömmigkeit und ihren anmaßenden Belehrungen anderen Damen gegenüber immer unsympathischer geworden war.

Natürlich tat sie ihr leid – erst zwanzig Jahre alt und schon Witwe mit drei kleinen Kindern, davon eines gerade erst geboren! Wem würde dies nicht das Herz brechen?

»Heinrich wird sich doch nicht die Blöße geben, sie und die Kinder fortzujagen oder in einen Stall zu stecken?«, fragte sie ins Blaue hinein.

»Nicht direkt«, antwortete Änne, und Jutta hob verblüfft die Brauen.

»Ich erzähle besser der Reihe nach. Nach der ersten großen Trauer und fast ununterbrochenen Gebeten wollte Elisabeth mit ihrer Unterstützung der Armen fortfahren. Doch Heinrich Raspe erklärte ihr auf unmissverständliche Art, dafür habe sie in den letzten Jahren ihre gesamte Mitgift und ihr Erbe verschleudert. Sie sei nicht zurechnungsfähig, und deshalb entziehe er ihr die Verfügungsgewalt über ihre Güter.«

»Er kann ihr nicht ihre Witwengüter nehmen«, warf Jutta mit Schärfe ein. »Und außerdem steht sie als Witwe eines Kreuzfahrers unter päpstlichem Schutz.«

»Er tat es dennoch und bot ihr folgende Vereinbarung an: Sie bleibt auf der Wartburg und wird an seiner Tafel beköstigt, ihre Kinder werden an seinem Hof angemessen erzogen. Aber Silber bekommt sie keines mehr in die Hand, und ihre Güter verwaltet er.«

»Was sagt denn ihr mächtiger Beichtvater dazu?«, fragte Thomas gespannt. Auch wenn er selbst Besitzlosigkeit predigte – Konrad von Marburg war niemand, der sich etwas wegnehmen ließ. Er hatte eindeutig große Pläne mit Elisabeth.

»Er ist auf Reisen im Auftrag des Papstes und verbrennt Ketzer. Oder Leute, die er zu solchen erklärt. Mit großer Freude und Begeisterung, wie man hört«, berichtete Simon.

Jutta stöhnte. »Was für Zeiten! Und ich fürchte, er hat damit gerade erst angefangen.« Auch sie hatte ihre Quellen in Rom.

»O ja. Dazu genießt er es zu sehr«, bekräftigte Ännes Mann. Sie hatte den Magister von Anfang an durchschaut, seit der ersten Begegnung in Meißen. »Jedermann lobt, wie vorbildlich er den Zölibat einhält, was wirklich selten ist unter Geistlichen. Denkt nur an Euren Meißner Bischof! Aber der Magister zieht sein größtes Vergnügen daraus, andere zu quälen und zu vernichten. Und dazu hat ihm der neue Papst nun völlig freie Hand gegeben.«

Jutta schüttelte sich vor Grauen und trank einen Schluck von dem Wein, der gerade nachgefüllt wurde. Sie hatte natürlich von dem perfiden Zwischenfall erfahren, den ihr Besuch bei Elisabeth im Hungerjahr verursacht hatte.

»Was für ein Ungeheuer! Aber im Streit hätte er Heinrich Raspe in die Schranken gewiesen. Wie kommt Elisabeth ohne ihn zurecht?«

»Natürlich war klar, dass Heinrich Raspe alles darauf anlegen würde, ihre Speisegebote zu unterlaufen«, berichtete Änne. »Der Streit endete mit einem großen Krach, und schließlich nahm Elisabeth ihre Kinder und ging hinunter in die Stadt. Im Winter.«

»*Mit den Kindern?* Den armen kleinen Würmchen?«, rief Jutta entsetzt.

»Ja. Sie habe schon immer in Armut leben wollen, und das werde sie nun. Ihre zwei liebsten Gefährtinnen begleiteten sie. Simon und mich schickte sie weg und entließ uns aus ihren Diensten. Wir blieben aber zunächst in Eisenach in der Hoffnung, noch eingreifen zu können.«

»*Kein Mensch* will in Armut leben, abgesehen von diesen Bettelmönchen, die mittlerweile das Land überfluten und den Lauf der Welt umstürzen wollen!«, sagte Jutta energisch. »Ich hoffe doch, die Eisenacher haben sich für die jahrelange Großzügigkeit ihrer Fürstin erkenntlich gezeigt und sie mit offenen Armen aufgenommen.«

Skepsis klang aus der Stimme der Markgräfin.

Änne schüttelte den Kopf und verzog schmerzerfüllt das Gesicht.

»Im Gegenteil. Sie stießen sie umher, ließen sie hungern und frieren, wollten ihr nicht mal ein Quartier im Schweinestall geben. Sie waren geradezu froh, dass nun jemand noch ärmer war als sie selbst. Ich hätte nie gedacht, dass ich einmal solchen Undank erlebe, solche Niedertracht.« Sie war immer noch aufgebracht.

»Und die wohlhabenden Städter? Die Kaufleute?«

»Die wollen sich nicht mit dem neuen Herrn da oben auf der Burg anlegen«, ergänzte Simon finster.

Jutta stöhnte erneut, lehnte sich zurück und massierte sich die Stirn.

»Das dürfen wir nicht zulassen. Was können wir tun, um meine Schwägerin und die Kinder da rauszuholen?«, fragte sie mit Nachdruck.

Wieder schüttelte Änne den Kopf. »Sie will keine Hilfe. Deshalb hat sie Simon und mich auch weggestoßen. Sie sagt, es ist genau das Leben in Armut und Demut, das Gott sich von uns allen wünscht.«

»Diese Närrin!«, tobte Jutta. »Wenn sie unbedingt verhungern will, weil sie das zur Heiligen macht – bitte sehr! Aber sie hat drei kleine Kinder bei sich! Ich möchte am liebsten fluchen und etwas an die Wand werfen. Können wir nicht wenigstens die Kleinen hierherholen?«

»Ich habe ihre Verwandtschaft alarmiert«, berichtete Simon. »Bin schnurstracks zum Kloster Kitzingen geritten, das ist nicht weit von Eisenach. Die Äbtissin ist Elisabeths Tante und war entsetzt, all das zu hören. Sie wird sich kümmern. Elisabeth kann dort ins Kloster eintreten, zusammen mit ihren Töchtern, wenn sie will. Und um Ludwigs Erstgeborenen soll sich Heinrich Raspe kümmern, der ist schließlich sein Vormund. In einem Fünfjährigen wird er wohl keine Gefahr sehen.«

»Möge Gott Eure Worte erhören!«, seufzte Jutta. »Die Äbtissin wird auch die anderen einflussreichen Verwandten meiner Schwägerin informieren, den Bischof von Bamberg und ihren Vater in Ungarn, den König. Sie werden nicht dulden, dass dieses unwürdige Schauspiel weitergeht. Maria hilf, dass Elisabeth und die Kinder nicht schon verhungert oder erfroren sind, ehe man sie da wegholt!«

Liebe und Tod

Im Frühjahr 1228, ein halbes Jahr nach Ludwigs Tod, brachte eine Abordnung thüringischer Kreuzfahrer die Gebeine des jungen Fürsten in zwei Truhen von Otranto nach Bamberg. Von hier aus sollten sie in einer feierlichen Prozession ins nahe Kloster Reinhardsbrunn, das Hauskloster der Ludowinger, überführt und dort beigesetzt werden.

Änne war mehr als erleichtert, nicht an diesem Ereignis teilnehmen zu müssen, denn sie war erneut schwanger und stand kurz vor der Niederkunft. Sie wollte weder die tränenüberströmte und wahrscheinlich bis auf die Knochen abgemagerte Elisabeth noch Heinrich Raspe sehen, und schon gar nicht den wieder aufgetauchten Magister Konrad, der mittlerweile wegen seiner Ketzerjagd in großen Teilen des Landes einen furchterregenden Ruf hatte.

Sie saß in einem mit Schaffellen gepolsterten Stuhl, hatte die Füße hochgelegt und umfasste mit beiden Händen ihren Bauch, der sich nun so prall anfühlte, als würde er jeden Moment platzen. Ob sie je ohne Hilfe aus diesem Stuhl wieder hochkam, darüber mochte sie jetzt nicht nachdenken. Die letzten Tage der

Schwangerschaft waren die mühsamsten und wollten einfach kein Ende nehmen.

»Nun muss ich dich schon wieder um anderer Pflichten willen allein lassen, während du unser Kind zur Welt bringst«, bedauerte Simon und streichelte liebevoll ihren gerundeten Leib.

»In die Gebärkammer darfst du als Mann sowieso nicht«, erinnerte Änne, obwohl sie sich wünschte, Simon in den nun kommenden schweren Tagen an ihrer Seite zu haben.

Simon hob abwehrend die Hände. »Da möchte ich auch nicht sein, das darfst du mir glauben!«

Zärtlich legte er seine warme Hand an ihre Wange. »Aber ich würde dich so gern gleich danach sehen, mit unserem nächsten Sohn oder unserer kleinen Tochter im Arm, und dir dafür mit einem langen Kuss danken. Das Kindchen liebkosen, damit es weiß, wer sein Vater ist …«

Änne lächelte, obwohl ihr traurig zumute war. Simon war nun, da er in Thüringen keinen Dienstherrn mehr hatte, in Juttas Dienste getreten und musste die Markgräfin zu Ludwigs Beisetzung begleiten.

Abgesehen davon hatte sie wie jede Frau riesige Angst vor der Niederkunft. Zu viele starben dabei. Und wenn Komplikationen eintraten, befahl die Kirche, dem Leben des Kindes unbedingten Vorzug vor dem Leben der Mutter zu geben, damit es getauft werden konnte und seine Seele nicht dem Bösen anheimfiel.

»Wer sein Vater ist, wird es schon bald lernen.« Sie griff nach der Hand ihres Mannes und hielt sie fest, als wolle sie sie nie mehr loslassen. Nur Gott wusste, ob sie sich wiedersehen würden. Doch diesen Gedanken verbarg sie sorgfältig vor ihm.

»Komm bald wieder und begrüße unser Kindchen.«

Christian hatte gerade keine aktuellen Pflichten und wollte nachdenken. Deshalb ging er zur Burgmauer und starrte hinunter – ohne zu wissen, dass sein Vater das auch gern tat, wenn er in Ruhe über etwas grübeln wollte.

Ein Gespräch mit Milena ging ihm nicht aus dem Kopf, es hatte sich geradezu in sein Hirn eingebrannt.

Ein sehr leises Gespräch in einer der Stunden, in denen Margarethe von Munichendorfs Ohren offenbar gerade wieder sehr schlecht funktionierten.

»Hör auf, mir böse zu sein!«, hatte Milena gebeten.

»Ich bin dir nicht böse. Ich wünsche dir Glück mit Marek. Aber du warst sehr schnell einverstanden mit der Verlobung. Liebst du ihn schon lange?«

Das musste er einfach wissen.

Sie seufzte. »Ich weiß noch nicht einmal, ob ich heiraten will, bevor ihr wieder ins Heilige Land aufbrecht, oder nach eurer Rückkehr. Ich möchte keine sechzehnjährige Witwe mit einem Neugeborenen sein. Dann würde ich noch viel mehr trauern als ohnehin schon.«

»Ist *das* die Antwort auf meine Frage?«

Das war sie natürlich nicht, aber er hatte es lieber dabei belassen. Vielleicht wollte er die Wahrheit gar nicht wissen.

»Weißt du … als ihr damals plötzlich wieder aufgetaucht seid, da war ich gerade so unendlich traurig … wegen meiner Eltern und auch euretwegen, weil ich nicht wusste, ob ihr noch lebt. Und nun zieht ihr bald wieder in den Krieg und könntet sterben. Ich mag euch beide. Aber vielleicht ist ein Schelm wie Marek genau das, was ich brauche.«

Danach hatte einige Zeit Schweigen zwischen ihnen geherrscht.

»Ich bin nicht so ein albernes und ständig lächelndes Mädchen wie die anderen. Ich … habe lange gebraucht, mit dem Tod meiner Eltern zurechtzukommen, denn tief in meinem Innern wusste ich es längst. Und mit der Ungewissheit um euch«, hatte sie ihm leise gestanden. »Dann habe ich zu meinem Trost eine Geschichte geschrieben. Diesmal nichts, was ich von anderen gehört habe, sondern meine eigene, von mir ausgedachte Geschichte.«

»Die würde ich gern lesen.«

Da hatte Milena gezögert. »Ich weiß nicht. Sie ist sehr traurig. Lass mich darüber nachdenken.«

Dann war sie gegangen. Einfach so.

Christian verfolgte den eleganten Flug der Falken, dann starrte er ziellos wieder nach unten. Vom Hof hinter ihm hörte er Hundegebell, das Kreischen einer Katze und die Schmerzensschreie einer Frau in den Wehen.

Gelangweilt sah er zu, wie mehrere Reiter den Berg heraufkamen. Darunter befand sich eine schmale Gestalt, die hervorragend im Sattel saß.

Das machte ihn neugierig, also wartete er, bis die kleine Schar oben angekommen war.

Es war tatsächlich ein junges Mädchen, etwas größer als die meisten, mit schmalem Gesicht und dickem kastanienbraunem Zopf, der ihr bis auf die Hüfte fiel. Sie wirkte sehr zerbrechlich und sehr traurig, konnte aber hervorragend mit Pferden umgehen. Ihr Fuchs reagierte auf die kleinste ihrer Bewegungen.

»Nun zieh nicht so eine Trauermiene!«, blaffte ein älterer Mann sie an, offensichtlich ihr Vater. Sein verquollenes Gesicht, die geplatzten Äderchen und die gerötete Nase verrieten, dass er dem Wein sehr zugeneigt war. »Wie soll ich dich denn gut verheiraten, wenn du nicht lächelst?«

»Wir haben eine sehr unterschiedliche Meinung davon, was *gut verheiraten* bedeutet!«, hielt sie ihm aufsässig vor.

»Sei froh, dass ich noch im Sattel sitze, sonst würdest du dir gleich die nächste Tracht Prügel einfangen!«, drohte der aufgedunsene Trinker. »Doch ich darf ja jetzt dein hübsches Gesicht nicht verunstalten.«

Christian fühlte sich sofort in seiner Ritterlichkeit gefordert. Aber was konnte er tun, ohne dass die Schönheit später dafür büßen musste?

Er sah, dass sie den rechten Arm sehr vorsichtig bewegte, offensichtlich hatte sie dort Schmerzen.

Er trat näher, verbeugte sich und fragte höflich: »Darf ich Euch aus dem Sattel helfen?«

»Ritter Christian von Christiansdorf«, stellte er sich vor, nachdem sie sicher auf dem Boden stand.

»Jadwiga«, hauchte sie ihren Namen, mehr nicht.

Jadwiga, dachte er fasziniert. Das war die slawische Form für Hedwig.

»He, was treibt Ihr da? Lasst gefälligst meine Tochter in Frieden, sonst setzt es für euch beide Prügel.«

Christian musste sich ein Grinsen verkneifen. Mit dem Säufer würde er im Nu fertig.

»Ihr könnt gern versuchen, mich anzugreifen«, bot er an. »Aber was die Drohung gegen Eure Tochter betrifft, muss ich Euch informieren: Der künftige Markgraf von Meißen und der Lausitz hat eine Bestimmung erlassen, dass hier keine Mädchen und Frauen geschlagen werden dürfen.«

»Pah!« Der Rüpel spuckte zur Seite aus. »Der *künftige* Markgraf … Wenn er einmal Markgraf ist, darf er Regeln erlassen, so viel er will. Aber bis dahin kann ich mit meiner Tochter, meinem eigen Fleisch und Blut, umgehen, wie es *mir* beliebt!«

Jadwiga wurde blass, und Christian war drauf und dran, ihrem Vater auf der Stelle einen Zweikampf anzubieten.

Doch dazu kam er nicht. Quer über den Burghof rannte eine ältere Magd mit beiden Händen fuchtelnd und keuchend auf ihn zu.

»Ihr sollt sofort zu Eurer Verwandten Änne. Und bringt auch Euren Vater mit! Beeilt Euch! Es gibt Schwierigkeiten bei der Niederkunft, und sie braucht dringend Eure Hilfe!«

Christian zuckte zusammen, warf Jadwiga einen bedauernden Blick zu und rannte los.

Vor der Gebärkammer wartete Hildchen tränenüberströmt und händeringend.

»Endlich seid Ihr da! Sie kann das Kind nicht gebären, es liegt quer, und keine der beiden Wehmütter kann es im Leib drehen.

Wenn nicht bald ein Wunder geschieht, holen sie den Baderchirurgen, damit er sie bei lebendigem Leib aufschneidet und das Kind herauszieht. Das überlebt sie nicht, sie würde verbluten.«

Entsetzt hörten Thomas und Christian diese Neuigkeiten, unterlegt mit Ännes Schmerzensschreien.

»Der junge Herr Christian soll so schnell er kann zum Kloster Heiligkreuz reiten. Dort lebt eine Nonne, die sehr bewandert in diesen Dingen ist.« Das Frauenkloster war nicht weit von Meißen von Markgraf Dietrich gegründet worden. »Und der Herr Thomas soll Wache vor dieser Tür halten und auf keinen Fall diesen Schlachter hereinlassen!«

Thomas nickte beschwichtigend. »Sie kann sich auf uns verlassen. Sag ihr das!«

Keine halbe Stunde später brachte Christian die heilkundige Nonne zu Änne.

Der »Schlachter« stand mit seinen blutigen Werkzeugen schon im Gang, kam aber nicht an Thomas vorbei. »Ich bekomme mein Geld auch, wenn sie mich nicht will!«, polterte er. »Für meine Zeit und den Weg!«

Nun konnten sie nur noch warten und beten.

Bischof Ekbert von Bamberg führte die feierliche Prozession zum Kloster Reinhardsbrunn persönlich an, ein Mann, der durch seine Herkunft und die Ehen seiner zahlreichen Geschwister in familiärer Verbindung mit mehreren Königshäusern stand. Eine seiner Schwestern war jene Äbtissin Mechthild vom Kloster Kitzingen, die einen beträchtlichen Teil der Familie eingespannt hatte, um ihrer Nichte und deren Kindern nach Ludwigs Tod ein angemessenes Leben zu ermöglichen. Leider weitestgehend vergeblich, wie gemunkelt wurde. Auch Elisabeths Onkel, der Bischof, war wohl am Starrsinn seiner Nichte gescheitert.

Aber da war sie, weinend und betend, die hageren Gesichtszüge verbittert.

Immer wieder empfahl sie laut ihren Gemahl, den Kreuzfahrer, und sich der Gnade Gottes.

Im Bamberger Dom hatte sie tapfer die beiden Schreine geöffnet und die Gebeine betrachtet: zwei Haufen Knochen, die einmal ein lebendiger, von ihr innig geliebter Mensch gewesen waren. Konnte es noch schlimmer kommen?

Sowohl zur Prozession als auch zur Beisetzung der Überreste im Kloster war sehr viel adlige Prominenz erschienen und fast alles, was in Thüringen Rang und Namen hatte. Natürlich auch Heinrich Raspe, der Regent in weltlichen Dingen, und Konrad von Marburg, der über alle kirchlichen Lehen und Angelegenheiten entscheiden durfte.

Auch Jutta und Poppo von Henneberg gehörten zu den Trauergästen – seine Schwester und sein bester Freund.

Nach all den Predigten, Gebeten, Gesängen und Psalmen fühlte sich Jutta um Jahre gealtert. Ihr Mann an ihrer Seite trauerte tief um seinen Freund, der mit nur siebenundzwanzig Jahren an einer Seuche gestorben war, ohne sein ersehntes Ziel Jerusalem zu erreichen.

Das Totenmahl verlief in ungewohnter Stille. Poppo zog sich bald für eine Weile zurück, er brauchte jetzt einen Moment für sich.

Jutta nutzte die Gelegenheit, die Äbtissin von Kitzingen aufzusuchen. Über ihre Mutter waren sie und ebenso der Bischof mit den Wettinern verwandt. Die Tafel war bereits aufgehoben, da und dort bildeten sich Grüppchen und unterhielten sich. Jutta winkte Simon zu sich und begann das Gespräch: »Ich danke Euch sehr, Mutter Äbtissin, dass Ihr sogleich eingeschritten seid, als Euch mein Ritter aufsuchte und von der entsetzlichen Lage berichtete, in der meine Schwägerin, mein Neffe und meine kleinen Nichten steckten.«

Mechthild von Andechs-Meranien atmete tief durch und seufzte. »Wenn es doch nur geholfen hätte! Das Kind ist wirklich an Starrsinn nicht zu überbieten in ihrem Wahn, in völliger Armut zu leben. Frauen können nicht wie die Bettelmönche durch die Lande ziehen. Elisabeth ist erst Anfang zwanzig und sollte sich nach angemessener Trauerzeit neu vermählen. Ich schickte sie deshalb zu meinem Bruder, dem Bischof. Und wisst Ihr, wie sie reagierte? Sie würde sich die Nase abschneiden, wenn wir sie zum Heiraten zwingen. Uns blieb nichts, als sie nach Pottenstein zu bringen, eine finstere Burg, die andere wohl als Gefängnis betrachten würden. Aber da schien sie endlich zufrieden.«

»Und die Kinder?«, wollte Jutta wissen. Elisabeth war nicht mehr zu helfen. Aber um die Kleinen sorgte sie sich wirklich.

»Was Hermann betrifft, so hat sich Heinrich Raspe doch noch an seine Pflichten als Vormund erinnert und ihn auf die Wartburg zurückgeholt. Dort kann er ihn ganz nach seinen Absichten formen. Sophia habe ich zu mir genommen, die kleine Gertrud kommt zu meiner Schwester Hedwig.« Deren Gemahl war Herzog Heinrich von Schlesien. »Sie können im Kloster behütet leben und erzogen werden. Für ihre Mutter vermögen wir nichts mehr zu tun. Sie hat sich völlig diesem Magister ausgeliefert. Gott steh ihr bei!«

Die Äbtissin bekreuzigte sich. »Dieser Mensch dürfte nie ein Kloster betreten, ohne sogleich in Flammen aufzugehen!«

Auch sie hatte Konrad also durchschaut.

Bischof Ekbert trat zu seiner Schwester und der Markgräfin.

»Wie ich gerade erfahre, ist das Schicksal der jungen Witwe geklärt worden«, sagte er zum Erstaunen der beiden Frauen. »Und zwar in gnadenlosen Verhandlungen zwischen Magister Konrad und Heinrich Raspe. Ihr Schwager übergibt ihr ein Stück Land außerhalb von Marburg, damit sie dort ein Hospital errichten kann. Außerdem hat der Geizhals Elisabeth noch zweitausend Mark Silber als Abfindung für all ihre Ansprüche gewährt – darauf bestand Konrad unerbittlich. Nun kann sie in Armut leben, Konrad hat einen Vorzeigeschützling und bekommt ein Hospital in seiner Stadt.«

Also gab sich auch Hochwürden keinerlei Illusionen bezüglich des Marburgers hin.

»Sie hat ihre Entscheidung getroffen. Gott schütze sie!«, wiederholte die Äbtissin von Kitzingen.

Ein weiteres Mal stand Christian an der Burgmauer und starrte nach unten. Er wartete dringend auf die Rückkehr von Simon aus Thüringen, um ihm die Neuigkeiten mitzuteilen.

Derweil ging ihm wieder ein Gespräch mit Milena durch den Kopf. Er wollte sie ein wenig nach Jadwiga aushorchen, die nun zusammen mit den anderen Mädchen erzogen wurde.

»Wer ist diese traurige zarte Schönheit?«

»Och, mich hast du nie eine Schönheit genannt!«, hatte sie halb im Scherz, halb im Ernst protestiert.

»Natürlich, *Schönheit!*«, hatte er gekontert. »Du müsstest dich einmal sehen, wenn du deine Geschichten erzählst. Dann bist du ganz verträumt, deine Augen leuchten, dein Gesicht wirkt, als wärst du in fernen Welten … wie eine Zauberin.«

»Ja, ja, überanstrenge dich nicht!«, hatte sie gespottet. Dabei war es ihm ernst gewesen.

»Also: Jadwiga. Ihr Vater hat sie hier abgesetzt, um eine Verlobung für sie zu arrangieren. Offenbar mit jemandem, der schrecklich alt und genauso brutal wie er ist, aber reich. Denn ihre Mitgift ist, seit ihre Mutter nicht mehr lebt und auf sie achtgibt, durch die Kehle des Vaters gelaufen.«

Nach diesen Worten bedauerte Christian noch mehr, den Kerl nicht gleich bei der Ankunft zum Zweikampf gefordert zu haben.

Simon kam nicht mit der Meißner Gesandtschaft nach Reinhardsbrunn zurück, sondern hatte die Erlaubnis, vorauszureiten, um nach Frau und Kind zu sehen. Er preschte auf den Burghof, sprang aus dem Sattel und lief auf Christian zu, der ihn schon erwartete. Sein Gesicht war angsterfüllt.

»Komm mit!«, sagte Christian nur und führte ihn zu Ännes Kammer. Von dort kam kein Laut.

War sie tot und aufgebahrt, oder schliefen sie und das Kind nur?, fragte sich Simon voller Schrecken.

Christian klopfte leise an und trat ein.

»Begrüße deine Frau und deine Tochter Clara«, verkündete er freudestrahlend. Simon hätte ihm am liebsten den Hals umgedreht.

»Konntest du mir das nicht gleich sagen?«, schimpfte er.

»Es gab Komplikationen, und Änne muss jetzt noch lange ruhen. Aber beide sind am Leben«, sagte Christian zur Entschuldigung.

Das beruhigte und beunruhigte Simon gleichermaßen. Vorsichtig trat er auf seine blasse Frau zu, musterte liebevoll das Kind in der Wiege.

Leise zog sich Christian zurück. Dieser Moment gehörte ganz den beiden.

An dem Tag, als die Besucher von Landgraf Ludwigs Beerdigung auf den Meißner Burgberg zurückkehrten, herrschte naturgemäß erst einmal großes Durcheinander auf dem Burghof und im Palas, bis alle Pferde versorgt, alle Gepäckstücke hochgetragen und alle Neuankömmlinge beköstigt waren.

Mitten im Gewühl gellte plötzlich ein Schrei über den Hof.

»Alarm!«, kreischte Alwina von Gnandstein. »Hilfe! Hilfe! Eines der Mädchen ist spurlos verschwunden!«

Sie trug immerhin die Verantwortung für die jungen Dinger.

Ihr Mann und die Wachen rannten zu ihr, um mehr zu erfahren.

»Es ist Jadwiga, die Neue. Groß, schlank, rötliches Haar«, keuchte Alwina, der Ohnmacht nahe. »Wir haben überall nach ihr gesucht: in unseren Räumen, der Schlafkammer der Mädchen, im Kräutergarten, in der Kapelle, im Dom. Nirgendwo eine Spur! Wir fürchteten schon, ihr sei etwas Schreckliches geschehen, und das kann immer noch jeden Moment passieren. Dann stellten wir fest, dass sie die Kleider aus ihrer Truhe mitgenommen hat. Sie ist ausgerissen! Ihr müsst sie suchen!«

Der Hauptmann der Burgwache teilte seine Männer ein. Drei sollten alle Flure und Kammern des Palas durchstöbern, zwei den Hof, und alle anderen sollten hinabreiten und dort überall suchen: in den Häusern der Vorburg, am Hafen, in der Stadt, auf den Wegen, die von Meißen wegführten. Vielleicht war sie ja zum Kloster Heiligkreuz gelaufen, um dort einzutreten. Dann könnte sie inzwischen schon dort sein. Das erschien allen noch als die beruhigendste Möglichkeit. Was konnte einem jungen Mädchen von Stand nicht alles passieren, wenn es allein unterwegs war?

Doch Christian wusste genau: Jadwiga war ausgerissen, um den Kerl nicht heiraten zu müssen, an den ihr Vater sie verkaufen wollte.

Und er hatte auch eine Ahnung, wo sich jemand verstecken würde, der so gut mit Pferden umgehen konnte und seinen Braunen so liebte. Unauffällig schlich er sich in die Stallungen. Die Stallburschen waren alle draußen, um nachzusehen, was los war. Und genau: Im hintersten Verschlag, neben ihrem Fuchs, hatte sich Jadwiga im Dunkeln verkrochen.

Sie erschrak, als sie das Stroh rascheln hörte, weil jemand kam, und kauerte sich noch mehr zusammen.

»Ich verrate dich nicht«, flüsterte Christian und hockte sich neben sie. »Wohin wolltest du fliehen?«

»Ich weiß nicht. Sie sollen denken, ich bin tot, und dann husche ich fort. Vielleicht helfen mir die Nonnen weiter.«

»Dort wird schon nach dir gesucht.«

»Ich weiß, ich hab's gehört. Deshalb wollte ich ja bis morgen warten, bis sich die Aufregung wieder gelegt hat.«

Christian seufzte. Wie sollte sie aus dieser Lage wieder herauskommen?

»Alles ist besser, als diesen Mann zu heiraten«, flüsterte Jadwiga, die Augen vor Entsetzen weit aufgerissen. »Mein Vater schlägt mich ja nur. Aber dieser Kerl hat seine letzte Ehefrau totgeprügelt.«

»Er heißt nicht etwa zufällig Edwin von Krumbholz?«, fragte Christian, hellhörig geworden. Die meisten Kreuzfahrer waren inzwischen zurückgekehrt, aber Edwin hatte er noch nicht gesehen. Wobei seine Sehnsucht nach diesem Dreckskerl nicht so groß war, dass er nach ihm Ausschau gehalten hätte.

Jadwiga nickte, und sie zitterte am ganzen Leib.

»Du musst ihn nicht heiraten. Ich spreche mit dem jungen Markgrafen. Er beschützt Frauen vor Gewalt.«

Sie sahen jemanden mit einer mit Rohhaut bespannten Laterne den Gang entlangkommen. Nun konnten sie sich nicht länger verstecken.

Christian stand auf und zog Jadwiga mit sich hoch.

»Hier ist sie!«, brüllte jemand mit Suff in der Stimme. »Wälzt sich mit einem Bastard im Stroh!«

»Ich sagte Euch schon einmal, ich bin kein Bastard, und ich habe Eure Tochter beschützt. Es ist nichts geschehen, was ihrem Ruf schaden könnte.«

»Raus mit euch!«, tobte der betrunkene Vater.

Auf dem Hof hatte sich ein Kreis von Schaulustigen gebildet.

»Wir möchten den jungen Markgrafen sprechen. Dieses Mädchen befindet sich in großer Gefahr und bedarf seines Schutzes«, verkündete Christian laut.

Aus dem Kreis trat überraschend Edwin.

»Du hast meine Braut entehrt!«, brüllte er.

»Selbst wenn ich es hätte – *du* kannst sie nicht haben, du bist ein Schläger und Mörder!«, schrie Christian.

Edwin grinste ihn dreist an. »Ich war auf Wallfahrt und bin von allen Sünden freigesprochen.«

Ihr Vater riss Jadwiga an sich, stieß sie zu Boden und begann, mit Füßen auf sie einzutreten. »Dich werde ich lehren …«

Da hatte ihn Christian schon von hinten an beiden Armen gepackt, von ihr weggezerrt und in die Knie gezwungen. »Ich sagte Euch schon, an diesem Hof werden keine Frauen misshandelt.«

»Du hast meine geliebte Tochter entehrt!«, jaulte der Säufer. »Keiner wird sie jetzt noch nehmen.«

»Ihr könnt sie mir anverloben – wenn sie das wünscht«, bot Christian zu seiner eigenen Überraschung an. Nun, wenn er sie nur so schützen konnte …

Auf das Gesicht des Trunkenbolds trat ein listiger Ausdruck. »Wie viel würdest du für sie bezahlen?«

Ein gellender Schrei … Und Christian sah, dass Edwin Jadwiga hochgerissen hatte, seinen Arm um ihren Hals klammerte und ihr einen Dolch an die Kehle hielt.

»Von dir Dreckskerl lass ich mir die Braut nicht stehlen«, brüllte er. »Schau her!«

Ehe jemand reagieren konnte, hatte er die Kehle des Mädchens aufgeschlitzt und ließ es einfach fallen.

Christian stieß Jadwigas Vater mit dem Knie so brutal ins Kreuz, dass er zu Boden stürzte und liegen blieb. Dann zog er seinen Dolch und lief auf Edwin zu.

»Ich fordere dich zum Zweikampf, jetzt und hier! Holt unsere Schwerter!«, forderte er ein paar Knappen in seiner Nähe auf. Jadwiga war nicht mehr zu retten, das wusste er mit erschütternder Klarheit, und nun wollte er nichts als Rache.

»Die Schwerter brauchen wir nicht«, meinte Edwin, zog einen zweiten Dolch und ließ beide Waffen kreisen.Ungeachtet seiner Wut behielt Christian einen klaren Kopf, sonst würde er sterben.

Er ließ seinen Herausforderer angreifen und wich zurück. Sollte der andere denken, er habe leichtes Spiel mit seinen zwei Waffen.

Jemand streckte ihm von der Seite einen Dolch entgegen und rief: »Damit es gerecht zugeht!«

Christian ignorierte es, er war vollkommen auf seinen Gegner konzentriert.

Der holte mit dem rechten Messer von oben aus, doch Christian packte mit seiner Linken Edwins Handgelenk und bog es nach hinten, wich dem linken Messer aus, das auf seinen Bauch zielte, unterlief es und stach seinerseits dem Gegner in den Leib. Das wäre schon Edwins qualvoller Tod gewesen. Aber Christian zog sein Messer aus der Wunde und stieß es in Edwins Herz. Dann ging er zu Jadwiga, die da in ihrem Blut lag. Er kniete an ihrer Seite nieder und sah die schreckliche Wunde.

»Holt jemanden, der sie fürs Totenbett zurechtmacht«, sagte er mit bitterer Stimme.

Dass er Edwin im Zweikampf getötet hatte, würde keine Konsequenzen nach sich ziehen. Und um den brutalen Säufer sollte sich der Markgraf kümmern.

Doch das machte Jadwiga nicht wieder lebendig.

FÜNFTER TEIL

EINE NEUE ZEIT

Der ewige Streit

Diesmal hielt nichts die Flotte des Kaisers auf: Wie geplant stach sie am 28. Juni 1228 von Brindisi aus in See, mit einer gewaltigen Zahl von Rittern, während andere Heeresteile schon in Akkon auf sie warteten oder dorthin unterwegs waren.

Der Heerbann aus Meißen war diesmal größer und auch deutlich disziplinierter als beim ersten Versuch, denn die schlimmsten Randalierer und Trunkenbolde waren nicht mehr dabei. Wieder führte Roland von Muldental das Kommando.

Doch vor allem Marek und Christian wurden immer ungeduldiger.

In den ersten sechs Wochen auf See legte die Flotte an etlichen griechischen Inseln Zwischenhalt ein; nicht nur, um Vorräte und Wasser aufzunehmen. Vertrug der Kaiser etwa die Seefahrt auch nicht so gut? Christian graute immer noch davor, die Küste aus den Augen zu verlieren. Wenigstens hatte er aus übler Erfahrung gelernt, die Windrichtung zu beachten, wenn er über die Reling spie.

Doch diesmal hatten sie Glück; die See war weitgehend ruhig.

»Was trödelt Seine Majestät da nur herum?«, murrte Marek leise. So neugierig er auf auch das Heilige Land war, er wollte so schnell wie möglich nach Meißen zurück, um Milena zu heiraten.

»Ein Kaiser *trödelt* nicht!«, ermahnte ihn Roland gedämpft, aber mit einem kaum sichtbaren Lächeln. »Er *nimmt sich Zeit* für Angelegenheiten, die für unseren Erfolg entscheidend sind, und zieht weitere Truppen zusammen. Wenn wir jetzt einen längeren Aufenthalt auf Zypern einlegen, dann deshalb, weil unser Kaiser die Huldigung des noch minderjährigen Königs von Zypern erwartet.«

Marek besaß den Anstand oder die Schlauheit, ein wenig betroffen dreinzuschauen.

Doch mindestens einmal am Tag löcherte er Christian mit Fragen, ob es nun ein Zeichen von mangelnder oder zu großer Liebe war, dass ihn seine Verlobte erst nach seiner Rückkehr heiraten wollte. Entweder war sich Milena ihrer Sache noch nicht sicher, oder sie fürchtete, noch mehr zu trauern, falls er nicht wiederkäme, wenn sie erst Mann und Frau und damit noch enger verbunden waren. Was davon wohl zutraf?

»Das musst du schon deine Verlobte fragen!«, entgegnete ihm Christian jedes Mal, der das Thema längst leid war.

Auch er dachte oft an Milena und daran, wie wohl ein gemeinsames Leben mit ihr aussehen mochte. War die Chance darauf für ihn endgültig vertan? Ein Verlöbnis galt als bindend.

Aber im Augenblick eilten fast alle seine Gedanken voraus nach Akkon – zu seinen Schwestern und Schwägern, zu seinen inzwischen geborenen Nichten und Neffen, die er noch gar nicht kannte, den Nachbarn und Jugendfreunden. Sieben Jahre war er fort gewesen. Mit jedem Tag sehnte er sich mehr danach, durch die vertrauten Gassen zu laufen, in denen er aufgewachsen war, über den von Menschen wimmelnden Markt zu schlendern, den Rufen der Händler und der lautstark feilschenden Frauen zuzuhören, die köstlichen Früchte und duftenden Gewürze in leuchtenden Farben zu genießen. Was gäbe er jetzt für eine Apfelsine oder einen Granatapfel! Stattdessen lebten sie auf dem Schiff von schimmligem, doppelt gebackenem Brot, das mit Mehlwürmern durchsetzt war und das er früher oder später zumeist doch wieder herauswürgte.

Als sie sich Zypern näherten, wussten die Mannschaften bereits, dass auf der Insel ein längerer Aufenthalt vorgesehen war. Das steigerte die Neugierde auf das Land. Und auf Ägypten. Das Besondere dieser kaiserlichen Flotte war nämlich, dass zu ihr auch etliche kleinere Schiffe gehörten, die flach genug waren, um in das Nildelta einzufahren.

Niemand wusste, ob Friedrich dies plante, aber der Sultan von Ägypten würde das Zeichen eindeutig verstehen und vielleicht nervös werden.

»Gibt es Schlangen auf Zypern?«, wollte Martin wissen, der Anführer der vier Jungritter, die einst Christian und Marek verhöhnt hatten. Jetzt sah er kreidebleich aus, und die Frage war ernst gemeint.

»Etliche, soviel ich weiß; einige sehr giftig, andere sind ungefährlich. Ich war noch nie auf Zypern und auch nicht in Ägypten«, bekannte Christian ehrlich.

»Aber du bist im Orient aufgewachsen, da kennst du dich doch aus«, ermunterte ihn ein älterer Ritter, der vor dieser Wallfahrt noch nie jenseits der Alpen gewesen war. Für die Mehrzahl der Meißner war es schon ein Abenteuer und eine völlig neue Welt, die Alpen und die italienischen Städte zu sehen. Die Paläste und Türme, die Zypressen, Pinien und Olivenbäume. Aber nun sogar ins Morgenland zu kommen, über das so unglaubliche Geschichten kursierten …

»Getier in Ägypten? Jede Menge Kamele! Die werdet ihr auch in Akkon zu sehen bekommen. Sonderbare, aber äußerst nützliche Geschöpfe. Schakale …«

»Was sind nun wieder Schakale?«, platzte ein junger Mann dazwischen.

»Eine Art Mischung aus Wildhund und Wolf, aber Aasfresser«, wusste Christian. »Am Nildelta gibt es viele große, giftige Skorpione und Schlangen, die einen erwachsenen Mann in kürzester Zeit töten können. Und dann natürlich noch Krokodile …«

»Von denen hab ich gehört. Aber wie sehen die aus?«, fragte ein junger meißnischer Ritter.

»Wie Drachen ohne Flügel, schuppige Ungeheuer, vier oder fünf Schritte lang, mit riesigen Mäulern und Zähnen, schnell im Wasser und an Land. So ungefähr müssen Leviathane aussehen. Also steigt dort nicht in irgendwelche Gewässer! Sie lauern unter der Oberfläche und ziehen ihre Opfer unter Wasser. Sogar gestreifte Pferde und Löwen!«

»Drachen ohne Flügel! So etwas gibt es gar nicht«, behauptete Martins Freund Bertold.

Christian zuckte mit den Schultern. »Hast du schon mal einen Drachen *mit* Flügeln gesehen? Ich meine: einen lebenden Drachen?«, konterte er. »Auch wenn Krokodile keine Flügel haben, kann ich dir nur raten, jede Begegnung mit ihnen zu vermeiden. Ich bin mir nicht sicher, ob ein Schwert ihren Schuppenpanzer durchdringt. Aber ich bin mir ziemlich sicher, du wärst nicht schnell genug, es zu ziehen.«

Der andere schnitt ihm eine Grimasse.

»Eine Lanze dringt vielleicht durch die Schuppen, wie die des Heiligen Georg. Aber dafür musst du sehr schnell sein. Sonst steckt schon dein halber Oberkörper in seinem Maul.«

Da gab Martin zu: »Angesichts dessen wäre es mir deutlich lieber, wenn wir *nicht* in den Nil hineinfahren, sondern direkt Kurs auf Akkon nehmen.«

»Mir auch!«, versicherte Christian. »Aber jetzt sollten wir nach unten gehen und uns um unsere Pferde kümmern.«

Die waren im Laderaum zwischen Holzwänden mit Ledergurten unter dem Bauch fixiert, damit sie sich nicht verletzten, wenn das Schiff krängte. Doch durch das lange Stehen sackte ihnen das Blut in die Beine, und Christian befolgte wie alle anderen den Rat seines Vaters, ihnen jeden Tag die Fesseln und Sprunggelenke zu massieren, um den Blutfluss wieder in Gang zu bringen.

»Endlich an Land!«, stöhnte erleichtert die halbe Besatzung, abgemagert und grünlich im Gesicht, als sie auf Zypern die Schiffe verlassen durften und ihre Lager errichteten. Hier würden sie mehrere Wochen bleiben, während der Kaiser verhandelte – mit dem jungen König und dessen Vormund Johann von Ibelin, einem der mächtigsten und reichsten Barone in Outremer.

Doch die Kommandeure ließen ihnen nicht viel Zeit für Müßiggang. Erst mussten die Pferde vorsichtig wieder ans Laufen gewöhnt werden. Dann gab es jeden Tag Übungen im Schwertkampf, Reitmanöver und anderes mehr.

Nur abends am Feuer war Zeit zum Reden.

Christian wurde weiterhin gründlichst nach Akkon ausgefragt. Irgendwann kam eine Diskussion auf, welche Geschenke der Sultan und der Kaiser wohl austauschen mochten. Das war unverzichtbarer Bestandteil jeder Begegnung zwischen bedeutenden Herrschern.

»Doch nicht etwa wieder Seehunde!«, warf Marek ein und grinste. Er überließ es seinem Freund, diese skurrile Episode aus dem Kreuzzug Kaiser Friedrich Barbarossas zu erzählen, die sein Vater schließlich miterlebt hatte.

»Bevor unser Heer aufgebrochen ist, hat der Kaiser dem Sultan sein eigenes Pferd geschenkt«, wusste Roland von Muldental.

»Das beste Pferd des Reiches also!«, staunte Bertold. »Und was hat der Sultan im Gegenzug geschickt?«

Roland beugte sich ein wenig vor, bis er alle Aufmerksamkeit auf sich gerichtet wusste. »Einen Elefanten!«

Sofort brach aufgeregtes Stimmengewirr los.

Einen lebenden Elefanten hatte noch niemand von ihnen gesehen, nicht einmal Christian. Sie kannten die Tiere bestenfalls von Bildern. Aber ob die nicht maßlos übertrieben waren? Konnte es solche haushohen Ungetüme wirklich geben?

»Hat der Kaiser den Elefanten dabei? Werden wir ihn sehen?«, fragte Marek aufgeregt. »Sie sollen wie Türme sein, man kann sogar auf ihnen *reiten!* Das wäre was!«

»Als ob der Kaiser *dich* auf seinen Elefanten ließe!«, dämpfte Martin seine Begeisterung.

Niemand wusste, wo das Wundertier nun stand. Erhalten hatte der Kaiser es laut Roland in Foggia. Aber dort würden sie wahrscheinlich auch auf der Rückreise nicht vorbeikommen.

Am nächsten Morgen weckte ein panischer Schrei die Meißnischen.

»Eine Schlange! Eine riesige Schlange! Ich sterbe!«

Von Entsetzen geschüttelt war Martin aufgesprungen. Beim Aufwachen hatte er eine schwarze Schlange um seinen Sattel herumkriechen sehen, und durch seine schreckbedingt hektische Bewegung hatte sich das Reptil angegriffen gefühlt und sich in seinem rechten Unterarm festgebissen. Martin kreischte panisch und versuchte, von Todesangst und Abscheu getrieben, die Schlange abzuschütteln, die fast so lang war wie ein Mann. Aber sie hatte ihre Zähne tief in seinen Arm versenkt.

»Tötet das Monster!«, kreischte er und sprang hin und her, um das Reptil abzuschütteln. »Schlagt meinen Arm gleich mit ab, sonst sterbe ich am Gift!«

Christian nahm seinen Dolch, packte die Schlange etwa eine Elle vom Kopf entfernt und hieb sie durch. Zuckend wanden sich beide Teile des Kriechtiers.

Dann drückte Christian so auf ihren Kopf, dass sich die gebogenen Zähne aus Martins Arm lösten, und warf den vorderen Teil zu dem inzwischen reglosen Rest des Kadavers.

»Eine Pfeilnatter, die ist nicht giftig«, beruhigte er Martin. »Aber wir sollten die Wunde reinigen, sie kann sich entzünden.«

Er sah sich um. »Hat noch jemand von euch Wein? Oder Essig?«

Bertold bot ihm klares Wasser.

Christian spülte damit die Wunden aus, zwei sich rötende Bissstellen am Unterarm. »Das wird wohl nicht reichen«, konstatierte er. »Willst du erst abwarten, ob es sich entzündet, eitert und brandig wird, oder soll ich es gleich ausbrennen?«

Martin, der von einem Schock in den anderen fiel, war heilfroh, nicht schon tot zu sein. Er mied panisch den Blick auf das nun zweigeteilte schwarze Ungetüm und sagte entschlossen: »Ausbrennen!«

Vielleicht verscheuchte diese Qual die alptraumhafte Erinnerung an die riesige Schlange an seinem Arm; in den nächsten

Tagen würde er mit dem Schmerz der Brandwunde beschäftigt sein.

Nach der qualvollen Prozedur versuchte Marek, ihn abzulenken.

»Immerhin – sie ist nicht vor dir abgehauen! Und sie hat auch nicht die letzte Mahlzeit ausgekotzt!«

Die anderen lachten – vor allem aus Erleichterung, nicht einen ihrer Gefährten elendig an einem Schlangenbiss sterben zu sehen.

Am 7. September landete das Kreuzfahrerheer in Akkon. Endlich!, so dachte nicht nur Christian, sondern vermutlich auch der Kaiser. Immerhin hatte Friedrich schon vor vierzehn Jahren das Kreuzzugsgelübde abgelegt. Dafür war er vom damaligen Papst zum Kaiser gekrönt und sein Sohn Heinrich als König bestätigt worden.

In seiner Begleitung befanden sind nun zusätzlich auch der zehnjährige König Heinrich von Zypern und mehrere einflussreiche Barone.

Christian war überglücklich. »Seht nur diese massiven Mauern! Keine andere Hafenstadt im Orient ist so stark geschützt, und keine andere Hafenstadt im Heiligen Land kann zu jeder Jahreszeit angesteuert werden!«, prahlte er. Nach dem Gestank und der Enge auf dem Schiff und dem Mangel an Wasser genoss er die frische Seeluft, das rhythmische Schlagen der Gischt an die Mauern, sogar das Kreischen der Möwen.

Er war wieder zu Hause.

Das Entladen der Schiffe zog sich über Stunden hin. Zuerst wurden die Pferde herausgeführt, die sich langsam wieder ans Gehen gewöhnen mussten. Dann kamen die Männer mit all ihren Waffen und Schilden. Die Zelte und was sonst noch alles zum Tross gehörte, würden die Knappen und Reisigen ausladen.

Endlich konnte die Schar der Ritter ordentlich Aufstellung nehmen und mit dem Kaiser, den Bischöfen und Grafen an der

Spitze Einzug in die Stadt halten – die einzige, die den Christen noch im Heiligen Land gehörte.

Der Kaiser samt Kreuzfahrerheer wurde mit größter Festlichkeit und Begeisterung empfangen. Geistlichkeit, Stadtbewohner, Pilger – sie alle jubelten ihm im gleißenden Sonnenlicht zu.

Denn wer sollte Jerusalem erobern, wenn nicht Friedrich, der durch seine Heirat mit der blutjungen Isabella von Brienne König von Jerusalem geworden war?

Allerdings war Isabella erst vor wenigen Wochen kurz nach der Geburt ihres Sohnes Konrad im Kindbett verstorben.

Mit besonderen Ehrenbezeigungen empfingen die Großmeister der Templer und der Johanniter mit ihren Truppen den Kaiser, Pedro de Montaigne und Bertrand de Thessy. Hermann von Salza als Hochmeister des dritten Ritterordens stand direkt an Friedrichs Seite.

So herrschte zuversichtliche Stimmung unter den Kämpfern. Zumal der – immer noch exkommunizierte – Kaiser dem Papst zwei hohe Gesandte mit der Bitte um Aussöhnung geschickt hatte.

Noch ehe seine Botschafter zurück sein konnten, trafen zwei Franziskanermönche als Gesandte des Papstes in Akkon ein und verlangten, den Patriarchen von Jerusalem zu sprechen, Gerold von Lausanne. Sie behaupteten, päpstliche Briefe mit sich zu führen.

Als der Patriarch, das Oberhaupt der Kirche in Jerusalem, auf Befehl von Papst Gregor dessen Anweisungen öffentlich verlesen ließ, brach ein Sturm der Entrüstung los.

Friedrich II. sei exkommuniziert und habe deshalb kein Recht, einen Kreuzzug anzuführen. Er, Papst Gregor IX., Stellvertreter Gottes auf Erden, verbiete deshalb den drei Ritterorden, mit dem Gebannten zusammenzuarbeiten oder gar Befehle von ihm entgegenzunehmen.

Die Großmeister der Ritterorden zogen sich umgehend zurück, um zu beraten, aber im Lager des Kaisers herrschte gigantischer Aufruhr.

Sollten sie schon wieder unverrichteter Dinge heimkehren?

Wann, wenn nicht jetzt, bestand überhaupt je die Chance, Jerusalem zurückzugewinnen? So die zurückhaltende Beschreibung der Reaktion im Lager.

Was wirklich gebrüllt wurde, das hätte jemand wie Magister Konrad nicht hören dürfen, sonst würden in Akkon mehr Scheiterhaufen als Lagerfeuer brennen.

»Wie will denn der Papst ohne das Heer des Kaisers Jerusalem erobern? Denkt er, die Sarazenen lassen sich beeindrucken, wenn er mit seinem Hirtenstab wedelt wie ein Zauberer?«, entrüstete sich einer von Martins Freunden.

Marek hob warnend den Finger, ohne sein Grinsen aufzugeben: »Zauberer? Hexenmeister? Das lass mal nicht die päpstlichen Inquisitoren hören. Wobei die Frage ist: Werden die *dich* als Ketzer verhaften oder Seine Heiligkeit?«

»Es ist eine Beleidigung Seiner Kaiserlichen Majestät!«

»Der Papst soll froh sein, dass wir hier sind und für ihn die Kohlen aus dem Feuer holen wollen!«

»Der ist ein alter Mann, hockt in Rom und fürchtet sich vor dem Kaiser, weil der ihn zwischen Sizilien und Norditalien in die Zange nehmen kann.«

»Der Papst kann uns …«

Rasch unterbrach Roland die hitzige Debatte. »Genug! Ehe wir alle noch wegen Aufruhr und was weiß ich am nächsten Baum hängen.«

Leiser sprach er weiter.

»Wir sind uns ja einig über die Widersinnigkeit dieser Botschaft. Aber ihr müsst die Schiffe noch nicht wieder beladen. Hermann von Salza verhandelt mit den beiden anderen Großmeistern. Und ich habe größtes Vertrauen in seine Weisheit und Überzeugungskraft.«

Der bewährte Anführer des Deutschen Ordens verhandelte tatsächlich lange und geduldig mit den Großmeistern der Templer und der Johanniter. Der kluge Thüringer fand schließlich einen Kompromiss, mit dem sie zwar nicht taten, was der Papst eigentlich wollte, seine Weisung aber *wortwörtlich* auslegten: Templer und Johanniter stimmten zu, Befehle nicht zu befolgen, wenn sie vom gebannten Kaiser kamen. Aber Befehle seiner Gefolgsleute im Namen Gottes und der Christenheit seien akzeptabel.

Der Patriarch von Jerusalem, Gerold von Lausanne, wurde ganz offen zum erbitterten Feind des Kaisers, als er dies hörte. Und so nahm die Spaltung des Heeres ihren unheilvollen Lauf. Es gab genug Männer, die mit jemandem unter Kirchenbann nichts zu tun haben wollten und sich schnell absetzten – selbst wenn es ein Kaiser war.

Friedrich tat, als ob ihn das alles nicht übermäßig interessierte. Vielleicht war ihm wirklich im Moment egal, was sein alter Kontrahent in Rom trieb. Er war endlich hier, um seinen Eid und seine Pflicht als christlicher Kaiser zu erfüllen. Und da ließ er sich auch nicht von diesem größenwahnsinnigen Hugolinus einschüchtern, dieser Kröte. Gregor brauchte ihn und sein Heer.

Der Streit, wer nun bedeutender war, Papst oder Kaiser, wurde schon seit Generationen geführt und konnte nicht beigelegt werden, solange sich nicht beide Parteien als gleichrangig erachteten.

Friedrich befahl, das Heerlager südlich von Akkon zu errichten, und entsandte sofort zwei hochrangige Boten mit kostbaren Geschenken zum Sultan von Ägypten: den Grafen von Acerra, Thomas von Aquino, und den Herrn von Sidon, Balian Garnier.

Es gehörte sich unter Herrschern, kostbare Geschenke auszutauschen, und die Gaben sollten natürlich auch manche harte Forderung abmildern.

Al-Malik al-Kamil, der Herrscher Ägyptens, hielt sich gerade in Nablus auf, kaum zwei Tagesritte entfernt. Er war ein Neffe des sagenumwobenen, aber schon lange verstorbenen Saladin, der eine riesige Familie hinterlassen hatte, in der es ständigen und oft blutigen Streit um die Nachfolge gab.

Der Kaiser schickte ihm edle Rennpferde mit kostbarstem Zaumzeug, die begehrten sizilianischen Seidenbrokate und üppige Mengen Edelsteine.

In seinem Heerlager wurden Wetten abgeschlossen, mit welchen Geschenken die sarazenischen Gesandten wohl auftauchen würden.

Nun hieß es wieder: warten.

Wiedersehen nach sieben Jahren

Wäre Christian ein Vogel und kein Kreuzfahrer, könnte er in einer Viertelstunde bei seiner Familie sein. Doch er durfte sich nicht vom Heerlager entfernen, auch wenn sich die Kreuzfahrer erst einmal für Wochen nicht von hier wegbewegen würden, solange die Verhandlungen liefen.

Also ersann er einen Plan und ging damit zu Roland von Muldental.

»Ich will Euch nicht belügen. Ihr wisst, ich möchte gern meine Familie besuchen, die nur ein paar hundert Schritte von hier im Venezianerviertel lebt. Aber ich könnte dort auch eine Menge darüber erfahren, was die Einheimischen von der Situation halten. Mein Plan geht sogar noch weiter. So« – er deutete auf seine Rüstung und den Umhang mit dem Kreuz – »weiß natürlich jeder, wer oder was ich bin, und wird mir nichts sagen. Aber bei meinen Schwägern könnte ich mir ein paar Sachen ausleihen, wie die Leute sie hier tragen, und sie mitbringen. Wenn ich dann so gekleidet morgen in die Stadt gehe und mich ein bisschen umhöre … Ich beherrsche die Sprache der Franken und auch die meisten Dialekte, die hier gesprochen werden. Es könnte nützlich sein.«

Roland runzelte ein wenig die Stirn. Aber im Lager konnten sie wirklich nichts weiter tun als warten, abgesehen von Waffenübungen, und die hatte Christian nach der harten Zusatzausbildung durch seinen Vater kaum nötig. Außerdem verstand er den jungen Ritter. Sieben Jahre hatte Christian seine Schwestern nicht gesehen – und nun waren sie nur ein paar Schritte entfernt!

Da er sich wirklich wie die Hiesigen kleiden, bewegen und unterhalten konnte – ja, es könnte von Nutzen sein, sich unerkannt in der Stadt umzuhören.

»Gehen wir zu Hermann von Salza; soll er entscheiden«, beschloss Roland. Der Hochmeister des Deutschen Ordens hegte eindeutig Sympathien für die beiden Meißner. Rolands Neffe hatte hier sein junges Leben geopfert, Christians Vater war auf zwei Kreuzzügen dabei gewesen und einer der Unterstützer des Ordens. Warum sollte er seinem Sohn nicht den Gefallen tun? Vielleicht kam etwas Brauchbares dabei heraus.

Was die beiden nicht wissen konnten, als sie die Erlaubnis für Christians Kundschaftergänge einholten: Hermann von Salza dachte schon weiter. Der Herzog von Masowien hatte gerade erst den Orden gebeten, sie bei der Christianisierung der Pruzzen an der baltischen See zu unterstützen. Da konnte der Markgraf von Meißen und der Lausitz ein wichtiger Verbündeter sein. Und diese beiden Männer, vor allem aber Christians Vater, hatten Einfluss auf den künftigen Regenten.

Christian fühlte sich wirklich fast schwebend wie ein Vogel, als er auf die Stadt zulief. Sein Herz pochte wild. Ob es wohl allen gutging?

In seiner Aufmachung als Kreuzfahrer erntete er sowohl anerkennende als auch abschätzige Blicke. Er wusste von seinem Vater, dass die Neuankömmlinge aus Europa hier vor Jahren großen Schaden angerichtet hatten, weil sie Bräuche, Gepflogenheiten und Verträge missachteten.

Im Venezianerviertel hatte sich auf den ersten Blick nicht viel verändert. Da und dort war ein baufälliges Haus durch ein neues ersetzt worden, wo einst ein Schuhmacher seinen Sitz hatte, war nun die Werkstatt eines Gürtlers.

In diesem Viertel wohnten viele armenische Christen. Seine Mutter Eschiva war auch eine gewesen und in Jerusalem aufgewachsen. Als Saladin 1187 Jerusalem einnahm, waren viele Christen in die Sklaverei geraten, auch die damals noch kleine Eschiva und ihre Eltern.

Sie wurden nach Akkon verschleppt. Unterwegs starben ihre Eltern an den Strapazen der Sklaverei. Ein mitleidiger alter Gewürz- und Heilpflanzenhändler kaufte schließlich Eschiva frei, um ihr viel Leid zu ersparen und damit sie ihm Gesellschaft leistete und ihn pflegte, was sie gern tat.

Zum Schutz vor seinen drei nichtsnutzigen Söhnen hatte er sie schließlich geheiratet, doch nur dem Schein nach. Thomas lernte sie in dem deutschen Hospital von Akkon kennen, wo sie ihren sterbenden Mann umsorgte. Nach dessen Tod verhinderte er, dass die Söhne des alten Mannes sie schändeten und erneut in die Sklaverei verkauften. Und als sich das Kreuzfahrerheer nach dem jähen Tod des Kaisers Heinrich VI. auflöste und zurücksegelte, blieb er hier und heiratete sie.

Vor seinem Geburtshaus blieb Christian stehen und betrachtete es. Die Farbe war noch etwas mehr verblichen, doch aus dem Inneren klang fröhliches Kinderlachen, und das erleichterte ihm das Herz. Er atmete tief durch und klopfte an. Einfach so eintreten wollte er nicht.

Ein schwarzhaariger Junge von etwa fünf Jahren öffnete und starrte ihn mit großen Augen an, ohne die Tür ganz aufzusperren.

Eine junge Frau, unverkennbar schwanger, trat hinzu und starrte ihn genauso an. Es war seine älteste Schwester Ruzanna.

Er hatte sich extra rasiert und streifte die Kettenhaube ab.

»Christian?«, juchzte sie. »Bist du es wirklich? Meine Güte, du bist ja erwachsen geworden, ein Ritter sogar!«

Sie fiel ihm um den Hals, dann drehte sie sich um und rief: »Jolanda, Sofya, schaut nur, wer gekommen ist!«

Seine Schwestern ließen alles stehen und liegen, womit sie gerade beschäftigt waren, zerrten ihn ins Haus, küssten seine Wangen, nötigten ihn, Umhang und Waffen abzulegen, und löcherten ihn mit Fragen, alle drei auf einmal.

Dann riefen sie ihre Kinder zusammen, eine Rasselbande von sechs, nein: sogar sieben quirligen Mädchen und Jungen, die ihn anstarrten, seine Beine umklammerten oder hochgehoben und auf den Arm genommen werden wollten. Nur das Jüngste lag noch still in der Wiege.

Christian scherzte mit ihnen und genoss die Familienidylle aus vollem Herzen.

Ruzanna schenkte ihm Tee ein und sagte zu dem ältesten der Jungen, einem etwa Siebenjährigen: »Komm, Großer, lauf hinüber zu Mariam! Sag ihr, wer gekommen ist, und bitte sie um ein paar von den Süßigkeiten, die er als Kind so mochte.«

Nun erinnerte sich Christian: Mit diesem Jungen war seine älteste Schwester gerade schwanger gewesen, als er und sein Vater nach Meißen aufbrachen. Und die damals achtjährige Mariam war die Tochter des Zuckerbäckers von gegenüber.

Wenig später riss sein Neffe die Tür schon wieder auf, und da stand ein zartes, bildhübsches junges Mädchen mit einem Tablett voller süßer Köstlichkeiten, wie er sie sehr geliebt hatte: Baklava in etlichen Varianten, Honigrollen mit Pistazien, Mandelgebäck …

Doch er konnte kein Auge von dem Mädchen lassen, das prompt errötete.

»Du wirst dich nicht an mich erinnern. Ich war damals noch so klein, da hattest du keine Augen für mich. Aber ich hab dich immer heimlich angestarrt«, gestand sie und lachte fröhlich.

Wie sich herausstellte, war sie nun die wichtigste Stütze im Geschäft ihres Vaters und eng befreundet mit Thomas' Töchtern und deren Kindern, die schon gierige Wolfsblicke auf die Küchlein warfen.

»Haltet euch zurück, ihr gefräßigen Ungeheuer!«, scherzte Ruzanna, die Älteste. »Das ist alles für euren wackeren Onkel Christian. Er kommt aus dem Abendland, da gibt es so etwas Köstliches nicht. Sieben Jahre musste er ohne Baklava leben, der Ärmste, also gönnt ihm das!«

Dafür erntete Christian zutiefst mitleidige Blicke von der Kinderschar. Die Süßigkeiten waren die reinste Wonne. Doch natürlich teilte er ein paar kleine Stücke an seine Nichten und Neffen aus und wurde sofort zum Helden, was nicht zwingend mit seinem Umhang und seinem Schwert zu tun hatte.

Mariam wurde aufgefordert, sich zu ihnen zu setzen, und dann fragten sie ihm allesamt Löcher in den Bauch nach seinem Leben im rauen Okzident.

»Hat unser Vater inzwischen eine neue Frau gefunden?«, fragte irgendwann Jolanda, und auch Ruzanna und Sofya starrten ihn neugierig an.

»Nein. Er trauert immer noch.« Weil das sehr wehmütig klang, fügte Christian hinzu: »Er hat auch viel zu viel zu tun, um auf Brautschau zu gehen.«

Jolanda kicherte. »Wie stellst du dir das denn vor?«

Dann wurde sie ernst. »Unsere Mutter war die Liebe seines Lebens. Aber nach so vielen Jahren … wäre es schön, wenn er wieder jemanden an seiner Seite hätte. Und im Bett.«

Christian zuckte zusammen. Darüber hatte er noch nie nachgedacht und wollte es auch nicht. Aber wenn er sich die Auswahl lediger Damen am Meißner Hof vorstellte …

Nein, da fiel ihm keine ein, die seinen Vater glücklich machen könnte.

Beladen mit drei Schläuchen Rotwein, einem Bündel unauffälliger Leinenkleider und Schuhwerk für seine morgige Unternehmung ging Christian kurz vor Anbruch der Dämmerung zum Lager zurück. Er merkte es gar nicht, aber die ganze Zeit lag ein breites Lächeln auf seinem Gesicht. Seine Schwestern, die

Kinder … und Mariam. Sie hatte etwas an sich, das ihn verzauberte. Er konnte es gar nicht erwarten, alle wiederzusehen, auch seine Schwäger, die noch unterwegs waren, um Gewürze und Heilkräuter zu kaufen und mit einem Bauern am Stadtrand zu vereinbaren, dass sie ihm einen Teil seiner kommenden Olivenernte abnahmen.

Hoffentlich zogen sich die Verhandlungen zwischen dem Kaiser und dem Sultan recht lange hin, damit er seine Familie und Mariam noch oft besuchen konnte!

Je mehr sich Christian dem Lager näherte, umso deutlicher waren die Anzeichen für einen großen Tumult. Was war dort los? Gingen etwa die Anhänger des Papstes und die des Kaisers aufeinander los? Er fasste den Griff seines Schwertes und sah mit Bedauern schon den guten Wein im Boden versickern, sollte er in einen Kampf geraten.

Besorgt erkundigte er sich bei den Torwachen. Die Männer dort grinsten nur, einer sagte: »Geh immer dem Lärm nach, dann wirst du es sehen. Das Geschenk des Sultans ist eingetroffen.«

Mit dieser kryptischen Antwort konnte Christian zunächst nicht viel anfangen. Aber bald hörte er aus dem Lärm immer deutlicher das Wort »Elefant« heraus.

Er wühlte sich durch die Menge von Männern, bis er es sah, ein wahres Weltwunder: ein graues Ungetüm mit bunter Decke auf dem Rücken, tatsächlich haushoch, mit Beinen wie Säulen und völlig in Rage. Ein Fuß war mit einer starken Kette an einen Baum gebunden, und zwei Männer in fremdartiger Kleidung, wahrscheinlich die Hüter des kostbaren Wesens, schrien auf die Nordländer ein, sie sollten zurückweichen. Ihr Gebrüll mache das Tier verrückt. Tatsächlich stampfte der graue Riese wütend, hob den Rüssel und brüllte markdurchdringend, schwang die Stoßzähne immer wieder Richtung Angreifer.

»Ihr sollt zurückweichen, ihr macht ihn wütend!«, schrie

Christian seine Landsleute an, denn er verstand, was die zwei Fremden immer wieder riefen.

»Verstehst du etwa auch Elefantisch, du halber Sarazene?«, höhnte einer der Kerle.

»Ja, und Krokodilisch. Und Idiotisch, weshalb ich *dich* verstehe!«, brüllte Christian wütend.

Die anderen Männer lachten lauthals, traten aber ein paar Schritte zurück. Der Elefant beruhigte sich, und so konnten sie das Tier bewundern, bis sie in ihre Zelte kommandiert wurden.

Zu Christians Freude zogen sich die Verhandlungen tatsächlich lange hin.

Mit offizieller Erlaubnis streunte er in Alltagskeidung durch die Stadt und hörte sich gründlich um. Marek beneidete ihn um diese Ausflüge und hätte ihn so gern begleitet, doch er wäre aufgefallen, nicht nur wegen seiner roten Haare.

Als Christian für seine meißnischen Gefährten einen Beutel voller Apfelsinen vom Markt mitbrachte, löste er größte Freude aus und hatte spätestens von da an deren Unterstützung für seine Mission. Jolanda gab ihm auch kleine Säckchen mit Heilkräutern, außerdem eine Salbe, die Martins Brandwunde kühlte.

Jedes Mal, bevor er an die Tür seines Geburtshauses klopfte, schaute er zur Backstube gegenüber. War Mariam dort? Die Frage, ob er ihr Naschwerk oder sie liebte, konnte er bald eindeutig für sich beantworten. Deshalb ging er auch manchmal in das Geschäft, stellte sich ihrem Vater vor und führte lange Gespräche mit ihm, damit er ihn als Bewerber um seine Tochter ernst nahm.

Dass Mariam ihn liebte, wusste er. Aber würde sie mit ihm in eine fremde Welt ziehen?

Nun, als Kreuzfahrer durfte er jetzt sowieso keine Frau haben. Wenn nur sein Vater hier wäre! Dann könnten sie ernsthaft über eine Hochzeit sprechen. Sie würden wohl zu zweit noch einmal hierherkommen müssen.

Sobald er etwas Interessantes aufschnappte, erzählte er es Roland, und dann meldeten sie sich beide bei Hermann von Salza.

Was Christian aus vielen Gesprächen in der Stadt heraushörte: Der Sultan schien wenig Neigung zu haben, mit dem Heer des Kaisers Krieg zu führen. Er hatte im eigenen Land Machtkämpfe mit seinen Brüdern und Onkeln auszufechten, und dann gab es für die Länder des Orients noch eine riesige Bedrohung aus dem Osten: »die Geißel Gottes«. Eine wilde Reiterschar von weit her aus Asien, die alles niederwalzte und ihre Feinde auf unglaublich grausame Art tötete. Türken und Ägypter – ungewohnt vereint – hatten es gerade noch geschafft, sie kurz vor Bagdad aufzuhalten. Aber für wie lange?

Die Leute auf den Straßen erzählten sich die schrecklichsten Geschichten über diesen Feind, sie schüchterten ihre Kinder mit der Drohung ein, dass er sie holen werde, wenn sie nicht folgten.

Al-Kamil brauchte seine gefürchteten Mameluken für diesen Gegner.

Mit Sicherheit wussten das der Hochmeister und der Kaiser auch, aber sie ließen Christian seine Erkundungsgänge. Man konnte nie genug über den Gegner in Erfahrung bringen.

Und mit Sicherheit wusste der Sultan, dass der Kaiser ebenso wenig Lust auf ein Gemetzel mit den Mameluken verspürte. Das Zerwürfnis mit dem Papst hatte seine Truppen zerrissen und geschwächt. Wie zuverlässig waren seine einst zehntausend Ritter noch? Außerdem hatte der Papst die Städte der Lombardischen Liga gegen seinen Rivalen aufgehetzt, so dass der befürchten musste, sich auf der Rückreise auch noch mit den Lombarden herumschlagen zu müssen.

Und wie es im Leben oft geschieht, kamen sich die Gesandten, der Kaiser und der Sultan mit jedem Besuch ein wenig näher. Man lernte sich kennen und schätzen, wobei auch Friedrichs flüssiges Arabisch, seine Vorlieben für schöne Frauen und schnelle Pferde und seine gute Kenntnis der arabischen Kultur eine Rolle spielten.

Beide Herrscher beschlossen, einen Scheinfeldzug gegeneinander zu inszenieren. Ende November zog Friedrichs Heer von Akkon nach Jaffa, um dort zu überwintern – sehr zu Christians Bedauern. Bei seinem Abschied flossen bei den Schwestern, den Kindern und bei Mariam viele Tränen.

»Ich komme wieder«, versprach er ihnen, sah dabei aber Mariam an. Seine Schwestern lächelten gerührt.

Auch Al-Kamil verlegte seine Truppen, so dass beide Heere wieder nicht weit voneinander entfernt standen. Während der Papst in Rom und Patriarch Gerold in Jerusalem nun darauf warteten, dass endlich die Waffen blitzten, Schwerter gekreuzt wurden und Blut in Strömen durch die Straßen floss, handelten Kaiser und Sultan ein Abkommen aus.

Am 13. März 1229 zog Friedrich mit seinem Heer unbehelligt in Jerusalem ein.

Al-Kamil hatte ihm die Stadt für zehn Jahre zur Pacht überlassen. Der Vertrag von Akkon brachte den Christen auch Bethlehem, Nazareth und das Stück Küste zwischen Jaffa und Beirut zurück.

Dafür forderte Al-Kamil, dass der Felsendom und die Al-Aqsa-Moschee als zwei der größten Heiligtümer der Muslime deren Besitz blieben.

Der Papst und der Patriarch von Jerusalem spien Gift und Galle. Gerold von Lausanne drohte sogar mit dem Interdikt, falls der gebannte Kaiser die Heilige Stadt betrat.

Friedrich scherte sich nicht darum. Und da ihn weder Papst noch Patriarch krönen wollten, setzte er sich in der Jerusalemer Grabeskirche unter dem frenetischen Jubel seiner Männer selbst die Krone auf, ganz ohne Weihe und Zeremonie.

Er hatte erreicht, was noch niemand vor ihm auch nur erwogen, geschweige denn geschafft hatte: Jerusalem ohne Blutvergießen einzunehmen.

Und Christian war dabei gewesen. Diese Momente, den Einzug und die Krönung, würde er in seinem ganzen Leben nicht vergessen.

Glückliche Heimkehr

Natürlich hatte sich in deutschen Landen längst herumgesprochen, dass Jerusalem endlich wieder den Christen gehörte und Kaiser Friedrich diesen grandiosen Erfolg sogar ohne Blutvergießen errungen hatte.

Auch in Meißen atmeten viele Familien auf, deren Väter, Söhne oder Brüder das Kreuz genommen hatten. Wenn die Überlebenden früherer Kreuzzüge zurückkehrten, mussten sie viele traurige Nachrichten überbringen, und für die meisten Toten gab es in der Ferne nicht einmal ein richtiges Grab.

Diesmal kamen fast alle Männer zurück – und sie wurden begeistert gefeiert, wo immer sie sich auch zeigten.

Vom Meißner Burgberg aus sah man sie schon von weitem, als die Kreuzfahrerkolonne heimkehrte. Sobald die Schar auf dem Plateau einritt, läuteten ihr zu Ehren die Domglocken. Der Burghof wimmelte von Menschen, die nach ihren Männern, Vätern, Söhnen oder Brüdern Ausschau hielten, und auf einem Podest in der Mitte standen ganz vorn der festlich gekleidete, nun elfjährige Heinrich, dahinter Jutta, jetzt Gräfin von Henneberg, der Marschall, der Kämmerer und Thomas als Ratgeber und Wache.

Für seine warmherzigen Worte der Begrüßung, mit denen der junge Fürst auch den Mut lobte, den die Männer mit ihrer Kreuznahme bewiesen hatten, erntete Heinrich tosenden Beifall.

Doch bevor sich Eheleute, Geschwister, Kinder und Väter, Bräute und zukünftige Ehemänner in die Arme fallen konnten, mussten die Kreuzfahrer feierlich in den Dom einziehen, um in einem Dankgottesdienst von ihrem Eid entbunden zu werden.

»Wo ist Bischof Bruno?«, fragte Christian leise. Den alten Mann dort vorn mit Mitra und Bischofsgewand hatte er noch nie zuvor gesehen.

»Papst Gregor hat ihn aus dem Amt gejagt – wegen seines überaus sündigen Lebenswandels, seiner Weibergeschichten und weil er immer wieder Land beanspruchte, das ihm nicht zustand«, flüsterte Marek zurück. Woher hatte der Rotschopf das nur so schnell erfahren? Vielleicht von seinen älteren Brüdern? Oder scherzte er nur?

Nach dem abschließenden gemeinsamen »Amen« strömten die Menschen aus dem Dom, und nun begann ein großes Suchen.

Bald lagen sich Eheleute in den Armen, begrüßten Mütter ihre zurückgekehrten Söhne mit Freudentränen. Milena stürzte auf Marek zu und fiel ihm um den Hals. Entweder bemerkte es keiner, oder sie galten schon als so gut wie verheiratet.

Christian hielt Ausschau nach seinem Vater, der vorhin direkt neben dem jungen Heinrich gestanden hatte. Da kamen die beiden auch schon auf ihn zu. Freudestrahlend verneigte er sich tief vor dem jungen Regenten. »Eine fabelhafte Rede! Und Ihr seid ein beträchtliches Stück gewachsen, Durchlaucht! Wenn Ihr im kommenden Jahr volljährig werdet, habt Ihr Mannesgröße.«

Das war ein wenig übertrieben, aber wie sein Vater Markgraf Dietrich und nicht zuletzt durch die intensive Kampfausbildung war der Junge wirklich recht hochgewachsen.

»Es freut mich sehr, dass Ihr gesund zurückgekehrt seid!«, strahlte Heinrich. Dann war Christian entlassen und durfte endlich mit seinem Vater reden.

»Ich bin stolz auf dich«, sagte Thomas mit brüchiger Stimme und legte ihm die Hand auf die Schulter. Doch dann riss er seinen einzigen Sohn an die Brust und hielt ihn lange an sich gedrückt.

Jeder hatte so viel zu erzählen; die Zurückgekehrten sprudelten geradezu vor unvergesslichen Eindrücken, und in Meißen waren inzwischen Kinder geboren, Ritter ernannt und Menschen zu Grabe getragen worden.

Für alle war in der Halle ein großes Festmahl vorbereitet, das sich bis lang in die Nacht hinzog. Bier floss in Strömen, und jeder wurde satt.

Christian durfte neben seinem Vater an der Hohen Tafel sitzen und konnte es kaum erwarten, ihm von seinen Schwestern und den vielen Nichten und Neffen zu berichten. Thomas fühlte sich gesegnet, dass sein Sohn heil zurückgekehrt war und dass es seinen Töchtern und Enkeln gutging. So glücklich hatte er lange nicht ausgesehen. Sicher trugen dazu auch ein paar wiedererweckte Erinnerungen an das Haus im Venezianerviertel und seine glücklichen Jahre mit Eschiva bei.

Eigentlich hätte Christian gern einen ruhigeren Moment abgewartet, um seinem Vater von Mariam zu erzählen. Aber im Gefühlsüberschwang konnte er sich einfach nicht zurückhalten.

»Die kleine Tochter des Zuckerbäckers von gegenüber?«, erinnerte sich Thomas sofort und grinste. »Da hat es also meinen Sohn richtig erwischt … Denkst du denn, sie wäre bereit, mit dir als deine Frau *hierher* zu ziehen?«, fragte er zweifelnd. »Erinnere dich nur an deine endlosen Nörgeleien, als wir hier ankamen!«

»Es ist uns ernst. Und ihr Vater würde sie mir geben, wenn ich ganz offiziell um sie freie.«

Thomas seufzte theatralisch. »Da kommen wir beide wohl nicht umhin, bald gemeinsam nach Akkon aufzubrechen.« Nun lächelte er. »Wenn du ihretwegen noch zwei Schiffsreisen auf dich nimmst, muss sie wirklich ein besonderes Mädchen geworden sein.«

Mehr wollte er jetzt dazu nicht sagen, um seinem Sohn die Stimmung nicht zu verderben. Denn da gab es ein Problem, das sich nicht lösen ließ.

An den langen Tischen in der Halle prahlten die Rückkehrer mit ihren Eindrücken und Erlebnissen: den Heiligen Stätten, der Krönung in der Grabeskirche, den uralten knorrigen Olivenbäumen im Garten Gethsemane, unter denen Jesus und seine Jünger gewandelt waren … Gerade deutete Martin mit ausgebreiteten Armen an, wie riesig das Schlangenbiest gewesen sei, das ihn angefallen hatte. Und immer wieder war das Wort »Elefant« aus dem Lärm herauszuhören.

Spät in der Nacht hob Heinrich die Tafel auf, erteilte zuvor aber seinen Ratsleuten sowie Roland, Christian und Marek

Order, sich am nächsten Morgen nach der Messe zur Beratung bei ihm einzufinden.

Dann ging er zu Bett, während in der Halle manche noch bis in den Morgen hinein feierten, um dann zwischen Schüsseln und Bechern einzuschlafen.

Der künftige Markgraf und sein Rat – Jutta eingeschlossen – ließen sich von den Kreuzfahrern ausführlich berichten. Heinrich beeindruckte sehr, dass es der Kaiser geschafft hatte, einen uralten Konflikt, um den es hunderttausende Tote gegeben hatte, mit Verhandlungen zu lösen. Und sie wogen gründlich ab, welche Auswirkungen das üble Zerwürfnis zwischen Papst und Kaiser wohl haben könnte.

Stunden verflogen, Wein und Speisen standen auf dem Tisch, Becher und Platten wurden immer wieder aufgefüllt.

Christian fand, dass sein künftiger Fürst viele kluge Fragen stellte und deutlich reifer als andere Elfjährige geworden war.

Bevor sich die Runde auflöste, forderte Jutta: »Wir müssen allmählich auch beginnen, die Mündigkeit meines Sohnes im nächsten Jahr gründlich vorzubereiten. Es soll ein großes Fest geben, damit es jeder erfährt.«

Doch ihr Sohn hatte sich dazu bereits eigene Gedanken gemacht.

»Mein Wille ist, dass wir dies nicht an meinem Namenstag begehen, sondern am Michaelistag«, erklärte er entschlossen. »Zu Ehren des Erzengels und Bezwingers von Satan am 29. September. Jeder wird sich fragen, welche Art Herrscher ich sein möchte, und das möchte ich an diesem Tag zeigen.«

An der Formulierung erkannte Christian mit Stolz die Worte seines Vaters.

»Meine ersten Amtshandlungen als mündiger Herrscher sollen dem Schutz und der Förderung der Kirche dienen«, fuhr Heinrich fort. »Über die einzelnen Vorhaben werden wir noch beraten. Aber ich möchte ein neues Hospital in Freiberg fördern und unter meinen Schutz stellen, das jetzt noch der Pfarrer der

Petrikirche nebenbei betreibt. Ich möchte den Zisterziensern in Marienzell und Dobrilugk und den Benediktinerinnen in Eisenberg größere Spenden zukommen lassen. All diese Klöster wurden von meinen Vorvätern gegründet. Und ich werde den wandernden Minderbrüdern anbieten zu helfen, in der Mark Meißen ein Kloster zu gründen.«

»Das sind symbolträchtige Zeichen Eurer künftigen Regentschaft«, meinte der neue Truchsess Heinrich von Borna beeindruckt. Sein eitler Vorgänger von Buchheim hatte den Hof verlassen müssen, als Lukas die Verräter und Unzuverlässigen entlarvt hatte.

»Ich werde in Kürze noch mehr dazu sagen, wie ich mir meinen Fürstenhof vorstelle. Doch jetzt erst einmal« – Heinrich lächelte Marek an, dem das Glück ins Gesicht geschrieben stand – »wollen wir eine Hochzeit vorbereiten.«

Ein so glückliches Brautpaar habe man lange nicht auf dem Burgberg gesehen. Da waren sich die Gäste einig. Der junge Markgraf hatte die Ausrichtung der Hochzeit übernommen, da Milena eine Waise und seine geschätzte Geschichtenerzählerin war, ihr Bräutigam ein verdienter Kreuzfahrer.

Es war ein goldener Spätherbsttag und das Wetter so mild, dass auf dem Hof Tische und Bänke aufgestellt werden konnten. Milena sah wunderschön in Ännes blauem Hochzeitskleid aus, Mareks Festgewand war mit traditionellen slawischen Mustern verziert. Bier und Wein flossen in Strömen, die Tische waren voll von köstlichen Speisen, Musiker spielten auf. Das Glück der Brautleute färbte so auf die Gäste ab, dass sie sich schnell von der fröhlichen Musik dazu verleiten ließen, in ausgelassenen Reigen und Wechseltänzen herumzuwirbeln.

Bald saß fast niemand mehr auf seinem Platz, ausgenommen die älteren Damen wie Alwina. Margarethe von Munichendorf blickte ausgesprochen glücklich drein und wippte zum Takt der Musik mit den Füßen.

Christian blieb neben seinem Vater auf dem Sitz kleben und bemühte sich, ein fröhliches Gesicht zu machen.

»Wir holen sie im Frühjahr, wenn die Stürme vorbei sind«, sagte Thomas leise. »Doch hast du eines bedacht? Sie ist nicht von Stand, sie ist die Tochter eines Zuckerbäckers. Bei mir und deiner Mutter hat der Standesunterschied keine Rolle gespielt. Aber wenn Mariam hier an den Hof kommt, werden die adligen Damen sie keines Blickes würdigen. Haltet ihr das aus? Hält eure Liebe das aus?«

»Änne und Sophia und noch ein paar andere werden sie sicherlich mögen«, widersprach Christian matt, obwohl er wusste: Sein Vater hatte recht. Nur war ihm aus lauter Verliebtheit dieser fatale Gedanke bisher noch nicht gekommen.

»Aber wenn wir in Freiberg leben, in deinem Haus …«

»Es ist auch dein Haus. Dein Großvater, nach dem du benannt bist, hat es erbaut«, korrigierte ihn Thomas.

»… dann könnte ich der Burgwache beitreten. Ich glaube, dort würde sie sich gut in der Nachbarschaft einleben. Sie soll ja keine Bäckerei eröffnen …«

Fast atemlos traten Änne und Simon zu ihnen.

»Los, Vetter, sei kein Trauerkloß! Jetzt musst du auch eine Runde drehen!« Änne zog ihn von seinem Platz, und schon waren sie mitten unter den Tanzenden.

Warum Christian so trist dreinschaute, wusste Änne. Aber sie war sicher: Früher oder später würde Mariam in Marthes seidenem Kleid mit Christian auf ihrer Hochzeit tanzen.

Nach mehreren ausgelassenen Reigen kündigten die Musiker an, es solle gefälligst Ruhe einkehren und jeder wieder an seinen Platz gehen. Der junge Markgraf wünsche erneut das Wort an das Brautpaar und die Festgesellschaft zu richten.

Mit einer schmeichelnden Flötenmusik leiteten sie über, bis alle sich zurechtsortiert hatten.

Heinrich stand auf und hob seinen Becher. Das zwang alle, es ihm nachzutun.

»Stoßen wir an auf das glückliche junge Paar, auf dass sie lange leben und viele gesunde Kinder bekommen«, begann er. Das taten die Gäste natürlich gern und brachten lautstark Trinksprüche aus.

»Es sind noch Geschenke zu überreichen«, fuhr Heinrich fort, nachdem er das Zeichen gegeben hatte, dass sich die Festgesellschaft setzen durfte. Alle reckten neugierig die Hälse, um erkennen zu können, was der Truchsess auf den Wink des Fürsten heranschleppte.

»Vermutlich hat noch nie eine Braut zur Hochzeit einen dicken Stapel Pergament geschenkt bekommen«, erklärte der junge Fürst lächelnd und hielt den Packen hoch, der schon passend zurechtgeschnitten war, damit er zu einem Buch zusammengebunden werden konnte, sobald die Seiten beschrieben waren.

»Aber ich habe auch noch nie eine Braut gesehen, die ein solches Talent zum Geschichtenerzählen hat. Deshalb bitte ich Euch, Milena, nehmt diese Pergamente und füllt sie mit Geschichten über unser Land. An Stoff wird es Euch nicht mangeln. Mit meiner ausdrücklichen Billigung dürft Ihr jedermann am Hof befragen, der dazu etwas beitragen kann.«

Erstaunte Rufe und Beifall brandeten gleichzeitig auf. Dabei gingen Milenas gerührte Dankesworte fast unter.

»Das werde ich liebend gern, Durchlaucht, ich danke Euch!«

Dann wandte sich Heinrich an den Bräutigam. »Marek, mein Wunsch an Euch ist es, dass Ihr Eurer jungen Frau die Zeit und Muße für diese Arbeit lasst.« Er grinste ein wenig. »Ich bin sicher, Ihr findet trotzdem genug Gelegenheiten, Euch gegenseitig Eure Liebe zu beweisen und viele Kinder zu zeugen.«

Da und dort kicherte jemand im Publikum, doch der Gastgeber sprach schon weiter.

»Vor Jahren sagte ich einmal: Sollte Milena je heiraten, werde ich alles dafür tun, damit sie am Meißner Hof bleibt, um Geschichten zu erzählen, zu sammeln und zu erfinden. Deshalb belehne ich heute den glücklichen Bräutigam mit einem Stück

Land ganz in der Nähe, das Ihr bequem von hier aus bewirtschaften lassen könnt. Außerdem habt Ihr nach Eurer Wallfahrt selbst viele Geschichten zu erzählen.«

Der fassungslose Marek kniete nieder, faltete die Hände zum Lehnseid und stellte fest – Gedanken gehen manchmal merkwürdige Wege –, dass Heinrichs Hände schon fast so groß wie seine waren, als dieser sie umfasste, wie es der Brauch vorsah.

Sie sprachen die traditionellen Worte, dann durfte er aufstehen, bekam den symbolischen Friedenskuss, und tosender Beifall flammte auf.

Doch Heinrich war noch nicht fertig.

»Bevor sich alle wieder dem Tanz oder dem Bier hingeben, möchte ich noch etwas sagen. Wie soll es unter meiner Regentschaft am Meißner Hof zugehen? Wir sind nicht so reich wie die Familie meiner künftigen Schwiegereltern zum Beispiel, die Herzöge von Österreich. Manche Gegenden, vor allem in der Lausitz, sind noch nicht einmal erschlossen. Wir können nicht prunken mit Gold und Edelsteinen, und die Silberförderung um Freiberg hat in den Erträgen nachgelassen. Doch ich will ein friedliches Land und einen Hof mit klugen und begabten Menschen. Wie Milena, die dichten und Geschichten erzählen kann, wie Tammo von Schönfeld und sein Sohn Johann als erfahrene Falkner und Roland von Muldental mit seiner Pferdezucht. Begabte Sänger und Harfner sollen zu uns kommen, Maler, die den Palas mit farbenprächtigen Bildern verschönern. Weise Kräuterfrauen, ein kluger Medicus, ein Rechtsgelehrter, denn seit kurzem ist unser Recht erstmals in einem Gesetzbuch niedergeschrieben. Die adligen Jungen und Mädchen an diesem Hof sollen lesen und schreiben lernen. Nicht im Krieg, sondern auf Turnieren sollen die Ritter ihr Können beweisen. So wollen wir hier leben, in Frieden mit Gott und unseren Nachbarn, den Armen helfen, die Hilflosen schützen, die Städte fördern und das Land zum Blühen bringen!«

Nun stand die Festgesellschaft auf, ohne dass es eine Anweisung gegeben hatte, applaudierte frenetisch und ließ ihren künftigen Fürsten hochleben.

Stolz blickte Jutta auf ihren Sohn und Thomas auf seinen Schützling. Thomas nahm sich vor, im Dom eine Kerze für Lukas anzuzünden und ihm in Gedanken zu erzählen, wie großartig sich sein Schutzbefohlener entwickelt hatte.

Kühne Pläne

Heinrich hielt Wort. Als er 1230 mit zwölf Jahren mündig wurde, galten seine ersten Maßnahmen der Förderung von Klöstern und Hospitälern und der Armenspeisung.

Schon bald nach seiner legendär gewordenen Hochzeitsansprache holte er einen Rechtsgelehrten an den Hof und einen in Salerno ausgebildeten Arzt. Er ließ die Falknerei von Tammo und dessen nun sechzehnjährigem Sohn nach deren Maßgaben erweitern und veranstaltete in der Halle in regelmäßigen Abständen Abende, an denen Lieder gesungen oder Geschichten zum Besten gegeben wurden. Es mussten nicht immer Milenas Erzählungen oder Gedichte sein – wer weit gereist war oder auch etwas Interessantes aus der Umgebung zu berichten wusste, durfte das tun, solange er niemanden langweilte und dafür ausgebuht wurde. Auch Rätselrunden waren sehr beliebt, und Tammos Vorliebe für das Wurfzabel-Spiel kam an langen Winterabenden plötzlich sehr in Mode.

Heinrich bereiste die Städte seiner Marken, sprach mit den Ratsleuten und den Burgkommandanten über ihre Sorgen, Nöte, Bitten und Ideen – kurzum, er verschaffte sich einen Überblick über den Zustand seines Landes.

Am Abend nach dem Michaelistag rief der nun mündig gewordene junge Fürst die Edelleute ein erneutes Mal in die Halle auf dem Meißner Burgberg.

»Ich möchte einige weitere Entscheidungen bekanntgeben, die ich getroffen habe und die mir sehr am Herzen liegen. Boris von Zbor, bitte tretet vor!«

Der massige Slawe hatte gerade die einmal pro Quartal fällige, gut bewachte Lieferung Silber aus Freiberg nach Meißen eskortiert und war deshalb am Hof.

Überrascht trat er vor und gab sich größte Mühe zu verbergen, wie stark seine Gelenke schmerzten, noch dazu nach dem langen Ritt.

Heinrich bedeutete ihm mit einer Geste, er müsse nicht niederknien.

»Boris von Zbor, Ihr habt dem Haus Meißen Euer ganzes Kämpferleben lang treue und zuverlässige Dienste erwiesen. Seit vielen Jahren untersteht Euch das Kommando über die Freiberger Burg, die Münze und die Silberkammer. Damit habt Ihr eine der wichtigsten Stellungen im Land inne und füllt sie vorbildlich aus. Dafür möchte ich Euch ausdrücklich danken. Ihr werdet immer zu den angesehensten Rittern der Mark gehören.«

Er legte eine Pause ein, und jeder fragte sich, was nun kommen sollte.

»Herr von Zbor, ich weiß, im Zweikampf möchte Euch immer noch keiner gegenüberstehen.«

Es gab ein paar anerkennende Lacher oder Zwischenrufe wie: »Stimmt!«, oder: »Der Hüne schubst die Gegner einfach um!«

Heinrich lächelte und fuhr fort: »Aber so gut Ihr es auch verbergen wollt – ich sehe, wie sehr Eure Gelenke schmerzen, wie schwer Euch manche Bewegung inzwischen fällt. Es wird Zeit für Euch, sich mehr zu schonen. Auf Euer Wissen, Eure Erfahrung möchte ich aber nicht verzichten. Deshalb gebe ich Euch Simon von Werratal zur Seite. Ihr werdet ihn in das Amt des Burgkommandanten einführen, bis er die Stellung übernehmen kann und Euch die Sehnsucht nach einem ruhigeren Leben überkommt.«

Boris verneigte sich mit Tränen der Rührung in den Augen und trat ein paar Schritte zurück.

Änne war überglücklich, mit Simon wieder nach Freiberg zu dürfen. Zu Hause konnte sie ihren Vater pflegen, und sie war überzeugt, auch das hatte Heinrich bei seinem Plan bedacht.

»Simons Stellung hier in meiner Leibwache soll künftig Christian von Christiansdorf einnehmen«, fuhr der Markgraf fort. »Ich berufe Euch und Eure junge Frau an meinen Hof.«

Christian trat vor, kniete nieder und bedankte sich. Mariam stand ganz hinten in der Halle und versuchte, keine Aufmerksamkeit zu erregen.

In Freiberg, wo sie zunächst gelebt hatten und Christian in der Burgwache diente, hatte sich niemand daran gestoßen, dass sie nicht von edlem Stand war – jedenfalls nicht in Worten. Immerhin war ihr Mann der Enkel des Ortsbegründers. Doch wie würde es hier werden?

Ein halbes Jahr zuvor, im Frühjahr 1230, war Christian mit seinem Vater wie geplant nach Akkon gesegelt, mit warmer Kleidung für die Braut und vielen Geschenken für ihren Vater und Thomas' Töchter, Schwiegersöhne und Enkelkinder.

Im Venezianerviertel hatten Christian und Mariam dann geheiratet. Es war ein großes, fröhliches Fest mit Familie und Freunden gewesen, das keiner von ihnen je vergessen würde. Das halbe Viertel feierte mit.

Während das Brautpaar sein Liebesglück genoss, erfüllte sich Thomas einen langgehegten Traum: Er pilgerte nach Jerusalem und betete in der Grabeskirche und an anderen heiligen Stätten für das Seelenheil seiner Frau Eschiva, seiner Eltern und verstorbenen Geschwister, seines Freundes Roland, für Lukas, das Glück des jungen Paares und seiner lebenden Familienangehörigen und Freunde.

Zurück in Akkon, stellte er Nachforschungen nach Milenas

Eltern an. Erfolg hatte er bei einem alten Freund aus der Zeit der Kreuzzüge: Bruder Notker, ein kleiner Mönch mit immer noch schiefer Tonsur, der nach wie vor im allerersten Hospital des Deutschen Ordens Kranke pflegte.

»Ja, ich erinnere mich«, sagte Notker sofort. »Slawische Christen sind hier selten. Die Frau fieberte hoch, ihr Mann brachte sie auf seinen Armen hierher. Ich pflegte sie persönlich. Ihr Mann wich nicht von ihrer Seite. Doch ich konnte sie nicht retten. Als sie starb, hörte sein Herz vor Trauer einfach auf zu schlagen. Ich kann Euch nachher beider Grab zeigen.«

Er wandte sich ab, schlurfte zu einer Holzkiste und suchte darin etwas.

»Das hat die Frau für ihre Tochter hinterlassen – in der Hoffnung, es würde eines Tages in ihre Hände gelangen.«

Behutsam holte er eine Kette hervor: silbern mit einem Herz aus Granat, auf das ein zierliches silbernes Kreuz gesetzt war.

»Ich werde sie ihr bringen«, versprach Thomas. »Das Mädchen war mein Mündel. Sie trauert schon lange um ihre Eltern. Doch kürzlich hat sie geheiratet und ist mit ihrem Mann sehr glücklich. Zu wissen, was aus ihren Eltern geworden ist und dass sie im Heiligen Land nebeneinander begraben liegen, wird ihr ein großer Trost sein.«

Sie plauderten noch ein wenig über dies und das, dann musste Notker zurück zu seinen Kranken.

Für Thomas, Christian und Mariam wurde es Zeit, sich zu verabschieden und auf die Rückreise zu begeben. Länger waren die Männer nicht von ihren Posten freigestellt. Und beide wollten auf keinen Fall den Tag von Heinrichs Mündigkeit verpassen.

In Freiberg gaben sie nach ihrer Ankunft zunächst einmal ein Fest für Freunde und Nachbarn, bei dem Mariam Marthes grünes Seidenkleid trug. Hier schloss sie auch erste Freundschaften in der neuen Heimat.

Für den Michaelistag hatte die Jungvermählte große Mengen am Süßigkeiten gebacken, um dem jungen Fürsten eine Freude zu bereiten, und die erregten bei Hof ungeheures Aufsehen, so köstlich waren sie. Um die letzten Stücke gab es ein wenig vornehmes Geschubse.

Der junge Markgraf fuhr in seiner Rede fort.

»Ich versprach, Begabungen zu fördern, und möchte Menschen mit den verschiedensten Talenten an meinem Hof haben. Und eine solche Begabung ist gestern wieder ans Licht getreten. Ich fordere Christians Frau Mariam aus Akkon auf, vorzutreten.«

Die junge Schönheit, die in den hinteren Reihen kaum etwas verstand, erschrak. Wurde sie bestraft, weil sie sich in die Halle geschlichen hatte?

Während sie sich zaghaft den Weg nach vorn bahnte, warf Christian ihr aufmunternde Blicke zu.

Sie kniete nieder und senkte den Kopf. Christian stand drei Schritte hinter ihr, wodurch sie sich gleich viel sicherer fühlte.

»Noch nie habe ich so köstliches Gebäck gegessen wie das von Frau Mariam!«, schwärmte Heinrich, der Süßes schon immer gemocht hatte. »Ihr Naschwerk wird in Zukunft das Prunkstück bei jedem Festmahl sein, das ich für hohe Gäste zu geben habe. Mit solchen ausgefallenen Leckerbissen können wir sogar bei meiner Hochzeit in Wien Aufsehen erregen!«

Er legte eine Pause ein und sagte dann feierlich: »In Würdigung dieses Talentes nehme ich Euch in meine Dienste und erhebe Euch in den Stand einer Edelfrau. Erhebt Euch, Mariam von Christiansdorf! Ich hoffe, Ihr und Euer Mann werdet hier in Meißen glücklich.«

So verlief das erste Jahr von Heinrichs Herrschaft friedlich. Seine Mutter war wieder zu ihrem Ehemann nach Schmalkalden gezogen – froh darüber, dass ihr Sohn seine Aufgabe so gut bewältigte und sie nun endlich ein ruhiges Eheleben mit Poppo und ihrem kleinen Sohn Hermann führen konnte.

Zum Frieden trug auch bei, dass die kaiserlichen Burggrafen

ein waches Auge auf beide Marken behielten. Der Kaiser hatte kein Interesse daran, dass in meißnischen Gebieten kriegerische Unruhen ausbrachen.

Abschied

Freiberg und Marburg, November 1231

Eines Mittags im Spätherbst klopften zwei offenbar weit gewanderte Bettelmönche an die Tür des Hauses im Freiberger Burgviertel, in dem Simon, seine Frau Änne und ihre Kinder Reinhard und Clara lebten.

»Tretet ein, ihr bekommt eine Schale mit heißer Suppe und Brot«, sagte Änne sofort und forderte sie auf, sich ans Feuer zu setzen, um sich zu wärmen.

»Wir suchen Änne von Werratal«, sagte der ältere der beiden, dessen linker Arm verkümmert war, vermutlich von Geburt an.

»Das bin ich«, sagte sie und wartete, was kam. Brauchten sie eine Arznei?

Der jüngere Minderbruder hörte auf, seine Suppe zu löffeln, und wirkte auf einmal sehr traurig.

»Wir kommen aus Marburg. Uns schicken zwei Frauen namens Guda und Isentrud von Hörselgau.«

Änne fühlte sich plötzlich in eine andere Zeit zurückversetzt. Wie lange war es her, dass sie mit den beiden zusammen auf der Wartburg Elisabeth in ihrem Hospital geholfen hatte? Wie mochte es ihnen gehen?

»Elisabeth liegt im Sterben«, fuhr der ältere Mönch fort. »So Gott will, bleiben ihr noch ein paar Tage. Guda und Isentrud bitten Euch zu kommen. Wenn Ihr gleich abreist und schnelle Pferde nehmt, trefft Ihr Elisabeth vielleicht noch lebend an. Sie spricht von Euch, sie will Euch sehen.«

Diesen Wunsch konnte niemand einer Sterbenden abschlagen.

Also hatten sie keine Zeit zu verlieren. Selbst mit schnellen Pferden würden sie zu zweit vier oder fünf Tage nach Marburg brauchen.

Während die Brüder noch aßen, lief Änne schon zur Burg, sprach mit ihrem Vater Boris und mit Simon. Es blieb in der Eile keine Möglichkeit, den Markgrafen in Meißen offiziell um eine Beurlaubung zu bitten, aber Boris versprach, dies zu regeln. Er holte sich seinen einstigen Knappen Wilfried zur Seite, inzwischen ein bewährter und vor Kraft strotzender Ritter.

Simon suchte an Waffen und Ausrüstung zusammen, was er brauchte, Änne packte Proviant ein und brachte Clara und Reinhard zu Hildchen, die inzwischen selbst verheiratet war und zwei kleine Kinder hatte, mit denen Clara gern spielte. Elfie bekam Anweisungen für die Pflege von Boris.

Nach einer Stunde waren Änne und Simon abreisebereit.

»Ihr könnt hier die Nacht im Warmen verbringen«, boten sie den Minderbrüdern an. Aber die lehnten dankend ab und wollten zum Hospital.

Die Reise war beschwerlich wegen des Novemberwetters, der schlammigen Wege und der Eile, die sie trieb. Eine Nacht verbrachten sie bei Simons Brüdern – das Familiengut lag fast auf dem Weg – und ließen sich erzählen, was über Elisabeth von Marburg aus nach Eisenach durchgedrungen war. Was sie hörten, beunruhigte die beiden Reisenden noch mehr.

Je näher sie Marburg kamen, umso dichter wurde der Strom von Pilgern. Es waren nicht nur Minderbrüder, die in völliger Armut leben wollten wie Elisabeth, sondern auch Mütter mit kranken Kindern, Fiebrige, Missgestaltete, Hungernde.

Guda und Isentrud erwarteten Änne nach Auskunft der Wanderprediger in einer schäbigen Herberge am Stadtrand.

Die Frauen fielen sich in die Arme, doch dann fragte Änne

sofort: »Warum seid ihr nicht im Hospital? Warum seid ihr nicht bei Elisabeth?«

Guda begann zu weinen.

»Magister Konrad hat uns weggeschickt. Er sagt, wir erinnern Elisabeth an glückliche Zeiten und lenken sie so nur von ihrem gottgefälligen Werk ab. Er hat ihr höchstselbst zwei neue Dienerinnen ausgesucht: eine fast taube alte und sehr bösartige Witwe und ein grobes, dummes Ding, das keine Anweisung befolgt. Aber natürlich erstatten sie Konrad genauestens Bericht über jeden Schritt, den Elisabeth tut.«

»Wir haben beim Abschied geweint, aber Elisabeth nahm auch diesen Befehl des Magisters einfach hin«, ergänzte Isentrud. »Sie reibt sich bei der Krankenpflege auf, will von ihrer Hände Arbeit leben, lässt aber sogar noch Wasser im Topf anbrennen, weil sie stundenlang in religiöser Entrückung neben dem Feuer betet und gar nicht merkt, dass die Funken ihr graues Wollkleid durchlöchern und sie beinahe verbrennt. Sie iss fast nichts, zieht sich nicht warm genug an, schläft kaum und wenn, dann auf dem Erdboden. Sie behauptet, das alles mache sie glücklich. Doch jetzt ist ihr Körper völlig entkräftet. Sie liegt im Sterbebett und freut sich auf den Tod.«

Simon atmete tief durch, sagte aber nichts.

»Dürft ihr wenigstens zu ihr, um Abschied zu nehmen und in ihren letzten Stunden bei ihr zu sein?«, fragte Änne erschüttert.

»Wir wissen es nicht. Aber sie hat nach dir gefragt. Geh hin, schnell, und sprich für uns. Bitte!«

Änne zog sich ihr schlichtestes Kleid an und verbarg ihr Haar völlig unter einem grauen Leinenkopftuch. Magister Konrad sollte sie nicht erkennen.

Simon begleitete sie bewaffnet und mit wachem Blick.

Auf einem Stein gegenüber dem Hospital saß ein sichtlich verzweifelter junger Mann. Simon wollte ihm eine Münze als Almosen geben, doch der Marburger schüttelte den Kopf.

»Danke, Herr, für Eure Güte. Aber ich brauche kein Silber. Ich sitze hier nur und starre dorthin, wo meine Liebste ist. Lebendig begraben.«

Er deutete auf die Menschenmenge, die zum Hospital strömte, und begann seine Geschichte zu erzählen, trostlos und verbittert.

»Es gab hier einmal ein großes Fest. Elisabeth hatte verkünden lassen, fünfhundert Mark Silber aus ihrem Erbe zu verschenken, eine Mark für jeden, der kam. Das ist so viel Geld, davon kann man ein Jahr lang leben oder noch länger. Die Menschen strömten herbei, feierten, sie tanzten vor Freude, meine Hildegund auch. Wir wollten im Monat darauf heiraten. Sie hatte wunderschönes, langes blondes Haar, das mit jeder ihrer Bewegungen wogte. Doch plötzlich schlich sich *diese Frau* von hinten an sie heran und schnitt ihr das Haar ab. ›Damit du nie mehr fröhlich tanzen wirst!‹, triumphierte sie böse und ließ die blonden Strähnen vom Wind zerstreuen. Hildegund kam weinend zu mir gerannt. ›Ich bin verloren!‹, schluchzte sie. Ihr wisst ja, welchen Frauen die Haare geschoren werden: Nonnen und Huren. Man würde sie aus der Stadt jagen. Kein Priester wollte uns noch vermählen. Also blieb meiner Liebsten nichts anderes übrig, als im grauen Büßerinnenkleid im Hospital dieser hartherzigen Frau zu arbeiten, um nicht zu verhungern oder als Hure vertrieben zu werden.«

Dem jungen Burschen stiegen Tränen in die Augen. Doch dann verwandelte sich seine Trauer in Wut. »Und was macht dieser Magister mit der rabenschwarzen Seele? Lässt verbreiten, sein Schützling wirke solch große Wunder, dass sie Hildegund sogar dafür *begeistert* habe, in das Hospital einzutreten!«

Er spie zur Seite aus. »Sie war meine große Liebe. Aber ich werde sie nie wiedersehen. Höchstens ihren Leichnam, wenn sie verhungert ist oder sich dort drin mit einer tödlichen Krankheit angesteckt hat.«

»Was willst du nun tun?«, fragte Änne entsetzt und voller Mitleid zugleich.

Da waren sie wieder, die zwei Seiten der Elisabeth. Die hilfsbereite und die herrische. Die Leben rettete und Leben zerstörte.

Wieder zuckte er mit den Schultern. »Ich sitze hier und starre dort hinüber. Mal sehen, wer eher stirbt: Hildegund oder ihre Unheilsbringerin.«

Weder Änne noch Simon waren in der Lage, nach dieser erschütternden Geschichte noch ein Wort herauszubringen.

Sie gingen hinüber zum Hospital, und Änne konnte sofort erkennen, dass es nicht nur größer als das Eisenacher war, sondern auch sehr günstig gelegen: Lahn und Marbach flossen daran vorbei, und Wasser bedeutete Sauberkeit. Hier konnten die Kranken gebadet und ihre Kleider und die Laken gewaschen werden. Magister Konrad hatte Elisabeths Geld gut angelegt.

Erstaunlicherweise wurde Änne ohne Probleme vorgelassen, als sie ihren Namen nannte – nur den Vornamen.

Elisabeth auf ihrem Sterbebett zu sehen, war für Änne höchst verstörend. Etliche Vertraute, auch Mütter mit Kindern, umgaben sie. Die Vierundzwanzigjährige wirkte wie eine alte Frau, bis auf die Knochen abgemagert, die Augen tief umschattet, und jede Bewegung schien sie unendliche Mühe zu kosten. Doch die Augen hielt sie starr nach oben gerichtet, zur Decke oder zum Himmel, und lächelte über das ganze Gesicht. Wer weiß, was sie dort sah? Ihren geliebten Ludwig? Ihre Vorfahren, zu denen vier Heilige zählten? Hoffte sie, unter ihnen aufgenommen zu werden, nachdem sie doch ein so mustergültig frommes Leben geführt hatte?

Eine halbe Stunde später kamen auch Guda und Isentrud herein – gerade noch rechtzeitig, um zu sehen, wie Elisabeth ihren letzten Atemzug tat.

Änne sprach ein stilles Gebet und zog sich zurück. Sollten jetzt die bei der Toten wachen, die ihr im Leben am nächsten gestanden hatten.

Es war inzwischen schon Morgen geworden, aber Simon wartete immer noch draußen auf sie.

Der Ruf »Elisabeth ist tot, *unsere Heilige* ist tot!« zog durch die Stadt, von einem zum Nächsten weitergegeben. Jeder wollte ins Hospital, um die Tote zu sehen und sich ein Stück von ihrem Gewand als Reliquie zu sichern.

Nun übernahm Konrad mit seinen Gehilfen das Kommando. Elisabeth wollte in der Kapelle ihres Hospitals beigesetzt werden. Dort wurde sie auch aufgebahrt, damit die Marburger von ihr Abschied nehmen konnten.

Simon bestand darauf, allein hinzugehen. Es würde ein fürchterliches Gedränge, Tumulte, Ausschreitungen geben.

Doch es kam noch schlimmer als befürchtet, so dass sogar Simon erst nach Worten suchen musste, obwohl er schon viel Grausames erlebt hatte.

»Sie haben sich auf sie gestürzt wie Wilde. Erst schnitten sie ihr nur ein paar Haare oder einen Fingernagel ab, um eine Reliquie zu haben, zogen Fäden aus ihrer Kleidung. Aber zum Schluss schnitten sie sogar Fleisch vom Körper: Ohrläppchen, Brustwarzen …«

Die Marburger betrachteten sie jetzt schon als eine Heilige.

»Ich halte jede Wette, dass dieser Konrad bereits alles dafür in die Wege leitet, damit sein Schützling umgehend seliggesprochen wird. Ein paar Wunder wird er schon finden, wenn er nur lange genug sucht …«

Recht und Gesetz

Meißen, 1232

»Seid Ihr nervös?«, fragte Thomas seinen Schützling.

»Natürlich«, bekannte Heinrich freimütig, der den Griff seines Schwertes die ganze Zeit schon fest umklammert hielt, obwohl kein Feind in Sicht war. »Ich bin vierzehn und soll in meine erste Schlacht ziehen – als Verteidiger des Landes!«

»So wird es dereinst in den Chroniken stehen«, sagte Thomas lächelnd.

Sie saßen zu Pferde, der junge Markgraf zwischen Thomas und Christian, hinter ihnen noch zwei Dutzend der besten Ritter.

»Aber Ihr werdet nicht kämpfen. Das kann niemand von Euch mit vierzehn Jahren erwarten, und es wäre auch viel zu riskant. Erst recht gegen diese verrohten Gesetzlosen. *Schmutzig* zu kämpfen muss ich Euch erst noch beibringen. Ihr gebt die Kommandos und seid damit der Anführer. Solange Ihr nicht vom Pferd fallt, dürfte alles nach Plan verlaufen.«

Nun musste Heinrich trotz seiner Anspannung doch grinsen. Lukas und Thomas hatten ihn im Reiten und im Schwertkampf äußerst gründlich unterrichtet, und er besaß für beides ein ausgeprägtes Talent.

»Ich werde Euch nicht enttäuschen und im Sattel bleiben«, versicherte er.

Nach friedlichen Zeiten in der Mark hatte es in den letzten Wochen erneut alarmierende Beschwerden von den Bauern mehrerer Dörfer gegeben. Die vor Jahren verbannten und in Acht und Reichsacht geschlagenen Mildensteiner Brüder waren klammheimlich zurückgekehrt. Ob sie glaubten, sie seien in Vergessenheit geraten, mit einem jungen Herrscher hätten sie leichtes Spiel, oder ob sie die schmähliche Abberufung von Bischof Bruno auf die Idee gebracht hatte, sie könnten nun wieder die Dörfer beanspruchen, um die sie sich damals mit ihm gestritten hatten …

Jedenfalls forderten sie mit Waffengewalt Fronleistungen von den Bauern in den Dörfern rund um ihre niedergebrannte Holzburg, um sie neu zu errichten, außerdem Abgaben von Getreide, Eiern und Vieh. Die schon vor Jahren von diesen Räubern zerstörten und ausgeplünderten Dörfer hatten eine Abordnung zu ihrem jungen Fürsten geschickt, von dem es hieß, dass er den Armen Gerechtigkeit zuteilwerden ließ. Sie baten in Meißen um Hilfe, und schon am nächsten Tag wurde eine Reitertruppe ausgesandt, um den Gesetzlosen endgültig das blutige Handwerk zu legen.

Thomas fand, dies sei eine gute Gelegenheit, den jungen Markgrafen nicht nur als Schöngeist, sondern auch als Mann des Schwerts zu zeigen.

Kundschafter hatten die Lage ausgespäht. Es wurde ein leichtes Spiel.

In jedem der betroffenen Dörfer wurden die Spießgesellen der Mildensteiner überwältigt, ein Stück abseits der Burg zusammengetrieben und bewacht, damit sie niemanden warnen konnten.

Blieben nur noch die drei Brüder Arnold, Heinrich und Richard von Mildenstein, die in der Zeit der Verbannung nicht ansehnlicher geworden waren, und ihr trinkfestes Gesinde, lauter heruntergekommene Raufbolde.

Arnold überwachte die Bauarbeiten. Er lümmelte auf einer angekohlten Bank, die einst das Feuer überstanden hatte. Seine Beine hatte er auf einen Stapel frisch gesägter Bretter gelegt und drehte gerade einen großen Bierkrug um, um zu zeigen, dass das Gefäß leer war.

Er wandte sich nach hinten, wo einmal der hölzerne Bergfried gestanden hatte und nun ein schäbiges Leinenzelt als Quartier genügen musste, und grölte: »He, ihr Pack, holt mehr!«

Da stürmten die Männer des Markgrafen zu Pferde heran, nahmen die Brüder und ihre Spießgesellen ohne jegliche Gegenwehr gefangen und legten sie in Ketten.

»Kniet nieder vor euerm Fürsten!«, knurrte Boris' Neffe Jurij, einer von »Lukas' halbem Dutzend«.

Die Mildensteiner begriffen erst nicht, was sie nun sahen: der junge Markgraf Heinrich hoch zu Ross, in Rüstung und bewaffnet, flankiert von Christian und Thomas – dem Mann, dessen erster Auftrag nach seiner Rückkehr aus Akkon es gewesen war, die Mildensteiner zu vertreiben.

»Ihr!«, brüllte Arnold, als er ihn erkannte.

»Ja, ich. Schon wieder. Hattet ihr Gesindel so große Sehnsucht nach mir, dass ihr trotz Verbannung zurückgekommen seid?«

Arnold spie aus und bekam dafür einen derben Schlag auf den Hinterkopf von seinem Bewacher Jurij.

Heinrich dirigierte seinen Grauschimmel einen Schritt nach vorn.

»Ihr seid bereits vor zehn Jahren als Gesetzlose des Landes verwiesen worden, der Acht und Reichsacht anheimgefallen. Ihr habt weder das Bußgeld noch eine Lösung der Acht bezahlt«, rief er laut, damit auch die Dörfler ihn hören konnten, die das Geschehen mit großer Genugtuung verfolgten.

»Dennoch seid ihr als Gesetzlose in dieses Land zurückgekehrt, habt Bauern misshandelt und bestohlen. Ich, Heinrich, Fürst von Meißen und der Lausitz, schicke euch erneut in die Verbannung. Betrachtet dies als einmalige Gnade, denn ich will meine Herrschaft nicht auf Blut gründen. Aber wenn es sein muss, werde ich an euch Gesetzlosen auch ein Halsgericht vollstrecken, ohne zu zögern. Eure Burg wird niedergebrannt, damit künftig niemand mehr wissen wird, dass es sie gab.«

Ein paar der Meißner Kämpfer zerrten die Gefangenen nach draußen.

Immer noch auf den Knien mussten sie ansehen, wie ihr alter Familiensitz in Flammen aufging, nachdem sich die Bauern das frisch geschnittene Holz als Entschädigung holen durften.

»Und nun lauft! Barfuß und in Ketten!«, befahl Heinrich. »Sechs meiner Männer werden euch zur Landesgrenze eskortieren. Aber denkt daran: Ihr seid Gesetzlose. Die geringste Widersetzlichkeit wird sofort mit dem Tod bestraft. Meine Männer werden euch mitleidlos hängen.«

Hocherfreut sahen die Bauern zu, wie ihre Peiniger barfuß und in Ketten weggeführt wurden.

»Danke, Herr!«, sagte der Dorfälteste mit Tränen in den Augen, und zusammen mit allen anderen sank er auf die Knie. »Das werden wir Euch nie vergessen.«

»Gut gemacht! Eure erste militärische Mission!«, lobte Thomas, als sie zurückritten. Über sein Gesicht zog ein kaum sichtbares Grinsen. »Man merkt, dass Ihr nun einen Rechtsgelehrten auf der Burg habt!«

Im Frühjahr des darauffolgenden Jahres schlug Simon Änne vor, Marek und Milena in Meißen einen Besuch abzustatten, denn das glückliche Paar hatte gerade sein lang ersehntes erstes Kind bekommen. Ihren eigenen Kindern – Reinhard wurde bald sieben, Clara war fünf – wollten sie die Mühen der Reise ersparen und ließen sie bei Freunden. In Meißen wollten sie ja nur eine Nacht verweilen.

Natürlich galt ihr erster Weg dort der jungen Mutter. Milenas Töchterchen war drei Tage alt und schlummerte selig im Arm ihrer Mutter, die sie gerade gestillt hatte.

»Wir sind so glücklich«, sagte sie, und das war nicht zu übersehen. »Aber sie ist ein Rotschopf wie ihr Vater. Armes Ding.« Sie zog das Mützchen ein wenig beiseite und schmunzelte.

»Darf ich sie einmal halten?«, fragte Änne. »Kaum zu glauben, dass meine Kinder auch einmal so winzig waren. Es ist ein Wunder.«

Sie genoss es, den kleinen warmen Körper an sich zu drücken, in das winzige Gesicht zu sehen. Da kam Marek fröhlich hereingestürzt, begrüßte die Gäste und prahlte: »Ein Mädchen – so lieblich wie ihre Mutter und mit dem leuchtend roten Haar ihres Vaters! Oh, das wird einmal eine Schönheit, um die sich alle am Hof reißen werden.«

Nun traten auch Christian und Mariam in die Kammer, die von der Ankunft der Verwandten aus Freiberg gehört hatten, und sie feierten alle zusammen fröhliches Wiedersehen.

Ist Mariam schwanger?, überlegte Änne, sagte aber nichts. Es war nicht an ihr, das Geheimnis zu verraten. Noch sah man nichts unter dem weiten Kleid. Aber Frauen – und Heilkundige wie Änne insbesondere – hatten dafür einen Blick.

Als die kleine Hanka erneut gestillt werden wollte, war das ein Zeichen für die Gäste, zu gehen. Änne ließ noch einen Korb mit Kindersachen, einen Schinken und ein Töpfchen mit Honig da, dann verabschiedeten sie sich von der jungen Familie. Doch statt zu den Pferden zu laufen, steuerte Simon schnurstracks Thomas' Quartier an. Vor dem Palas blieb er stehen.

»Änne, ich muss dir etwas gestehen«, begann er sehr ernst. »Ich werde für eine Weile fortmüssen und weiß nicht, wie die Sache ausgeht. Aber ich muss es tun, mein Gewissen gebietet es mir. Auch Thomas muss es erfahren. Deshalb sind wir eigentlich hier.«

Ihr Oheim hatte bereits Simons Nachricht erhalten und erwartete sie.

»Das muss strikt unter uns bleiben«, eröffnete Simon und begann von Vorfällen zu erzählen, die hier in Meißen, so weit im Osten des Reichs, kaum jemand mitbekommen hatte, zumal gerade andere Dinge den Hof in Atem hielten: Markgräfin Jutta war in Schmalkalden schwer erkrankt, und Heinrichs Hochzeit im kommenden Jahr musste vorbereitet werden.

So erzählte Simon, der weiterhin Verbindungen in seine alte Heimat unterhielt, was sich im Reich vollzog, besonders schlimm in den Gebieten am Rhein, aber auch schon in Thüringen. Die Armut und die Kritik am Prunk der Kirche hatten zu einem Aufschwung der Katharer und Waldenser in Frankreich und Flandern geführt, deshalb forderte Rom eine verschärfte Ketzerverfolgung. Sogar der Kaiser, dessen Exkommunikation durch Vermittlung Hermann von Salzas inzwischen aufgehoben war, unterstützte das, denn in seinen Augen wollten die Ketzer die bestehende Ordnung der Welt und damit auch seine Autorität abschaffen.

Und nun hatte der Papst ausgerechnet Konrad von Marburg mit allen Vollmachten als Inquisitor ausgestattet, um die Ketzer zu vernichten – die *Luziferaner*, wie Konrad sie nannte. Der Marburger unterhielt von Köln aus ein gigantisches Netz von

Spitzeln bis nach Thüringen. Seine Maxime war es, lieber hundert Unschuldige zu verbrennen, als auch nur einen einzigen Schuldigen entkommen zu lassen. Das tat er mit krankhafter Inbrunst. Eine Denunziation ohne einen einzigen Beweis genügte und wurde dem Zuträger auch noch bezahlt. Freisprüche gab es nicht, nur Todesurteile nach unter Folter erzwungenen Geständnissen.

Hunderte Menschen hatte Konrad mit fanatischen Gehilfen schon qualvoll verbrennen lassen und sich an deren Todesschreien geweidet.

»Doch jetzt überschreitet er eine Grenze«, berichtete Simon. »Er klagt den Grafen Heinrich von Sayn als Ketzer an, einen frommen Mann, der Klöster gestiftet und an einem Kreuzzug teilgenommen hat, einen Freund von Ludwig und Elisabeth. Der Graf hatte im engsten Kreis beraten, wie er sich und seine Untertanen vor Konrads Schreckensherrschaft schützen konnte. Aber er ist verraten und von Konrad als Ketzer angeklagt worden. Nun fordert er ein weltliches Gericht statt der Inquisition. Dort kann er nach gültigem Recht mit Eideshelfern einen Freispruch erwirken. Der Prozess soll in Mainz stattfinden, im Beisein des Königs. Doch die Anhänger des Grafen, zu denen ich mich zähle, glauben nicht mehr an Gerechtigkeit, solange Konrad von Marburg am Leben ist.«

Simon schwieg eine Weile, sah Thomas und Änne an.

»Ich gehöre zu einer Gruppe von Männern, die sich verschworen haben, ihn zu töten. Ich muss nicht aussprechen, in wessen Dienst die meisten von uns stehen. Wir wissen nicht, wie es ausgeht. Immerhin legen wir Hand an einen Geistlichen, das ist ein schweres Verbrechen. Doch dieser Mann ist ein Gesandter der Hölle. Solange er lebt, werden im Reich die Scheiterhaufen lodern, bald auch hier.«

Simon griff nach dem Kreuz, das er um den Hals trug.

»Mein Entschluss steht fest. Ich bin bereit, die Konsequenzen zu tragen. Sollte ich sterben, betet für mein Seelenheil. Behauptet felsenfest, von nichts gewusst zu haben, und sagt keinem, was ich vorhabe. Auch nicht deinem Vater, Änne. Und schon gar nicht dem Markgrafen. Er darf auf keinen Fall in diese Sache hineingezogen werden. Eigentlich bin ich Thüringer, kein Meißner, und nur durch Landgraf Ludwigs Tod in Heinrichs Dienste gekommen. So kann er jede Verantwortung von sich weisen.«

Thomas hatte lange geschwiegen. Nun sah er seinen Verwandten an.

»Tu es. Befreie die Welt von diesem Ungeheuer! Ich werde für dich und eure Sache beten und deine Familie schützen, sollte es notwendig werden. Derweil finde ich einen Grund, weshalb du vorübergehend vom Dienst auf der Freiberger Burg befreit bist.«

»Danke.«

»Wann musst du los?«, fragte Änne, die wie erstarrt war und mehr nicht sagen konnte.

»Ich bringe dich noch sicher nach Hause, dann reite ich nach Mainz. Dort soll der Prozess gegen den Grafen im Beisein des Königs stattfinden.«

Simon von Werratal gehörte zu denjenigen, die den Schauprozess im Hohen Dom St. Martin zu Mainz im Juli 1233 selbst miterleben konnten – oder mussten.

Es wurde eine Farce, obwohl viele hohe geistliche und weltliche Fürsten des Reichs zugegen waren und der Erzbischof von Mainz, Siegfried III., den Vorsitz führte.

Graf Heinrich von Sayn bot acht Eideshelfer auf, doch Konrad von Marburg ließ deren Aussagen nicht gelten.

Der zweiundzwanzigjährige König Heinrich entsetzte die Anwesenden mit der Erklärung, der Inquisitor Konrad handle nach dem Willen seines Vaters, des Kaisers.

»Da hört Ihr es! Der Graf von Sayn ist der Ketzerei schuldig und muss auf dem Scheiterhaufen sterben!«, brüllte Konrad.

Der Erzbischof von Trier, Dietrich II. von Wied, erblasste und sprach leise auf den König ein.

Der stand erneut auf und wurde von hunderten Blicken fast

durchbohrt. Sollte dieser wahnsinnige Inquisitor wirklich ohne weiteres über Leben und Tod von Adligen entscheiden dürfen? Ohne weltliches Gericht?

»Der Fall ist unklar. Wir werden ihn auf einem Königstag, zu dem ich lade, neu verhandeln und entscheiden«, verkündete Heinrich VII. unsicher.

»Ich lehne ab und fordere eine Entscheidung durch Seine Heiligkeit den Papst höchstpersönlich«, verlangte der hünenhafte Graf mit Nachdruck. Beifall brandete durch den Dom. Doch jeder wusste: Die Anklage war nur aufgeschoben, nicht aufgehoben.

In Gruppen strömten die Zuschauer aus der gewaltigen Kathedrale, heftig diskutierend, aber nur leise und dabei immer prüfend, wer sie vielleicht hören könnte.

Es würde Monate dauern, bis eine Entscheidung fiel, und so lange würden weiter Scheiterhaufen brennen.

»Ich rufe auf zum Kreuzzug gegen Sayn!«, schrie Konrad draußen. »Brennt es nieder, brennt die Stammburg nieder!«

Um ihn hatte sich auf dem Marktplatz ein leerer Kreis gebildet; jeder hielt Abstand zu ihm oder zog so schnell er konnte davon.

Simon suchte den Blickkontakt mit seinen Verbündeten.

Sie wussten, auf welchem Weg Konrad und sein Begleiter durch das Gebiet des Grafen nach Marburg ziehen wollten. Den angebotenen Geleitschutz hatte er in seiner Selbstüberschätzung sogar abgelehnt; niemand, aber auch gar niemand könne ihm etwas anhaben. Er tue Gottes Werk.

Wohl eher das Werk des Teufels, dachten die meisten, die das hörten.

Zehn Tage später traf Simon wieder in Freiberg ein. Änne hielt den Atem an, als er in der Tür stand, ihre Augen eine einzige Frage.

»Es ist getan.«

»Wird man nach euch suchen und euch richten?«

Diese Angst hatte sie um den Schlaf gebracht, seit sie in Meißen von Simons Vorhaben gehört hatte.

Ihr Mann lächelte und schüttelte den Kopf. »Wir haben uns gestellt und kommen mit einer milden Strafe davon. Ich werde mir wohl von Thomas etwas Silber für das Bußgeld borgen müssen.«

Da fiel Änne ihm um den Hals, als wolle sie ihn nie wieder loslassen.

Hochzeitsfieber

Die bevorstehende Hochzeit mit Konstanze von Österreich machte Heinrich schon jetzt nervös, obwohl noch mehr als ein Jahr bis dahin vergehen sollte. Da war nicht nur die Ankündigung, dass zwei Könige, ein Erzbischof, etliche Bischöfe und weltliche Fürsten kommen würden – gewiss nicht seinetwegen; die Babenberger besaßen hohe Verwandte in Byzanz, Wien hatte eine römische Vorgeschichte als Vindobona und war derzeit ein Zentrum des Minnesangs.

Immer mehr sorgenvolle Gedanken machte er sich auch um den Umstand, dass seine Braut sechs Jahre älter war als er: Zum Zeitpunkt der Hochzeit wäre er sechzehn, sie zweiundzwanzig. Und sie hatten sich noch nie zuvor gesehen.

Schon seit einem halben Jahr liefen die Verhandlungen zu Ablauf und Einzelheiten der Hochzeit, wurden Delegationen unter Leitung der Truchsesse ausgetauscht, um jede denkbare Kleinigkeit abzusprechen, damit das Ereignis in allergrößtem Glanz verlief. Das war nicht ganz einfach, denn die Wiener Hofburg wurde gerade ausgebaut, alle anderen Räumlichkeiten waren nicht groß genug für die enorme Zahl der Gäste, und so blieb nur, auf bestes Wetter im kommenden Mai zu hoffen und ein prächtiges Zeltlager an der Donau zu veranstalten.

Gerade war der Truchsess wieder aus Wien zurückgekommen und hatte in Meißen den Rat einberufen, um den neuesten Stand der Verhandlungen mitzuteilen und Ideen zu diskutieren, wie die Meißner zum Glanz des Festes beitragen konnten.

»Wir dürfen nicht wie arme Leute aussehen – verglichen mit den hohen Gästen, die da kommen«, beharrte Heinrich. »Alle, die mitreisen, müssen neu und prächtig eingekleidet werden.«

»Dafür brauchen wir Unmengen an Seide und Seidenbrokat«, stöhnte Konrad von Gnandstein, der Kämmerer. »Ich glaube, es ist besser, jemanden nach Sizilien zu schicken, der die Stoffe direkt dort kauft, wo sie hergestellt werden, als bei fahrenden Händlern zu suchen.«

Diese Idee wurde ausdrücklich gelobt.

Wegen der Kleiderfrage war Alwina hinzugezogen worden.

»Am besten, ich fahre selbst mit«, meinte sie, obwohl sie sich nur ungern vom Burgberg fortbewegte. Sie war schließlich nicht mehr die Jüngste. »Oder schicken wir doch die junge Herrin von Christiansdorf! Sie hat durch ihre Herkunft ein besonderes Verständnis für Mode und ausgefallene Ideen. Sie kann schöne Verzierungen aus dem Orient einfließen lassen, und das vermischen wir mit Milenas slawischen Mustern.« Alwinas Gedanken kreisten immer schneller.

»Es sähe fabelhaft aus, wenn beim Einzug unserer Abordnung alle etwas tragen, das ähnlich aussieht und doch nicht gleich ist, also gut zusammenpasst … wenn die Farben und Muster sich ergänzen. Auch deshalb ist es besser, alles auf einmal in Sizilien einzukaufen, als bei hiesigen Händlern zusammenzusuchen, die nur von diesem und jenem ein paar Ellen führen.«

Es war zwar ansonsten eine Männerrunde, aber dennoch fand diese Idee Anklang, vor allem bei Heinrich.

»Gebt mir eine Liste, wer zur Hochzeit fährt, und ich werde ausmessen, wie viel Stoff wir brauchen!« Darin war Alwina wirklich gut.

Mariam wurde geholt und in diesen Plan eingeweiht. Ohnehin sollten sie und Christian mit nach Wien fahren und dort mit ihren begehrten Süßigkeiten aufwarten.

Dann kam wohl zum dutzendsten Mal das Thema Geschenke auf. Nicht Mitgift und Morgengabe, das war längst geklärt.

Konstanze sollte als Mitgift einen Splitter vom Heiligen Kreuz erhalten, eine der kostbarsten Reliquien überhaupt. Die sollte in einer feierlichen Prozession in die Dresdner Nikolaikirche gebracht werden – auch das galt es vorzubereiten und den Anbau einer Kapelle zu planen.

Aber auch bei den Begrüßungsgeschenken durfte man sich nicht kleinlich zeigen. Was hatte Meißen zu bieten? Silber, edle Pelze, Bernstein durch Handel mit dem Norden …

Außerdem wollte Heinrich seiner Konstanze jetzt schon ein Präsent schicken – als Zeichen seiner Aufmerksamkeit, dass er an sie dachte und ihre Gunst gewinnen wollte. Doch womit nur könnte er ihr wirklich eine Freude bereiten? Nächtelang wälzte er diese Frage schon in seinem Kopf hin und her.

»Ein Falke«, schlug Tammo natürlich sofort vor.

»Ich weiß nicht, ob sie die Beizjagd mag oder sich eher für Pferde oder Hunde interessiert«, klagte der Bräutigam.

Das musste der Truchsess bei seinem nächsten Besuch in Wien herausfinden.

»Ein Minnelied?«, brachte Alwina ein. Milena wurde hinzugerufen, nun schon die dritte Frau in der Runde.

Die lehnte den Vorschlag umgehend kategorisch ab.

»Ihr habt Eure Braut noch nie gesehen, Durchlaucht. Jede Schmeichelei wäre erfunden, und das weiß sie. Nein, das würde ihr gar nicht gefallen. Ich an ihrer Stelle wäre sogar beleidigt wegen solch einer plumpen Heuchelei.«

Heinrich stöhnte und strich sich die dunklen Haare aus der Stirn.

Er starrte Milena an. »Und ein Buch mit Geschichten? Oder eine Zeichnung vom Burgberg mit Ausblick auf die Elbe und die Weinberge? Sie denkt doch sonst, sie kommt hier in die Wildnis!«

Mariam verkniff sich tunlichst ein kleines Lächeln. Ein wenig war das auch ihre eigene Sorge gewesen. Aber sie kam aus Liebe zu Christian. Konstanze hingegen kannte ihren Bräutigam nicht. Allerdings war der Unterschied zwischen Wien und Meißen sicher nicht so groß wie der zwischen Akkon und Meißen.

Derweil hatte Milena einen starren Blick aufgesetzt und schien ganz abwesend. Heinrich kannte sie gut genug, um zu wissen, dass sie eine Idee ausbrütete. Mit einer Geste bedeutete er den anderen, einen Moment still zu sein.

Dann rückte Milena mit ihren Gedanken heraus.

»Schenkt ihr ein Buch, mit dem sie die Geschichte und die schönen Seiten ihrer neuen Heimat kennenlernt!«

Man sah, dass es in ihr noch arbeitete, dass sie noch über Einzelheiten grübelte.

»Es beginnt damit, dass Meißen von König Heinrich gegründet wurde … Dann die Geschichte vom heiligmäßigen Bischof Benno … Wie es zu den Silberfunden in Freiberg kam … Natürlich auch die Taten Eurer Vorfahren. Ich habe vieles davon aufgeschrieben, aber meine Lettern sind nicht so ordentlich wie die von den Mönchen, und das Buch sollte prächtig illuminiert sein. Vielleicht mit genauso einem Bild, wie Ihr es gerade ersonnen habt, auf der ersten Seite. Fragt die Mönche im Kloster Marienzell. Denen habt Ihr viel Gutes getan. Sie verfügen über ein riesiges Skriptorium und stellen herrliche Bücher her. Und sie könnten meine Aufzeichnungen als Anregung verwenden.«

Diese Idee brachte einen nach dem anderen zu begeisterten Ausrufen. Es war kostbar, es war originell, es stellte der Herzogstochter ihre künftige Heimat vor und zeigte vor allem: Ihrem Bräutigam war daran gelegen, dass sie gern hierherkam.

Genial!

Begeistert und beschwingt wollte Heinrich den Rat schon beenden, als der Truchsess verlegen hüstelte.

»Durchlaucht, da wäre noch etwas …«

»Es klingt, als sei es nichts Gutes«, argwöhnte Heinrich.

»Nun ja, wie man es nimmt …«, druckste der Herr von Borna herum.

»Heraus damit! Ich muss jetzt dringend eine Stunde ausreiten, sonst platzt mir noch der Schädel!«, forderte Heinrich unwirsch. Milenas wunderbare Idee wäre so ein zuversichtlicher Abschluss gewesen!

»Die Wiener tanzen gern, und es ist zur Eröffnung der Feierlichkeit vorgesehen, dass Ihr die Braut zum Tanz bittet«, rückte der Truchsess verlegen mit der Sprache heraus.

»Ja, aber zu welchem Tanz?«, fragte Heinrich ahnungslos. »Was und wie tanzen die Wiener?«

»Der Herzog ist bereit, Euch rechtzeitig einen Tanzlehrer zu schicken, damit Ihr die Schritte passend zur Musik einstudieren könnt.«

Der Bräutigam war sprachlos bis entsetzt. »Ich wusste wirklich nicht, dass es so schwer ist, zu heiraten!«

Sein Stoßseufzer löste da und dort ein Lachen aus. Aber seine Berater versicherten ihm, auch diese Hürde werde er meistern.

Hinter sich die Donau, vor sich das Hochzeitszelt, stand Heinrich in seinem Prachtgewand aus blau-goldenem Brokat mit dunkelroter Seidenkotte an der Spitze der Meißner Festgesellschaft und wartete darauf, dass sie vom Truchsess seines künftigen Schwagers aufgerufen wurden. Konstanzes Vater, mit dem die Hochzeit vor langem ausgehandelt worden war, hatte vor vier Jahren das Zeitliche gesegnet.

Es war das Eröffnungsfest der dreitägigen Feierlichkeiten. Die Vermählung sollte morgen stattfinden, am 1. Mai 1234. Auch eine Jagd und ein großes Turnier waren geplant.

»Ich bin so aufgeregt«, sagte der Bräutigam leise zu Thomas. »Wenn meine Hände schwitzen, wird Konstanze mich abstoßend finden. Vielleicht hält sie mich ohnehin noch für ein Kind und lacht mich insgeheim aus.«

»Das wird sie nicht!«, versicherte ihm sein Mentor zum hundertsten Mal. »Denkt nur an den liebevollen Brief, mit dem sie sich für das Buch bedankt hat. Und Ihr solltet Euch sehen – ein stattlicher junger Mann in prächtiger Kleidung! Ihr seliger Vater hätte sie auch mit einem tattrigen Greis verloben können. Ihr seid zwei kluge junge Menschen. Nun liegt es ganz bei Euch beiden, was Ihr daraus macht.«

Er lächelte ihm aufmunternd zu.

Mit Trommelwirbel wurde soeben König Andreas II. von Ungarn mit seiner Gemahlin angekündigt. Sämtliche Gäste im riesigen, mit Blumen und Bannern geschmückten Festzelt erhoben sich, während König, Königin und Gefolge Einzug hielten.

Gleich danach folgte das gleiche Zeremoniell für den König Wenzel von Böhmen mit Gemahlin Kunigunde von Schwaben. Wenzel würde zu dem Turnier antreten und galt als einer der Anwärter auf einen Sieg.

Der Bräutigam mit seiner Gesandtschaft sollte als Letzter ins Zelt schreiten – als Hauptperson, abgesehen von der Braut und Konstanzes Bruder Friedrich, Herzog von Österreich und der Steiermark.

Deshalb zogen nun erst einmal ganz erhaben der Erzbischof von Salzburg, mehrere Bischöfe – allerdings nicht der Meißner –, die Herzöge von Sachsen und Kärnten, der Markgraf von Mähren und Heinrich Raspe als Vormund des jungen Landgrafen von Thüringen ein.

Heinrich hatte sich unter all diesen Großen noch nie so unbedeutend gefühlt. Seine Begleiter wie die Burggrafen von Döben und Leisnig, sein Kämmerer und zahlreiche edelfreie Ritter nahmen sich dagegen eher bescheiden aus.

Sie warteten vor dem geschlossenen Eingang des Festzeltes. Der Geräuschkulisse nach nahmen die unzähligen hohen Gäste erst einmal die Plätze ein, die ihnen genau dem Rang gemäß zugewiesen waren. Als sich eine Weile nichts tat, verebbte der Lärm allmählich.

Plötzlich ertönten Posaunen, die Trommler ließen ihre Stöcke wirbeln, so schnell sie nur konnten, dann rief jemand mit schallender Stimme: »Fürst Heinrich der Dritte, Markgraf von Meißen und der Lausitz, künftiger Gemahl der Konstanze von Österreich.«

Die Zeltflügel wurden aufgerissen, und an der Spitze seiner Begleiter schritt Heinrich durch das ganze Zelt auf die Hohe Tafel zu, wo sein junger Schwager, seine Braut, deren Mutter Theodora und die beiden Königspaare saßen. Jedermann erhob sich, und überwältigtes Raunen würdigte nicht nur die Jugend des Bräutigams, sondern auch die wunderschönen Gewänder der Meißner, die in ihrer durchdachten Ausführung ein einheitliches und überaus prächtiges Bild vermittelten.

Dank Alwina, Milena, Mariam und vielen fleißigen Näherinnen und Stickerinnen mussten sie sich nicht wie ein verarmtes Adelshaus fühlen.

Die ganze Gruppe bewegte sich zum Rhythmus der Trommeln und hielt zehn Schritte vor der Hohen Tafel an.

Dann verneigten sie sich nacheinander und unterschiedlich tief, je nach Rang. Heinrichs Begleiter wurden an dem ersten Tisch links der Hohen Tafel platziert, Heinrich erhielt einen Platz neben seiner Braut, die wunderschön war. Sie hatte üppiges kastanienbraunes Haar, das ihr in dichten Locken bis auf die Hüften fiel und in dem hell glitzernde Edelsteine befestigt waren, dunkle Augen, schön geschwungene Lippen.

Nun stand sie auf, lächelte ihm zu und geleitete ihn zu seinem Platz.

»Ich bin überaus beglückt, eine Jungfrau von Eurer Schönheit und Eurem Stand morgen zu meiner Gemahlin nehmen zu dürfen«, sagte er, so laut er konnte in seiner Aufregung, damit ihn die Leute im Saal verstanden.

»Und ich freue mich, in ein paar Tagen mit einem so stattlichen Gemahl in ein so schönes Land ziehen zu dürfen«, erwiderte sie strahlend.

Die Gäste applaudierten, als das Paar nebeneinander Platz nahm.

Es folgte die Ansprache des jungen Herzogs von Österreich, der Erzbischof sprach das Tischgebet, dann wurden unzählige Gänge aufgetragen: Wild und Fisch und Geflügel in allen nur denkbaren Varianten, roter und weißer Wein, exotische Früchte, mit Safran und viel Pfeffer gewürzte Suppen, gebackene und gefärbte Wappen der ranghöchsten vertretenen Gäste. Ein riesiger gebratener Ochse wurde von sechs schweißüberströmten Dienern hereingeschleppt, es gab Schwäne mit vergoldetem Federkleid, Fasane mit wieder angeklebten, wippenden bunten Federn …

Und irgendwann in der unüberschaubaren Fülle sorgten dann Mariams Süßigkeiten als kulinarische Aufmerksamkeit der Meißner für Begeisterung.

Das Essen zog sich über Stunden hin, während die Musikanten spielten. Heinrich wagte kaum etwas zu essen und suchte fieberhaft nach Ideen für ein Gespräch mit seiner Braut. Aber Konstanze übernahm dies mit größter Leichtigkeit. »Hier, probiert von diesem gebratenen Täubchen«, sagte sie lächelnd und steckte ihm ein wirklich köstliches Stück in den Mund. Ihr schelmisches Lächeln verriet, warum sie gerade dieses Gericht ausgewählt hatte: Es sollte die Manneskraft stärken.

»Was sind Eure Lieblingsspeisen?«, erkundigte er sich und winkte sofort ein paar Diener herbei, damit sie ihr genau das brachten, was sie mochte.

Von da an ging das ganz leicht mit der Plauderei. Sie teilten sich einen Becher, wie es der Brauch forderte, der Wein machte die Zungen lockerer. Und als Heinrich speziell für Konstanze einen Teller mit Mariams Köstlichkeiten bringen ließ, war sie ehrlich begeistert und äußerte die Hoffnung, so etwas in Meißen öfter zu bekommen.

Plötzlich wurde der Trommelwirbel so laut, dass alle aufschauten.

»Hohe Gäste, der Tanz wird eröffnet. Zuerst sehen wir das Brautpaar!«, verkündete der Truchsess des Herzogs.

»Ich gestehe: Ich bin starr vor Schreck«, beichtete Heinrich leise seiner Zukünftigen. Sie lachte und zog ihn auf die freie Fläche zwischen den langen Tischreihen links und rechts von ihnen.

»Ich bin gut mit dem Schwert, glaubt mir. Und ich habe mich ernsthaft bemüht, die Schritte zu lernen. Bitte vergebt mir, wenn ich Euch jetzt vor allen Gästen blamiere!«

»Das werdet Ihr nicht. Seht zu, was ich mache, folgt der Musik, und alles geht wie von selbst.«

Tatsächlich war der Tanz nicht schwer. Sie hatten ihre rechten Hände erhoben, die Handflächen aneinandergelegt und drehten sich umeinander, dann wurde die Richtung gewechselt, und da fielen Heinrich die Schrittfolgen wieder ein.

Ihr Hochzeitstanz wurde eifrig beklatscht, und sogleich stürmten etliche Paare auf die freie Fläche zwischen den Tischen, um ebenfalls die Gelegenheit zum Tanz zu ergreifen. Die höfischen Tänze waren nicht so turbulent wie die auf einer Bauernhochzeit, sondern eher ein würdevolles Schreiten mit schwungvollen Drehungen. Dabei konnte man seine kostbare Kleidung vorführen, teuren Schmuck, Schönheit, Stolz und Eleganz zeigen.

Keiner schien zu merken, wie die Zeit verging. Doch Konstanzes Mutter Theodora gab schließlich dem jungen und sichtlich betrunkenen Bruder der Braut das Zeichen, die Tafel aufzuheben. Immerhin stehe dem Paar ein bedeutender Tag bevor.

»Ich freue mich schon auf morgen«, flüsterte Konstanze Heinrich ins Ohr. Und so, wie sie ihn dabei anblickte, meinte sie nicht nur den Tag.

Der Tag der Vermählung nahm kein Ende vor lauter Zeremoniell, üppigen Mahlzeiten und betont höflichen Gesprächen mit all den hohen Gästen: manche klug, manche herablassend, manche verlogen, manche viel zu neugierig. Thomas hatte Heinrich gewarnt, sich ja nicht von netten Sätzen täuschen zu lassen und jedes eigene Wort sorgfältig abzuwägen.

Hinzu kam die wachsende Sorge um den dreiundzwanzigjährigen Herzog Friedrich, Konstanzes Bruder, genannt »der Streitbare«. Denn der bewies, dass er diesen Beinamen nicht ohne Grund trug. Schon am frühen Morgen war er betrunken, pöbelte den Bräutigam an und störte die Hochzeitszeremonie mit einem überlauten Rülpsen genau in dem Moment, als seine Schwester »Ja« zu dieser Ehe sagen sollte.

Konstanze ließ sich nichts anmerken, wiederholte ihr »Ja« doppelt so laut und zog mit strahlendem Lächeln an Heinrichs Arm aus der Kirche. Aber dann stürzte sie auf ihren Bruder los, zog ihn beiseite und beschimpfte ihn auf eine Art, die ein Herzog sicher nicht alle Tage zu hören bekam.

Der zog sich eine Weile beleidigt zurück, trank weiter und schlief eine Runde an einem verborgenen Ort, worüber alle erleichtert waren, die seine Ausfälle miterlebt hatten.

»Ich bin froh, wenn ich hier wegkomme«, raunte Konstanze ihrem frisch vermählten Bräutigam zu. »Mein Bruder ist einfach nicht zu ertragen. So jung er auch ist, eine Gemahlin hat er schon ins Grab getrieben, und nun wisst Ihr auch, warum die zweite gestern beim Fest abwesend war.«

Am Nachmittag konnte Heinrich bei einer Beizjagd glänzen – dank der guten Ausbildung, die er bei Tammo genossen hatte. Am morgigen Turnier würde er nicht teilnehmen. Das überließ er den Männern mit mehr Kampferfahrung.

Dann tauchte plötzlich sein erneut betrunkener Schwager wieder auf und begann ihn anzupöbeln, er solle die Mitgift wieder herausgeben, die Güter gehörten angeblich ihm.

Ein paar seiner Männer zogen den Herzog beiseite und legten ihm nahe, doch seinen Rausch auszuschlafen.

Beim abendlichen Mahl – kaum weniger üppig als das gestrige – fehlte er. Diesmal wurde vorerst nicht getanzt, denn die Gäste waren begierig darauf, das Brautpaar ins Bett zu geleiten.

Es dauerte ein wenig, bis Thomas und einige seiner Männer die Neugierigen von der Tür vertrieben hatten, hinter der die Ehe vollzogen werden sollte.

Endlich herrschte Stille. Vorsichtig zupfte Heinrich seiner Braut den Jungfernkranz vom Haar und küsste sie sanft. Sie erwiderte den Kuss, und von da an ging alles wie selbstverständlich, als wären sie schon längst miteinander vertraut.

»Mir gefällt das Eheleben«, gluckste Konstanze, während sie nackt nebeneinanderlagen, den Nachhall des Erlebten genossen und sich zärtlich streichelten.

Ehe Heinrich etwas erwidern konnte, hörte er Schwertergeklirr vor der Tür. Er bedeckte Konstanze mit einem Laken, warf sich den Surkot über, griff nach seinem Schwert und riss die Tür auf.

»Was ist hier los?«, rief er. Doch das sah er schon selbst: Thomas, Christian und Marek hielten mit gezogenen Schwertern Konstanzes Bruder auf, der seinerseits ebenfalls sein Schwert gezogen hatte und lallte: »Ich will die Mitgift zurück. Sie gehört mir!«

»Schwager, zieht Euch zurück!«, forderte Heinrich ihn entschlossen auf. »Bevor Ihr nicht nüchtern seid und das Schwert einsteckt, werde ich gar nichts mit Euch bereden.«

»Unser Vater würde sich im Grabe umdrehen, wenn er dich Trunkenbold so erleben müsste!«, rief Konstanze. »Verschwinde!«

Der nächtliche Zwischenfall machte natürlich die Runde, und der »streitbare« junge Herzog Friedrich fühlte sich so blamiert, dass er dem großen Turnier am nächsten Tag fernblieb.

Erwartungsgemäß gewann König Wenzel von Böhmen das Tjosten – ob nun durch Können oder weil seine Gegner nicht wagten, einen König vom Pferd zu stoßen.

Dafür siegte Christian im Zweikampf mit dem Schwert – ein weiterer Triumph für die Meißner.

Thomas, der Einwände dagegen gehabt hatte, dass sein Sohn im Wettkampf antrat, half ihm später persönlich aus dem Kettenhemd und sagte: »Nicht nur ich bin stolz auf dich. Mein Vater wäre es auch. Und er war der beste Schwertkämpfer, den ich je erlebt habe.«

Ein großer Tag für Dresden

Die Übergabe der Reliquie – des Splitters vom Heiligen Kreuz, Konstanzes Mitgift – an die Dresdner Nikolaikirche sollte im Rahmen einer großen Prozession erfolgen. Die Kreuzkapelle, mit deren Bau vor mehr als einem Jahr begonnen wurde, damit die Kostbarkeit würdig aufbewahrt und präsentiert werden konnte, war fertiggestellt, und Heinrich wollte, dass alles zu einem riesigen Fest wurde.

Tausende Menschen würden nach Dresden pilgern, um den Schatz zu sehen und um Wunder zu beten, sicher auch viele, die deshalb eine weite Anreise auf sich nahmen.

Deshalb gestattete der junge Markgraf einen einwöchigen Markt in Dresden. Die Wallfahrer mussten essen und trinken, das gehörte nun einmal auch zu einem großen Fest, und am Ende würde viel Silber in Dresden bleiben.

Konstanzes Vater hatte für den Splitter bereits ein schönes Reliquiar anfertigen lassen: Durch Quarzkristall hindurch konnte man das Fragment sehen.

Doch Heinrich hatte noch die besten Freiberger Gold- und Silberschmiede herbeigeholt, um das Behältnis noch kostbarer zu machen.

Der Rat tagte lange und oft, denn jedes Detail für ein so großes Ereignis war wichtig. Es wurde auch gestritten – zum Beispiel darum, wer die kleine Sänfte mit der Reliquie tragen sollte.

Einig waren sich die Männer und auch Konstanze zunächst nur darin: nicht der Bischof von Meißen!

Es war und blieb eine Gabe des Markgrafenpaares, das sollte jeder wissen.

Dennoch bestand Heinrich darauf, dass Geistliche die Reliquie trugen.

Da setzte er seinen Willen durch: seine Halbbrüder Heinrich und Dietrich als *offizielle* Mitglieder seiner Familie, der Pater der

Dresdner Nikolaikirche als Empfänger und Abt Ludeger vom Kloster Marienzell, dem Hauskloster der Wettiner.

»Das sind würdige Männer, und zwei von ihnen sind meine Brüder! Ich möchte das Wort Bastard im Zusammenhang mit ihnen nicht hören, niemals!«, erklärte er kategorisch.

Die besten Stickerinnen am Hof fertigten unter Alwinas strenger Aufsicht ein wunderschönes Tuch mit biblischen Motiven, das auf den Boden der kleinen Sänfte und zum Ende der Prozession auf den Altar gelegt werden sollte.

Als darin endlich Einigkeit herrschte, kamen schon die nächsten Fragen auf: Wer sollte eingeladen werden? In welcher Reihenfolge würden die hohen Herrschaften einherschreiten – vor oder nach der Reliquie, mit oder ohne Banner?

»Es geht um Ehrerbietung für Gottes Sohn. Die Geistlichen gehen ganz vorn. Wir folgen ohne Banner und zu Fuß, damit alle Blicke auf die Reliquie gerichtet sind«, entschied Heinrich kurzerhand.

»Aber doch nicht barfuß und im Büßergewand wie diese Elisabeth, die gerade heiliggesprochen wurde?«, mischte sich Konstanze ein.

»Nein. Es ist ein Fest, und wir tragen festliche Gewänder«, bestimmte ihr Gemahl.

An dem großen Tag herrschte schönstes Sommerwetter.

Für das Markgrafenpaar und seine Gäste war am Stadtrand von Dresden ein großes Zelt aufgestellt. Bis dahin waren sie geritten, dort konnten nun Erfrischungen gereicht, Gewänder und Frisuren geordnet werden.

Der Burggraf von Dohna hatte großzügig und nicht ganz uneigennützig angeboten, die Gäste auf seiner linkselbischen Dresdner Burg zu empfangen, die sich nur wenige hundert Schritte von der Nikolaikirche entfernt befand. Doch der junge Fürst hatte in höflichsten Worten abgelehnt. Er bestand darauf, die Gäste auf *markgräflichem* Boden zu begrüßen, unter meißnischem Banner.

Er war es auch seiner Konstanze schuldig zu demonstrieren, dass die kostbare Reliquie von ihm und seiner Frau gestiftet wurde. Dafür sollte es am Abend für die Gäste und das Fürstenpaar ein Festmahl auf der Dresdner Burg geben, bei dem der Burggraf als Gastgeber glänzen konnte.

Heinrich freute sich, seine Brüder an der Seite zu haben, vor allem den Naumburger, den er nicht so oft sah. Sogar seine Mutter war gekommen. Zur Hochzeit in Wien hatte Jutta nicht reisen können, weil es ihr damals gesundheitlich nicht gutging. Doch nun war sie glücklich, ihren Sohn zu sehen und seine junge Frau kennenzulernen.

»Ich bin ebenso froh, Euch endlich zu treffen«, versicherte Konstanze. »Es war eine großartige Leistung, zumal für eine Frau, dass Ihr Euerm Sohn, der noch so klein war, als sein Vater starb, über all die Jahre zwei Markgrafschaften bewahrt habt. Ich kenne niemanden, der so etwas geschafft hat.«

Jutta bedankte sich für das Kompliment, zuckte dann aber mit den Schultern. »Solche Dinge werden in den Chroniken nicht erwähnt, wenn Frauen sie bewerkstelligen.«

Konstanze lächelte. »Das könnte bald anders werden. Wir haben nun eine Geschichtsschreiberin am Hof.« Sie deutete auf Milena, und Jutta wusste Bescheid.

»Ich freue mich, dass mein Sohn eine so gute Gemahlin zur Seite bekam. Seid willkommen in der Mark Meißen«, sagte Jutta feierlich.

Konstanze umarmte ihre Schwiegermutter, meinte dann aber: »Ihr seht erschöpft aus. Setzt Euch doch!« Der Graf von Henneberg stand schon mit einem Becher verdünnten Weins für seine Frau bereit.

Lautstark machte sich nun der Burggraf von Dohna bemerkbar, der mit seinem Sohn Otto und seiner Schwiegertochter Christiane von Schwarzburg-Käfernburg das Zelt betrat. Das Markgrafenpaar hieß auch sie herzlich willkommen.

Sie alle würden von dem Pilgerstrom Nutzen haben, den die Reliquie nach Dresden locken würde.

Nun ertönte das Signal, sich für den Abmarsch bereitzumachen. Die Stadt und vor allem der Markt vor der Kirche waren voll von Menschen. Aber für die Prozession standen Wachen links und rechts des Festwegs und hielten die Strecke frei.

»Das wird schon«, sagte Thomas beruhigend, der Heinrichs heimliche Nervosität bemerkte. Dessen größte Sorge war, dass es angesichts dieser Menschenmenge zu tödlichem Gedränge käme.

»Es sind genug Wachen postiert, um die Pilgerströme zu lenken. Und die Leute werden sich doch nicht angesichts einer solch kostbaren Reliquie prügeln!«

Sein Schützling rang sich ein zuversichtliches Lächeln ab.

In einer Stunde würden sie wissen, ob Thomas recht behielt.

Marek und Milena hatten ihr Töchterchen zu Hause gelassen. Aber Mariam wollte unbedingt mit Christian an der Prozession teilnehmen. Ihre erste Schwangerschaft war nicht gut ausgegangen, und nun erhoffte sie sich einen Segen für das Kind, das jetzt in ihrem Leib heranwuchs.

Ab und zu kamen Boten und berichteten über die Lage in der Stadt. Die Wirte machten das Geschäft des Jahres; es gab ein Dutzend Stände rund um den Markt, an denen Bier ausgeschenkt wurde; geschäftstüchtige Frauen verkauften Handbrote, und es wurden Wetten abgeschlossen: wie groß der Splitter war, wie hübsch die neue Markgräfin, ob es heute noch regnen würde, welche Wunder in Dresden bald zu erwarten waren …

Trommeln und Posaunen verkündeten: Es geht los!

Wer gerade nach einem Bier anstand, vergaß seinen Durst, um sich schnell noch einen guten Platz zu sichern. Was allerdings jetzt kaum mehr möglich war. Die Schaulustigen in den vorderen Reihen würden nach hinten durchgeben, was geschah.

Voran schritten ein Dutzend Mönche aus Marienzell, die mit Kerzen in der Hand Choräle sangen. Das hatte Abt Ludegar vorgeschlagen.

Ihnen folgten die vier Geistlichen, die feierlich die Sänfte mit der Reliquie trugen.

Danach schritt würdevoll das junge Markgrafenpaar.

Dann kamen die hohen Gäste und die Ritter mit ihren Frauen.

Wie in einer Welle knieten alle Zuschauer unaufgefordert nieder – diesmal nicht vor dem Fürstenpaar und den Grafen, sondern vor dem in Gold, Silber und Edelsteinen gefassten Splitter.

Unter Glockengeläut wurde die Reliquie durch die Kirche getragen, und nach dem Festgottesdienst erhielt sie ihren endgültigen Platz in der neuen, weihrauchgeschwängerten Kapelle.

Später durften die Dresdner, die aus Platzgründen nicht an der Messe hatten teilnehmen können, die Reliquie besichtigen. Stunden über Stunden zogen Menschen daran vorüber, knieten nieder, beteten, legten kleine Gaben nieder, die sie mit der Bitte um ein Wunder verbanden: aus Stroh gebastelte Püppchen als Symbol für einen Kinderwunsch, eine Blume in der Hoffnung auf das Ende einer schweren Krankheit.

Der Strom würde tagelang nicht abreißen, das war gewiss.

»Ich würde gern einmal zur Elbe gehen, bevor wir zurück zu den Pferden laufen«, bat Konstanze ihren Mann, als sie die Kirche verlassen hatten. Der gab seinen Wachen Bescheid, damit sie ihnen den Weg bahnten.

»Es ist ein schöner Ort«, sagte Konstanze verträumt mit Blick auf den Fluss. »Ich könnte mir gut vorstellen, hier zu leben statt auf dem Burgberg. Willst du nicht Dresden zu deiner Residenz machen?«

Sie formulierte es als Scherz, fügte aber gleich ernster an: »Ich werde dir starke Söhne schenken, und die brauchen einen guten Platz, um das Regieren zu lernen. Hier sind große Handelswege, die steinerne Brücke über die Elbe, die Zolleinnahmen bringt … Hast du nicht einmal gesagt: In den Städten liegt die Zukunft?«

EPILOG

Im Juli 1235 sollte Heinrich – nun in Begleitung seiner schönen Gemahlin – in Worms das bisher größte Ereignis seines Lebens zuteilwerden: die Hochzeit des Kaisers Friedrich mit seiner nunmehr dritten Gemahlin Isabella von Plantagenet, einer Schwester des englischen Königs Heinrich III.

Zum ersten Mal trat er als einer der Reichsfürsten am Hof des Kaisers auf, zusammen mit Königen, Herzögen, anderen Markgrafen und Grafen.

Doch die unbeschreibliche Pracht des Festes, die sagenhafte Mitgift der Braut, das Glänzen von Silber, Gold und Edelsteinen konnte in ihm nicht den Schock verdrängen, den er einige Tage zuvor erlitten hatte, als der Kaiser seinen eigenen Sohn wegen versuchter Rebellion abstrafte.

Sicher, der junge König Heinrich hatte an seinem Vater schweren Verrat begangen. Doch er hatte sich unterworfen und um Gnade gebeten. Ein Fußfall reichte nicht. Vor allen Fürsten des Reichs musste sich der reumütige Sohn auf dem Boden ausstrecken und in dieser demütigenden Position lange ausharren, sehr lange, bis sogar einige Fürsten den eiskalt blickenden Kaiser darum baten, dass der Delinquent sich erheben durfte.

Der junge Meißner Markgraf glaubte, nun würde dem Büßer vergeben – so war es Brauch. Unterwerfung und Bitte um Gnade erzwangen schließlich, dass auch Gnade und Vergebung gewährt wurden. Weshalb sonst war einst der gebannte König Heinrich IV. zu Fuß und im Schnee vor dem Papst erschienen, hatte drei Tage demütig in der Kälte gestanden, bis der Oberste Hirte nicht umhinkonnte, ihn wieder in den Kreis der Kirche aufzunehmen?

Doch in Friedrichs Miene gab es kein Anzeichen von Vergebung, als sich sein Sohn mühsam und mit steifen Gliedern wieder aufrappelte.

Im Gegenteil: Er schickte seinen Sohn, seinen *eigenen erstgeborenen* Sohn und einstigen König, für den Rest des Lebens in den Kerker.

Das Urteil, dessen Unerbittlichkeit für Raunen sorgte, hatte den jungen Markgrafen tief erschüttert.

Später erklärte ihm Thomas, der Kaiser sei eben Sizilianer, und dort herrschten deutlich härtere Sitten.

Aber wenn Friedrich auch danach so tat, als sei nichts geschehen, wenn er seinem Meißner Reichsfürsten mit größter Herzlichkeit begegnete – Heinrich konnte das Geschehene nicht vergessen und war auf der Hut. Er würde immer auf der Hut sein vor diesem Herrscher, auch wenn das Verhältnis des Hauses Meißen zu den Stauferkaisern traditionell zumeist gut war.

Von Worms aus ritten die meisten Gäste nach Mainz, denn dort sollte im August ein großer Hoftag stattfinden.

Auch dort fand etwas bislang Einmaliges statt, diesmal jedoch etwas Erfreuliches: Kaiser und Fürsten verkündeten den Mainzer Landfrieden.

Und um die Sensation perfekt zu machen, schloss der Stauferkaiser Frieden mit den Welfen, die sein Großvater vor Jahrzehnten fast völlig entmachtet hatte. Damals musste sich Heinrich der Löwe in Erfurt vor Friedrich Rotbart in den Staub werfen und wurde in die Verbannung geschickt. Sein Enkel wurde nun wieder zum Reichsfürsten erhoben – nach einem Kniefall. Ohne den ging es nicht.

»Brechen jetzt endlich friedliche Zeiten an?«, fragte Heinrich hoffnungsvoll seinen Mentor und väterlichen Freund Thomas.

Der zog die Stirn in Falten.

»Der gefangene König hat immer noch Anhänger, der Lombardische Städtebund streitet mit dem Kaiser, der Papst brütet über Racheplänen gegen Friedrich, der Deutsche Orden plant einen Kreuzzug in den Osten … Ich denke, es kommen spannende Zeiten auf uns zu. Nur: Spannende Zeiten sind nicht unbedingt friedliche Zeiten.«

Konstanze verzog das Gesicht und griff nach Heinrichs Hand. »Gerade wurde der Landfrieden verkündet«, erinnerte sie. »Und wir haben große Pläne für Meißen und die Lausitz, für Freiberg und Dresden.«

Ihr Lächeln war eine Verheißung.

Nachwort

Glauben Sie jetzt bitte nicht, ich hätte mir als Aufgabe gestellt, die komplette Reihe wettinischer Herrscher zu Romanhelden zu machen, wie sie auf dem berühmten »Fürstenzug« in Dresden überlebensgroß in mehr als hundert Metern Länge am Betrachter vorbeireiten – auf Fliesen aus Meißner Porzellan.

Gut, wir hatten Konrad den Großen, dessen Sohn Otto den Reichen, dessen Söhne Albrecht den Stolzen und Dietrich den Bedrängten – damit wären wir nun logischerweise bei Heinrich dem Erlauchten.

Aber ich plante schon länger, einmal über ihn zu schreiben. Nicht nur wegen seines verheißungsvollen Beinamens. »Der Erlauchte« bietet eindeutig mehr Glamour als »der Entartete«, »der Fette«, »der Gebissene«, »der Einäugige« oder »der Arme«. All diese Namen finden sich auch in der Genealogie.

Heinrich ist für mich – neben seinem Sohn Friedrich dem Freidigen, den Sie in meinem Roman *Blut und Silber* kennenlernen können – eine der bemerkenswertesten Herrscherfiguren.

Weshalb das so ist, werden Sie genauer erst in den Folgebänden erfahren, wenngleich der Vorspann schon ein wenig verrät.

Denn zu Beginn dieses Buches ist er noch ein Kind, und wir verfolgen, wie er zum Mann und Fürsten heranwächst.

Sein von mir geschriebenes »Regierungsprogramm« am Ende des Buches passt zu dem, was er künftig tut. Und als glanzvoller Fürst und Minnedichter hat er es sogar in den *Codex Manesse* geschafft, jene berühmte Heidelberger Liederhandschrift, die im Mai 2023 in die Liste des UNESCO-Weltdokumentenerbes aufgenommen wurde. Dort findet sich übrigens auch der Turnierteilnehmer mit den zwei großen Karpfen am Helm; man glaubt es kaum.

Im ersten Band meiner Reihe *Der Silberbaum* möchte ich auch die bislang wenig gewürdigte Leistung von Heinrichs Mutter Jutta von Thüringen ins Licht rücken. Sie hat es tatsächlich geschafft, den beim Tod seines Vaters noch nicht einmal dreijährigen Erben durch gefährliche Zeiten zu bringen und zu einem Hoffnungsträger erziehen zu lassen. Das ist keine Selbstverständlichkeit, zumal kleine Kinder damals oft starben und es sicher viele »Interessenten« gegeben hat, die sich beide Markgrafschaften unter den Nagel reißen wollten.

Darüber hinaus ist das 13. Jahrhundert eine überaus spannende Zeit. Vieles ist in Veränderung begriffen: die Mode, ein Ritter sollte nun lesen und schreiben können und die Minne pflegen, statt seine Frau zu verprügeln. Es entsteht das erste Rechtsbuch, der *Sachsenspiegel*, selbst der Kaiser schreibt ein Buch über die Falkenjagd, und eine gewaltige religiöse Bewegung erschüttert die Gesellschaft: die der Minderbrüder, die Besitzlosigkeit predigen und Reichtum und Verschwendung anprangern.

Außerdem bietet sich hier eine Gelegenheit, die Nachfahren von Christian und Marthe agieren zu lassen, worüber sich bestimmt viele Fans der *Hebammen*-Reihe freuen werden.

Und dann gibt es noch zwei überaus berühmte und interessante Zeitgenossen Heinrichs: den Kaiser Friedrich II., der beweist, dass man einen Kreuzzug auch ohne Blutvergießen gewinnen kann, und die erstaunlich bald nach ihrem Tod heiliggesprochene Elisabeth von Thüringen.

Mancher Leser wünscht sich vielleicht, hier mehr über beide zu finden. Aber dies ist weder ein Buch über Friedrich II. noch eines über Elisabeth, davon gibt es ja auch schon etliche. Sie sind Persönlichkeiten, die die Zeit prägen, in der Heinrich aufwächst, und den Kaiser wird er am Ende dieses Romans auch persönlich treffen. Ich denke, Sie gewinnen bei der Lektüre einen Eindruck von beiden.

Wie immer habe ich versucht, in meinem Roman die Ereignisse so darzustellen, wie wir es heute nach den lückenhaften Quellen mehr oder weniger erschließen beziehungsweise mutmaßen können. Aus dramaturgischen Gründen habe ich dabei etliches zeitlich gestrafft. Die genauen Daten können Sie der Zeittafel entnehmen.

So zum Beispiel hatte Elisabeth nicht in ihrem Eisenacher Hospital, sondern im Marburger einen Leprösen versteckt.

Manches kann man auch nur raten – was ich als Romanautorin durchaus darf.

Weshalb heiratet Jutta den Grafen von Henneberg, obwohl sie als Witwe mehr Rechte hat, auch an ihrem Sohn? Wurde sie falsch beraten, war es die Sehnsucht nach Liebe? Wir wissen es nicht. Ebenso wenig wissen wir, weshalb es dann zum handfesten Krieg zwischen ihr und Ludwig kommt. Diese Nachricht, er dürfe auf ihr Geheiß Weißenfels nicht passieren, erscheint mir wie ein Vorläufer der »Emser Depesche«. Und wenn ich dahinter die Leipziger vermute, die mit Dietrich auf Kriegsfuß standen, so mögen die mir das bitte nicht verübeln. Es ist eine wilde Spekulation von mir, das sei ausdrücklich betont. Zumindest haben sie sehr gejubelt, als Ludwig kam, und tatkräftig an der Zerstörung der Bollwerke mitgewirkt, die Markgraf Dietrich ihnen vertragswidrig aufgezwungen hatte.

Der Splitter vom Heiligen Kreuz, das Hochzeitsgeschenk Konstanzes, gab der früheren Nikolaikirche in Dresden später den Namen Kreuzkirche. Die Reliquie ist in der Zeit der Reformation bedauerlicherweise verlorengegangen.

Wann, wo und wie die Prozession stattgefunden hat, ist nicht bekannt. Auch ist nicht ganz sicher, wo die Hochzeit in Wien gefeiert wurde. Jedenfalls nicht auf der Hofburg. Und etwas übertrieben erscheint mir die Legende über den peinlichen Auftritt von Konstanzes Bruder in der Hochzeitsnacht, der angeblich mit blankem Schwert in das Gemach des unbekleideten Brautpaares gestürmt sei, um die Mitgift zurückzufordern. Es standen doch sicher Wachen vor der Kammer? Deshalb habe ich diese pikante Episode aufgegriffen, aber etwas abgemildert.

Auch zu den Stadtbränden 1225 in Freiberg und 1222 in Meißen kennen wir keine Einzelheiten, wenngleich für den Meißner sogar der Tag überliefert ist.

Der Meißner Bischof Benno, dessen Geschichte Milena erzählt, wurde später als einziger Sachse heiliggesprochen.

Damit wären wir wieder bei Elisabeth angelangt. Ich denke, zu meiner ganz persönlichen Sicht auf sie muss ich noch ein paar Worte sagen.

Sie wird als Heilige auch heute noch sehr verehrt und geliebt. Und ich möchte niemanden daran hindern, dies zu tun, oder ihm meine Meinung aufdrängen.

In vielen Dingen war sie ihrer Zeit voraus – vor allem, als sie die Kornspeicher öffnete und Thüringen vor einer Hungersnot bewahrte. Das war heldenhaft! Mit der Verteilung von Sicheln und Kleidung für die Ernte bewies sie Klugheit und Weitsicht. Und ihr gewaltiges Engagement für die Armen ist fraglos lobenswert.

Doch einiges an ihr kommt mir zu dick aufgetragen, gestellt oder übergriffig vor. Als Beispiel dafür nenne ich nur diese Begebenheit, bei der sie in Marburg einem lebensfrohen jungen Mädchen einfach so die Haare abgeschnitten hat. Ihr dann als Verdienst zuzuschreiben, dass sie die arme Hildegund nun auch noch dafür gewonnen hat, in ihrem Hospital zu arbeiten – nein, das sehe ich anders. Wohin sollte das Mädchen denn sonst nach diesem Übergriff?

Durch Augenzeugen belegt ist neben dieser brachialen Episode zum Beispiel auch, dass sie im Hospital eine Kranke geschlagen hatte, weil sie nicht zur Beichte gegangen war, oder die adligen Frauen von oben herab belehrte.

Mit ihrem provokanten Auftreten hat Elisabeth den Thüringer Adel brüskiert. Es war einfach ein paar Jahrhunderte zu früh. Heute prangern wir die Obszönität an, dass Multimilliardäre gleich mehrere Riesenjachten und Dutzende Villen besitzen, während ein Großteil der Menschheit hungert und keinen Zugang zu sauberem Wasser hat. Damals aber war es in den Augen der Gläubigen Gottes Ordnung der Welt, dass es Arme und Reiche gab, Adlige, Bauern und Geistliche. Wobei die Kirche und der Adel verpflichtet waren, den Armen zu helfen. Doch in welchem Umfang, das musste jeder mit seinem eigenen Gewissen ausmachen.

Und damals, zu Elisabeths Zeiten, stand eben die extreme Armut während der Hungersnöte in besonderem Widerspruch zur Prunksucht der Kirche.

Ich versuche immer wieder in meinen Büchern, die Menschen im Denken ihrer Zeit darzustellen, so gut ich es nachvollziehen kann. Und Gottesglaube bestimmte alles im mittelalterlichen Leben. Doch manche Exzesse von Elisabeth – wie Verzicht auf Essen, Schlaf und auch nur die kleinste Bequemlichkeit – kann ich nicht nachvollziehen. Glaubte sie wirklich, sie könne jemanden heilen, wenn sie seine eitrigen Wunden küsst? Oder war das nicht eher eine bewusste Zurschaustellung?

Wie gesagt, es ist meine persönliche Meinung. Jeder darf eine andere haben.

Der begeisterte Ketzerverbrenner Konrad von Marburg, der dann in gewisser Weise auch noch ihr Verhängnis wurde, ist in meinen Augen einfach ein Soziopath und Sadist.

Durch Augenzeugen belegt ist unter anderem seine brutale Reaktion darauf, dass Elisabeth nicht zu seiner Predigt kam, weil sie die Markgräfin von Meißen empfangen musste. Ebenso sein grausamer Befehl, Elisabeth nach allem anderen als letztes auch noch ihre vertrauten Begleiterinnen Guda und Isentrud zu nehmen und ihr dafür zwei garstige Weiber zur Seite zu stellen. Ganz zu schweigen von seinem Eifer, Menschen auf den Scheiterhaufen zu bringen.

Wobei ich hier noch einmal erinnern möchte: Die schlimmste Zeit der Hexenverbrennungen war nicht das Mittelalter, sondern die frühe Neuzeit.

Doch genug davon.

Nun lege ich das Buch vertrauensvoll in Ihre Hände und wünsche Ihnen Spannung, gute Unterhaltung und auch ein wenig Erkenntniszuwachs beim Lesen. Geschichte darf nicht vergessen werden. Und ich finde es wichtig zu wissen, wie unsere Vorfahren lebten. Das lässt uns auch die Gegenwart mit anderen Augen betrachten.

Sabine Ebert,
August 2023 in Dresden

Danksagung

Auch diesmal haben wieder viele Fachleute mit ihrem Wissen und Können ermöglicht, dass aus einer schlichten Textdatei ein Buch wurde, das Sie nun in den Händen halten können.

Mein erster Dank geht deshalb an den Verlag Droemer Knaur. Ganz besonders möchte ich mich bei Dr. Doris Janhsen für ihr Vertrauen in meine Romanidee bedanken, ebenso bei Michaela Kenklies, die nach dem tragischen Tod meiner Mentorin Christine Steffen-Reimann ins kalte Wasser gesprungen ist und von da an das Werden dieses Buches mit viel Einsatz und Freude begleitete.

Dank geht an Patricia Kessler für die Pressearbeit und Sarah Altendorfer für die Vorbereitung der Lesetour zur Buchpremiere im November.

Eine wichtige Etappe beim Werden eines Romans ist das Lektorat, und hier habe ich trotz erschwerender Umstände wieder durch Silvia Kuttny-Walser eine wunderbare und absolut zuverlässige Begleitung erfahren. Danke für die inspirierende Zusammenarbeit und das Herausfischen etlicher falscher Jahres- und Altersangaben!

Besonderer Dank für moralische und sonstige Unterstützung geht auch an meinen Agenten Roman Hocke und sein Team der AVA International, die mich zusammen mit dem Verlag und Silvia Kuttny-Walser über die Ziellinie gebracht haben.

Bei den extrem aufwendigen Recherchen konnte ich mich immer auf Historiker stützen, die mir wichtige Literaturhinweise gaben und offen für meine Fachfragen waren: Dr. André

Thieme, Dr. Michael Lindner und Stefan Auert-Watzik. Danke auch an Dr. Michael Lindner für die kritische Durchsicht des Manuskripts und an seinen Kollegen Dr. Olaf B. Rader, der mir schon vor einigen Jahren seine höchst lesenswerte Biographie über Friedrich II. mit freundlicher Widmung schenkte, weil er wohl schon ahnte: Früher oder später würde ich sie brauchen.

Die Karte im Vorsatz verdanken wir Professor Andreas Kowanda und Thomas Zimmermann. Stefan Auert-Watzik schuf die genealogischen Tafeln. Ich weiß, dass sie damit vielen Lesern eine große Freude bereiten.

Mein Dank geht auch an Angela Kugler-Kießling, Bibiothekarin im Wissenschaftlichen Altbestand der TU Bergakademie Freiberg, die für mich schwer findbare Quellen zu Heinrich dem Erlauchten aufspürte.

Wie stets an dieser Stelle muss ich unbedingt noch die Mitglieder des Historienvereins »Mark Meissen 1200 e. V.« nennen. Seit mehr als fünfzehn Jahren gehöre ich dem Verein an und habe dort sehr viel gelernt, um mich in eine längst vergangene Zeit einzufühlen. Ich profitiere auch von ihrem praktischen Wissen – ob es nun um die Feinheiten des Spinnens von Wolle oder die Choreographie für einen ritterlichen Kampf geht. Es sind in diesen Jahren Freundschaften fürs Leben gewachsen, die ich nicht mehr missen möchte.

Danken möchte ich den Buchhändlerinnen und Buchhändlern, die meine Bücher bisher sehr gut präsentiert und empfohlen haben. Ich hoffe, Sie werden es auch mit diesem hier tun.

Besonders am Herzen jedoch liegt mir diesmal noch eines: der Dank an meine im Januar verstorbene Lektorin und Mentorin Christine Steffen-Reimann. Sie hatte als Erste in der Verlagsbranche das Gespür, meine Romane könnten ein breites Publikum begeistern. Ohne sie wäre ich jetzt vielleicht immer noch in meinem früheren Beruf als Journalistin tätig.

Christine, Du konntest noch die ersten zweihundert Seiten dieses Buches im Manuskript lesen und hattest Dich so darauf gefreut, zu erfahren, wie die Geschichte weitergeht. Ich wünschte mir sehr, Du könntest dieses Buch nun im Ganzen lesen. Wir vermissen Dich und denken an Dich!

Meiner treuen, liebenswerten und wissbegierigen Lesergemeinde rufe ich zu:

Bleibt den Büchern treu! Denn Bücher lassen uns an Orte und in Zeiten reisen, die wir sonst nie erreichen könnten.

ANHANG

Die Staufer – Die Könige und Kaiser des Heiligen Römischen Reiches Deutscher Nation
Stammtafel (1122–1268)

[Auert-Watzik 2023 nach Seibert/Dendorfer 2005, Oster 2008, Houben 2008, Engels [9]2010, Görich [3]2011, Rader [1]2019 und Stürner 2019/2020]

2.1
Beatrix
(1162/63–ca. 1174)

2.2
Friedrich V.
(1163–1170)
Hz. v. Schwaben
1167–1170

2.3
Heinrich VI. (1165–1197)
∞ 1186
Konstanze v. Sizilien
(1154–1198)
Röm.-Deutscher Kg.
1169–1197
Ks. 1190–1197
Kg. v. Sizilien 1194–1197

2.4
(Konrad)
Friedrich V.
(1167–1191)
Hz. v. Schwaben
1170–1191

2.5
Gisela
(1168–1184)
∞ 1184
Richard I. Löwenh
(1157–1199)
Kg. v. England
1189–1199

3.1
Friedrich II. (1194–1250)
∞
1. (1209) **Konstanze v. Aragon** (um 1184–1222)
2. (1225) **Isabella v. Brienne** (1212–1228)
3. (1235) **Isabella v. England** (1214–1241)
4. (1244/46) **Bianca Lancia** (um 1200–ca. 1244/46)
[ab 1227 außereheliche Beziehungen]
Kg. v. Sizilien 1198–1250
Röm.-Deutscher Kg. 1212–1250
Ks. 1220–1250

Margarethe v. Blois übt 1200–1211 die Regentschaft für ihre Töchter aus

3.2
Johanna
(gest. 1205/06)
Erbtochter v. Burgu
1200–1205/06

4.1 **aus 1. Ehe**
Heinrich (VII.)
(1211–ca. 1242)
∞ 1225
Margarethe v. Österreich
(1204–1266)
Röm.-Deutscher Kg. 1212 (1220)
abgesetzt 1235

4.2 **aus 2. Ehe**
Tochter (1226)
Name unbekannt

4.3
Konrad IV.
(1228–1254)
∞ 1246
Elisabeth v. Bayern
(um 1227–1273)
Kg. v. Jerusalem 1228–1254
Hz. v. Schwaben 1235–1254
Röm.-Deutscher Kg. 1237–1254

4.4 **aus 3.**
Margaretha
(um 1237–1270)
∞ 1254/55
Albrecht II., der Entartete
(1240–1314)
Mgf. v. Meißen
1288–1292

Markgrafen v. Meissen

5.1
Heinrich
(gest. 1242/45)

5.2
Friedrich
(gest. 1251)

5.3
Konradin
(1252 – hingerichtet 1268)
Hz. v. Schwaben 1254–1268
Kg. v. Jerusalem 1254–1268
Kg. v. Sizilien 1254/58

Verwendete Abkürzungen

Äbtn.	Äbtissin	Kg.	König
Bf.	Bischof	Kgn.	Königin
Ebf.	Erzbischof	Ks.	Kaiser
Gf.	Graf	Ksn.	Kaiserin
Gfn.	Gräfin	Lgf.	Landgraf
Gft.	Grafschaft	Lgfn.	Landgräfin
Hz.	Herzog	Mgf.	Markgraf
Hzn.	Herzogin	Mgfn.	Markgräfin
Kf.	Kurfürst	Pfgf.	Pfalzgraf
Kfn.	Kurfürstin	Pfgfn.	Pfalzgräfin

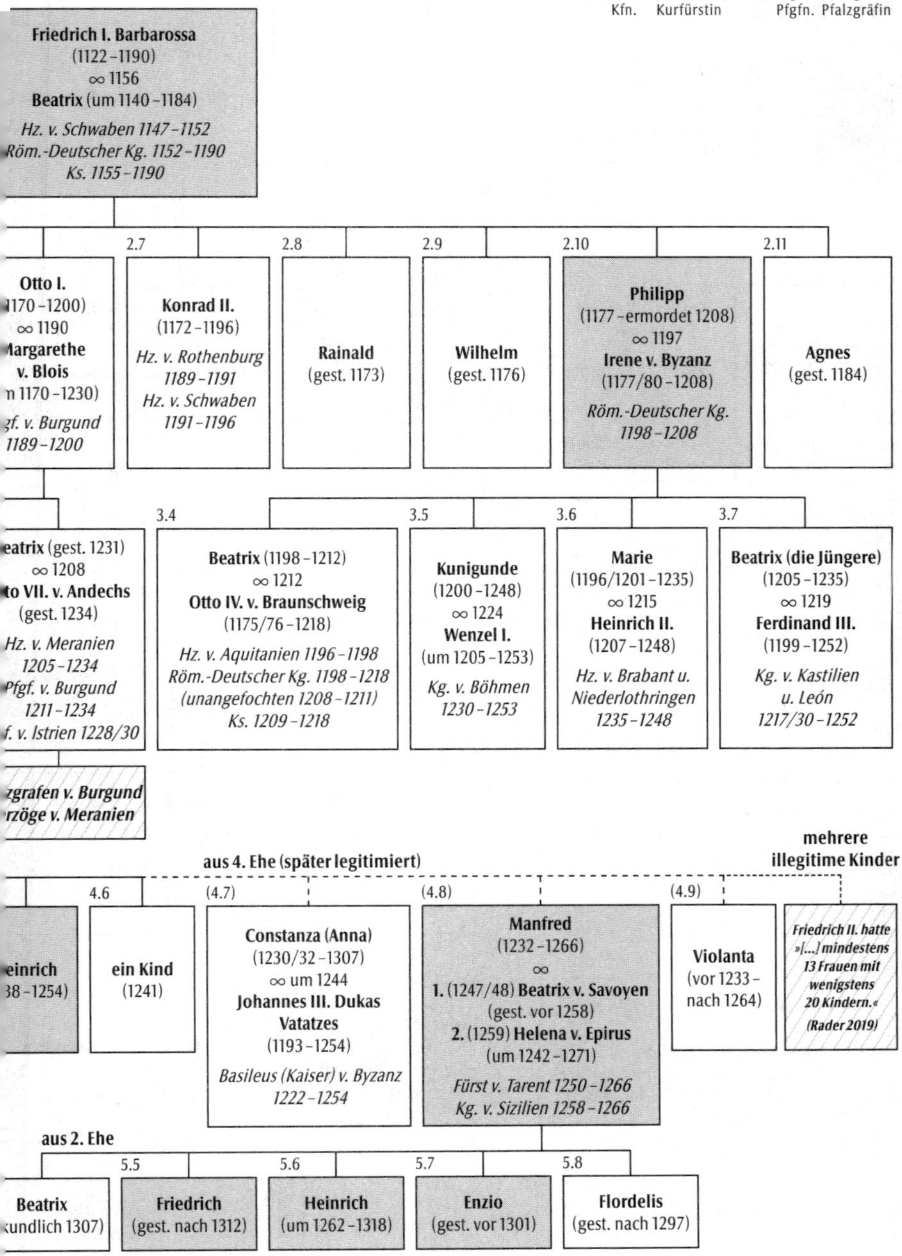

Die Wettiner – Die Markgrafen von Meißen und der sächsischen Ostmark

Stammtafel (um 1034 – 1288)

[Auert-Watzik 2023 nach Posse 1897, Pätzold 1997, Marquis 1998, Schlenker 2007 und Winkel 2010]

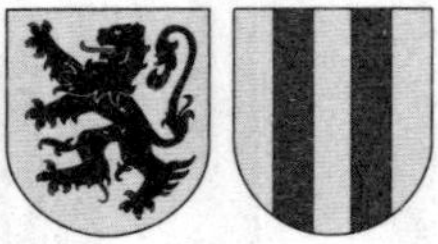

2.1
Dedo IV. (um 1096 – 1124)
∞
Bertha v. Groitzsch (gest. 1144
Gf. v. Wettin-Brehna 1104 – 112

3.1
Heinrich
(jung verstorben)

3.2
Otto der Reiche
(nach 1125 – 1190)
∞ 1147
Hedwig v. Ballenstedt
(gest. 1203)
Mgf. v. Meißen 1156 – 1190
Gründung des Klosters Altzelle 1168

3.3
Oda
(gest. um 1190)
Äbtn. v. Gerbstedt (urk. 1137)

3.4
Bertha
Äbtn. v. Gerbstedt (urk. 1190)

3.5
Dietrich (II.)
(um 1118/vor 1142 – 118
∞ 1142 (?)
Dobroniega v. Polen
(um 1128/29 – um 1160
[**Kunigunde v. Plötzka**
= außereheliche Beziehu
Mgf. der sächs. Ostmark 1156 – 1185
Gründung des Klosters Dobrilugk 116

4.1
Albrecht der Stolze (1158 – 1195)
∞ 1186
Sophia v. Böhmen (gest. 1195)
Mgf. v. Meißen 1190 – 1195

4.2
Dietrich der Bedrängte (1162 – 1221)
∞
Jutta v. Thüringen (1184 – 1235)
Mgf. v. Meißen 1198 – 1221
Mgf. der sächs. Ostmark 1210 – 1221

Die Markgrafschaft Meißen wurde nach dem Tod Albrechts des Stolzen 1195 durch Kaiser Heinrich VI. als »heimgefallenes Lehen« einbehalten. Dietrich der Bedrängte konnte erst nach der Teilnahme an einem Kreuzzug und der Unterstützung Kg. Philipps v. Schwaben 1198 sein Erbe antreten.

4.3
Konrad
(vor 1161 – 1175)
Tod im Turnier

4.4
Gertrud
Nonne in Gerbstedt

Markgrafen der sächs. Ostmark
(erloschen 1185 – übertragen an di
Gf. v. Groitzsch 1185 – 1210)

5.1
Heinrich III., der Erlauchte (1218 – 1288)
∞
1. (1234) **Constanze v. Österreich** (ca. 1212 – 1243)
2. (1244/45) **Agnes v. Böhmen** (um 1230 – 1268)
3. (nach 1268/vor 1273) **Elisabeth v. Maltitz**
(1238/39 – 1333)
Mgf. v. Meißen und der sächs. Ostmark 1221 – 1288
Lgf. v. Thüringen 1247 – 1265
Pfgf. v. Sachsen 1247 – 1288
Begründer der Mgft. Landsberg 1258 – 1263

3.7
Adelheid (Adela) (gest. 1181)
∞ 1152
1. (1152) **Sven III. »Grathe«**
(vor 1120 – 1157)
2. Adalbert v. Ballenstedt
(gest. um 1171)

3.8
Heinrich I.
(vor 1141 – 1181)
∞ um 1182
Sophia v. Sommerschenburg
(gest. 1217)
Gf. v. Wettin 1156 – 1181

Grafen v. Wettin
(erloschen 1217)

Verwendete Abkürzungen

Äbtn.	Äbtissin	Kg.	König
Bf.	Bischof	Kgn.	Königin
Ebf.	Erzbischof	Ks.	Kaiser
Gf.	Graf	Ksn.	Kaiserin
Gfn.	Gräfin	Lgf.	Landgraf
Gft.	Grafschaft	Lgfn.	Landgräfin
Hz.	Herzog	Mgf.	Markgraf
Hzn.	Herzogin	Mgfn.	Markgräfin
Kf.	Kurfürst	Pfgf.	Pfalzgraf
Kfn.	Kurfürstin	Pfgfn.	Pfalzgräfin

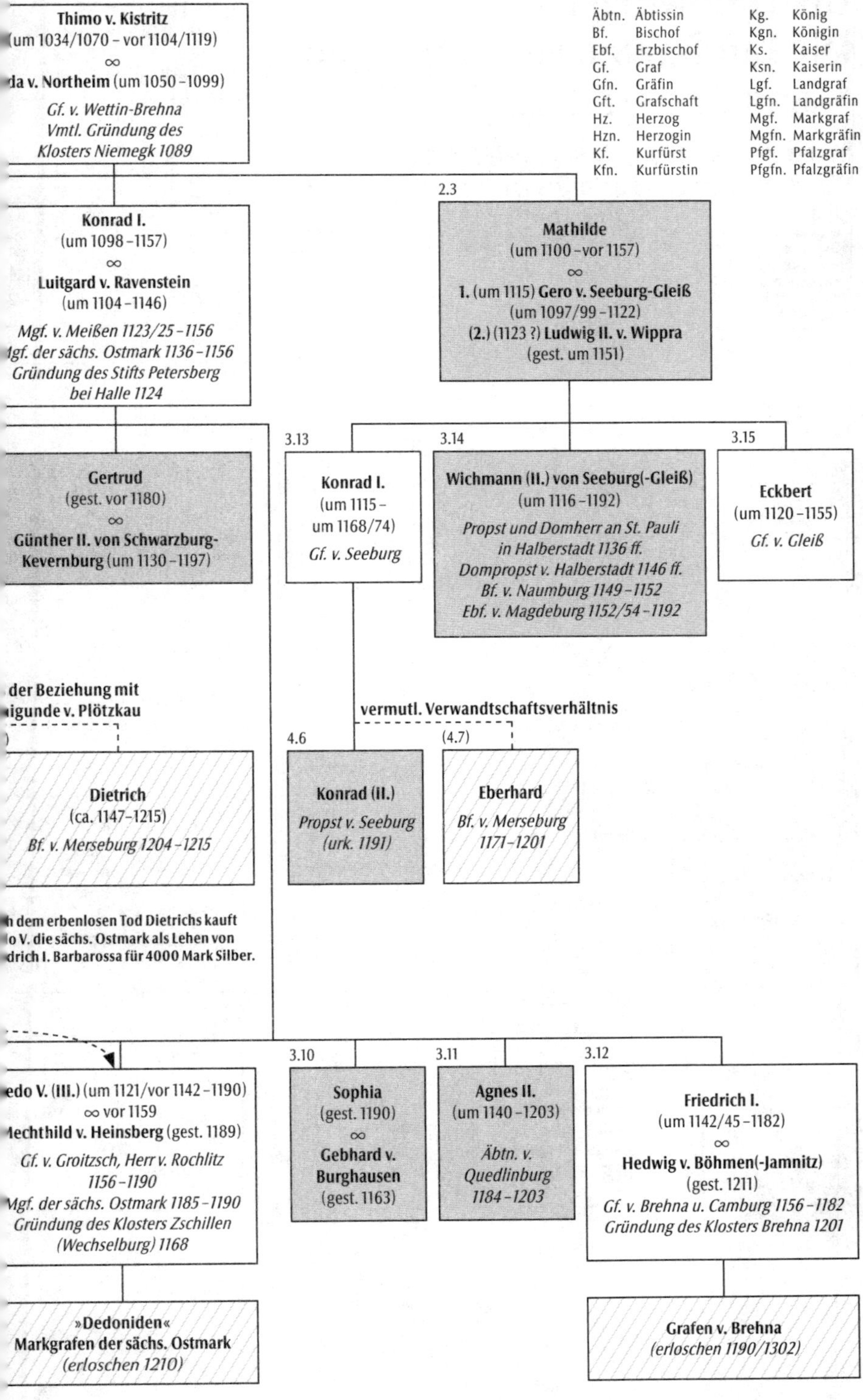

Die Ludowinger – Die Landgrafen von Thüringen

Stammtafel (1131–1247)

[Auert-Watzik 2023 nach Patze 1973 f., Schwarz 1993, Warsitzka 2004 und Raßloff/Gebhardt 2017]

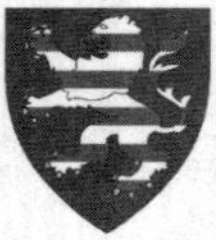

Verwendete Abkürzungen

Äbtn.	Äbtissin	Kg.	König
Bf.	Bischof	Kgn.	Königin
Ebf.	Erzbischof	Ks.	Kaiser
Gf.	Graf	Ksn.	Kaiserin
Gfn.	Gräfin	Lgf.	Landgraf
Gft.	Grafschaft	Lgfn.	Landgräfin
Hz.	Herzog	Mgf.	Markgraf
Hzn.	Herzogin	Mgfn.	Markgräfin
Kf.	Kurfürst	Pfgf.	Pfalzgraf
Kfn.	Kurfürstin	Pfgfn.	Pfalzgräfin

1.0
Ludwig der Bärtige (gest. 1056/E
∞ 1039
Cäcilie v. Sangerhausen

2.1
Ludwig der Salier (»der Springer
(1042–1123)
∞ 1088
Adelheid v. Stade (um 1060–111
Gf. in Thüringen
Erbauer der Wartburg (um 1067
Erbauer der Neuenburg (um 109
Gründer des Klosters Reinhardsbru
1085

3.1
Hermann
(um 1089–1114/16)

3.2
Ludwig I. (gest. 1140)
∞
Hedwig v. Gudensberg
(1098–1148)
Lgf. v. Thüringen 1131–1140
Gf. v. Gudensberg u. Bilstein (Hess
1137/40–1140

4.1
Ludwig II. »der Eiserne« (1128–117
∞ 1150
Jutta v. Schwaben (um 1131–1191)
Lgf. v. Thüringen 1140–1172

5.1
Ludwig III. »der Milde«
(1151/52–1190)
∞
1. Margarethe v. Kleve
2. Sophia v. Minsk
(um 1141–1198)
Lgf. v. Thüringen
1172–1190

5.2
Heinrich Raspe III.
(um 1155–1180)
Gf. v. Gudensberg
1172–1180

5.3
Friedrich (um 1155–1229)
∞ 1185
Lukardis v. Ziegenhain
(um 1160–nach 1207)
Gf. v. Wildungen u. Ziegenhain
1185/86–1229
Domvogt v. Fulda 1229

5.4
Hermann I. (um 1155–1217)
∞ 1182/1196
1. Sophia v. Sommerschenburg
(gest. 1189/90)
2. Sophia v. Bayern (1170–1238)
Pfgf. v. Sachsen 1181–1217
Lgf. v. Thüringen 1190–1217

6.1 **aus 1. Ehe**
Jutta
(vor 1190–um 1208)
∞
Dietrich
(vor 1190–1207)
Gf. v. Sommerschen-burg u. Groitzsch

6.2 **aus 1. Ehe**
Jutta (um 1182–1235)
∞ 1195/97
1. Dietrich der Bedrängte
(1162–1221)
2. Poppo XIII. v. Henneberg
(1185/90–1245)

Markgrafen v. Meißen

6.3
Hedwig (gest. 1247)
∞ um 1211
Albrecht
(nach 1182–vor 1245)
Gf. v. Weimar-Orlamünde
1215–1245

6.4
Irmgard
(1196–1244)
∞ 1211
Heinrich I.
(um 1170–1252)
Fürst v. Anhalt
1212–1252

Fürsten v. Anhalt

6.5
Herman
(vor 1200–

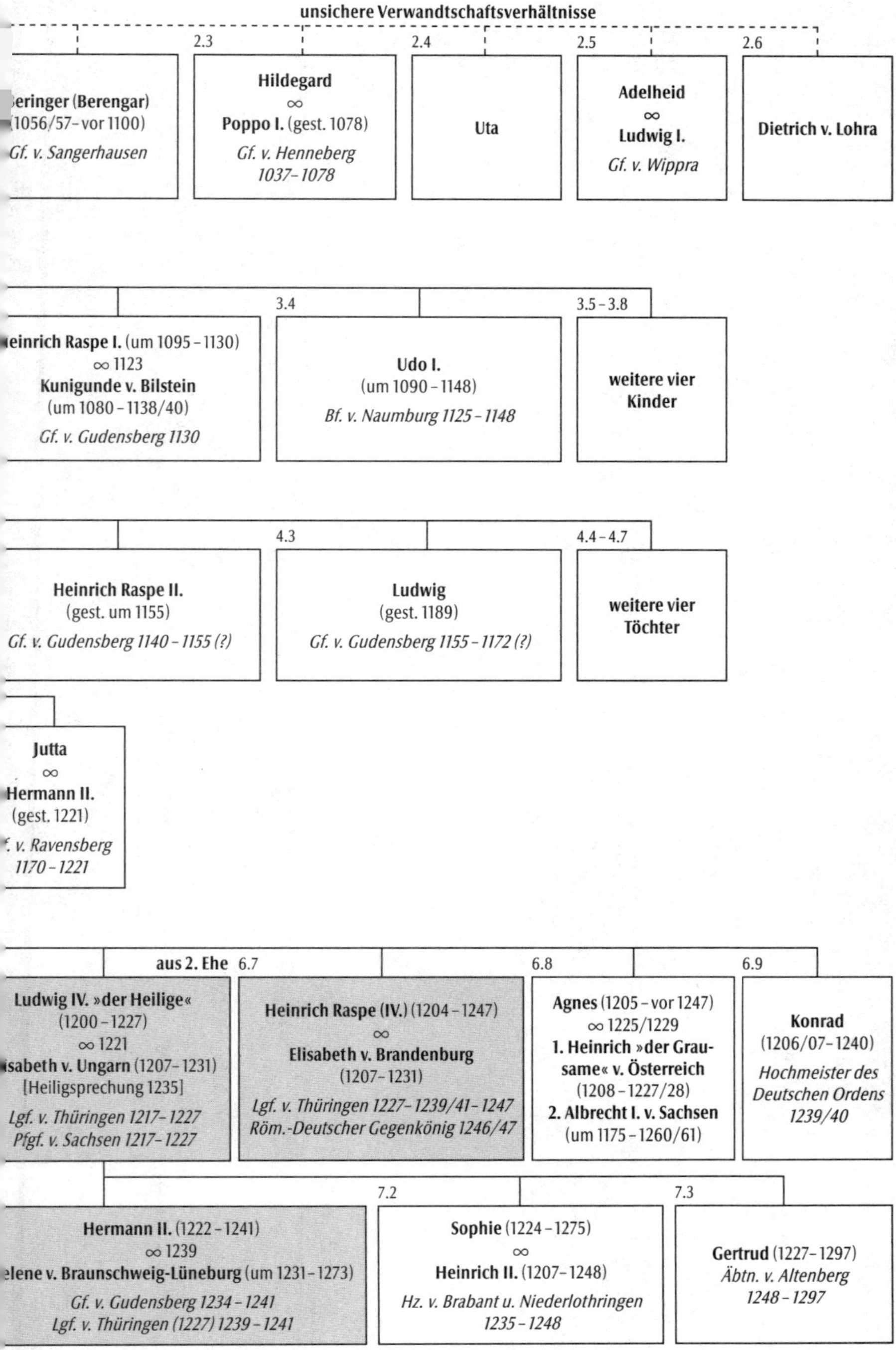
unsichere Verwandtschaftsverhältnisse
2.3
2.4
2.5
2.6
eringer (Berengar)
1056/57–vor 1100)
Gf. v. Sangerhausen
Hildegard
∞
Poppo I. (gest. 1078)
Gf. v. Henneberg
1037–1078
Uta
Adelheid
∞
Ludwig I.
Gf. v. Wippra
Dietrich v. Lohra
3.4
3.5–3.8
einrich Raspe I. (um 1095–1130)
∞ 1123
Kunigunde v. Bilstein
(um 1080–1138/40)
Gf. v. Gudensberg 1130
Udo I.
(um 1090–1148)
Bf. v. Naumburg 1125–1148
weitere vier
Kinder
4.3
4.4–4.7
Heinrich Raspe II.
(gest. um 1155)
Gf. v. Gudensberg 1140–1155 (?)
Ludwig
(gest. 1189)
Gf. v. Gudensberg 1155–1172 (?)
weitere vier
Töchter
Jutta
∞
Hermann II.
(gest. 1221)
v. Ravensberg
1170–1221
aus 2. Ehe
6.7
6.8
6.9
Ludwig IV. »der Heilige«
(1200–1227)
∞ 1221
sabeth v. Ungarn (1207–1231)
[Heiligsprechung 1235]
Lgf. v. Thüringen 1217–1227
Pfgf. v. Sachsen 1217–1227
Heinrich Raspe (IV.) (1204–1247)
∞
Elisabeth v. Brandenburg
(1207–1231)
Lgf. v. Thüringen 1227–1239/41–1247
Röm.-Deutscher Gegenkönig 1246/47
Agnes (1205–vor 1247)
∞ 1225/1229
1. Heinrich »der Grausame« v. Österreich
(1208–1227/28)
2. Albrecht I. v. Sachsen
(um 1175–1260/61)
Konrad
(1206/07–1240)
Hochmeister des
Deutschen Ordens
1239/40
7.2
7.3
Hermann II. (1222–1241)
∞ 1239
elene v. Braunschweig-Lüneburg (um 1231–1273)
Gf. v. Gudensberg 1234–1241
Lgf. v. Thüringen (1227) 1239–1241
Sophie (1224–1275)
∞
Heinrich II. (1207–1248)
Hz. v. Brabant u. Niederlothringen
1235–1248
Gertrud (1227–1297)
Äbtn. v. Altenberg
1248–1297

Glossar

Acht, Reichsacht: vom Kaiser oder von einem Fürsten verhängter Bann, der einen Täter zum Gesetzlosen erklärt. Jeder kann ihn straflos töten und sich sein Eigentum nehmen. Nach einem Gesetz von 1220 setzt die Reichsacht automatisch sechs Wochen nach der Exkommunikation ein, ohne extra verkündet zu werden. Man konnte sich aus der Acht mit einer Bußzahlung lösen.

Ayyubiden: im 12. Jahrhundert unter Saladin geeinte islamische Stämme, vorwiegend ägyptisch, und ab dann mächtiger und militärisch quasi unbesiegbarer Gegner der Kreuzfahrer

Eideshelfer: Begriff aus der hochmittelalterlichen Rechtsprechung, auch im *Sachsenspiegel* des Eike von Repgow aufgeführt. Ein Angeklagter konnte Eideshelfer als Leumundszeugen auftreten lassen, die seine Unschuld beschworen.

Familiar (hier): weltlicher Unterstützer des Deutschen Ordens

Fliete: mittelalterliches Instrument für den Aderlass, eine Art Lanzette

Franken (hier): Bezeichnung für die im Heiligen Land lebenden Christen aus Europa

Gambeson: gepolstertes Kleidungsstück, das unter dem Kettenhemd getragen wurde

Gebende: Teil der Kopfbedeckung für verheiratete Frauen im 13. Jahrhundert. Das Gebende war ein Leinenstreifen, der streng um das Kinn gebunden wurde. Hinzu kam ein oft verziertes Stirnband. Ein straff sitzendes Gebende galt als Zeichen von Tugend, da es das Sprechen und Essen erschwerte.

Harnescharre: die demütigende Strafe des »Hundetragens« zur Bestrafung von Missetaten Adeliger; vor allem am Rhein sehr verbreitet und 1155 von Friedrich Barbarossa in Worms über Adlige wegen Landfriedensbruchs verhängt und vollzogen. Bei der »Mildensteiner Fehde« 1222 wurde sie verhängt, aber nicht ausgeführt.

Heimlichkeit: Abtritt auf einer mittelalterlichen Burg

Kotte (auch: Cotta): farbiges Unterkleid mit engen Ärmeln, das in Verbindung mit dem weiten, lose fallenden und ärmellosen Überkleid (Surkot) vom Adel getragen wurde. Viele Abbildungen dieser für das 13. Jahrhundert typischen Mode finden sich im *Codex Manesse,* der Manessischen Liederhandschrift, die kürzlich in das UNESCO-Weltdokumentenerbe aufgenommen wurde.

Lachter: altes Längenmaß im Bergbau, damals etwa so lang wie ein Mann mit ausgestreckten Armen

Landding: vom Fürsten einberufene große Landesversammlung, bei der Rechtsstreitigkeiten der Burggrafen, Edelfreien, reichs- und markgräflichen Ministerialen verhandelt und landespolitische Fragen behandelt wurden

Mark Silber: im Mittelalter keine Wert-, sondern eine Gewichtsangabe; in Meißen wog eine Mark Silber etwa 233 Gramm.

Markscheider: Vermessungsfachmann im Bergbau. Im Mittelalter vermaß er die Grubenfelder und Gruben im Auftrag des Bergmeisters.

Minderbrüder: Bezeichnung für die Bettelmönche, die nach der von Franz von Assisi entfachten Bewegung ab Anfang des 13. Jahrhunderts Besitzlosigkeit predigten und vorlebten. Zunächst zogen sie barfuß und besitzlos durch die Lande und predigten, später ließen sie sich auch in Städten nieder und kümmerten sich um die Ärmsten.

Ministerialer: unfreier Dienstmann eines edelfreien Herrn; als Ritter oder für Verwaltungsaufgaben eingesetzt, teilweise auch in bedeutenden Positionen

Palas: Wohn- und Saalbau einer Burg oder Pfalz

Pruzzen (auch: *Prußen*): baltische Stammesverbände, etwa zwischen Weichsel und Memel, in deren Gebiet der Deutsche Orden im 13. Jahrhundert unter dem Vorwand der Christianisierung große Gebietseroberungen vornahm und die Pruzzen 1283 endgültig unterwarf. Von ihnen leitet sich der Begriff »Preußen« ab.

Reisige: bewaffnete Reitknechte

Schwertleite: feierliche Aufnahme in den Ritterstand, für lange Zeit die deutsche Form des Ritterschlags

Surkot: ärmelloses weites Übergewand, das im 13. Jahrhundert von Männern wie Frauen über einer ärmellosen Kotte getragen wurde

Tjost: Zweikampf im Turnierkampf, zu Pferd oder zu Fuß mit Lanze und Schwert

Truchsess: oberster Hofbeamter

Wende: alte Bezeichnung für Slawen im deutschsprachigen Raum

Wurfzabel: im Mittelalter beliebtes Brettspiel mit Würfeln. Backgammon ist die moderne Variante.

Zeittafel

Februar 1221: Dietrich, Markgraf von Meißen und der Lausitz, stirbt. Sein einziger legitimer Sohn ist zu diesem Zeitpunkt erst knapp drei Jahre alt. Zum Vormund seines Sohnes Heinrich hatte Dietrich seinen Schwager Ludwig IV., Landgraf von Thüringen, bestimmt. Er kommt sofort, bereist beide Marken, spricht Recht und lässt sich als legitimen Vormund und potentiellen Erben anerkennen. Bereits seit dem Vorjahr herrschen Hungersnöte in Thüringen und der Mark Meißen.

1221: Landgraf Ludwig von Thüringen heiratet die ungarische Königstochter Elisabeth, die spätere Heilige Elisabeth.

Anfang 1222: »Mildensteiner Fehde« in der Mark Meißen, bei der die abtrünnigen Reichsministerialen von Mildenstein mehrere Dörfer zerstören und einen Geistlichen verstümmeln. Ihrer von Landgraf Ludwig und der Kirche verhängten Strafe entziehen sie sich durch Flucht.

28. März 1222: Hermann, Sohn von Landgraf Ludwig und Elisabeth, wird als erstes Kind des jungen Fürstenpaares geboren.

1222: Konstanze von Aragón, die erste Gemahlin von Kaiser Friedrich II., stirbt. Ihr 1211 geborener Sohn Heinrich wird im selben Jahr zum römisch-deutschen Kaiser gekrönt.

23. August 1222: In Meißen bricht ein Stadtbrand aus.

Januar 1223: In der Leipziger Thomaskirche heiraten die Meißner Markgräfinwitwe Jutta und der Thüringer Graf Poppo von Henneberg. Landgraf Ludwig ist zur Hochzeit eingeladen, bleibt aber fern – zutiefst entrüstet, dass die Verlobung hinter seinem Rücken stattfand, und argwöhnt Ränke. Wenig später wird er durch einen Zwischenfall provoziert: Angeblich verweigere ihm seine Schwester die Durchreise durch Weißenfels. Doch dort trifft er auf keinerlei Hindernisse. Trotzdem beginnt er einen erfolgreichen Kriegszug durch die Mark Meißen bis hin zur Lausitz, belagert und zerstört mehrere Burgen – unter anderem den Leipziger Wehrturm und die Stadtmauern mit Unterstützung der Leipziger Bürger. Erst Verhandlungen durch Außenstehende bewirken einen Waffenstillstand und Friedensschluss. Alle Truppen werden zurückgezogen, die von Markgraf Dietrich errichteten Leipziger Befestigungsanlagen bleiben niedergelegt.

20. März 1224: Elisabeths und Ludwigs Tochter Sophia wird geboren.

1224: Ludwig nimmt das Kreuz beim Hoftag in Mainz.

1224: Friedrich II. gründet eine Universität in Neapel.

um 1225: Eike von Repgows *Sachsenspiegel* erscheint, das erste deutsche Rechtsbuch in Latein und bald auch eines der ersten Bücher in Niederdeutsch.

1225: Verheerender Stadtbrand in Freiberg.

um 1225: Das prächtige, neunstufige Figurenportal der Freiberger Kirche St. Marien (heute: Dom) wird fertiggestellt – die »Goldene Pforte«.

1225: Thüringen leidet erneut unter großer Hungersnot, die sich im Folgejahr noch verschlimmert.

1225: Der Kaiser verpflichtet sich dem Papst Honorius III., spätestens im Sommer 1227 zum Kreuzzug aufzubrechen.

9. November 1225: Kaiser Friedrich II. heiratet in Brindisi Isabella von Brienne, Tochter des Königs von Jerusalem. Damit erhebt er Anspruch auf den Titel »König von Jerusalem«.

Anfang 1226: Landgraf Ludwig ernennt den Kreuzzugsprediger und Inquisitor Magister Konrad zum Beichtvater Elisabeths. Zuvor war sie vom Franziskanerbruder Rodeger unterwiesen und von diesem sehr für die Armutsideale des Ordens begeistert worden.

Frühjahr 1226: Bevor Landgraf Ludwig zum Hoftag des Kaisers nach Oberitalien reist, übergibt er die Regentschaft über Thüringen in weltlichen Dingen an Elisabeth, für die kirchlichen Angelegenheiten an Konrad von Marburg. Vor seiner Abreise unterwirft sich Elisabeth in allen Belangen außer den Rechten eines Ehemanns dem Willen Konrads, schwört völligen Gehorsam und ewige Witwenschaft, sollte Ludwig vor ihr sterben.

Frühjahr 1226: Ein Besuch der Markgräfinwitwe Jutta, Gräfin von Henneberg, auf der Wartburg führt zum offenen Konflikt. Da Elisabeth die Fürstin nicht warten lassen kann, während Konrad sie zu einer Predigt befiehlt, bestraft er anschließend Elisabeth und ihre Hofdamen blutig. Ohnedies genießt er es sehr, die junge Landgräfin zu geißeln.

Frühjahr 1226: Elisabeth hilft im Hospital bei der Krankenpflege und verteilt Brot an die Hungernden. Dafür verkauft sie auch einen beträchtlichen Teil ihres Schmucks und ihrer Kleider. Im Mai wird die Hungersnot in Thüringen so groß, dass sie befiehlt, die landgräflichen Kornspeicher zu öffnen und das Getreide in Tagesportionen zu verteilen. Das stößt auf den Widerstand ihres Schwagers Heinrich Raspe, bewahrt Thüringen aber vor den schrecklichsten Folgen der Hungersnot.

Frühjahr/Sommer 1226: Beim Treffen in Ravenna mit dem Kaiser bekommt Ludwig fünftausend Mark Silber für seine Teilnahme am Kreuzzug zugesichert, außerdem die Eventualbelehnung mit der Mark Meißen und der Mark Lausitz, sollte sein Mündel Heinrich von Meißen vor ihm sterben. Nach Eisenach zurückgekehrt, befürwortet er ausdrücklich die Entscheidung seiner Frau, die Kornspeicher zu öffnen.

März 1227: Papst Honorius III. stirbt, sein Nachfolger wird Hugolinus de Segni, der sich als Papst Gregor IX. nennt. Er setzt sofort Inquisitoren ein, als einen der ersten Konrad von Marburg, und fordert unerbittliche Ketzerverfolgung. Sie richtet sich vor allem gegen die Katharer und Waldenser, mit Ausnahme einiger Orden wie der Franziskaner auch gegen die durch die Hungersnöte massiv wachsende Armutsbewegung der Minderbrüder.

1227: Vor seinem Aufbruch zum Kreuzzug ernennt Ludwig von Thüringen seinen Bruder Heinrich Raspe zum Vormund für seinen fünfjährigen Sohn Hermann und zum Regenten in weltlichen Angelegenheiten. Die Verfügung über Kirchenlehen und Vogteien erhält Konrad von Marburg. Ludwig und die schwangere Elisabeth legen einen Eid ab, dass ihr ungeborenes Kind Mönch oder Nonne werden soll, wenn Ludwig gesund zurückkehrt. Falls nicht, schwört Elisabeth erneut lebenslange Witwenschaft.

Juni 1227: In Brindisi sammelt sich das Kreuzfahrerheer und bricht am 28. Juli mit vierzig Schiffen auf. Da herrscht jedoch schon eine Seuche unter den Kreuzfahrern. Ludwig von Thüringen und auch der Kaiser sind so krank, dass das Heer zwei Tage später in Otranto wieder an Land geht. Dort stirbt Ludwig am 12. September 1227. Der Kreuzzug wird abgebrochen.

29. September 1227: Elisabeth bringt die Tochter Gertrud zur Welt.

29. September 1227: Papst Gregor IX. exkommuniziert den Kaiser wegen des nicht eingehaltenen Kreuzzugsversprechens.

Winter 1227/28: Elisabeth verlässt nach Streitigkeiten mit Heinrich Raspe die Wartburg mit ihren Kindern und will in Armut leben.

1228: Elisabeths hochadlige Verwandtschaft greift ein, um sie aus dieser Lage zu retten, doch sie verweigert sich. Schließlich wird sie nach Burg Pottenstein gebracht, die beiden Töchter werden in Klöstern erzogen, Sohn Hermann kommt zu seinem Vormund auf die Wartburg.

1228: Bei der Überführung der Gebeine Ludwigs ins Kloster Reinhardsbrunn treffen Konrad von Marburg und Heinrich Raspe eine Übereinkunft: Elisabeth bekommt zweitausend Mark Silber anstatt ihres Witwenguts und erhält ein Stück Land nahe Marburg, wo sie ein Hospital bauen kann. Das wird nun ihr Ziel.

August 1228: Kaiserin Isabella von Brienne gebiert Friedrichs Sohn Konrad. Acht Tage später stirbt sie.

1228: Der Meißner Bischof Bruno II. von Porstendorf wird vom Papst abberufen. Nachfolger wird Heinrich I. von Meißen.

28. Juni 1228: Obwohl gebannt, bricht der Kaiser von Brindisi aus erneut zum Kreuzzug auf. Einen längeren Zwischenaufenthalt legt er auf Zypern ein, um die Huldigung des jungen Königs Heinrich von Zypern entgegenzunehmen.

7. September 1228: Das Kreuzfahrerheer landet in Akkon. Durch den Bannspruch des Papstes verweigern ihm Templer und Johanniter die Gefolgschaft, bis der Hochmeister des Deutschen Ordens, Hermann von Salza, einen Kompromiss vorschlägt.
Der Kaiser nimmt über hohe Gesandte Verhandlungen mit Sultan Al-Malik al-Kamil auf.

13. März 1229: Friedrich zieht mit seinem Heer unbehelligt in Jerusalem ein. Al-Kamil und er haben zuvor (11. Februar 1228) den Vertrag von Akkon ausgehandelt. Dieser Vertrag überlässt den Christen Jerusalem für zehn Jahre zur Pacht. Außerdem bringt er ihnen Bethlehem, Nazareth und den Küstenstreifen zwischen Jaffa und Beirut zurück. Dafür fordert Al-Kamil, dass der Felsendom und die Al-Aqsa-Moschee als zwei der größten Heiligtümer der Muslime deren Besitz bleiben.
Der Papst und der Patriarch von Jerusalem lehnen den Vertrag ab. Friedrich gilt weiter als exkommuniziert.

18. März 1228: In der Jerusalemer Grabeskirche zeigt sich Friedrich mit Krone und königlichen Gewändern. Er erhebt damit Anspruch auf den Titel König von Jerusalem.

1230: Heinrich von Meißen wird als Zwölfjähriger mündig. Zu seinen ersten Handlungen gehört, dass er verschiedene Klöster und Hospitäler unterstützt, ebenso den Minderbrüdern Hilfe anbietet.

28. August 1230: Frieden von San Germano und Aufhebung der Exkommunikation des Kaisers durch Papst Gregor IX.

17. November 1231: Elisabeth stirbt 24-jährig in ihrem Marburger Hospital. Bei der dreitägigen Aufbahrung kommen tausende Menschen, um sich zu verabschieden. Dabei ereignen sich unschöne Szenen, weil viele von ihnen etwas von ihr als Reliquie mitnehmen wollen.

1232: Konrad von Marburg sammelt Berichte über Elisabeths Wirken und will ein Heiligsprechungsverfahren eröffnen.

1232: Mit vierzehn Jahren leitet der junge Markgraf Heinrich seine erste militärische Operation – gegen die zurückgekehrten Mildensteiner. Sie werden vertrieben, ihre Burg zerstört, künftig verliert sich jede Spur ihres Adelshauses.

30. Juli 1233: Konrad von Marburg wird ermordet. Als Inquisitor hatte er hunderte Menschen ohne Beweis und nach der Folter auf Scheiterhaufen verbrennen lassen. Als er auch den Grafen Heinrich III. von Sayn der Ketzerei bezichtigt, tritt in Mainz ein Gericht aus bedeutenden weltlichen und geistlichen Fürsten zusammen. Konrad erkennt die Eideshelfer des Grafen nicht an, der Prozess wird vertagt. Auf der Rückreise nach Marburg werden Konrad und sein Begleiter von Lehnsleuten des Grafen erschlagen.

1. Mai 1234: In Wien heiratet der nun 16-jährige Markgraf Heinrich die sechs Jahre ältere Konstanze, Tochter des – nach Absprache der Verlobung verstorbenen – Herzogs Leopold VI. von Österreich. Die Hochzeit ist hochkarätig besucht, so sind unter anderem die Könige Andreas II. von Ungarn und Wenzel von Böhmen anwesend.
Zu Konstanzes Mitgift gehört ein Splitter vom Heiligen Kreuz, der später in Dresden mit einer großen Prozession in die damalige Nikolaikirche (heute: Kreuzkirche) getragen wird. Dafür wird zuerst ein Anbau errichtet, die Kreuzkapelle. Die Reliquie zieht Pilger in großer Zahl an.

27. Mai 1235: Elisabeth wird heiliggesprochen.

Juli 1235: Der Kaiser heiratet in Worms die englische Königstochter Isabella Plantagenet. Unmittelbar zuvor verurteilt er seinen wegen Rebellion gefangen genommenen ältesten Sohn und König trotz dessen Unterwerfung zu lebenslanger Kerkerhaft.

1235: Jutta von Thüringen stirbt.

August 1235: Auf dem Mainzer Hoftag verkünden Kaiser und Fürsten – unter ihnen auch Markgraf Heinrich von Meißen und der Lausitz – den Reichslandfrieden. Außerdem legt der Kaiser den über mehrere Generationen reichenden Streit zwischen Staufern und Welfen bei und erhebt den Enkel Heinrichs des Löwen, Otto das Kind, zum Herzog von Braunschweig und Lüneburg.

Die erfolgreiche Hebammen-Reihe von

SABINE EBERT
bei Knaur

Das Geheimnis der Hebamme
Roman

Die Spur der Hebamme
Roman

Die Entscheidung der Hebamme
Roman

Der Fluch der Hebamme
Roman

Der Traum der Hebamme
Roman

»Sabine Ebert gehört zu den wenigen Autorinnen in Deutschland, die so spannende und detailreiche historische Romane schreiben. Sabine Eberts ›Hebammen‹-Romane sind lebendige Geschichtsstunden!«

Denglers-buchkritik.de

»Mit den Hebammen-Bänden hat sie (Sabine Ebert) ein sorgfältig recherchiertes Stück deutscher Geschichte Ende des zwölften Jahrhunderts beleuchtet und dabei den Mut der kleinen Leute und deren Hoffnung auf ein besseres Leben beschrieben.«

dpa

KNAUR

Keiner erzählt Geschichte so
spannend wie Bestsellerautorin
Sabine Ebert

SABINE EBERT

Blut und Silber

Roman

Deutschland 1296: König Adolf von Nassau setzt eine gewaltige Streitmacht gegen Freiberg in Bewegung, um die reiche Silberstadt in die Knie zu zwingen. Unter den Bürgern entbrennt ein heftiger Streit: Dürfen sie sich ihrem König widersetzen? In den Reihen der Freiberger, die die belagerte Stadt heldenhaft verteidigen, kämpfen auch Änne, eine Nachfahrin der Hebamme Marthe, und die Gauklerin Sibylla. Entsetzt müssen sie miterleben, wie Freiberg blutig erobert wird – durch Verrat!

KNAUR

Der große Roman der Bestsellerautorin
über die Völkerschlacht bei Leipzig 1813

SABINE EBERT

1813 – Kriegsfeuer

Roman

Eine Mutter, die verzweifelt auf die Rückkehr
ihrer Söhne hofft.
Ein General, der seinen Kopf riskiert.
Eine Gräfin, die aus Liebe Napoleons Spionin wird.
Zwei Studenten, die für die Freiheit kämpfen wollen.
Eine junge Frau auf der Flucht vor Plünderern.
Ein Kontinent am Scheideweg.
Ein Epos wider den Krieg.

»Ein großer Wurf, ein großes Historienpanorama […],
ein bemerkenswertes Buch.«

Peter Hetzel, Sat.1 Frühstücksfernsehen

KNAUR

EIN GEWALTI
FREUNDSCHA

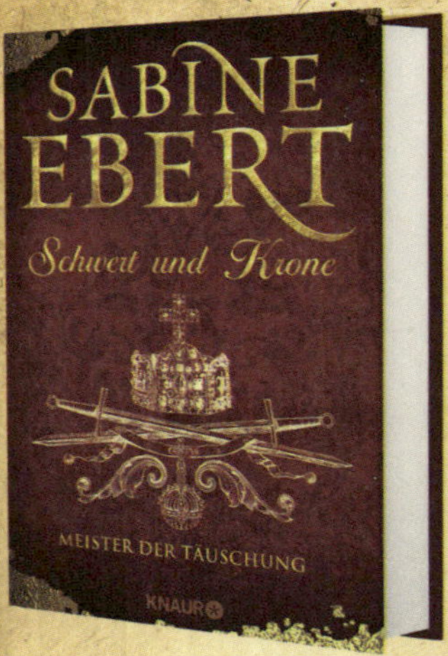

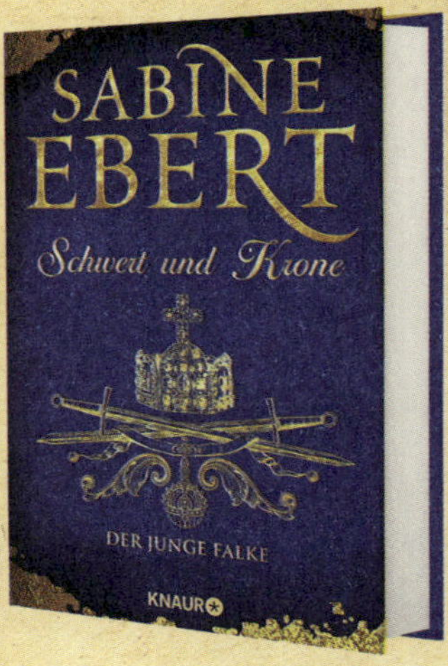

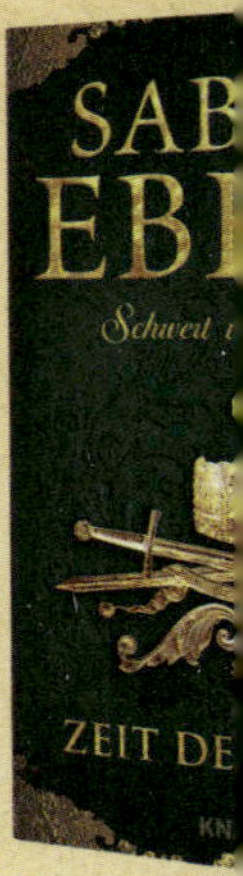

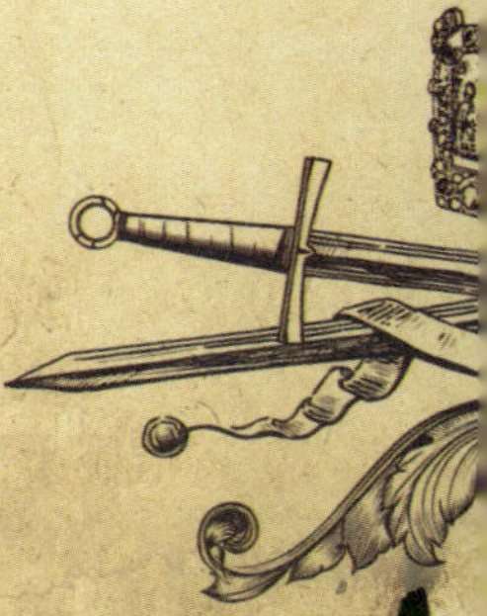